临床疾病内科处置精要

辛婷婷 等主编

吉林科学技术出版社

图书在版编目（CIP）数据

临床疾病内科处置精要 / 辛婷婷等主编. -- 长春：
吉林科学技术出版社，2024.8. -- ISBN 978-7-5744
-1754-0

Ⅰ．R5

中国国家版本馆 CIP 数据核字第 2024HP7060 号

临床疾病内科处置精要

主　　编　辛婷婷　等
出 版 人　宛　霞
责任编辑　李　征
封面设计　金熙腾达
制　　版　金熙腾达
幅面尺寸　170mm×240mm
开　　本　16
字　　数　398 千字
印　　张　24.5
印　　数　1~1500 册
版　　次　2024年8月第1版
印　　次　2024年12月第1次印刷

出　　版　吉林科学技术出版社
发　　行　吉林科学技术出版社
地　　址　长春市福祉大路5788 号出版大厦A 座
邮　　编　130118
发行部电话/传真　0431-81629529 81629530 81629531
　　　　　　　　　　81629532 81629533 81629534
储运部电话　0431-86059116
编辑部电话　0431-81629510
印　　刷　三河市嵩川印刷有限公司

书　　号　ISBN 978-7-5744-1754-0
定　　价　98.00元

编　委　会

主　编

辛婷婷（山东省临沂市人民医院）

孙明祥（山东省东营市人民医院）

王　浩（天津市天津医院）

胡惠林（浙江省嘉兴市卫生健康委员会）

熊威伟（浙江省秭归县人民医院）

王艳秀（赤峰学院附属医院）

副主编

刘　鹏（电子科技大学附属绵阳医院）

晏铭洋（北京市昌平区中西医结合医院）

汪海燕（武警部队特色医学中心）

前　言

　　内科学是临床医学的基础，许多内科疾病都是临床工作中的常见和多发疾病，严重威胁着人们的健康。近年来，随着医学新技术的不断创新、新药物的不断问世和分子生物学的不断开拓，内科领域的诊断治疗技术也取得了突飞猛进的发展。临床内科医师需要不断学习，吸收现代医学的先进理论和经验，才能跟上时代的发展，更好地为患者服务。

　　本书首先从急危症状的识别开始，介绍了重症监护和监测技术，为医学者打下坚实的基础。其次，深入探讨了循环系统、内分泌系统、血液系统和神经系统的危重症情况。书中不仅覆盖了常见的肺炎和气管支气管疾病，还特别强调了冠心病介入治疗技术，为心血管内科医生提供了实用的介入操作指导。再次，本书还详细介绍了心血管内科疾病的处置，涵盖原发性高血压、继发性高血压、心力衰竭和先天性心血管病等心血管疾病的诊治。最后，本书还论述消化系统疾病的诊断和治疗，包括食管疾病、功能性消化道疾病和胃疾病等，为内科医生提供了全面的临床参考。本书旨在帮助医生提高对内科疾病的诊断和治疗能力，以更好地服务于患者。

　　在本书的策划和写作过程中，参阅了国内外有关的大量文献和资料，从其中得到启示；同时得到了有关领导、同事、朋友及学生的大力支持与帮助，在此致以衷心的感谢。由于编者学识水平和时间有限，本书的选材和写作还有一些不尽如人意的地方，敬请同行专家及读者指正，以便进一步完善提高。

目　录

第一章 内科重症绪论

第一节 急危症状

一、高热

发热是指人的体温基于各种原因超过正常高限。一般成人正常体温是腋表平均36.8℃，口表37.1℃，肛表37.5℃。体温可因内、外因素的影响而稍有波动。一日间，下午体温较高，但相差一般不超过1℃，妇女月经前和妊娠期体温通常稍高于正常。

（一）发病原因

发热的病因很多，临床上大致可区分为感染性与非感染性两大类，以前者为多见。

1. 感染性发热

各种病原体，如病毒、肺炎支原体、立克次体、细菌、螺旋体、真菌、寄生虫等所引起的感染，不论是急性、亚急性或慢性，局部性或全身性，均可出现发热。其原因是病原体的代谢产物或其毒素作用于白细胞而释出致热源。

2. 非感染性高热

（1）结缔组织疾病及变态反应：如系统性红斑狼疮、皮肌炎、风湿热、荨麻疹、药物热、输血输液反应等。

（2）无菌性坏死：如广泛的组织创伤、大面积烧伤、心肌梗死、血液病等。

（3）恶性肿瘤：如白血病，淋巴瘤，恶性网状细胞增多症，肝、肺或其他部位肿瘤等。

（4）内分泌及代谢障碍：如甲状腺功能亢进（产热过多）、严重失水（散热过少）。

（5）体温调节中枢功能障碍：如中暑、重度安眠药中毒、脑血管意外及颅脑损伤等。

（二）急救措施

1. 一般处理

将患者置于安静、舒适、通风的环境。有条件时应安置在有空调的病室内，无空调设备时，可采用室内放置冰块、电扇通风等方法达到降低室温的目的。高热惊厥者应置于保护床内，保持呼吸道通畅，予足量氧气吸入。

2. 降温治疗

（1）物理降温法

①局部冷疗：适用于体温超过39℃的患者，给予冷毛巾或冰袋及化学制冷袋，将其放置于额部、腋下或腹股沟部，通过传导方式散发体内的热量。

②全身冷疗：适用于体温超过39.5℃的患者，采用乙醇擦浴、温水擦浴、冰水灌肠等方法。

乙醇擦浴法：一般选用25%～35%的乙醇100～200 mL，温度为30℃左右。擦浴前先将冰袋置于头部，以助降温，并可防止由擦浴时全身皮肤血管收缩所致头部充血；置热水袋于足底，使足底血管扩张有利于散热，同时减少头部充血。擦浴时应注意患者的全身情况，若有异常立即停止。擦至腋下、掌心、腘窝、腹股沟等血管丰富处应稍加用力且时间稍长些，直到皮肤发红为止，以利散热。禁擦胸前区、腹部、后颈、足底，以免引起不良反应。擦拭完毕，移去热水袋，间隔半小时，测体温、脉搏、呼吸，做好记录，如体温降至39℃以下，取下头部冰袋。

温水擦浴法：取32～34℃温水进行擦浴，体热可通过传导散发，并使血管扩张，促进散热。方法同乙醇擦浴法。

冰水灌肠法：用于体温高达40℃的清醒患者，选用4℃的生理盐水100～150 mL灌肠，可达到降低深部体温的目的。

（2）药物降温法

应用解热剂使体温下降。

适应证：①婴幼儿高热，因小儿高热引起"热惊厥"；②高热伴头痛、失眠、精神兴奋等症状，影响患者的休息与疾病的康复；③长期发热或高热，经物理降温无效者。

常用药物有吲哚美辛、异丙嗪、哌替啶、氯丙嗪，激素类如地塞米松等。对

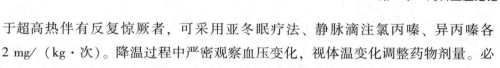

于超高热伴有反复惊厥者，可采用亚冬眠疗法、静脉滴注氯丙嗪、异丙嗪各 2 mg/（kg·次）。降温过程中严密观察血压变化，视体温变化调整药物剂量。必要时物理降温与药物降温可联合应用，注意观察病情。

3. 病因治疗

诊断明确者应针对病因采取有效措施。

4. 支持治疗

注意补充营养和水分，保持水、电解质平衡，保护心、脑、肾功能及防治并发症。

5. 对症处理

如出现惊厥、颅内压增高等症状，应及时处理。

二、昏迷

昏迷是严重的意识障碍，按程度不同可区分为轻度昏迷、中度昏迷和深度昏迷三个阶段。轻度昏迷也称为浅昏迷，患者的随意运动丧失，对声、光刺激无反应，但强烈的疼痛刺激患者有痛苦表情或肢体退缩等防御反应，吞咽反射、咳嗽反射、角膜反射及瞳孔对光反射仍然存在；中度昏迷是指对周围事物及各种刺激均无反应，对于剧烈刺激或可出现防御反射，角膜反射减弱，瞳孔对光反射迟钝；深度昏迷指全身肌肉松弛，对各种刺激全无反应，腱反射、吞咽反射、角膜反射及瞳孔对光反射均消失。

（一）病因

引起昏迷的原因较多，可分为中枢神经系统疾病和全身性疾病。

1. 中枢神经系统疾病

（1）颅内感染性疾病

①局限性：幕上与幕下脑脓肿、脑结核瘤、脑寄生虫囊肿、肉芽肿等占位性病变。

②弥漫性：各种病毒性脑炎、细菌性脑膜炎、隐球菌性脑膜炎等。

（2）颅内非感染性疾病

颅内肿瘤，产伤，颅脑外伤致脑震荡、脑挫伤、硬脑膜下或硬脑膜外血肿，脑出血、脑栓塞、脑血栓形成。

2. 全身性疾病

（1）重症急性感染：如伤寒、斑疹伤寒、恙虫病、败血症、大叶性肺炎、中毒性菌痢、脑炎、脑膜脑炎、脑型疟疾等。

（2）内分泌与代谢障碍：甲状腺功能减退、甲状腺危象、尿毒症、肝性脑病、糖尿病酮症酸中毒、低血糖、妊娠中毒症等。

（3）心血管疾病：如阵发性室性心动过速、房室传导阻滞、病态窦房结综合征等，可引起阿-斯综合征，出现不同程度的意识障碍。意识障碍还可见于休克。

（4）外源性中毒：如安眠药、乙醇、有机磷农药、一氧化碳、吗啡等中毒。

（5）物理性损害：如高温中暑、触电、淹溺、高山病等。

（二）急救措施

昏迷患者起病急骤，病情危重，应尽快找出引起昏迷的原因，能针对病因采取及时正确的措施是治疗昏迷患者的关键。但在急诊时针对由昏迷引起的一些严重并发症首先采取防治措施也十分重要。

1. 病因治疗

积极治疗原发病，属低血糖昏迷者，立即用 50% 葡萄糖注射液 80～100 mL 静脉注射。糖尿病昏迷者，则给胰岛素治疗。肝昏迷者，用谷氨酸钠 2～4 支（5.75 g/20 mL）加入 10% 葡萄糖注射液 500 mL，静脉滴注；或用左旋多巴 5 g 加入 100 mL 生理盐水，1 次鼻饲或口服，也可灌肠。尿毒症昏迷有肾衰竭者，应考虑用透析疗法，必要时做肾移植手术。大出血者，需要输血和用止血剂等。

2. 对症处理

（1）呼吸衰竭者，宜充分给氧，尽可能维持正常的通气和换气，保持呼吸道通畅，并使用呼吸兴奋剂。

（2）循环衰竭者，补充血容量，合理应用血管扩张剂或收缩剂。纠正酸中毒。

（3）促脑细胞代谢药物的应用，选用葡萄糖、三磷酸腺苷、细胞色素 C、辅酶 A 等药物。

（4）降低脑代谢，减少脑氧耗量，头部置冰袋或冰帽，对高热、躁动和抽搐者可用人工冬眠。

（5）控制脑水肿，应用高渗脱水剂如 20% 甘露醇、呋塞米、激素（DXM）等。如患者深度昏迷，ICP 监测提示颅内压大于 15 mmHg 或伴有不规则呼吸，应尽早气管插管，使用人工呼吸机过度通气，维持 $PaCO_2$ 在 35 mmHg 以下，颅内压在 15 mmHg 以下。因过度通气可使脑血管收缩，降低颅内压，改善脑血流。

（6）控制感染：必须积极控制原发或由昏迷并发的感染，及早做鼻、咽、血、小便甚至脑脊液培养，以选择适当的抗生素。

（7）恢复酸碱和渗透压平衡：代谢性酸中毒会导致心血管功能紊乱，碱中毒会抑制呼吸，低渗和高渗对脑均不利，应在 24 小时内纠正。

（8）开放性伤口应及时止血、清创缝合，注意有无内脏出血。

（9）疑有糖尿病、尿毒症、低血糖、电解质及酸碱失衡者应抽血检查。

（10）对服毒、中毒可疑者洗胃，并保留洗液送检。

（11）有高热或低温，则对症处理。

（12）有尿潴留进行导尿等处理。

（13）抗癫痫药物治疗，一旦有癫痫发作，用苯巴比妥钠 0.1～0.2 g，肌内注射；若呈现癫痫持续状态，可用地西泮 10 mg，缓慢静脉注射。

三、咯血

咯血是指喉以下呼吸道及器官病变出血小口咳出。根据咯血量可分为痰中带血、少量咯血（血 <100 mL/d）、中量咯血（100～500 mL/d）和大量咯血（>500 mL/d）。咯血常是呼吸系统疾病所致，也见于循环系统或全身其他系统疾病。因此，在询问患者病史时不仅要考虑呼吸系统疾病，也要考虑其他系统疾病，以免漏诊。

（一）病因

1. 支气管疾病

主要是炎症导致支气管黏膜或病灶毛细血管渗透性增加，或黏膜下血管破裂引发。常见于慢性支气管炎、支气管扩张症、支气管内膜结核、支气管癌等。

2. 肺部疾病

肺结核是最常见的咯血原因之一。结核性病变可使毛细血管通透性增高、血液渗出，表现为痰血；病变侵蚀小动脉管壁则可致咯血；如结核空洞壁肺动脉分支形成的动脉瘤破裂时，则可致大量咯血。此外，肺炎、肺脓肿、肺肿瘤、肺真菌病等均可致不同程度的咯血。

3. 肺血管疾病

（1）肺淤血：咯血者以二尖瓣狭窄引起肺淤血多见，且发生于较严重的瓣口狭窄的慢性充血期，也可见于其他心脏病引起的急性肺水肿，表现为痰带血丝、小量咯血或咯出粉红色泡沫样痰。

（2）急性肺血栓栓塞症：咯血发生率约为 30%，量不多，鲜红色，数日后可变成黯红色。伴有呼吸困难、胸痛。常有深静脉血栓形成或血栓性静脉炎、静脉曲张等危险因素。

（3）肺出血-肾炎综合征：表现为间歇的咯血，合并呼吸困难与胸痛；除肺、肾两脏器之外，其他器官很少受累。此病主要侵犯原来健康的青年男性，病程数月至一年，预后不良。肾脏病变为进行性，尿毒症症状迅速出现，并掩盖肺部症状，死亡通常由肾衰竭所致。

4. 气管、肺先天性疾病

（1）单侧肺动脉发育不全：本病少见，患者大多有不同程度的咳嗽、咳痰、痰中带血、胸痛和气促等表现，体检患侧胸廓扩张稍受限，语颤及呼吸音减弱，多可闻及啰音，可被误诊为肺气肿、气胸、支气管扩张等。诊断主要依靠胸部 X 线检查。

（2）肺囊肿：先天性肺囊肿患者往往因突然小量咯血或痰中带血而就诊。如有下列情况应考虑本病：肺部阴影长期存在；阴影在同一部位反复出现；无播散灶；阴影新旧程度一致；肺门纵隔淋巴结不肿大；患者虽反复咯血而无结核中毒症状。支气管造影或 CT 对本病诊断有决定性意义。

5. 全身性疾病的肺部表现

例如急性传染病（肺出血型钩端螺旋体病、出血热等）、各种血液病、白塞病（Behcet 病）、各种结缔组织病、肺出血-肾炎综合征、替代性月经（如子宫内膜异位症）、弥散性血管内凝血等。

6. 少见的咯血原因

包括肺囊性纤维化（我国少见）、艾滋病（AIDS 继发 Kapsi 肉瘤时）、棘球蚴疾病、硬皮症（伴支气管黏膜毛细血管扩张）、冠心病、恶性纤维组织细胞瘤、主动脉硬化（溃破引起致命性咯血）、急性细菌性心内膜炎（伴动脉瘤）、家族性淀粉样疾病、家族性多器官动脉膨胀病、心室支气管瘘、体外碎石术后、大疱性类天疱疮病、遗传性鼻出血伴出血性毛细血管扩张症、肺肉芽肿病、上皮样血管内皮瘤（肺泡出血）、粥样硬化性主动脉瘤、异物食管穿孔、肺曲霉菌

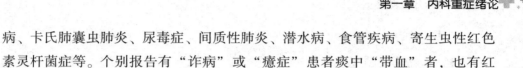

病、卡氏肺囊虫肺炎、尿毒症、间质性肺炎、潜水病、食管疾病、寄生虫性红色素灵杆菌症等。个别报告有"诈病"或"癔症"患者痰中"带血"者，也有红色药物出现在病中误为咯血者。

（二）急救措施

咯血是许多疾病的一个症状，应积极寻找病因，治疗原发病。如对于左心功能不全及某些血液系统疾病来说，积极治疗原发病即可在短期内起到良好的止血效果。但是，对于大咯血而言，即刻止血至关重要，否则可能窒息致死；目前，临床上最常见的咯血多由感染性疾病引起，尤其以支气管扩张症、肺结核多见，故对于由感染性疾病所致咯血，治疗原发病的同时，止血是首要的治疗措施。

1. 病因治疗

肺结核患者应进行正规抗结核治疗，初治患者可用链霉素、异烟肼、利福平三联治疗。风湿性心脏病左心力衰竭患者可静脉推注毛花苷 C 0.2~0.4 mg，和呋塞米 20 mg。肺部真菌病可应用氟康唑、斯匹仁诺、酮康唑等抗真菌药物。

2. 一般治疗

（1）卧床休息：绝对卧床休息，一般采取半坐位，要符合患者的要求，保持最舒适的体位，如已知出血来源，应采取侧卧位压住出血侧，使出血侧呼吸运动减小。如须平卧，出血侧置沙袋。

（2）镇静：咯血可给患者带来较大的惊恐，应适当予以镇静剂如地西泮 10 mg 肌内注射或鲁米那 0.1~0.2 g 肌内注射。同时指导患者呼吸和咳嗽，不可屏气，有出血务必将血咯出，以防窒息。咳嗽可加剧咯血，剧咳者可给予镇咳药，如可卡因 15~30 mg，每日 3 次。也可用咳必清、复方吐根散、咳快好等，但忌用吗啡，吗啡抑制呼吸中枢，减少咳嗽反射，血液或血块不易咳出，可引起窒息。

（3）吸氧及建立静脉输液通道：失血量多时，可小量多次输新鲜血，既防止休克又有促进止血作用。已发生休克，不宜大量输液或输血，以免促进出血。不可用低分子右旋糖酐，它能防止血凝。对有缺氧表现，应给予氧疗，但首先须使呼吸道通畅，免受血液堵塞，才能有效地进行氧疗。采用高频通气方式给氧，可能更为有效。

（4）其他：大咯血时暂禁食，咯血停止或减轻后可给予易消化食物。保持大便通畅。

3. 止血疗法

（1）止血药物的应用

目前，还没有经双盲试验证明对治疗咯血确切有效的药物。常用止血药物有止血芳酸、神经垂体素、立止血剂，其他如维生素 K、普鲁卡因等。应用止血药物一般没有严格规定，可酌情交替应用，以增强治疗效果。

①神经垂体素：为脑神经垂体的水溶性成分，可使肺小动脉收缩致血管破裂处血栓形成，同时减少肺内血流量，降低肺循环压力。大咯血时可用 5~10 U 溶于 20~40 mL 生理盐水或葡萄糖液缓慢静脉注射，后以 10~40 U 于 5% 葡萄糖液 500 mL 中静脉滴注维持治疗，必要时 6~8 小时重复 1 次。不良反应有头痛、面色苍白、心悸、胸闷、腹痛、便意或血压升高等，高血压、冠心病者及孕妇禁用。

②普鲁卡因：通过神经阻滞作用达到扩张血管，降低肺循环压力的作用。用于不能使用神经垂体素者，常用 150~300 mg 普鲁卡因溶于 5% 葡萄糖液 500 mL 内静脉滴注，每天 1 次。少数人对此药过敏，首次应用时应做皮试。

③酚妥拉明：为 α-受体阻滞剂，直接扩张血管平滑肌，降低肺动静脉压，减轻肺淤血达到止血目的。常用酚妥拉明 10~20 mg 加 5% 葡萄糖液 250~500 mL，缓慢静脉滴注，连用 5~7 天，应用过程中注意监测血压，血容量不足时易引起血压下降，故应在补足血容量的基础上应用。

④立止血：含有类凝血酶和类凝血激酶两种有效成分。主要作用为促进出血部位的血小板聚集，促进凝血过程。一般先肌内注射 1 kU，然后再静脉注射 1 kU，如出血不止，可 4~6 小时重复一次。

⑤阿托品及山莨菪碱：可用于神经垂体素禁忌者。为治疗由肺结核、支气管扩张所致咯血的首选药物。阿托品 1 mg 肌内注射，血不止者于 2~3 小时后再次肌内注射 0.5 mg，以后 0.3 mg，每日 2 次口服，血停为止。或山莨菪碱 10 mg 肌内注射，方法同上。机制尚不清楚，可能与其扩张周围血管、减少回心血量以致降低肺动脉压、减少肺血流量有关。青光眼者禁用。

⑥催产素：催产素具有直接扩张血管的作用，既能扩张静脉，也能扩张周围小动脉，从而减少回心血量，降低肺动脉压和减少肺循环血量，而达到止血目的。用法：催产素 5~10 U 加入 25% 葡萄糖液 20 mL 静脉缓注，10~20 分钟后大部分人咯血量明显减少，再用催产素 10~15 U 加入 5% 葡萄糖液 500 mL 静脉滴注，每日剂量 40~50 U，遇有停药后再次咯血者，按原剂量再次给药有效。

⑦氯丙嗪：取氯丙嗪 10 mg 每 4~6 小时肌内注射 1 次，必要时增至 15 mg 每 4 小时 1 次。机制是氯丙嗪既扩张静脉，也可扩张周围小动脉，从而降低心脏前后负荷而止血。

⑧硝酸异山梨酯：可松弛血管平滑肌，扩张周围血管，减少回心血量，降低心输出量。用法：10~20 mg，每日 3 次口服。

⑨冬眠Ⅱ号：取哌替啶 50 mg，非那根 25 mg，海德琴 0.3 mg，加注射用水 9 mL，共 12 mL。每次取 2 mL 肌内注射，每 2~4 小时 1 次，间隔时间长短视患者反应及病情需要而定，待咯血完全停止后再继用 3 天。

⑩肾上腺皮质激素：顽固性咯血病例用一般治疗及脑神经垂体素治疗无效时，加用泼尼松每日 30 mg，疗程 1~2 周，可获止血效果，对浸润性肺结核疗效最佳。

⑪脑益嗪：每次 50 mg，每日 2 次口服，中等以上咯血者加倍服用。近期疗程 1 周，血止后长期或间断服用。不良反应有咽干、嗜睡，大多可耐受，无须特殊处理。

⑫肼苯哒嗪：开始用量每次 25 mg，每日 3~4 次，以后可逐渐增加，治疗剂量为每日 200~300 mg。肼苯哒嗪为动脉扩张剂。能有效地降低肺动脉压力，适用于治疗各种原因所致的肺动脉高压性咯血。不良反应有头痛、心悸、心动过速、恶心、呕吐、眩晕、直立性低血压等。

⑬其他：如安络血、维生素 K、6-氨基己酸、止血敏、对羟基苄胺等均可酌情选用。

（2）支气管镜

对采用药物治疗效果不佳的顽固性大咯血患者，应及时进行纤维支气管镜检查。其目的如下：一是明确出血部位；二是清除气道内的陈血；三是配合血管收缩剂、凝血酶、气囊填塞等方法进行有效的止血。出血较多时，一般先采用硬质支气管镜清除积血，然后通过硬质支气管镜再应用纤维支气管镜，找到出血部位进行止血。目前，借助支气管镜采用的常用止血措施有以下三种：①支气管灌洗；②局部用药；③气囊填塞。

（3）选择性支气管动脉栓塞术

动脉栓塞术已被广泛应用于大咯血患者的治疗。尤其是对于双侧病变或多部位出血；心、肺功能较差不能耐受手术或晚期肺癌侵及纵隔和大血管者，动脉栓塞治疗是一种较好的替代手术治疗的方法。

（4）放射治疗

有文献报道，对不适合手术及支气管动脉栓塞术的晚期肺癌及部分肺部曲霉菌感染引起大咯血患者，局限性放射治疗可能有效。

4. 窒息时的紧急处理

窒息是咯血患者致死的主要原因，应及早识别和抢救，窒息抢救的重点是保持呼吸道通畅和纠正缺氧。其具体措施如下：

（1）体位引流：①对于一次大咯血窒息者，立即抱起患者下半身，倒置使身体躯干与床成 40~90° 角，由另一人轻托患者的头部向背部屈曲并叩击背部，倒出肺内积血，防止血液淹溺整个气道；②对一侧肺已切除，余肺发生咯血窒息者，将患者卧于切除肺一侧，健侧肺在上方，头低脚高。

（2）清除积血：用开口器将患者口打开，并用舌钳将舌拉出，清除口咽部积血；或用导管自鼻腔插至咽喉部，用吸引器吸出口、鼻、咽喉内的血块，并刺激咽喉部，使患者用力咳出气道内的积血；必要时可用气管插管或气管切开，通过冲洗和吸引，亦可迅速恢复呼吸道通畅。

（3）高流量吸氧：同时注射呼吸兴奋剂，如尼可刹米、洛贝林等。

（4）其他措施：包括迅速建立输液通道，使用止血药物及补充血容量、纠正休克、抗感染、准备气管插管及机械通气、加强监测和护理。

5. 抗感染

预防肺部感染应予以适当抗生素，特别支气管扩张。由肺脓肿及肺炎等引起的咯血更需要大力抗感染。

四、晕厥

晕厥是指在保持自主体位和清醒状态下，由各种原因所致脑血流低灌注，继而引起一过性意识丧失和不能维持体位张力的临床综合征。作为临床常见综合征，晕厥在一般人群的发生率为 3%~7%，其中老年人发生率为 6%。虽然多数晕厥患者预后良好，症状在短时间内可自行恢复，不留后遗症，但晕厥的频繁发作将严重影响生活质量，而且可造成跌落受伤等意外。临床上晕厥必须与癔症发作、睡眠障碍、眩晕、休克、昏迷、癫痫发作等与意识障碍有关的疾病进行鉴别。

（一）病因和分类

引起晕厥的原因很多，但主要是低血压、低血糖、脑源性、心源性、血管性、失血性、药物过敏性及精神受强烈刺激、剧烈疼痛、剧烈咳嗽等导致的。其中除心源性（急性心肌梗死、心室颤动、心律不齐等）、脑源性（脑血管破裂、栓塞和脑挫伤等）、失血性（各类大出血）通常有生命危险外，其余原因发生的晕厥大都无生命危险。晕厥最常见的病因种类有以下九种：

1. 单纯性晕厥

单纯性晕厥由某种强烈刺激引起，是晕厥中最常见的一种，占半数以上。多见于年轻、平素体弱而情绪不稳的女性，一般无严重器质性病变。其发生是由于各种刺激通过迷走神经反射，而引起周围血管扩张，使回心血量减少，排血量降低，导致脑组织一过性缺血。单纯性晕厥往往在立位时发生，很少发生于卧位，发病前有明显的诱发因素，如恐惧、剧痛、亲人亡故、遭受挫折、空腹过劳或手术、出血、见血、注射、外伤、空气污浊闷热等。发作前常有头昏、恶心、出冷汗、面色苍白、眼前发黑等前驱症状，几秒钟到几分钟，随即意识丧失而昏倒。晕厥时，心率起初较快，以后则显著减慢，每分钟 50 次左右，规则而微弱，血压在短时间内可出现偏低现象，让患者躺下后即能恢复，并无明显后遗症。

2. 直立性晕厥

直立性晕厥是临床上较常见的一种晕厥，又称为直立性低血压。多见于老年人或久病常卧者突然站立或蹲下复立时发生。其特点是血压骤然下降，眼前发黑冒"金星"。心率加快，昏厥时间短暂，发生时无明显前兆。

3. 排尿性晕厥

排尿性晕厥多见于年轻人或老年人夜间起床排尿者。当他们被尿憋醒后，因突然起床和用力排尿，腹压大减，使上身血液回流腹腔，导致脑部缺血而发生晕厥。

4. 剧咳性晕厥

剧咳性晕厥多因剧烈的痉挛性咳嗽，导致突然发生，为一时性晕厥。剧咳时患者多先感心悸、气喘、头晕、眼花而很快失去意识与知觉。

5. 颈动脉窦综合征

颈动脉窦综合征临床上较少见，好发于中年以后，尤其老年伴动脉硬化者，常因压迫颈动脉窦的动作，如衣领过紧、突然转动颈部及在室上性心动过速时做颈动脉窦按摩时，或因局部淋巴结肿大、肿瘤、瘢痕的压迫等，均可刺激颈动脉窦使迷走神经兴奋，从而心率减慢，血压下降，脑缺血而发生晕厥，并可伴有抽搐。因此，对老年人尤其伴动脉硬化者，按摩颈动脉窦的时间不宜超过 5～10

秒，并切忌两侧同时进行，预防晕厥发生。

6. 癔症性晕厥

癔症性晕厥临床上多见于年轻女性。发病前往往有明显的精神因素。发作时常有气管堵塞感、心悸、眩晕、过度换气、手足麻木等，随即出现意识丧失，肢体无规律性地抽搐，且持续时间较长，数分钟至数小时以上，其发作可因暗示而终止或加剧。发作时血压及脉搏往往无改变。此外，患者可伴有其他精神症状，既往可有类似的发作史，并可在卧位时发生。

7. 心源性晕厥

心源性晕厥为晕厥中最严重的一种。是由心律失常、心排血发生机械性阻塞、血氧饱和度低下等因素引起心输出量减少或中断，导致脑缺血而发生晕厥。在心源性晕厥中，以心律失常所致者最常见，由各种疾病或药物的毒性作用引起心脏停搏、心动过缓、心动过速，使心输出量骤减或停止，导致急性脑缺血而发生晕厥，见于阿-斯综合征、奎尼丁的药物使用、Q-T间期延长综合征等。心源性晕厥的特点是用力为常见发作诱因，发作与体位一般无关，患者多有心脏病史及体征。

8. 脑源性晕厥

脑源性晕厥在临床上多见于原有高血压史或有肾炎、妊娠毒血症在血压突然升高时，引起脑部血管痉挛、水肿，导致一时性广泛性脑血液供应不足。晕厥发作时多伴有剧烈头痛、视物模糊、恶心、呕吐等先驱症状，继之神志不清伴抽搐。

9. 低血糖性晕厥

低血糖性晕厥多见于严重饥饿者或长时间进食很少者，以及糖尿病与低血糖患者。由于脑部主要靠葡萄糖来供应能量，如血糖过低，则影响脑的正常活动而发生晕厥。发作前常因饥饿、乏力、心悸、头晕、眼前突然发黑而晕倒。晕厥时面色苍白、出汗、心率加快，给予葡萄糖后即可清醒。

（二）急救措施

晕厥的治疗应该遵循个体化、病因化的原则。根据患者的个体情况确定不同的治疗措施和治疗目标。采取治疗措施前应该对晕厥患者进行全面评价，包括以下方面：原发疾病的严重程度、复发的可能性大小、发生晕厥相关死亡危险性的大小、晕厥对患者工作和生活的影响程度（如经济收入、生活方式等问题）、是否具有特殊职业危险性（如驾驶员、飞行员等）及采取治疗措施的有效性、安全性和潜在的不良反应（特别是针对合并存在其他疾病的患者）。总的来讲，预防晕厥的复发、提高患者生活质量、降低晕厥的死亡率和致残率是治疗晕厥的目标。

1. 一般治疗

对晕厥患者进行相关健康教育很有必要，让晕厥患者在日常生活中尽量避免诱发因素，如急剧变换体位、处在人多嘈杂的环境，长时间站立、用力排便和排尿、过度换气、高温环境（包括热水浴、桑拿）、领口过紧、过度用力、大量进食（特别是精炼的糖类）、饮酒、过度疲劳、体液丢失、咳嗽的影响等。对于排便容易发生晕厥的患者，应服用通便药物。使用腹带、高腰长裤或紧身外衣减少重力对血容量重新分布的影响，少食多餐，减少糖类的摄入、减少下蹲和双腿交叉等肢体动作等。

2. 对症治疗

晕厥发作时应取平卧位，将所有紧身的衣服及腰带松解，以利呼吸，将下肢抬高，以增加回心血量。头部应转向一侧，防止舌部后坠而阻塞气道。紧急情况下可针刺入中百会、合谷、十宣。

3. 病因治疗

心源性晕厥应处理心律失常，如心房颤动或室上性心动过速时，可应用洋地黄治疗，完全性房室传导阻滞所致的晕厥最好使用心脏起搏器。心室颤动引起的晕厥可用电击除颤。对脑部及其他神经疾患所引起的晕厥，主要是治疗原发病。直立性低血压可试用麻黄素 25 mg 一日 2~3 次或利他林 10~20 mg，早晨、中午各服一次。排尿性晕厥应劝告患者靠墙或蹲位小便；咳嗽性晕厥应治疗肺部炎症。

第二节　重症监护

一、监护病房的组织与管理

重症监护病房（ICU），是以救治急危重症患者为中心的医疗组织形式。它集中一些具有抢救危重症患者经验的专业人员和现代化的监测与治疗仪器设备，集中、加强对危重患者进行监测与治疗，以提高抢救危重患者的成功率，减少死亡率。ICU 与以往"急救室"或"复苏室"的区别在于 ICU 不论是床边监测诊断的范围，还是抢救治疗的设备与能力都比急救室或复苏室要强得多，而且随着急重症医学、护理学的发展与独立，ICU 配备了专职的受过训练的医生和护士，也使救治多脏器功能衰竭患者的水平大为提高。因此，来自急救现场、急诊室和手术室的患者，经过 ICU 室加强监测与治疗，待麻醉清醒，呼吸、循环等重要脏器功能稳定后，再转入普通病房。由此可见，ICU 是一种危重患者医疗集中与加强处理的场所。它的最大特点是危重患者的集中、医护人员的集中，以及现代化监测与治疗仪器的集中。在 ICU 内，患者能得到监测仪器连续、动态的密切观察，医生护士能根据监测结果及时发现病情变化并做出相应决策，使患者及时获得先进设备及其他方面包括药物的加强治疗与护理，因而 ICU 成为抢救危重患者最为有效与经济的一种医疗形式。近年来，重症医学已得到迅猛发展，ICU 的建设、精密的监护仪器设备、医护人员的专业水平及临床科学实践，已成为衡量一个国家、一所医院现代化急救医疗水平及社会文明程度的重要标志。

（一） ICU 的设置

1. ICU 的位置

综合性 ICU 因患者来源于各大专科，跨科病种十分多见，ICU 的位置应与患者来源最多的科室相邻近，以缩短危重患者的转运时间。专科 ICU 则应设立在本专科病房内。另外，还应与化验室、血库、手术室、急诊室、放射科和电梯相邻近。

2. 床位要求

ICU 的房间布局有两种类型：一种是中心型的环形结构，中心监测台在中间，四周分隔成小房间，每间房的墙壁用玻璃隔开；另一种是周围型的长方形结构，房间面积比普通病房大，护士监测时站在中间，对面一排是病床。ICU 内每张床的占地面积比普通病室要大，保证能容得下各种监护仪而且便于医生、护士操作。病床应易于推动，以能使患者有多功能病床为佳。床头应配备中心供氧、中心负压吸引、压缩空气等装置。ICU 床位数要根据医院总的床位数或某一部分或病区有多少患者需要监护来确定。一般综合医院可占总床位数的 1%～2%，最多 12 张。ICU 每个单元最好设置 2～4 张床，床边有多插头电源板，每张床配备一台多功能床边监护仪和一台人工呼吸机。现代化的 ICU 病床单位设计日趋向空中发展，且尽可能减少地面上物品堆集，以方便临床抢救护理工作的开展。

3. 监护设备

（1）中心监护站

中心监护站的设计原则，应在护士站即能直接观察到所有病床，护士站内应

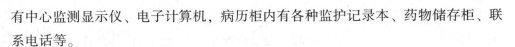

有中心监测显示仪、电子计算机，病历柜内有各种监护记录本、药物储存柜、联系电话等。

（2）计算机网络监护系统

根据情况选择由 6~10 台床边监护仪组成的网络监护系统，中心监护台置于护士中心监护站，床边监护仪应安装在墙壁的适当位置，既利于护士操作、观察，又保证患者不易碰及。

（3）闭路电视监控系统

中心监护站尽可能安装较大屏幕显示器，各室内安装转式搜寻器，可同时监控多个患者动态，以利于全面观察、护理。

（4）仪器设备

除普通病室所备仪器之外，ICU 尚须备有多功能监护仪、中心监护仪、床边监护仪、闭路电视监控系统、呼吸机、除颤器、起搏器、心肺复苏机、输液泵、心电图机、床边 X 线机、血气分析仪，以保证顺利完成各种监护及抢救任务。

（5）监测和治疗条件

ICU 应具备的监测和治疗条件包括以下内容：①有专业医护人员负责危重患者的收入、转出与 24 小时连续监测和紧急处理；②有进行心肺复苏的设备和技术条件；③连续的心电监护，直流电复律和心脏电起搏等；④血流动力学监测，包括中心静脉压、动脉压、肺动脉压、肺动脉楔嵌压和心输出量监测；⑤呼吸监测；⑥血气、电解质、肝功能、肾功能、心肌酶等测定的综合实验条件；⑦辅助呼吸机治疗；⑧胃肠道外高营养导管的放置和维持；⑨透析治疗条件；⑩应用输液泵进行药物滴注治疗；⑪体外反搏及主动脉内气囊反搏的设备和技术。此外，ICU 内每个床头均应设氧气、负压吸引器、压缩空气等管道装置，要有多插头电源和可移动的床头灯等设施。

（二）ICU 管理

1. ICU 组织管理

危重患者的救治成功率是衡量一个医院医疗水平的重要指标。由于 ICU 集中了全院最危重的患者，因此，从院长到每一个专业医务人员都要十分关注 ICU 的建设和发展。医疗行政主管部门应该特别关注全院危重患者的流向，专科与 ICU 患者危重程度、数量的比例，制定相应政策，促使危重患者正常地输送到 ICU。对 ICU 的组织管理大致可分为三个层次：①战略管理，应由医院的最高领导层决定，包括 ICU 的工作性质、建设规模和经费投入。②组织管理，主要目的是保证实施战略管理的有效性和高效率，结合我国的实际情况，这一层次的职能部门应该是医疗行政主管部门，如医务部、处或医政科，其具体工作是负责 ICU 与各专科的协调及对 ICU 的保障。③战术管理，由 ICU 主任和护士长实施完成，如制定 ICU 工作的阶段规划、年度计划，组织实施日常医疗、教研和行政的管理工作。衡量组织管理工作的好坏，主要有两个指标：一是预算投入与产出效益的比值，即要用较少的资源投入而获得较大的社会和经济效益，对此，要排除那种以营利为目的的商业性活动，并以完成 ICU 的目标为前提；二是减少危重患者的死亡率和各种严重并发症。

2. ICU 的病室管理

（1）探视管理

ICU 病室内无家属陪伴。患者进入 ICU 后，家属可留下电话号码，有情况随时可与家属联系。设计现代化的 ICU，其外部常有一圈玻璃窗与走廊，在家属休息室有闭路电视可以观察 ICU 病区内患者情况，因而可减少因探视给 ICU 病区带来污染及对正常医护工作的干扰。

（2）感染控制

ICU 收治的患者病情危重，自身抵抗力和保护能力均较差，给治疗及护理工作带来极大困难；同时，由于 ICU 患者流动性大，常会随着患者的转出而造成在医院内的感染流行。因此，ICU 内的感染控制是一个很重要的问题。一是严格管理制度，如严格控制流动人员的管理制度。二是严格护理操作，控制交叉感染。

（3）常规更衣制度

专科医生及进修、实习生应穿专用隔离服；接触患者应戴套袖，ICU 护士必须穿专用隔离服，一律不应佩戴装饰物品；探视、来访人员进入 ICU，应穿隔离服，并更换专用拖鞋或鞋套。探视时间，每个患者只允许 2 名探视人员，12 岁以下儿童一般谢绝探视。如果患有感冒、咽炎的探视人员拒绝进入 ICU。

（4）严格的无菌操作技术

在 ICU 内进行的操作都要严格遵循无菌操作原则，如气管切开、留置导尿管、动静脉插管、鼻饲等。ICU 内的工作人员每半年至一年应定期体检，防止各种交叉感染，每月做空气培养一次。ICU 内的病室须每日湿扫、吸尘。使用消毒剂擦地，单间 ICU 病室，应使用独立空调、空气过滤装置，而不应使用医院总建筑中央空调，防止交叉感染。

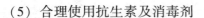

（5）合理使用抗生素及消毒剂

慎用广谱抗生素，防止菌群失调，安全使用抗生素，必须有细菌培养及药物敏感试验指导用药。

3. ICU 护士条件

ICU 中危重患者多，随时可能发生危及生命的病情变化，而护士是最直接的观察者，当患者病情突变时，要求能通过及时准确的诊断和处理以挽救患者生命；加之 ICU 病房现代精密科学仪器的使用对护士提出了更高的要求；ICU 护士应为本学科中技术最全面、应变能力最强，在临床实践及护理科研方面起重要作用的专职监护人员，其筛选应十分严格。

ICU 护士标准如下：①有为重症监护工作献身及开拓精神和良好的护士素质；②有一定的人体健康与疾病的基础生理、病理知识；③有广泛的专科护理知识，丰富的实践经验；④熟练的护理技术操作，熟练掌握心电监测、急救技术、急救药物的应用，掌握心、肺、脑、肾、肝等功能监测，紧急情况下能与医生密切配合准确进行各种抢救；⑤善于创新、独立思考，对病情观察细致，应用逻辑思维善于发现问题总结经验；⑥肯学习、善钻研，接受新事物能力强，工作细致耐心，操作敏捷；⑦能独立按照护理程序完成危重患者的整体护理，正确书写护理病历。

4. ICU 护理工作要求

（1）观察技术

对危重症患者护理质量的高低，与护士观察能力密切相关。急危重症患者因病情危急，护士不可能在收集到所有临床资料后再制订护理计划，而必须根据患者病情和生命特征的变化及时做出判断，采取合理的护理措施，并详细记录。

（2）急救技术

急救成功的首要条件是及时抢救，在紧急情况下，必须在几秒钟内采取措施才能挽救患者生命，如严重心律失常的处理、初期复苏、气管插管、准确使用除颤器和人工呼吸机等。

（3）基础护理

ICU 病房内患者不能自理，对环境的适应能力差。因此，护士必须做好基础护理工作，如口腔、皮肤、眼睛、呼吸道、各种引流管道护理，以防止各种并发症；同时必须创造良好的监护环境，保持室内湿度、温度适宜，空气新鲜，环境清洁、安静。

（4）与患者思想交流的技巧

ICU 内，基于各种原因失去语言能力的患者，语言交流受到阻碍，护士必须学会应用各种方式与患者进行交流，运用各种手段如笔写、手势、会意等，通过观察患者的表情、注视方向、手势、反应，准确理解患者的要求，并能做出相应的回答，以使其安心；对意识清醒、语言交流正常的患者，要注意语言交流的艺术，每次治疗、操作前加以解释、说明，以消除因环境生疏、无陪人造成的心理紧张，并取得患者的信任与合作。

（5）与患者家属交流的技巧

ICU 护士必须注意患者家属的需要和作用，详细耐心地将患者病情、预后及需要家属配合的问题向家属说明，并及时向家属介绍病情进展情况，以取得家属合作，同时认真做好危重患者的基础护理也是取得家属合作的重要方式。

（6）与其他部门的合作

要很好地完成 ICU 监护工作，还必须取得其他各科室的通力合作。因此，必须加强与院内其他各科室之间的联系，建立良好的人际关系，相互合作，取得各科室的支持。

（7）独立运用护理程序，完成患者整体护理

ICU 内护理程序的运用对护士提出更高的要求，由于病情迅速而复杂，要求护士迅速通过观察了解病变情况，迅速做出诊断，及时采取措施，并及时记录，完成护理病历书写，及时对护理效果做出评价。

二、ICU 收治程序

接诊 ICU 患者多来自临床各科室，必须经过 ICU 医生确诊后方可转入。转入时，应由 ICU 医生陪同，ICU 护士要了解患者的诊断、治疗、病情及转入目的，准备相应的床单元和物品。

（一）护理交接检查

一是患者意识状态：神志、瞳孔大小、对光反应及肢体活动情况。

二是测全套的生命体征：体温、脉搏、呼吸、血压、血氧饱和度、心电图。

三是观察周围循环情况：皮肤色泽、温度、湿度，有无皮肤破损、压疮等。

四是了解最近一次的检查结果：血糖、血气分析、电解质及血细胞分析等。

五是检查用药情况：管路是否通畅，输入液体种类、速度、浓度、药物，并

做好标志及记录。

六是检查各引流管道：种类，是否通畅，引流液的量、色、形状，及时记录。

（二）基础监护

凡入 ICU 患者，均应给予以下基础监护措施。

一是翔实记录：准备各种记录单，准确记录患者入室情况。

二是持续心电监测：连接胸前综合导联心电图示波。

三是吸氧：保持呼吸道通畅及氧供。

四是建立可靠的静脉输液通路。

五是通畅、固定各种管道：尿管、引流管、胃管等。

六是取血：留取动、静脉血液及其他标本，及时送检。

七是心理护理：与清醒患者沟通，了解心理状态，做好心理护理。

三、ICU 的监护内容

ICU 的监护内容大致可分为基础监测项目与系统监测两大类。前者以生命体征为主要监测内容，可以从整体上动态观察患者的生命状态及致病因素的损伤范围、疾病的危险性；后者用于了解各系统、脏器的受损程度和病理生理变化。危重患者进入 ICU 后，应在急救的同时，立即进行基础项目的监测，其内容包括体温、脉搏、呼吸、血压、心电图、血常规、尿常规、血电解质、胸部 X 线片等。根据病情的需要增加系统监护的项目，系统监护主要是对呼吸系统、循环系统、泌尿系统等功能指标的监测。ICU 能够监测的项目很多，设备日益先进，患者的医疗支出费用也相应地增加。因此，应根据病情的需要，对监护项目有针对性地选择应用。

（一）一般监护

一是稳定情绪：对清醒患者，医护人员应通过观察了解患者心情，向患者解释每次监测的目的及对患者的有利作用，以消除其紧张和恐惧。并以良好的语言和服务态度，严谨的工作态度，细致周到的基础护理和生活护理取得患者和家属的信任，让患者尽快适应新环境。因为除病变的性质对生命造成直接或潜在的威胁外，生疏的环境、环绕患者床边复杂的仪器设施、繁多的监测治疗常常也会造成患者紧张不安、心理失衡，而间接威胁患者生命。

二是进一步了解病情：通过必要的病史询问和体格检查，迅速全面地了解病情，对患者存在的主要问题和重要脏器功能状态做出初步判断，明确护理诊断，制订、实施护理计划，完成护理记录，书写护理病历。

三是监测：根据病情决定常规的生命体征和特殊监测项目及监测频度，按时监测、准确记录。

四是基础护理：由于监护病房取消陪人且危重患者须卧床或绝对卧床休息，因此，基础护理、生活护理一定要及时到位，如口腔护理、皮肤护理、雾化吸入、饮食、大小便等。并根据情况适当鼓励和协助翻身、拍背、做四肢活动，以防止并发症。

五是饮食：根据病情需要确定饮食方式和饮食种类，不能进食者适当选择肠外营养。

六是记录出入量：准确记录出入量，保持体液平衡，每6~8小时记录一次，同时计算24小时总量，并及时调整。

七是完成各种实验室检查：包括常规血、尿、大便检查，血电解质，肝、肾功能，血糖等。

八是根据病情定期进行必要的心电图检查和床边 X 线检查。

九是根据病情随时决定给氧方式、浓度、流量；静脉通路情况、输液量、速度，危重患者最好使用静脉留置针输液及静脉三通建立多通道输液，既可避免反复穿刺困难影响抢救，又可减轻患者痛苦和心理紧张，同时减轻护理人员工作负担。

十是严密观察病情变化，判断分析病变原因，及时采取处理措施。

（二）加强监护

1. 体温监测

危重患者要定时测量体温（腋温或肛温），持续监测中心温度和四肢皮肤温度并适当对比，可协助观察病情危重程度、并发症和外周循环情况。

2. 心血管系统

包括心电监护及血流动力学监护。心电监护能反映心肌细胞电活动的指标，是危重患者常规的监测，对认识心律失常或传导障碍、心肌损害或心肌梗死及电解质失衡等很有帮助。ICU 危重患者心血管功能状态的信息，主要来源于通过应用气囊漂浮导管行血流动力学的监测。1970 年 Swan 和 Ganz 首先成功地使用气囊漂浮导管行右心插管测量肺动脉楔压，从而对左心功能状况的判断有了突破性发展。

3. 呼吸系统

正常的呼吸是维持生命及肌体内外环境稳定的重要生理活动之一。其功能障碍将不同程度地影响患者的生命状况，使趋于恶化和死亡。为危重患者行呼吸监护是判断其呼吸功能状况，防治并发症和评估预后的必要手段。

呼吸系统监护包括呼吸形式、血气分析及呼吸功能监测。监护中注意观察呼吸节律、频度、幅度、胸式或腹式呼吸、困难程度和性质及体位改变对呼吸的影响等，注意有无烦躁不安、意识模糊等缺氧和二氧化碳潴留的表现，对临床出现的哮喘性呼吸、紧促式呼吸、浮浅不规则呼吸、叹息式呼吸、蝉鸣性呼吸、鼾音性呼吸、点头式呼吸、潮式呼吸、深快式呼吸等异常呼吸，要了解其临床意义。血气分析是肺功能监测中的最重要手段，通气效果评定和机械通气调节最终应以血气分析为依据。此外，呼吸功能监测对正确估计病情和掌握病情演变、及时发现异常情况和给予适当处理、指导合理氧疗和正确使用呼吸器、判断治疗效果和估计疾病预后，以及在防止和减少并发症等方面均有重要意义。

4. 神经系统

包括意识状态、瞳孔大小及对光反射、对疼痛刺激的反应、其他各种反射、脑电图及颅内压监测等。应用肌肉松弛剂的患者，应监测肌张力恢复的情况。

5. 肾功能

确定危重患者的肾功能，对维持液体平衡及循环功能都有密切的关系。估计肾功能、液体平衡及循环功能状态，尿液监测数据是一项十分重要的资料，故须插留置导管连续观察分析尿量及尿质的变化。包括血、尿生化，肌酐和尿素氮的测定，尿比重，尿酸碱度，尿蛋白定量分析及代谢废物清除率，每小时及 24 小时尿量的监测等。

6. 水和电解质平衡与代谢

包括血生化、K^+、Na^+、Cl^-测定，24 小时水和电解质出入平衡的计算，监测摄入卡量、氮平衡、血糖、血浆蛋白、血清乳酸及胶体渗透压等。

7. 血液系

以检查血红蛋白、红细胞比积、白细胞计数和分类、血小板计数等为基本监测。出凝血机制监测，包括试管法凝血时间和血栓弹力图、3P 试验、纤维蛋白原半定量和优球蛋白溶解时间等。

8. 肝功能

包括血胆红素、清蛋白、球蛋白、血谷丙转氨酶及球蛋白的絮状试验等。

9. 胃肠系统

胃液 pH 测定及大便隐血试验。

10. 细菌学监测

包括各种可能感染部位的细菌学检查，有指征时及时送检。

（三）监护指标

不同性质的监护，需要不同的监测指标。监测指标一般分为三类：生理性监测指标、生化监测指标和感染性监测指标。

1. 生理性监测指标

包括体温、心率、呼吸节律、心电活动、中心静脉压、动脉压、肺毛细血管楔压、心输出量及尿量等。

2. 生化监测指标

血气分析、肌酐、酶等，有时也可包括血红蛋白、红细胞比积及凝血和抗凝血指标的监测。

3. 感染性监测指标

包括对气管插管、各类导管引流物和伤口分泌物的细菌培养及对环境、器械的细菌培养监测。

第三节 重症监测技术

一、体温的监测

体温测定是临床对患者监测的常规手段之一，尤其是危重症患者，体温的改变常常很明显，甚至可能危及生命。因此，加强体温监测，可以及时采取有效的措施，确保患者的安全。临床上常以口腔、腋窝和直肠三个部位测量出的体温作为观察体温的标准，因为这 3 个部位的体温与人体深部体温相近。在生理状态下，体温可随年龄、性别、环境、时间、精神紧张程度和体力活动状况稍有波动，不同个体的体温也略有不同。正常人体温范围口腔为 36.2~37.2℃，腋窝为 35.9~37.2℃，直肠为 37.1~37.4℃。一般凌晨 2—清晨 6 时体温最低，14—20

时最高；新生儿高于成年人，老年人由于代谢率低体温偏低，女性体温稍高于男性。此外，情绪激动、进食都可以使体温出现一时性的增高。人体在病理情况下，这种动态平衡发生障碍，体温不能维持正常水平，出现高热、低热、体温不升等状况。

临床中除观察体温的热型外，还应观察体温退热的方式。发热患者的退热方式分骤退和渐退两种。渐退为一般的退热方式，体温逐渐恢复正常；骤退是体温在数小时内降至正常或正常以下，患者大量出汗，丢失大量体液，年老体弱或心血管病变患者，易出现血压下降、脉细弱、四肢冰凉等虚脱或休克现象。临床护理应注意观察，发现问题应报告给医师以便及时处理。

体温监测要注意以下事项：第一，测量体温前后，应清点体温计的数目及有无破损，在甩表时，不可触及他物。第二，精神异常、昏迷及小儿口鼻手术、呼吸困难等患者不可测口腔温度，测温时应在旁守护，并用手扶托，以防体温计滑落或折断，进食或面颊部做热敷或冷敷者，应间隔 30 分钟后，方可测温。第三，腹泻、直肠或肛门手术患者不可测肛温，坐浴或灌肠后，须待 30 分钟后，方可测直肠温度，极度消瘦患者不宜测腋温。第四，体温和病情不相符时，应重新测量，可同时测肛温和口温进行对照，予以复查。第五，患者不慎咬破体温计而吞下水银时，应立即口服大量蛋白水或牛奶，使蛋白质和汞结合，以延缓汞的吸收，最后排出体外，在不影响病情的情况下，给服大量韭菜等粗纤维食物，使水银被包裹而减少吸收，粗纤维食物还能增加肠蠕动，加速汞的排出。第六，切忌把体温计放在热水中清洗或放在沸水中煮，这样会引起爆破。

二、循环功能监测

传统的循环动力学监护项目包括观察患者意识表情、皮肤色泽、皮肤温度，触摸周围动脉搏动的频率和节律，测量动脉血压及中心静脉压等，这些都是评价心功能和循环功能极有价值的指标，目前这些指标仍是临床 ICU 循环监测与护理的重要内容。然而，急危重症患者如处于循环衰竭状态，心输出量明显降低，周围脉搏难以触及，须通过动脉导管监测血压，或用右心漂浮导管（Swan-Ganz）连续监测心血管系统的压力，并检测心排血功能。也可通过心电监护系统监测心脏电生理活动、超声心动图监测和评价心脏机械活动及功能变化，以及用无创性电阻抗方法监测心血管功能状况等。

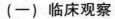

（一）临床观察

1. 意识和表情

意识和表情是脑功能的反映。而循环系统的功能状态，更直接的是中枢神经系统的血流灌注量将影响脑功能的正常或异常表达，因此意识和表情是循环功能的直接观察指标。患者若出现嗜睡、意识模糊、谵妄、昏迷，或出现烦躁、焦虑或淡漠、迟钝，在排除了脑部疾患之后，均是循环功能障碍加重的表现。

2. 心率与节律

心率可通过触及脉搏、心脏听诊或心电图监护而获得。作为反映心血管功能状态的最为敏感的指标之一，在排除因患者体温过高、情绪波动和药物等影响外，如在其原有基础水平上心率加快，可能提示心脏功能出现代偿；心率过快（>150 次/分），心动周期缩短，舒张期充盈不足，使心输出量下降，也是循环血量不足或心功能不全的征象。心率加快一般发生在动脉血压未降低之前，并早于中心静脉压降低变化，故结合心率与血压考虑循环状态，较单一因素判断更具有临床意义。曾有研究显示，低血容量休克时心率/收缩压比值，正常值为 0.5（0.45±0.21），在血容量丢失 1/4、其值>1 时，将此比值称为休克指数。

心率监测对及时发现致命性心律失常、影响血流动力学的节律变化，对电转复、心脏起搏和抗心律失常药物治疗的观察都有重要作用。由各种原因（如心脏缺血、电解质紊乱、中毒等）引起的致命心律失常，如室性心动过速、心室颤动、窦性停搏等；出现频繁、多形、连续、成对或 RonT 室性期前收缩；出现病态窦房结综合征（SSS），或合并交界区病变、束支阻滞、室内阻滞等，都须要立即对心律失常进行控制。对致命性心动过速、心室颤动和窦性停搏即刻转复和复苏。已证实，对心律失常的连续监护，及时、妥当地控制和转复心律失常，可使 ICU 的病死率明显下降。

心率的测量可以通过触诊而获得，但对于休克、低血压及周围血管极度收缩的患者周围动脉通常不能触及，因此，在监护病房，心率是通过床边监护仪获得。以手指触脉可直接了解周围血管充盈度，当触不到桡动脉时，往往提示循环血量缺乏较严重，因而触脉与无创血压、心率测量共同组成无创伤性心血管功能监测的指标。

3. 尿量

心输出量减少，循环功能不良必将导致肾脏血流灌注减少。临床上患者出现

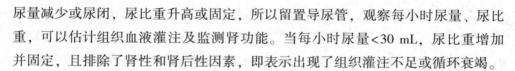

尿量减少或尿闭，尿比重升高或固定，所以留置导尿管，观察每小时尿量、尿比重，可以估计组织血液灌注及监测肾功能。当每小时尿量<30 mL，尿比重增加并固定，且排除了肾性和肾后性因素，即表示出现了组织灌注不足或循环衰竭。

4. 颜面、口唇和肢端色泽

当周围小血管收缩及微血管血流减少时，面颊、口唇及皮肤色泽由红润转为苍白，甚至发绀。

5. 表浅静脉及毛细血管充盈时间

表浅静脉萎陷及毛细血管充盈时间延长是微循环灌注不良及血液淤滞现象，也是反映周围循环状态的指标。

6. 肢端温度

在保暖的状态下，患者仍然出现四肢末端体温下降、四肢冰凉，多是周围血管收缩、皮肤血流减少的缘故。肢端温度是反映周围循环血容量的重要指标。

ICU 的危重患者常用中心温度与外周温度或皮肤温度之差来表示周围灌注情况。

（二）心电监护

心电图（ECG）可反映心率与心律的变化，可协助发现和诊断心肌缺血、心律失常、心肌梗死、心肌受损、供血不足、药物中毒和电解质紊乱等，是 ICU 各种重危患者的常规监测手段。

ECG 主要反映心脏的电活动，对各种心律失常和传导障碍的诊断分析具有重要价值，到目前为止，没有任何其他方法能替代 ECG 这方面的作用。因此，ECG 作为 ICU 的常规监测项目，特别是对于各种重危患者，尤其是老年患者，各类休克患者，心律失常、心力衰竭、心肌梗死、预激综合征、病窦综合征、Q-T 间期延长综合征、严重电解质紊乱、COPD 及呼吸衰竭患者更具有重要意义。

心电监护的作用有以下方面：可以持续观察心电活动；持续监测心率、心律变化，监测有无心律失常；观察 T 波、ST 段和 U 波变化，诊断心肌损害、心肌缺血及电解质紊乱；监测药物对心脏的影响并作为指导用药的依据；判断起搏器的功能。

1. 心电监测的种类

（1）心电监测系统和心电图监测仪：ICU 内常配备心电图监测系统，心电监测系统由一台中心监测仪通过导线、电话线或遥控连接多台床旁 ECG 监测仪。

中心或床边 ECG 监测仪具有以下功能：①显示、打印和记录 ECG 波形和心率数字；②一般都有心率上下限声光报警，报警时同时记录和打印，具有心律失常分析功能的 ECG 监测仪，当室性期前收缩每分钟>5 次，即发生警报；③图像冻结，可使 ECG 波形显示停留在显示屏上，以供仔细观察和分析；④数小时到 24 小时的趋向显示和记录；⑤高级的 ECG 监测仪配有电子计算机，可对多种心律失常做出分析，同时可识别 T 波，测量 ST 段，诊断心肌缺血；⑥ECG 监测仪也常与除颤器组合在一起，以便同步复律和迅速除颤，从而更好地发挥 ECG 监测的作用。

（2）动态心电图监测仪（Holter 心电图监测仪）：可分为记录仪及分析仪两部分。第一部分为随身携带的小型 ECG 磁带记录仪，通过胸部皮肤电极慢速并长时间（一般 24 小时）记录 ECG 波形，可收录心脏不同负荷状态时的 ECG，如在术前、术中及 ICU 的患者，汇集白天或夜间、休息或活动时的 ECG 变化，便于动态观察。第二部分为分析仪，可用微处理机进行识别，省时省力；也可人工观察，由于 Holter 监测仪在记录或放像时可产生伪差，所以最好能两者结合。Holter 监测仪主要用于冠心病和心律失常诊断，也可用于监测起搏器的功能，寻找昏厥原因及观察抗心律失常药物的疗效，常用于术前诊断。

（3）遥控心电图监测仪：该仪器无须用导线与心电图监测仪相连，遥控半径一般为 30 m，中心台可同时监测 4 位患者。

2. 心电监测的临床意义

（1）及时发现和识别心律失常：危重症患者的各种有创的监测和治疗、手术操作、酸碱失衡和电解质紊乱等均可引起心律失常，严重时，可引起血流动力学改变。心电图监测对发现心律失常、识别心律失常性质、判断药物治疗的效果均十分重要。

（2）及时发现心肌缺血或心肌梗死：严重的缺氧、高二氧化碳血症、酸碱失衡等诸多因素，均可导致心肌缺血，心律失常发生。心率的加快和血压的升高，均可使心肌耗氧增加，引起或加重心肌缺血的发生。因此，持续的心电图监测可及时发现心肌缺血。

（3）监测电解质改变：危重症患者在治疗中，很容易发生电解质紊乱，最常见的是低钾和低钙，持续心电监测对早期发现这些改变具有重要意义。

（4）判断心脏起搏器的功能。

（三）血压监测的意义及正常值

1. 监测血压的意义

监测血压的目的，在于使患者维持一种适合其具体病情的血压，使心脏做功最小而又获得能满足肌体代谢需要的心输出量，保证心脑等重要脏器的血液灌注。

动脉血压能反映心室后负荷、心肌做功、心输出量、循环血容量、血管张力和血管壁弹性等。所以血压高的心肌梗死患者必须持续静脉滴注硝酸甘油以降低血压，使之维持在 9.3~10.7 kPa 来减轻心脏后负荷，减少心肌耗氧，减轻心脏负担，这样才有利于心肌细胞的恢复。

血压变化可衡量循环功能，但不是唯一的标准，因为组织灌注取决于血压和周围血管阻力两个因素，若血管收缩，阻力增高，血压虽然不低，但组织血流减少，循环功能仍然不能满足组织代谢的需要，所以单纯血压值正常并不完全说明患者有良好的循环状态。比如血压正常的急性肺水肿患者，由于肺循环阻力增加，肺组织灌注不良，仍将导致肺换气功能障碍。因此，要将血压值结合其他指标才能对肌体的循环功能状态做出综合分析与判断。

2. 正常值

（1）血压的范围：正常成年人在安静时，收缩压为 12.0~18.7 kPa，舒张压为 8.0~12.0 kPa，脉压为 4.0~5.3 kPa。

（2）血压的生理性变化受以下因素影响：

①年龄和性别的影响：动脉血压随年龄的增长而增高。40 岁以后，每增加 10 岁，收缩压升高 1.3 kPa。中年以前女性血压比男性的低 1 kPa 左右，中年以后差别较小。

儿童血压的计算公式如下：

$$收缩压 = 80 + 年龄 \times 2 \text{ （mmHg）}$$

$$舒张压 = 收缩压 \times 2/3 \text{ （mmHg）}$$

②时间：血压在傍晚时较清晨高 0.67~1.3 kPa（5~10 mmHg），睡眠时逐渐下降。

③其他：处于运动、愤怒、恐惧、疼痛时血压升高，但以收缩压为主，舒张压多无明显变化。由于舒张压不与收缩压按比例升高，因此脉压的变化足以满足身体各部对各种不同供血情况的需要。

(四) 监测血压的方法

1. 无创性血压监测

(1) 手动测压法：为经典的血压测量方法，即袖套测压法。用于一般的血压监测。缺点是费时费力，不能连续监测，不能自动报警，限制护理人员的其他医疗行为。容易因袖套或听诊因素等产生误差。

(2) 自动测压法：自动测压法克服了手动测压法的缺点，是当今 ICU 中使用最广的血压监测方法。

①自动间断测压法：又称为自动无创伤性测压法（Automated Non-invasive BloodPressure，ANIBPK 或 NIBP）。主要采用振荡技术测定血压，充气泵可定时地使袖套自动充气和排气，能够自动定时显示收缩压、舒张压、平均动脉压和脉率。其对伪差的检出相当可靠，如肢体抖动时袖套充气即暂停，继而自动重新开始进行充气。其优点是：无创伤，可重复性好；操作简便，易于掌握；适用范围广泛，包括各年龄段的患者；能够定时测压，省时省力；自动检出袖套大小，确定充气量；血压超过设定的上限或低于设定的下限时能够自动报警。使用时应注意，避免肢体活动和袖套受压导致血压测不出或频繁充气、测压引起肢体缺血等并发症。

②自动连续测压法：主要是通过红外线、微型压力换能器或光度测量传感器等实现对瞬时血压的测量。但常需要与标准的 NIBP 法校对。

2. 动脉穿刺插管直接测压法

这是一种创伤性的测量血压的方法。它可以反映每一心动周期内的收缩压、舒张压和平均动脉压。通过动脉压的波形能初步判断心脏功能，并计算其压力升高速率（dp/dt），以估计右心室的收缩功能。经动脉穿刺导管取动脉血标本可定时多次测定血气分析、电解质变化。手术时应用的高频电刀，对心电图可形成交流电干扰，此时可通过动脉波形的描记了解心脏情况，判断是否有心律失常。体外循环时，由于动脉搏动消失，用无创方法不能测到血压。通过动脉穿刺直接测压方法仍能连续监测动脉压。由于直接测压方法具有上述诸多优点，可以弥补无创血压监测中的不足，因此是 ICU 中最常用的监测血压的方法之一。但该法具有创伤性，有动脉穿刺插管的并发症，如局部血肿、血栓形成等可能，故应从严掌握指征，熟悉穿刺技术和测压系统的原理与操作。

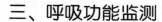

三、呼吸功能监测

呼吸监测的主要目的是对患者的呼吸运动、呼吸功能状态、呼吸障碍的类型与严重程度做出判断，了解危重症患者呼吸功能的动态变化，便于病情观察和调整治疗方案及对呼吸治疗的有效性做出合理的评价。

（一）临床观察

呼吸运动主要靠胸腹部呼吸肌的活动，引起胸廓的扩大和缩小完成。在中枢神经系统的调节下，人体有节律地进行着呼气与吸气动作。病理情况下，呼吸运动的频率和节律均可发生改变。因此，对呼吸运动的观测最为直观。

1. 呼吸频率

呼吸频率（Respiratory Rate，RR）是指每分钟的呼吸次数，它反映患者通气功能及呼吸中枢的兴奋性，是呼吸功能监测的最简单的基本监测项目。可用简单的目测计数，也可通过精密仪器测定。正常成人为 10～18 次/分钟，小儿随年龄减小而加快，8 岁为 18 次/分钟，1 岁为 25 次/分钟，新生儿为 40 次/分钟左右，如成人 RR<6 次/分钟或>35 次/分钟均提示呼吸功能障碍。

2. 常见的异常呼吸类型

（1）哮喘性呼吸：发生在哮喘、肺气肿及其他喉部以下有阻塞者，其呼气时间较吸气时间明显延长，并有哮鸣。心源性哮喘是哮喘性呼吸困难的一种，以左心室病变引起者为多，表现为阵发性端坐呼吸，呼吸困难常在夜间及劳累后出现，可持续数分钟到数小时之久。

（2）紧促式呼吸：呼吸运动浅促而带有弹性，多见于由胸膜炎、胸腔肿瘤、肋骨骨折、胸背部剧烈扭伤、颈胸椎疾病引起疼痛患者。

（3）深浅不规则呼吸：常以深浅不规则的方式进行呼吸，多见于周围循环衰竭、脑膜炎或各种因素引起的意识丧失。

（4）叹息式呼吸：呼吸呈叹息状，多见于神经质、过度疲劳等患者，有时亦可见于周围循环衰竭患者。

（5）蝉鸣样呼吸：因会厌部发生部分阻塞，空气吸入发生困难使患者在吸气时发生高音调啼鸣声。吸气时患者的肋间及上腹部软组织内陷。

（6）鼾音呼吸：患者在呼吸期间可闻及大水泡音，主要是上呼吸道有大量分泌物潴留，当空气进出气管时形成。多见于昏迷或咳嗽反射无力患者。

（7）点头式呼吸：因胸锁乳突肌收缩所致，在吸气时下颏向上移动而在呼气时下颏重返原位，类似点头样，故此得名。多见于垂危患者。

（8）潮式呼吸：是一种交替出现的阵发性的急促深呼吸及此后出现的一段呼吸暂停。

（二）呼吸功能测定

呼吸功能的检测项目很多。从测定呼吸生理功能的性质分为肺容量、通气功能、换气功能、呼吸动力功能、小气道功能监测、血气分析及特殊检测项目等。不同检测指标对于诊断与治疗的意义各有侧重，实际工作中不可能同时对所有项目进行监测，临床上应根据具体情况灵活运用。

（三）脉搏氧饱和度（S_pO_2）监测

S_pO_2 监测是利用脉搏氧饱和度仪（Pulse Oximetry，POM）测得的患者的血氧饱和程度，间接判断患者的氧供情况，被称为第五生命体征监测。它能够无创持续经皮监测血氧饱和度，临床上 S_pO_2 与动脉血氧饱和度 SaO_2 有显著的相关性，相关系数为 0.90~0.98，故被广泛应用于多种复合伤及麻醉过程的监测中。

1. 监测方法

利用氧合血红蛋白和还原血红蛋白吸收光谱的不同而设计的脉搏血氧饱和度仪随着动脉搏动吸收光量，故当低温（<35℃）、低血压（<6.7 kPa）或应用血管收缩药使脉搏搏动减弱时，可影响 S_pO_2 的正确性。另外，当搏动性血液中存在与氧合血红蛋白和还原血红蛋白可吸收光一致的物质及亚甲蓝、MetHb、COHb时也影响其结果的正确性。此外，不同测定部位、外部光源干扰等也影响其结果。因此临床应用时应注意干扰因素的影响。

2. 意义

脉搏血氧饱和度监测能及时发现低氧血症，指导机械通气模式和吸入氧浓度的调整。正常 S_pO_2>94%，<90%常提示有低氧血症。

（四）呼气末二氧化碳监测（$P_{ET}CO_2$）

包括呼气末二氧化碳分压（$P_{ET}CO_2$）和呼气二氧化碳波形及其趋势图，属于无创性监测方法。$P_{ET}CO_2$主要根据红外线原理、质谱原理或分光原理等测定呼气末部分气体中的二氧化碳分压。呼气二氧化碳波形图是呼吸周期中测得的二氧化碳分压的变化曲线图，现已成为临床常用的监测方法。对于无明显心肺疾病的

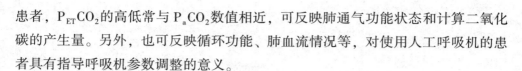

患者，$P_{ET}CO_2$的高低常与P_aCO_2数值相近，可反映肺通气功能状态和计算二氧化碳的产生量。另外，也可反映循环功能、肺血流情况等，对使用人工呼吸机的患者具有指导呼吸机参数调整的意义。

（五）人工气道的建立与护理

心肺复苏及生命支持的首要基础是确保通畅的气道，长时间缺氧导致复苏失败和中枢神经系统的不可逆损伤，因而在危重患者的急救中，迅速建立有效的通气和其效用的维持至关重要。人工气道通过鼻、口腔或直接在上呼吸道置管，用以辅助通气或治疗肺部疾病。常见人工气道有气管插管、气管切开等。

第二章 循环系统危重症

第一节 急性冠脉综合征

一、概述

急性冠脉综合征（ACS）是一组由心肌缺血引起的临床综合征。不同类型急性冠脉综合征的治疗策略存在一定的差异，目前根据胸痛时心电图 ST 段是否抬高，将其分为 ST 段抬高的 ACS 即 ST 段抬高型心肌梗死（STEMI）和无 ST 段抬高的 ACS（NSTE－ACS），后者又根据心肌损伤标志物，即肌酸激酶同工酶（CK-MB）或肌钙蛋白的结果，分为非 ST 段抬高型心肌梗死（NSTEMI）和不稳定型心绞痛（UA）。临床表现取决于冠状动脉损伤的严重程度、血栓的大小和类型、缺血时间和程度及心肌坏死的数量。

心肌梗死是急性冠脉综合征中最重要的组成部分，心肌梗死的规范化定义至关重要。2012 年 ESC／ACCF／AHA／WHF 公布了第 3 版心肌梗死全球统一定义：由心肌缺血导致心肌细胞死亡。心肌梗死标准为，血清心肌标志物（主要是肌钙蛋白）升高（至少超过 99% 参考值上限），并至少伴有以下一项临床指标：第一，缺血症状；第二，新发的缺血性 EKG 改变（新的 ST-T 改变或左束支传导阻滞）；第三，EKG 病理性 Q 波；第四，影像学证据显示有新的心肌活性丧失或新发的局部室壁运动异常；第五，冠状动脉造影或尸检证实冠状动脉内有血栓。

新版定义中的第 5 条是新增加的内容，其意义在于强调一旦发生心肌梗死，应积极行冠状动脉造影来验证心肌梗死的原因，并尽早开始冠脉再通的治疗。

心肌梗死的临床分型如下：

Ⅰ型：由冠状动脉斑块破裂、裂隙或夹层引起冠脉内血栓形成，从而导致自发性心肌梗死。

Ⅱ型：继发于心肌需氧供需失衡，导致缺血的心肌梗死，例如冠状动脉痉挛、贫血、心律失常、呼吸衰竭、高血压、低血压。

Ⅲ型：疑似为心肌缺血的突发、未预料的心源性死亡，怀疑为新发的 EKG 缺血变化或新出现的左束支传导阻滞。但死亡发生于可取得血样本之前或血中生物标志物出现之前。

Ⅳ型：与冠状动脉介入手术（PCI）相关的心肌梗死，又分为 a 型和 b 型。其中 a 型定义为由 PCI 过程所致的心肌梗死，包括球囊扩张和支架植入过程，标准是术前血清肌钙蛋白水平在正常范围，术后超过 99% 参考值上限的 5 倍，术前血清肌钙蛋白水平升高，术后该值升高大于 20%。b 型定义为冠状动脉造影或尸检证实的伴发于支架内血栓导致的心肌梗死，标准是冠脉造影或尸检所见有缺血相关血管有血栓形成，血清心肌标志物升高至少超过 99% 参考值上限。

Ⅴ型：冠状动脉旁路手术（CABG）相关的心肌梗死，血清肌钙蛋白水平超过 99% 参考值上限的 10 倍。

二、病因

本病大多数主要在冠状动脉粥样硬化基础上发生血栓，导致血管完全性或不完全性闭塞；少数病因可为冠状动脉栓子（左房或左心室血栓、感染性心内膜炎等）、冠状动脉炎（Takayasu 病、结节性多动脉炎、红斑狼疮、心脏移植时免疫介导血管变性等）、冠状动脉痉挛、冠状动脉口闭塞（主动脉夹层、梅毒性主动脉炎）、先天性冠状动脉畸形、心肌需氧超过供氧量等所致。情绪激动、饱食、受寒、急性循环衰竭为常见诱因。

三、发病机制

在动脉粥样硬化基础上，粥样斑块不稳定、裂纹或破裂，使斑块内高度致血栓形成的物质暴露于血液中，引起血小板在受损表面黏附、活化、聚集，形成血栓，伴或不伴血管收缩、微血管栓塞导致病变血管不完全或完全性闭塞，从而导致临床 STEMI 或 NSTE-ACS 的发生。

与稳定斑块相比，易损斑块具有如下特征：纤维帽较薄、脂质核较大，斑块小，但斑块肩部炎症细胞多，含大量的单核巨噬细胞和 T 淋巴细胞，血管平滑肌细胞含量较少。

斑块破裂的主要机制包括单核巨噬细胞或肥大细胞分泌的蛋白酶（如胶原

酶、凝胶酶、基质溶解酶等）消化纤维帽；斑块内 T 淋巴细胞通过合成 γ 干扰素抑制平滑肌细胞分泌间质胶原，使斑块纤维帽变薄更易破裂；动脉壁压力、斑块位置和大小、血流对斑块表面的冲击；冠脉内压力升高、血管痉挛、心动过速时心室过度收缩和扩张所产生的剪切力及斑块滋养血管破裂，诱发与正常管壁交界处的斑块破裂。

血小板的活化和聚集是触发血管内凝血的始动因子。由于易损斑块的破裂，使血小板开始与血管内皮下胶原、组织因子、血管性血友病因子等接触并迅速被激活。激活的血小板释放二磷酸腺苷（ADP）、5-羟色胺（5-HT）、血栓素 A_2 和各种血小板因子，导致血小板在受损部位黏附和聚集，促使凝血酶原转变为凝血酶，凝血酶能使纤维蛋白原转变为纤维蛋白，并使凝血酶原转变为凝血酶的过程加速，释放大量的血小板膜糖蛋白（GT）II_b/III_a 受体，并与纤维蛋白原结合，加剧血小板凝聚与血栓形成，造成部分或完全血管腔闭塞，最终导致心肌梗死。

四、临床特征

（一）临床症状

1. 典型的临床表现

胸部不适或疼痛是 ACS 的主要症状，胸痛通常位于胸骨上段、中段或左胸部，呈压榨样疼痛或紧迫、烧灼感，疼痛范围约拳头或手掌大小，界限通常不很清楚，可放射至左肩、左臂尺侧、下颌部、牙齿等，可伴有出汗、恶心、呕吐、呼吸困难、窒息感、眩晕甚至晕厥。疼痛持续时间常超过 20 分钟，既往为稳定性心绞痛的患者，疼痛程度加重，原来有效的措施如停止活动、舌下含服硝酸甘油等不能很好地缓解症状。常见的诱发因素如体力活动或情绪激动、饱餐、便秘、寒冷、吸烟、心动过速或心动过缓、血压过高或过低、休克等也可诱发。

2. 不典型的临床表现

牙痛、咽痛、上腹隐痛、消化不良、胸部针刺样痛或仅有呼吸困难，少数患者表现为急性左心功能不全、卒中、意识混乱等，常见于老年人、女性、糖尿病、慢性肾功能不全或痴呆症患者。当临床缺乏典型胸痛，而首次心电图正常或临界改变时，常易被忽略，应注意连续观察。病史不典型的 ACS 患者临床上并不少见，而且更具挑战性，重要的是应询问患者在既往 1~2 周内是否有先兆性

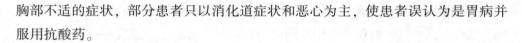

胸部不适的症状，部分患者只以消化道症状和恶心为主，使患者误认为是胃病并服用抗酸药。

（二）体征

体格检查是否有异常发现，取决于心肌缺血的部位、范围及有无严重并发症。梗死范围小无并发症者常无异常体征。患者处于痛苦焦虑状态可伴有发热，但体温多不超过 38℃，伴有面色苍白、出汗、皮肤湿冷。血压多变，若无心源性休克，开始时血压大多偏高。神志清楚，但也可出现意识淡漠、嗜睡和精神症状。严重者呼吸频率加快，心功能不全时，可有新出现的肺部湿啰音或湿啰音增加。心脏听诊时可发现有心动过缓、心动过速，有时伴有心律不齐，心尖部可听到第三心音或奔马律。

（三）并发症

常见的并发症有以下八种：①心力衰竭；②心律失常；③休克；④乳头肌功能失调或断裂；⑤室壁瘤；⑥心脏破裂，包括左室流离壁破裂和室间隔穿孔；⑦心肌梗死后综合征（Dressler 综合征）；⑧栓塞。主要由室壁瘤内形成的附壁血栓脱落导致。

五、诊断思路

（一）诊断和危险分层

1. 诊断

根据缺血性胸痛的临床病史、心电图的动态演变和血清心肌损伤标志物动态变化即可明确诊断。若 ECG 有相应导联 ST 段抬高则诊断为 STEMI；若无 ST 段抬高则诊断为 NSTEMI/UA。对 ST 段抬高型 AMI 患者，根据 Killip 分级法评估心功能。Ⅰ级：无明显的心力衰竭。Ⅱ级：有左心衰竭，肺部啰音<50%肺野，奔马律，窦性心动过速或其他心律失常，静脉压升高，肺淤血的 X 线表现。Ⅲ级：肺部啰音>50%肺野，可出现急性肺水肿。Ⅳ级：心源性休克，有不同阶段和不同程度的血流动力学障碍。

2. 危险分层

对确诊的 ACS 患者，应用临床资料对患者进行危险分层是制定治疗策略的重要前提，有助于临床医生在急性期采取适当的诊疗措施，在病情稳定后采取更为个体化的二级预防策略。进行危险分层的目的是检出高危患者，强化药物治疗，选择合适的实施冠脉介入治疗的时间。危险分层是一个连续的过程，须根据临床情况的变化而不断更新评估，并贯穿 ACS 诊疗的全过程。通常危险分层的指标包括年龄、病史、胸痛发作的特点（如心绞痛发作时间长）、其他临床发现、心电图表现、心肌损伤血清标志物水平，有的还包括冠状动脉造影所见、血流动力学改变等。

高龄、女性、Killip 分级（Ⅱ~Ⅳ级）、既往有心肌梗死史、心房颤动、前壁心肌梗死、肺部啰音、收缩压<100 mmHg、心率>100 次/分钟、糖尿病、肌钙蛋白明显升高等独立危险因素使 STEMI 患者死亡风险增加。

对 NSTE-ACS 患者就诊时即刻评估风险，依据病史、临床表现、心电图特征和心肌损伤标记物水平分为低危、中危和高危。

ACS 的 TIMI 危险评分如下：年龄≥65 岁；有 3 个以上冠心病易患因素——高血压、糖尿病、冠心病家族史、高脂血症和吸烟；严重心绞痛——24 小时内 2 次以上发作；已知冠心病，冠脉狭窄≥50%；ST 段压低或抬高；心肌酶增高，7 天内应用阿司匹林。每项计 1 分，共计 7 分，0~2 分低危，3~4 分中危，5~7 分高危。该积分系统的优点是简单易用，缺点是一些纳入因素如冠脉狭窄程度在就诊时难以确定，此外没有包括 Killip 分级、心率和血压等重要危险因素。

在大规模临床研究基础上，还有多个危险分层模型应用于临床，其中用于 NSTE-ACS 的常用模型还有 PURSUIT、GRACE 风险模型（全球急性冠状动脉事件注册）。GRACE 积分系统精细，还适用于评价 ST 段抬高型心肌梗死患者预后情况，但计算较复杂，GRACE 评分可以在线计算。用于 STEMI 的常用模型还有 CARDILAC、PAMI 风险模型。

（二）鉴别诊断

1. 主动脉夹层

近年来发现该病并非罕见疾病，起病有类似 AMI 的前胸部疼痛不适，但常更为突然，多有向背部放射的严重撕裂样疼痛伴有呼吸困难或晕厥，但无典型的 AMI 心电图变化者，应警惕主动脉夹层。当累及冠状动脉时可并发急性心肌梗死，以累及右冠状动脉多见。根据夹层累及的部位不同，可同时有相应脏器受累的症状和体征，超声心动图、CTA 和 MRI 有助于明确诊断。

2. 急性肺栓塞

其临床表现为与 ACS 有部分重叠，但常表现为突发呼吸困难，可伴胸痛、

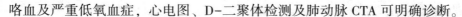

咯血及严重低氧血症，心电图、D-二聚体检测及肺动脉 CTA 可明确诊断。

3. 气胸

气胸表现为急性呼吸困难、胸痛和患侧呼吸音减弱，胸片可以明确诊断。

4. 急性心包炎

急性心包炎表现为胸膜刺激性疼痛，向肩部放射，前倾坐位可减轻，听诊可闻及心包摩擦音。心电图表现除 aVR 导联外的其余导联 ST 段呈弓背向下型抬高，无镜像改变。超声心动图有鉴别诊断价值。

5. 急腹症

急性胆囊炎、胆石症、消化性溃疡、急性胰腺炎、急性胃肠炎等患者，可有剑突下或上腹部疼痛，有时向后背放射，可伴晕厥、呕吐或休克，易与 AMI 上腹部疼痛、恶心、呕吐相混淆，但仔细询问病史，腹部体征及心电图和心肌损伤标志物检查可做鉴别。

六、治疗

（一）一般治疗

1. 紧急处理

吸氧和建立静脉通道。严重低氧血症者，须面罩加压吸氧或气管插管并机械通气。持续心电、血压和血氧饱和度监测。

2. 抗血小板治疗

若无禁忌证，所有患者均应即刻嚼服肠溶阿司匹林 150~300 mg，对计划行直接 PCI 者，PCI 前加服氯吡格雷 300~600 mg。

3. 镇痛

可予吗啡 3~5 mg 静脉缓慢注射，必要时每 5~10 分钟重复 1 次，总量不宜超过 15 mg。不良反应有恶心、呕吐、低血压和呼吸抑制。一旦出现呼吸抑制，可每隔 3 分钟静脉注射纳洛酮 0.4 mg，最多 3 次。

4. 硝酸甘油

对无禁忌证的患者应立即舌下含服硝酸甘油 0.3~0.6 mg，每 5 分钟重复 1 次，总量不超过 1.5 mg，同时评估是否须静脉用药。通常使用硝酸甘油静脉滴注 12~24 小时，应从低剂量开始。

5. 休息和饮食

无并发症者卧床休息 1~3 天，有并发症者则须延长，以后先在床上活动，逐渐可在床旁和室内活动。AMI 患者须禁食到胸痛消失，然后给予流质、半流质，逐步过渡到普通饮食。所有患者均应使用缓泻剂。

（二）溶栓治疗

溶栓治疗对 STEMI 早期（<12 小时）有益，而对 NSTEMI/UA 有害无益。虽然近年来 STEMI 急性期行直接 PCI 已成为首选方法，但当前我国尚难以普遍应用。溶栓治疗具有快速、简便、经济、易操作的特点，特别是各种原因使就诊至血管开通时间延长至获益降低时，静脉溶栓仍然是较好的选择。

1. 溶栓治疗适应证

（1）发病 12 小时以内，就诊医院不具备急诊 PCI 治疗条件；不能迅速转运；无溶栓禁忌证的 STEMI 患者。

（2）就诊早（发病≤3 小时），不能及时进行介入治疗者，虽具备急诊 PCI 治疗条件，但就诊至球囊扩张时间与就诊至溶栓开始时间相差>60 分钟，且就诊至球囊扩张时间>90 分钟者，应优先考虑溶栓治疗。

（3）再梗死患者，如果不能在症状发作后 60 分钟内进行冠状动脉造影和 PCI，可予溶栓治疗。

（4）发病 12~24 小时仍有进行性缺血性疼痛、至少两个胸导联或肢体导联 ST 段抬高>0.1 mV 的患者，若无急诊 PCI 条件，经过选择的患者也可溶栓治疗。

2. 禁忌证

（1）既往有脑出血病史、6 个月内缺血性卒中或短暂性脑缺血病史（不包括 3 小时内的缺血性卒中）、脑血管结构异常（如动静脉畸形）、颅内恶性肿瘤、痴呆或已知的其他颅内病变。

（2）可疑主动脉夹层。

（3）活动性消化性溃疡、活动性出血或者易出血体质（不包括月经来潮）。

（4）3 个月内的严重头部闭合性创伤或面部创伤、两周内不能压迫止血部位的大血管穿刺。

（5）目前血压控制不良，收缩压≥180 mmHg 或者舒张压≥110 mmHg。

（6）创伤在 3 周内者，持续>10 分钟的心肺复苏者，3 周内进行过大手术，4 周内有内脏出血者。

（7）感染性心内膜炎。

（8）妊娠。

（9）两年内曾应用过链激酶者既往有此药物过敏史。

（10）目前正在应用抗凝剂，因为国际标准化比值（INR）水平越高，出血风险越大。另外，根据综合临床判断，患者的风险/效益比不利于溶栓治疗，尤其是有出血倾向者，包括严重肝肾疾病、恶病质、终末期肿瘤等。由于中国人群的出血性卒中发病率高，因此，年龄>75 岁患者应首选 PCI，选择溶栓治疗时应慎重，酌情减少溶栓药物剂量。

3. 溶栓剂和治疗方案

明确 STEMI 诊断后应尽早用药，就诊至溶栓开始时间<30 分钟。

（1）阿替普酶（rt-PA）：有两种给药方案。第 1 种全量 90 分钟加速给药法：首先静脉推注 15 mg，随后 0.75 mg/kg 在 30 分钟内静脉滴注（不超过50 mg），继之 0.5 mg/kg 于 60 分钟内静脉滴注（不超过 35 mg）。第 2 种半量给药法：首先静脉推注 8 mg，之后 42 mg 于 90 分钟内静脉滴注。半量给药法血管开通率偏低，因此，建议使用按体重计算的加速给药法。溶栓前先静脉注射肝素60 U/kg（最大量 4000 U），继以 12 U/（kg·h）（最大 1000 U/h），使 APTT 值维持在对照值 1.5~2.0 倍（50~70 秒），静脉肝素维持 48 小时。由于低分子量肝素应用方便，无须监测凝血时间，严重出血并发症低，建议用低分子量肝素替代。

（2）链激酶（SK）：150 万 U 溶于 100 mL 生理盐水中，60 分钟内静脉滴注。

（3）尿激酶（UK）：是我国应用较广的溶栓剂，150 万 U 溶于 100 mL 生理盐水，30 分钟内静脉滴入。

4. 疗效评估

血管再通的间接判定指标有以下四点：

（1）60~90 分钟内抬高的 ST 段至少回落 50%。

（2）TnT（I）峰值提前至发病 12 小时内，CK-MB 酶峰提前至 14 小时内。

（3）两小时内胸痛症状明显缓解。

（4）治疗后的 2~3 小时内出现再灌注心律失常，如加速性室性自主心律、房室传导阻滞（AVB）或束支传导阻滞突然改善或消失，或者下壁心肌梗死患者出现一过性窦性心动过缓、窦房传导阻滞伴或不伴低血压。上述四项中，心电图变化和心肌损伤标志物峰值前移最重要。血管再通的直接判定指标是冠状动脉造影，标准为 TIMI 2 级或 3 级血流表示再通，TIMI 3 级血流为完全性再通，溶栓失败则梗死相关血管持续闭塞 TIMI 0~1 级血流。

5. 并发症

主要风险是出血，尤其是颅内出血，大多发生在溶栓治疗 24 小时内。一旦发生颅内出血，应采取积极治疗措施。

（1）立即停止溶栓、抗血小板和抗凝治疗。

（2）降低颅内压，适当控制血压、抬高床头 30°、静脉滴注甘露醇等，必要时行神经外科手术。

（3）必要时 24 小时内每 6 小时给予新鲜冰冻血浆 2U；4 小时内使用过普通肝素的患者，鱼精蛋白中和（1 mg 鱼精蛋白中和 100 U 普通肝素），如果出血时间异常，可输入 6~8 U 血小板。

（三）经皮冠状动脉介入治疗（PCI）

1. STEMI 的经皮冠状动脉介入治疗

该方法包括直接 PCI、溶栓后紧急 PCI、早期溶栓成功或未溶栓患者 PCI。

（1）直接 PCI：

Ⅰ类推荐：①如果即刻可行，且能及时进行（就诊到球囊扩张时间<90 分钟），对症状发病 12 小时内的 STEMI（包括正后壁心肌梗死）或伴有新出现或可能新出现左束支传导阻滞的患者应行直接 PCI；②年龄<75 岁，在发病 36 小时内出现休克，病变适合血管重建，并能在休克发生 18 小时内完成者，应行直接 PCI，除非因为患者拒绝、有禁忌证和（或）不适合行有创治疗；③症状发作<12 小时，伴有严重心功能不全和（或）肺水肿（Killip Ⅲ级）的患者应行直接 PCI；④常规支架植入。

Ⅱa类推荐：①年龄≥75 岁、在发病 36 小时内发生心源性休克、适于血管重建并可在休克发生 18 小时内进行者，且患者既往心功能状态较好，适宜血管重建；②患者在发病 12~24 小时内具备严重心力衰竭、血流动力学或心电不稳定、持续心肌缺血至少一个条件者，推荐直接 PCI。

（2）溶栓后紧急 PCI：

Ⅰ类推荐：接受溶栓治疗的患者具备以下任何一项，推荐其接受冠状动脉造影及 PCI 治疗。①年龄<75 岁、发病 36 小时内的心源性休克适合接受再血管化治疗。②发病 12 小时内出现严重心力衰竭和（或）肺水肿（Killip Ⅲ级）。③有血流动力学障碍的严重心律失常。

Ⅱa类推荐：①年龄≥75 岁、发病 36 小时内已接受溶栓治疗的心源性休克，适合进行血运重建、冠状动脉造影及 PCI 的患者；②溶栓治疗后血流动力学或心电不稳定和（或）有持续缺血表现者；③溶栓 45～60 分钟后仍有持续心肌缺血表现的高危患者，包括有中等或大面积心肌处于危险状态（前壁心肌梗死，累及右心室的下壁心肌梗死，胸前导联 ST 段下移）的患者急诊 PCI 是合理的。

Ⅱ$_b$ 类推荐：不具备上述Ⅰ类和Ⅱ$_a$ 类适应证的中、高危患者，溶栓后进行冠状动脉造影和 PCI 治疗的策略也许是合理的，但其益处和风险有待进一步确定。

（3）早期溶栓成功或未溶栓患者 PCI。详细临床评估后，择期 PCI 的推荐指征有三种情况。①病变适宜 PCI，有再发心肌梗死表现、有自发或诱发心肌缺血表现、有心源性休克或血流动力学不稳定、左心室射血分数<0.40、心力衰竭、严重室性心律失常。②急性发作时有临床心力衰竭的证据，尽管发作后左心室功能尚可（LVEF>0.40）。③对无自发或诱发心肌缺血的梗死相关动脉的严重狭窄于发病 24 小时后也可考虑。

2. NSTE-ACS 的经皮冠状动脉介入治疗

对这部分患者进行血运重建的目的是减少心肌缺血发作，防止病情进一步恶化发展为心肌梗死或发生猝死。根据冠状动脉造影确定的病变范围和严重程度及合并的疾病选择治疗方式。根据危险分层决定是否行早期血运重建治疗（选择紧急<2 小时、早期<24 小时及延迟 72 小时内）。高危患者主张最初 72 小时行诊断性冠脉造影，根据病变情况做血运重建治疗。对极高危患者可行紧急侵入性治疗：持续或反复发作的心肌缺血；自发的 ST 段动态演变（压低>0.1 mV 或短暂抬高）；前壁导联 V$_2$～V$_6$ 深 ST 段压低，血流动力学不稳定；严重室性心律失常。

（四）抗血小板治疗

1. 阿司匹林

如能耐受，所有患者均应长期口服，剂量 75～100 mg/d，有胃肠道出血史、溃疡病或存在多个消化道出血危险因素的患者，应使用质子泵抑制剂和胃黏膜保护剂，降低胃肠道出血风险。

2. 氯吡格雷

对阿司匹林过敏或因胃肠道疾病不能耐受者，可使用氯吡格雷 75 mg/d，接受 PCI 治疗，尤其植入药物洗脱支架的患者，术后维持治疗至少 12 月。

3. 西洛他唑

该药不作为常规抗血小板药物，当出现阿司匹林或氯吡格雷过敏或抵抗时，可考虑使用，每日 2 次，每次 50 mg。

4. 糖蛋白Ⅱb/Ⅲa受体阻滞剂

目前临床使用的有阿西单抗、依替巴肽和替罗非班三种，均须静脉给药，适用于行急诊 PCI 的患者及未行 PCI 的高危患者。阿西单抗是单克隆抗体的片段，依替巴肽是一种环形肽，替罗非班是一种拟肽素分子。阿西单抗用法：先静脉推注 0.25 mg/kg，以后 0.125 μg/（kg·min）（最大 10ug/min）维持静脉滴注 12 小时。依替巴肽用法：先静脉推注 180 μg，10 分钟后再静脉推注 180 μg，以后 2 μg/（kg·min）维持 12~24 小时。替罗非班用法：先静脉推注 25 μg/kg，以后 0.15 μg/（kg·min）维持 24 小时。Ⅱb/Ⅲa受体阻滞剂不推荐和溶栓药常规联合应用，因出血并发症增加，年龄>75 岁的患者，会增加颅内出血风险。在双联及抗凝治疗下不推荐常规应用，可用于血栓负荷重的患者，可能获益较多。

第二节　主动脉夹层

一、概述

主动脉夹层（AD）是指血液通过主动脉内膜裂口进入主动脉壁中层形成血肿并造成动脉壁的分离，形成夹层血肿，是最常见的主动脉疾病之一。如果不进行恰当和及时的诊断与治疗，破裂的机会非常大，死亡率也非常高。近年来，经食管彩色超声、磁共振血管造影、CT 血管造影等影像学检查技术的应用及认识水平的提高，使其早期诊断成为可能，从而降低了病死率。

二、临床表现基本特点与特殊体征的识别

胸背部剧烈疼痛是急性主动脉夹层最常见的临床症状，占 74%~90%。无心电图 ST-T 波改变的胸部和（或）背部等处剧烈不缓解的疼痛是急性主动脉夹层最常见的首发症状（部分患者疼痛不显著，考虑与起病缓慢有关），疼痛一般位于胸部的正前后方，呈刺痛、撕裂痛、刀割样痛。常突然发作，很少放射到颈、肩、手臂，这一点常可与冠心病鉴别。国外学者对急性主动脉夹层患者的疼痛进行分析，95%的患者有疼痛表现，而其中 85%为突发，64%的患者表现为刀割样疼痛，51%有撕裂痛表现，73%位于胸部，53%伴背痛，30%伴腹痛。升主动脉及主动脉弓部夹层以前胸痛为主，降主动脉夹层以胸背痛为主。疼痛的另一特点

为放射性，通常与夹层扩展方向一致，当疼痛向腹部甚至大腿放射时，则提示夹层向远端撕裂。

由于主动脉关系到全身各个脏器供血，主要分支血管受累导致脏器缺血会导致不同的症状和体征，所以主动脉夹层的伴随症状可以千变万化，也导致该病的误诊率很高，临床医生需要时刻警惕。重要血管受累的临床表现有以下方面：第一，夹层累及冠状动脉开口可导致急性心肌梗死或左心衰竭，患者可表现典型冠状动脉综合征，如胸痛、胸闷和呼吸困难，心电图ST段抬高和T波改变，根据文献报道，约38%急性主动脉夹层患者早期被误诊为急性冠状动脉综合征、肺栓塞和其他胸肺疾病；第二，夹层累及无名动脉或左颈总动脉可导致中枢神经症状，文献报道，3%~6%的患者发生脑血管意外，当夹层影响脊髓动脉灌注时，脊髓局部缺血或坏死可导致下肢轻瘫或截瘫；第三，夹层累及一侧或双侧肾动脉可有血尿、无尿和严重高血压，甚至急性肾衰竭；第四，夹层累及腹腔动脉、肠系膜上及肠系膜下动脉可表现为急腹症及肠坏死等，偶尔腹腔动脉受累引起肝脏梗死或脾脏梗死；第五，累及下肢动脉可出现急性下肢缺血症状，如无脉、疼痛等。

在急性期，主动脉夹层死亡率或猝死率极高，其血流动力学变化非常复杂。部分患者可表现为不同程度低血压症状，其主要原因如下：第一，假腔破裂出血导致失血性休克或假腔内血液不同程度渗漏到主动脉周围或胸腔；第二，假腔破裂出血进入心包，导致心包积液或急性心脏压塞；第三，夹层累及冠状动脉，导致急性心肌梗死或急性心室纤颤；第四，夹层累及冠状动脉或主动脉瓣重度关闭不全，导致急性充血性左心衰竭。

急性期后一些患者低血压状态可能有一定好转，为患者进一步治疗创造了有利机会；但部分患者假腔内血液进一步渗漏到主动脉周围或胸腔导致循环血量进一步降低或血流动力学状态进一步恶化。一些患者急性期后血流动力学状态好转或变平稳，几小时、几天或数年没有再发生假腔内血液急性渗漏或破裂出血。有报道称，大约38%的患者两上肢血压及脉搏不一致，此为夹层累及或压迫无名动脉及左锁骨下动脉，这可以造成所谓的"假性低血压"，甚至可能造成升压和扩容治疗。

少数患者急性期因没有明显血流动力学变化和临床症状，而被漏诊或误诊。假腔内血液慢性渗漏或破裂出血引起纵隔血肿和（或）胸腔积血，压迫周围组织可引起如声音嘶哑、吞咽困难和上腔静脉综合征等症状；引起肺炎和肺不张会出现不明原因发热和呼吸困难等症状。

三、诊断及各影像学检查的特性

(一) 影像学检查的主要目的

一是根据影像学特征，明确有无急性主动脉夹层，做出定性诊断。二是如果主动脉夹层诊断明确，须进一步评价夹层累及主动脉的范围，明确主动脉夹层的分型。三是明确主动脉夹层内膜破口或再破口（内膜出口）的大小、位置和数量。如果诊断 Stanford B 型主动脉夹层，须测量内膜破口与左锁骨下动脉开口的距离和远端主动脉弓部管径。四是测量受累主动脉最大管径、真腔和假腔的管径，明确主动脉有无扩张及程度，真腔和假腔的大小、形态，真/假腔比值，假腔内是否完全血栓或部分血栓形成。五是主要分支血管受累情况，包括冠状动脉、头臂动脉、腹腔动脉、肠系膜上动脉、肾动脉和四肢动脉是否受累，明确有无脏器梗死或灌注减低。六是如果诊断 Stanford A 型主动脉夹层，须测量主动脉瓣环、窦和窦管交界管径，明确主动脉瓣膜和窦是否受累、有无主动脉瓣关闭不全及程度或马方综合征。七是评价左心功能情况。八是明确有无其他并发症，如心包积液、胸腔积液、主动脉破裂和动脉瘤等。

(二) 胸部平片

胸部平片对主动脉夹层的诊断缺乏特异性，但通过一些间接征象结合无明显心电图改变的典型疼痛症状，常可提出提示性诊断意见，为尽早进行如 MDCT 和 MRI 等定性检查争取时间。

(三) X 线主动脉造影

主动脉造影过去一直被视为诊断主动脉夹层的"金标准"，根据文献报道，其敏感性为88%，特异性为95%。但由于有创性及检查时间较长等缺点，对于 Stanford A 型急性主动脉夹层，通常不主张冠状动脉造影，可能会增加患者的死亡率和并发症。

(四) 超声心动图

与 CT 和 MRI 相比，经胸超声心动图（TTE）的最大优点是操作简单和费用低。它可以移动到床旁，能对病情较重或血流动力学不稳的临床可疑急性主动脉夹层或急性主动脉综合征患者进行检查。超声也可以同时评价心脏和瓣膜功能及异常。对 Stanford A 型主动脉夹层诊断的敏感度可达 78%～100%，但对 Stanford B 型主动脉夹层诊断的敏感度仅为 36%～55%。一些不典型急性主动脉综合征患者，由于病史不清楚、没有特异性临床症状和体征或临床上可疑急性心肌梗死和急性肺栓塞，经胸超声心动图可能出现漏诊或延误诊断。因此，它仅作为急性主动脉综合征的筛查手段，一旦发现异常或临床上不能排除急性主动脉综合征，应进一步进行其他影像学检查。

（五）多排螺旋 CT 血管成像

近年来由于 CT 的迅猛发展，多排螺旋 CT（特别是 64 排螺旋 CT）的出现，实现了真正意义的胸主动脉 3D 容积血管成像。这使得 CT 对主动脉疾病和急性主动脉综合征的临床应用急剧增加。根据国外文献报道，约 61% 以上的急性主动脉综合征患者首选 CT 检查。与 MRI 相比多排螺旋 CT 更适合急性主动脉综合征的诊断，其检查速度更快和更安全。由于不受金属伪像影响，多排螺旋 CT 更适合主动脉腔内支架隔绝术后患者的复查。

最近应用的"急性胸痛综合征"或"胸痛三联症"的多排螺旋 CT 方案是采用心电门控采集，即"一站式"检查同时显示冠状动脉、主动脉和肺动脉，达到诊断或排除急性冠状动脉综合征、急性主动脉夹层和肺栓塞目的。为急诊科医生快速准确地对急性胸痛的诊断和分类提供了可能。

碘对比剂的使用仍然是 CTA 的主要问题之一，特别是过敏体质、老年人和肾功能不全患者。

（六）磁共振成像

目前 MRI 已被视为主动脉夹层诊断的"金标准"。根据文献报道，MRI 对主动脉夹层诊断的特异度和敏感度接近 100%。MRI 主要优点如下：①多平面和多序列成像，可提供主动脉夹层形态、功能和血流信息，有利于主动脉夹层综合评价和复杂性主动脉夹层的诊断；②属无创和没有电离辐射的检查，另外，MRI 既可不用对比剂进行血管成像，也可用对比剂进行血管成像，但 MRI 血管成像应用的不是碘对比剂，而是比碘对比剂更安全的钆螯合剂；③可同时提供心脏形态结构、功能和主动脉瓣膜功能信息，对于心包积液、胸腔积液和破裂出血等并发症的显示更敏感。

MRI 主要缺点如下：①MRI 检查速度相对较慢，患者能否配合对图像质量影响大；②检查时患者监护和抢救不方便，不利于急性或重症患者检查，因此，在国内外多数医院或研究所仍将 CTA 作为主动脉夹层或急性主动脉综合征首选影像学方法；③带铁磁性金属异物患者为 MRI 检查的禁忌证，如心脏起搏器等，另外，尽管主动脉支架多数用非铁磁性金属制成，MRI 检查是安全的，但可产生金属伪像，通常 MRI 不用于主动脉支架术后复查；④一些有幽闭恐惧症患者也不适合 MRI 检查。

四、治疗

本症是一种由心胸外科、血管外科、心脏内科和影像科等医师共同参与处理的危急心血管疾病。

（一）非手术治疗

一旦疑为本病，应分秒必争地明确诊断和治疗，不论何型的主动脉夹层均应首先开展药物治疗，其目的是控制疼痛、降低血压及心室收缩速率，防止夹层进一步扩展或破裂以及其他一些严重并发症。应立即将患者送入监护室，卧床休息，监测血压、心律及心率、尿量、心电图等，必要时可插入 Swan-Ganz 导管监测心输出量、肺动脉楔压、中心静脉压等作为病情、用药与输液的监测指标。

1. 镇痛

根据疼痛程度及体重可选用布桂嗪（强痛定）、哌替啶（杜冷丁）或吗啡，一般哌替啶 100 mg 或吗啡 5~10 mg 静脉注射效果好，必要时可每 6~8 小时 1 次。

2. 控制血压

根据入院时血压测量情况可选用硝酸甘油、硝普钠或阿弗那、尼卡地平等。如入院时收缩压为 20~22 kPa，可用输液泵静脉滴注或微量泵静脉注射硝酸甘油 0.2~1 mg/（kg·min）或尼卡地平 2~10 mg/（kg·min），用法同硝酸甘油，也可合并口含异山梨酯（消心痛）5 mg 或硝苯地平（心痛定）10 mg，随时调节剂量使收缩压降至 13.3~17.3 kPa（100~130 mmHg）、平均动脉压为 8~9.33 kPa（60~70 mmHg）为宜。为缓解疼痛，必要时可暂时使收缩压降至 10.7~12 kPa（80~90 mmHg），维持心、脑、肾正常器官功能所允许的最低水平。但尿量应保持 30 mL/h，长期使用硝酸甘油有耐药倾向，若收缩压>22 kPa 或硝酸甘油无效时，则改用硝普钠 50 mg 溶于 5% 葡萄糖溶液 250~500 mL 中，用输液泵滴注，

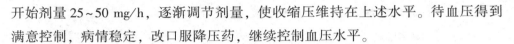

开始剂量 25~50 mg/h，逐渐调节剂量，使收缩压维持在上述水平。待血压得到满意控制，病情稳定，改口服降压药，继续控制血压水平。

3. 降低左心收缩力与收缩速率

使用血管扩张剂可降低心脏负荷增加心脏收缩力，导致电压变化率的升高，引起主动脉夹层恶化。因此，应用 β 受体阻滞药较血管扩张药更为重要，故在临床上，血管扩张药与 β 受体阻滞药应合并应用，通常使用的药物为普萘洛尔（心得安）0.5 mg 缓慢静脉注射，总量不超过 5 mg，注意观察心率和血压，若患者伴有肺气肿或阻塞性气管疾病，则改用美托洛尔 0.1 mg 静脉注射，间隔 5 分钟再静脉注射 1 次，达负荷剂量后，改为口服 5~15 mg，每 4~6 小时 1 次；或维拉帕米（异搏定）5~10 mg，每 6~8 小时 1 次；也可口服阿替洛尔（氨酰心安）12.5~50 mg，一日 2 次。病情稳定后立即行进一步检查，明确诊断后，若有手术指征者，行外科手术治疗。无并发症 B 型（Ⅲ型）主动脉夹层应以非手术治疗控制血压。因为其导致重要器官功能损害的机会较少，而且这类患者的平均年龄偏高，合并有影响手术效果的其他心血管疾病存在。但 A 型（Ⅰ型和Ⅱ型）主动脉夹层应选择外科手术，药物治疗只作为手术前准备。

（二）手术治疗

外科手术是切除内膜撕裂口，防止夹层破裂所致的大出血，重建因内膜片或假腔造成的血管阻塞区域的血流。

1. A 型主动脉夹层

各学者对 A 型（Ⅰ型和Ⅱ型）主动脉夹层采用手术治疗的观点一致，手术方法也相对标准化，主要由心胸外科医师完成。通过对 20 世纪 60—70 年代药物和手术治疗大量病例的回顾性分析发现，急诊手术已作为治疗升主动脉夹层的主要选择。在 20 世纪 50 年代试行的修复升主动脉夹层的手术，因过高的死亡率和并发症而无法开展。60—70 年代，随着手术例数增加、灌注技术提高、血管材料改进等，使 A 型主动脉夹层的手术疗效远超过药物治疗。学者们的研究结果基本相同，已将这一原则应用于所有急性 A 型主动脉夹层的患者，且未发生其他严重并发症。为了防止急性 A 型主动脉夹层破裂或恶化，应尽早选择手术治疗，慢性期患者经观察病情恶化，也须手术。主动脉夹层破裂可引起严重的并发症，如主动脉破裂、心脏压塞、重度主动脉瓣关闭不全、心脑供血严重障碍等，均应紧急采用手术治疗。除抢救手术外，对晚期系统性疾病患者，如心、脑、肝、肾功能失代偿者，严重血液系统疾病和凝血机制障碍者，各种严重感染，各种慢性消耗性疾病和伴恶性肿瘤者，应视为手术禁忌证患者。

（1）手术前准备

①主动脉夹层破裂造成心包积血和（或）血胸的患者，应立即进行抗休克治疗，必要时在局部麻醉下行剑突下穿刺，缓解心脏压塞或行胸腔闭式引流，迅速将患者送至手术室，准备急诊手术，血型和凝血功能等必要检查可在手术室内进行。

②采取各种措施改善心、脑、肺、肝、肾功能。

③术前预防呼吸道感染，必要时应用祛痰剂和支气管扩张剂。

④术前预防性应用广谱抗生素。

⑤对有凝血机制障碍者应酌情加以纠正。

⑥备足血源。

（2）手术方式

A型患者的手术须在体外循环下进行，经股动脉和冠状动脉开口分别插管给血。在近无名动脉处钳夹主动脉。手术的关键是找到内膜破口位置，明确夹层远端流出道情况，根据病变的不同，采用不同的手术方式。

①对主动脉瓣环未受累者，则在横向切断升主动脉后，上、下切端整个周长各用聚四氟乙烯垫片"双三明治"缝合加固，再端端缝合升主动脉或间置人造血管。

②主动脉瓣环受累者，在剥离的主动脉壁中层内放置聚四氟乙烯垫片，加固主动脉上、下切端的全周，缝合于升主动脉或间置人造血管。

③主动脉瓣受累伴中、重度反流者，将主动脉瓣与升主动脉切除，修复远端剥离的内膜，并用带瓣人造血管替换和左、右冠状动脉再植。

④主动脉弓夹层的处理极为棘手。直到最近，除非发生破裂，多采用药物治疗。有学者报道，采用深低温停循环或低流量中等低温并做脑灌注，可取得良好的效果。急诊手术死亡率仍高达20%～40%。

另一个问题是剥离起源于远端并向近端延伸，后期发生的假性动脉瘤需要手术，虽然可通过手术消除假腔，但内膜撕裂的部位可在主动脉阻断位置以外，也可能在手术中未被发现。因此，最重要的是必须认清整个内膜的撕裂口，修复主动脉弓。

2. B型（Ⅲ型）主动脉夹层

（1）手术治疗指征和禁忌证

对此型患者手术治疗指征和手术时机至今仍有争议。大多数学者认为，急性期出现下列情况应急诊手术：①主动脉夹层破裂出血；②进行性血胸或纵隔增宽及严重的内脏或肢体缺血；③无法控制的疼痛；④接受正确的药物治疗后，夹层分离进行性扩展；⑤大剂量药物治疗不能控制高血压。但是近年来，通过一系列的回顾性研究表明，在上述情况下进行急诊手术，由于患者全身状况通常较差，所以手术风险很大，术后死亡率可高达50%。而对于一部分全身情况稳定，但有迟发性破裂或瘤样形成可能的夹层患者，却错过了手术风险相对较小的时机。为此，学者们又补充了下列几点，作为急性期低危患者的早期手术指征：主动脉最大管径大于4~6 cm；主动脉夹层的迅速增大（每年>10 mm）；内膜撕裂的持续开放；马方综合征或其他结缔组织病患者；长期进行糖皮质激素治疗的患者；主动脉峡部缩窄或异位左锁骨下动脉者。

至于慢性期Ⅲ型主动脉夹层，目前比较一致的观点认为，其手术指征为夹层动脉瘤形成（直径>5 cm）及内脏、下肢动脉严重缺血者。手术禁忌证同上述 A型主动脉夹层。

（2）外科手术方法

①破口切除人造血管置换术：这是Ⅲ型主动脉夹层分离最彻底的手术方法。主要达到三个目的，即切除内膜撕裂孔和夹层动脉瘤、缝闭假腔、重建下肢和内脏血供。

对于单纯无动脉瘤形成Ⅲ型主动脉夹层分离，目前主张行高位降主动脉（含内膜撕裂孔）切除和人造血管置换。但对于夹层伴动脉瘤形成，累及低位降主动脉或腹主动脉者，需要行全程降主动脉瘤或胸、腹主动脉瘤切除和人造血管间置移植。此类手术创伤相当大，术后截瘫和死亡发生率高达17%和26%。为此，目前普遍主张在术中主动脉阻断的过程中，采用各种转流方法对阻断远端进行灌注，以维持内脏和脊髓的必要血供。常用的转流方法有 Gott 管转流，左心房股动脉转流，股动脉、静脉之间的转流，等等。其中股、动静脉转流为目前备受推崇的一种转流方法，它是通过股静脉的插管，将下半身的回流静脉血引入膜肺，经过氧合后，再将静脉血导入同侧股动脉，维持脊髓、内脏和下肢的持续供血。本法创伤较小，操作简便，通过心内吸引可将血液回收，术中失血少，虽然需要大剂量肝素化，但总的来说利大于弊。

值得注意的是，由于夹层假腔的存在，在转流插管时，应谨防插入假腔，为此，近来有学者建议，转流前可先行远端腹主动脉瘤段内膜开窗，甚至人造血管植入，然后插管，则无后顾之忧。此外，通过肋间动脉回植保护脊髓也可取得良好效果。

对于远端吻合口的处理，传统的做法是将真、假两腔缝闭，但鉴于部分Ⅲ型主动脉夹层分离者，其内脏和下肢是由假腔供血，为此有学者建议，可在远端吻合口处剪去部分内膜瓣片再行吻合，保持真、假两腔的同时供血。但也有研究表明，在非马方综合征的患者，移植物远端单纯与真腔吻合，内脏血供并不受影响，只是脊髓缺血改善不明显。

由于夹层的主动脉壁非常薄弱，因此在移植物吻合时，须将真、假两腔予以加固，除了以往的"三明治"方法外，近来还有许多文献报道了各自的加固方法，概括起来有以下几种：外膜内翻盖住内膜加固；生物黏合剂（生物胶）填充假腔加固，目前使用较多的为明胶-间苯二酚-福尔马林混合胶（GRF胶）；还有氰基丙烯酸酯胶、AdvaSeal和纤维素胶、带环人造血管套扎等。

②主动脉成形术：鉴于大范围夹层切除人造血管置换术围手术期死亡率很高，因此又有学者探索仅在内膜撕裂处修补，并缝闭真、假两腔来治疗Ⅲ型主动脉夹层分离，取得良好的近期效果，但远期疗效有待观察。

③"象鼻干"术：本术式最初报道用于治疗真性胸主动脉瘤和DeBakeyⅠ型主动脉夹层分离。由于本法能解决降主动脉近端吻合的技术难题，近年来也开始应用于Ⅲ型主动脉夹层的手术，即打开降主动脉后，近心端与移植物吻合固定，移植物远端则漂浮在降主动脉腔内，盖过内膜撕裂孔，使血流均从真腔经过，而假腔内血栓形成，从而达到治疗的目的。此术式主要适用急性期真腔较大的Ⅲ型主动脉夹层。对慢性Ⅲ型主动脉夹层，因假腔很大且粘连明显，故移植物植入相当困难。此外，对于内脏和下肢由假腔供血者，尚须进一步做远端内膜瓣片开窗，而对假腔持续开放者，则须行人造腔内支架植入，将移植物远端也固定在主动脉壁上，从而闭合假腔。移植物过短无法覆盖瘤腔，过长则可能影响脊髓血供，因此有些学者主张以长度10 cm最为适宜。

④内膜开窗术：是最早应用于治疗急性期主动脉夹层并取得长期存活的术式。它通过近端夹层的内膜部分切除，缝闭远端假腔，使假腔血流重新流入真腔，从而起到降低近端血流的压力，恢复血流，减少破裂机会的目的。本术式对降主动脉夹层伴动脉瘤形成者不适用，而且新近的夹层血流动力学研究表明，防止夹层破裂的根本方法是内膜撕裂部位的切除和血管重建。因此目前主张，高危患者采用开窗术；夹层伴腹主动脉瘤样扩张者，行开窗、动脉瘤切除和人造血管移植术；作为对远端内脏和下肢缺血或由假腔供血者，保持真、假两腔同时供血

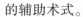

的辅助术式。

⑤血管架桥术：主要应用于上述手术后，内脏和下肢血供仍未改善或者是高危伴腹主动脉夹层的患者。包括以下三类术式：第一类是从夹层分离近端的锁骨下动脉、腋动脉，甚至升主动脉，架桥至远端缺血的内脏和下肢动脉，但手术操作复杂，远期通畅率不高；第二类是从血供未受夹层影响的髂-股或内脏动脉，架桥至缺血的内脏和下肢动脉，如股-股转流术、脾-肾转流术、肠系膜上-肾动脉旁路术等；第三类是升主动脉-腹主动脉人造血管转流术。

3. 术后处理

除按一般开胸和开腹处理外，还应注意下列各项：

（1）术后应在 ICU 监护，严密注意生命体征的变化，监测中心静脉压和尿量，确保尿量每小时在 30 mL 以上。

（2）术后应用抗生素至少 2 周，预防感染。

（3）应用体外循环的患者，术后应观察神志、两侧瞳孔和对光反射等情况，及早发现有无脑栓塞。

（4）注意下肢活动情况和皮肤感觉，观察有无脊髓的损害。

（5）行主动脉瓣置换术者，应做抗凝治疗 1 年。

（6）术后仍须控制血压，可减少渗血和假性动脉瘤的发生。

（7）术后应卧床 2~3 周，术后 3 个月内避免重体力活动。

（8）术后应定期复查有无夹层分离的复发和主动脉瘤的形成等，必要时再次手术。

4. 主动脉夹层手术疗效

随着诊疗和麻醉技术的提高，手术死亡率明显下降。A 型主动脉夹层的死亡率为 5%~20%，这取决于从夹层的发生到手术这段时间的长短。慢性夹层的死亡率要低得多（5%~10%），降主动脉夹层急诊手术的死亡率为 10%~20%，这主要是因为许多患者已有并发症。A 型主动脉夹层，对手术死亡率最有影响的因素有肾功能异常、心脏压塞、缺血和手术时机的选择。B 型主动脉夹层（降主动脉）对手术死亡率最有影响的因素包括肾或内脏器官的缺血、年龄等，是主要的危险因素。人造血管与质地松脆的主动脉缝合处和其周围的出血，是最常见的死亡原因。通过报道的 546 例患者，是文献中主动脉夹层手术治疗最大的一组病例报道。在该组病例中，后期最常见的死亡原因是心肌梗死和脑卒中。5 年和 10 年生存率：A 型主动脉夹层分别为（67%±8.9%）和（67%±1.7%）；而 B 型主动脉夹层则为（64%±5%）和（34%±10%）。再次夹层分离是主动脉夹层治疗中必须重视的问题。未经治疗的慢性夹层分离患者和手术后的患者，必须做 X 线胸片和 CT、MRI 等影像学复查，并进行长期随访，以发现再次分离者。再次手术的危险性更大。患者可因瘤体扩大、破裂或因悬吊处理的主动脉瓣再次发生反流而需要手术。

<h2 style="text-align:center">第三节　胸主动脉瘤</h2>

一、概述

主动脉管壁各层在不同病因的影响下变薄弱或者组织结构受到损害时，动脉壁在正常或者高血压的作用下会扩张，形成主动脉瘤。胸主动脉包括升主动脉、主动脉弓和降主动脉。胸主动脉瘤指的也就是这三段部位的主动脉瘤。主动脉是循环系统血运的一根主要的连续的管道，由于解剖关系，病因和发病因素不同，胸主动脉瘤往往涉及邻近段的主动脉，也可以是全身动脉病变的一部分。当然也有相当病例是单发于或者局限于某部位。降主动脉瘤向下延续至不同部位的腹腔段主动脉称为胸腹主动脉瘤（TAAA）。主动脉瘤病因病理中的主动脉夹层撕裂有专门的论述。这里介绍的是有关升主动脉、主动脉弓和降主动脉段的胸主动脉瘤及涉及邻近组织的处理问题。

二、病因学与发病机制

胸主动脉瘤病理分型和其他动脉瘤一样，有真性、假性、夹层撕裂、创伤性等。动脉瘤的形式大致可以分成弥散性的瘤样扩张或者称纺锤状的，囊状的即盲袋型，还有多发性的主动脉瘤。

病因也因为年代的变迁，发病率也有所变化，大致有以下九点：

第一，胸主动脉瘤多由退行性变所致（黏液瘤的黏液样退行性病变、主动脉硬化）。

第二，主动脉夹层撕裂。

第三，马方综合征。

第四，Ehlers-Danlos 综合征（综合征的特点是皮肤弹性过度，为一种具有遗

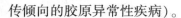

传倾向的胶原异常性疾病)。

第五,各种病菌感染(过去多见于梅毒)。

第六,多发性主动脉炎(又称为 Takayasu 病,指主动脉及其主要分支的慢性进行性非特异性炎症,原因可能与自身免疫有关)。

第七,外伤(急性或者慢性)。

第八,外科手术后(如主动脉缩窄手术后或者升主动脉和主动脉瓣置换后,人工心脏瓣膜感染,瓣周脓肿,反复发作的瓣周漏)。

第九,患者本身固有的主动脉组织结构改变,加上急性或者慢性的高血压作用形成主动脉瘤。

三、适应证

急性外伤(常见于坠落,交通事故中的撞击所致降主动脉狭部的撕裂等)或者动脉瘤破裂(可以局部破裂到胸腔,慢性主动脉瘤也可以因为浸润到食管、支气管而发生咯血、吐血等)在无法进行主动脉内支架介入治疗时应该紧急手术。

大部分慢性的胸主动脉瘤患者都可以择期外科治疗,手术适应证可以参考以下九点:

第一,胸主动脉瘤的直径大于 5 cm。已经有很多的研究表明,主动脉瘤直径超过 5 cm 的并发症(如破裂),没有进行治疗的死亡率高于直径小于 5 cm 者。

第二,胸主动脉瘤扩张迅速,在连续数月或者数周之内增长速率是其本身的直径 10% 以上。

第三,患者有胸主动脉瘤,近期出现和胸主动脉瘤有关的症状,如疼痛、胸部压迫感、咯血、吐血、贫血、呼吸困难等,巨大的胸主动脉瘤可以压迫食管引起吞咽困难。

第四,年龄不是限制手术的绝对因素,但是如果患者一般情况很差,合并其他重要器官病变时,年龄是一个参考。

第五,在升主动脉瘤和弓部主动脉瘤病例合并主动脉瓣关闭不全时,一并手术。降主动脉瘤合并主动脉瓣关闭不全,先外科纠正主动脉瓣病变。

第六,冠心病患者应先治疗冠心病,合并升主动脉瘤病例,再一起外科治疗。慢性阻塞性肺部疾病患者要检查肺功能。

第七,马方综合征有其专门外科手术指南,但是基本上也可以遵循这个原则。如果马方综合征有家族史，诊断明确可以更积极手术。

第八，A 型主动脉夹层撕裂，一旦确诊，特别是已经发生心包积液或者有心脏压塞症状应该立即手术。因为夹层撕裂一旦发展到主动脉瓣窦，夹层中的高压的血流可以使主动脉瓣叶向左心室内脱垂，引起急性主动脉瓣关闭不全，左心室扩张而致急性心衰，影响左右冠状动脉供血不足会导致心肌急性缺血。心脏压塞是动脉瘤破裂的征象，要刻不容缓地准备手术。

第九，升主动脉瘤合并急性主动脉瓣细菌性感染或者带瓣复合人工血管置换后人工心脏瓣膜感染，瓣周脓肿及所致的假性升主动脉瘤都要用同种异体升主动脉带瓣移植物或者自体肺动脉瓣（Ross 手术），或者采用无任何人工织片的无支架带瓣生物人工血管。

四、临床检查

胸部 X 线平片可以显示胸主动脉影增宽。在影像上，可见扩大的主动脉瘤壁凸出，以及钙化的轮廓。动脉瘤的钙化在标准的前后位或侧位片上也可见。经食管超声心动图（TEE）检查能提供胸主动脉各段的图像。新一代的超声设备都配备有经食管检查的特殊探头，这些高清晰的图像通常能满足诊断需求。然而，在无名动脉和左颈动脉所在的弓部区域，由于气管位于主动脉和食管之间，经食管超声心动图可能无法清晰显示这段主动脉。螺旋计算机断层（CT）成像现在已经成为主动脉瘤常规检查诊断手段，它所拍摄的通过轴向的或矢状的横切面呈电影模式重建成形后可以显示完整的主动脉，不仅提示了发病的部位和范围，而且显示了病变的程度，以及主动脉壁的结构和邻近器官周围血管的关系。360°全方位旋转使外科医生从不同的角度观察和了解到胸主动脉的情况。增强的计算机断层和造影剂还提供了主动脉的内腔壁的血栓、主动脉夹层的存在、壁内的血肿、纵隔血肿、主动脉破裂。还用于胸主动脉瘤手术后的常规复查，提供再手术时升主动脉瘤和胸骨的间隙，避免再开胸时损伤主动脉。在患者有肾功能不全，不能使用造影剂时，磁共振血管造影（MRA）可以替代螺旋计算机断层检查，避免患者过多地暴露于 X 线。而磁共振成像（MRI），是使用射频能量和一个强大的磁场产生影像。局限性有两个，因为磁性关系患者体内不能有任何含铁东西，如起搏器、金属义肢，甚至固定胸骨的钢丝等。该方法费用昂贵。

主动脉造影诊断胸主动脉瘤已经有几十年的临床历史，现在仍是一个常用的方法。它能详细显示动脉瘤的范围、分支血管受累、分支血管异常狭窄的损害。

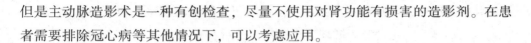

但是主动脉造影术是一种有创检查，尽量不使用对肾功能有损害的造影剂。在患者需要排除冠心病等其他情况下，可以考虑应用。

五、治疗

（一）升主动脉瘤

升主动脉瘤诊断明确后，应尽早施行外科手术治疗。治疗原则是切除病变段升主动脉，替换为人造血管。伴有主动脉瓣关闭不全者，尚须同期施行主动脉瓣替换术。由于手术过程中须阻断升主动脉血流，因此应注意保护心、脑、脊髓及内脏器官不受缺血、缺氧损害，左心室也不因排血受阻产生急性扩大而衰竭。操作技术：胸骨正中切口，经右心房、右心耳，分别于上、下腔静脉内插入引血导管或者在右心房内插入单根引血导管，再经股总动脉插入给血导管。经房间沟左心房切口或经右上肺静脉于左心室内放入减压引流导管。开始体外循环后，即将体温降至25℃左右。心包膜腔内注入冰生理盐水做局部深降温。游离动脉瘤远侧与无名动脉之间的远段升主动脉，钳夹阻断血流后，纵向切开动脉瘤前壁，于左、右冠状动脉开口放入导管，加压注入冷心脏停搏液。在动脉瘤近、远端切断升主动脉瘤，近端切口距冠状动脉开口应在 5 mm 以上。用长度和口径合适且不须预凝的涤纶或 Gore-Tex 人造血管，与升主动脉远侧和近侧切端做端端吻合术。用 3-0 号涤纶缝线做全层贯穿连续缝合吻合口后壁，后壁吻合完成后，再连续缝合吻合口前壁。另一种方法是切开动脉瘤后保留其后壁不予切断，将人造血管放入动脉瘤腔内做吻合术。吻合口全部完成后，于人造腔内注入液体，如吻合口有渗漏，须添加缝合数针。排除人造腔内残留气体后，缓慢放松升主动脉阻断钳。通过体外循环升温，待体温达到35℃以上，心脏恢复有力搏动后，停止体外循环。切开的主动脉瘤壁可包绕在人造血管外，缝合两侧切缘，起加固和止血作用。

升主动脉瘤伴有主动脉瓣关闭不全者，通常须切除动脉瘤和主动脉瓣后施行主动脉瓣替换术和动脉瘤切除及人造血管移植术。这种手术比较复杂，操作难度较大，可以采用下述三种方法：

1. 同时分别施行主动脉瓣替换和升主动脉瘤切除及人造血管移植术

适用于主动脉瓣窦不扩大、冠状动脉开口未上移的病例。

操作技术：手术须在体外循环结合中等度低温和心肌保护措施下进行。经股总动脉插管给血，阻断升主动脉远段，纵向切开动脉瘤前壁，切除主动脉瓣叶，将人工主动脉瓣与主动脉瓣瓣环缝合固定。然后在距冠状动脉开口至少 5 mm 处横向切断升主动脉，再用一段人造血管分别与升主动脉近段切端和远段切端做端端吻合术。完成人造血管移植术后，可用动脉瘤壁包绕加固人造血管。

2. 升主动脉瘤及主动脉瓣切除和带瓣人造血管移植术（Bentoll 术）

适用于主动脉瓣窦扩大、冠状动脉开口向上移位的病例。在建立体外循环结合低温和采用保护心肌措施下，于升主动脉瘤远侧阻断升主动脉。纵向切开主动脉瘤前壁，切除主动脉瓣。选用尺寸合适并经预凝处理的带主动脉瓣人造血管，先将带瓣人造血管与主动脉瓣瓣环用带垫片的缝线做间断褥式缝合或连续缝合，缝线间距为 2 mm 左右，以免发生渗血。切下左冠状动脉开口及其相邻的主动脉壁，在人造血管的对应部位用电烙刀切开直径 8～10 mm 的小孔。用 4-0 号 Prolene 缝线将左冠状动脉开口与人造血管切开的小孔做连续缝合。再切下右冠状动脉开口及其相邻的主动脉壁，与人造血管的对应部位另切开的一个小孔做连续缝合。再施行人造血管与升主动脉远切端的端端吻合术。

3. 升主动脉袋状动脉瘤切除术

切除升主动脉袋状动脉瘤因不需要阻断升主动脉血流，故不必应用体外循环。前胸中线切口，纵向劈开胸骨，推开胸膜，切开心包，显露并分离动脉瘤后在动脉瘤基部靠近主动脉壁处放置无创伤血管钳，用带垫片缝线在血管钳下方先交锁褥式缝合主动脉壁全层，然后靠近血管钳切除动脉瘤，再连续缝合一层。

治疗效果：升主动脉瘤外科治疗的手术病死率已降到 5%～10%。梅毒性主动脉炎所致的动脉瘤和并发夹层动脉瘤的病例早期病死率较高。术后生存的病例 90%症状消失或显著减轻，心功能恢复到Ⅰ级或Ⅱ级。

（二）主动脉弓动脉瘤

主动脉弓动脉瘤的治疗原则是切除主动脉弓动脉瘤，并做人造血管移植术，恢复主动脉及其主要分支的正常血流。手术中必须注意保护心、脑、脊髓及内脏器官不发生缺血损害，具体保护措施有下述三种方法：

1. 人造血管临时分流术

体表低温麻醉，做前胸中线切口，纵向锯开胸骨，切开心包膜，查明动脉瘤近、远端的范围，游离动脉瘤近端和远端的升、降主动脉，全身肝素化，先后部分钳夹升主动脉壁和降主动脉壁，分别与一段人造血管做端侧吻合术，再在人造血管上缝接一根分叉人造血管，分别将两个分支与无名动脉和左颈总动脉做端侧吻合术。这样在阻断主动脉弓血流时，血液可经人造血管从升主动脉流入降主动脉和两侧颈动脉。在人造血管与升主动脉、降主动脉的吻合口与动脉瘤之间，放置无创伤血管钳阻断动脉瘤血流，并在无名动脉、左颈总动脉和左锁骨下动脉根部放置阻断钳。切除动脉瘤后，再用长度和口径合适的另一段人造血管替代主动脉弓。人造血管的两端分别与升主动脉和降主动脉切端做端端吻合术。无名动脉、颈总动脉和左锁骨下动脉的切端分别与人造血管前壁切口做端侧吻合术。主动脉弓替换术完成后，先去除阻断降主动脉的血管钳，排尽人造腔内残存的气体，然后去除阻断升主动脉、无名动脉、左颈总动脉和左锁骨下动脉的血管钳，恢复主动脉弓血流。最后拆除供临时分流的人造血管，分别缝补升主动脉、降主动脉和两侧颈动脉切口。

2. 体外循环结合主动脉弓三分支和冠状动脉分别灌注法

在全身体外循环结合中等温度（25～28℃）低温下施行手术。经右心房、右心耳切口于上、下腔静脉内放入引血导管或者于右心房内放入单根引血导管。左心房内放入减压导管，在股总动脉、右锁骨下动脉、左颈总动脉、左锁骨下动脉和冠状动脉分别插入给血导管。为了保证主动脉弓三分支和冠状动脉分支得到合适的灌注压力和流量，宜给每一根给血导管分别配备一个血泵，每根导管每分钟灌注流量约为 500 mL。阻断升主动脉、降主动脉和主动脉弓三分支后，切除主动脉弓动脉瘤；用一段人造血管替换主动脉弓。人造血管的两端分别与升主动脉和降主动脉做端端吻合术。为简化手术操作，减少吻合口，可在升主动脉壁上方将主动脉弓三分支的起点处连同邻近的升主动脉壁完整切下，与人造血管相应部位的切口做补片状吻合术。

3. 体外循环结合深低温（10～15℃）和中断灌注法

胸骨正中切口，切开心包，经右心房、右心耳切口放入上、下腔静脉内引血导管或于右心房内放入单根引血导管，左心房内放入减压引流导管，股动脉插入给血导管。开始体外循环即将体温降至鼻咽温 15～20℃，于动脉瘤近端升主动脉和主动脉弓三分支根部分别放置无创血管钳阻断血流。经升主动脉根部注入冷心脏停搏液。然后停止经股动脉给血，约 10 秒后阻断静脉给血导管，按主动脉弓动脉瘤病变的具体情况行动脉瘤切除及人造血管移植术。动脉瘤病变局限于主动脉弓近段及下壁者可切除动脉瘤后，用人造血管替换近段主动脉弓及其下壁，保留主动脉弓上壁及主动脉弓三分支。

袋状主动脉弓下壁动脉瘤则可切开动脉瘤，显露主动脉壁破口后，用织片缝补，再以动脉壁加固缝合。

动脉瘤病变范围累及整个主动脉弓者，则须施行全弓替换术。钳夹升主动脉及主动脉弓三分支后，为了减少操作难度和缩短手术时间，不必在动脉瘤外进行解剖分离，而在动脉瘤中部做纵切口，取出动脉瘤内血栓，注意勿使碎屑落入降主动脉。选用口径合适的人造血管经预凝处理后，先在动脉瘤腔内与降主动脉做端端吻合术，用 3-0Prolene 缝线衬以小垫片做间断褥式缝合或连续缝合。检查吻合口无渗漏后，在人造血管上壁切开椭圆形切口与主动脉弓三分支起始点部及其周围主动脉弓上壁行补片状吻合术。降主动脉及主动脉弓三分支与人造血管吻合完成后，将患者置于头低体位，靠近升主动脉钳夹人造血管，缓慢地恢复经股动脉给血并排尽人造腔内残留气体后，放松主动脉弓三分支阻断钳，开始体外循环复温，修剪人造血管另一端后，与升主动脉行端端吻合术。放松阻断人造血管的血管钳，于升主动脉插入排气针，排除气体后再去除阻断升主动脉的血管钳，检查多处吻合口有无漏血，如有漏血须补缝数针。心脏搏动有力，体温达到 35℃以上，即可停止体外循环。修剪动脉瘤壁，使之紧紧包绕人造血管。拔除心腔及动脉插管，按常规操作结束手术，在深低温下中断体外循环灌注的安全时限以不超过 45 分钟为宜。

（三）降主动脉动脉瘤

降主动脉瘤的外科治疗一种方法是切除动脉瘤替换为人造血管。术中须阻断降主动脉，为了避免由此而引起的躯体上半部高血压和脊髓、内脏发生缺血缺氧损害，可在动脉瘤近、远侧主动脉之间置入直径 7~9 mm 的硅胶临时外分流导管，从左锁骨下动脉或主动脉弓分流部分血液入股动脉或远段降主动脉，完成人造血管替换术后拔除外分流导管。另一种方法是做左心转流术，可采用下述两种方式。①左心房-股动脉转流术：全身肝素化后，于左心房插入引血导管，股动脉插入给血导管，从左心房引出的部分氧合血液通过血泵注入股动脉，供血到躯体下半部，而由心脏搏出的血液则供应躯体上半部。②股静脉-股动脉转流术：全身肝素化后，于左侧股静脉插入引血导管，左侧股动脉插入给血导管，从股静脉引出的血液进入氧合器进行氧合，氧合后的血液通过血泵输入股动脉。此法操作简便，应用日趋增多。应用左心转流术躯体下半部灌注量应维持在每分钟 1000 mL 左右，灌注压 4 kPa（30 mmHg）以上即可保护肾脏功能。如动脉瘤病变比较局限，阻断主动脉血流的时间在 30 分钟以内，则仅须应用体表降温以增强脊髓的缺血缺氧耐受力，并于术中应用静脉滴注硝普钠控制上半身高血压，无须应用外分流或左心转流等方法。进入胸腔后先局部游离动脉瘤近、远侧主动脉。大多数病例动脉瘤近端在左锁骨动脉下方，仅须在主动脉弓远段放置阻断钳。如果动脉瘤近端紧靠左锁骨下动脉开口，则须在左颈总动脉与左锁骨下动脉之间钳夹主动脉弓，同时钳夹左锁骨下动脉。然后于动脉瘤远侧放置降主动脉阻断钳。阻断血流后，纵向切开动脉瘤，缝扎主动脉后壁肋间动脉开口。但对于长段降主动脉瘤应注意尽可能保留数支肋间动脉。为此可斜向切断降主动脉的一端，保留肋间动脉开口部位的主动脉后壁，然后用一段口径比主动脉略小、长度适当并经过预凝处理的人造血管分别与主动脉近、远段切端做端端吻合术。吻合术完成后，先放松远段主动脉阻断钳，排尽人造腔内存留的气体，并观察吻合口无漏血后，缓慢地松开主动脉远、近段阻断钳，以免引起松钳后低血压，缝合动脉瘤壁包绕裹紧人造血管。

近年来，广泛采用胸主动脉动脉瘤腔内修复术（TEVAR 术），利用腔内人造血管支架隔绝术成功治疗降主动脉瘤，对动脉瘤颈离左锁骨下动脉 10 mm 的短段降主动脉瘤效果最好，其最大的优点是创伤小、出血少、恢复快、死亡率低。下面就 TEVAR 术进行介绍。

1. TEVAR 术针对的人群

目前广泛接受的观点是，75 岁以上的患者，如果主动脉解剖学结构合适，应该用 TEVAR 术支架植入进行治疗。患有 COPD 的患者应该尽可能采用 TEVAR 术手术，以避免开胸手术带来的巨大风险。TEVAR 术也应用于疼痛加重或胸主动脉瘤破裂的患者，TEVAR 术常比开放性手术所需的时间更短。最近对开放性手术与 TEVAR 术治疗破裂胸主动脉瘤的荟萃分析表明，与开放性手术相比，TEVAR 术后 30 天内死亡率显著降低。最近的研究也发现，大部分胸主动脉瘤患者都将从 TEVAR 术治疗中受益。然而，TEVAR 术虽然节省了住院时间，降低相关死亡率和并发症的发病率，但在一定程度上增加了住院费用。

2. 目前胸主动脉瘤腔内修复的指征

TEVAR 适用于具有适当的近端和远端主动脉锚定区的退行性主动脉瘤。在欧洲和澳大利亚广泛使用开窗式和多分支的腔内移植物，而这可能使得如今在美国大部分地区进行的杂交手术在未来被淘汰。随着许多新技术的进展，与开放性主动脉瘤修复或药物治疗相比，覆膜支架移植的适应证具有较低的短期死亡率，但目前对其远期效果的随访依然欠缺。

无论如何，治疗主动脉瘤患者的医师术前应考虑许多问题，包括患者年龄、并发症、症状、预期寿命、生活质量、主动脉直径、动脉瘤形态和程度、支架锚定区的范围、覆膜支架的特性、治疗费用和操作人员的经验，综合评估后决定让患者接受何种干预。

（四）胸主动脉瘤的腔内治疗

1. 胸主动脉瘤腔内修复术（TEVAR 术）手术过程

全身麻醉或者局部麻醉后，根据术前 CTA 影像确定入路，通过外科手术显露股动脉或者穿刺一侧股动脉及左侧肱动脉，放入猪尾巴导管至升主动脉行 DSA 造影。根据术前主动脉 CT 血管成像检查测量结果，于胸主动脉段植入戈尔公司 TAG 支架或美敦力公司覆膜支架，通过左侧肱动脉内的猪尾巴导管造影确定左锁骨下动脉的解剖位置及近端锚定区的长度后，行胸主动脉支架释放后，行 DSA 确认主动脉支架是否通畅、有无内漏形成，关闭切口。术后密切监测患者有无短暂性脑缺血、脑卒中、脑梗死、心肌梗死或其他神经系统并发症。术后口服阿司匹林和氯吡格雷六个月。

（1）病变仅累及左锁骨下动脉：对于部分胸主动脉瘤近端锚定区不足的患者可行烟囱支架植入或者行左锁骨下动脉激光原位开窗术。某医院血管外科团队率先在国内外采用激光原位开窗治疗累及弓部的主动脉疾病，并取得了满意的效果。具体过程：一般在局部麻醉下行左锁骨下动脉原位开窗术。穿刺一侧股动脉和左肱动脉，放入猪尾巴导管至升主动脉行 DSA。经左肱动脉放入 55.0 cm 的 6French 长鞘至左锁骨下动脉与主动脉弓交叉点。于降主动脉段植入覆膜支架，支架覆盖左锁骨下动脉后，采用 4 mm×40.0 mm 球囊导管与波长为 810 nm 半导体光纤轻柔抵住胸主动脉支架，采用 18W 能量激光维持 3 秒，行激光原位开窗术。球囊导管内造影检查确认开窗成功后，换用 0.035 in 超硬导丝，行球囊扩张原位开窗术。采用 8.0 mm 球囊导管再次扩张后，植入覆膜支架（直径为 8.0～13.5 mm）。左锁骨下动脉开窗成功后，行 DSA 确认主动脉支架和主动脉弓上分支原位开窗是否通畅、有无内漏形成，术后关闭切口。

（2）病变累及主动脉弓上三个分支：全身麻醉后，穿刺一侧股动脉，放入猪尾巴导管至升主动脉行 DSA。无菌条件下切开、显露头臂干动脉、左颈总动脉和左锁骨下动脉，行颅内动脉转流术。根据术前主动脉 CT 血管成像检查测量结果，于降主动脉段植入 TAG 支架，于升主动脉段植入 c-TAG 支架，两支架间重叠长度≥3.0 cm。胸主动脉支架释放后，采用 4 mm×40.0 mm 球囊导管与波长为 810 nm 半导体光纤轻柔抵住胸主动脉支架，采用 18 W 能量激光维持 3 秒，行激

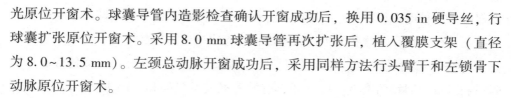

光原位开窗术。球囊导管内造影检查确认开窗成功后，换用 0.035 in 硬导丝，行球囊扩张原位开窗术。采用 8.0 mm 球囊导管再次扩张后，植入覆膜支架（直径为 8.0~13.5 mm）。左颈总动脉开窗成功后，采用同样方法行头臂干和左锁骨下动脉原位开窗术。

2. TEVAR 术后管理

术后密切监测患者有无短暂性脑缺血、脑卒中、脑梗死、心肌梗死或其他神经系统并发症，术后口服阿司匹林和氯吡格雷 6 个月。TEVAR 术后，如发生神经系统改变，患者需转移到重症监护病房。平均动脉压增至 110 mmHg，每小时进行一次神经学检查，如果存在显著的运动缺陷，则插入脊髓引流管。如果神经系统症状在 2~3 小时内消失，医生会自行决定是否继续保持平均动脉压超过 110 mmHg。如果在 2~3 小时内未见改善，则进行磁共振成像评估脊髓缺血情况。

第四节　心律失常

一、概述

心律失常是一种临床常见病，各种心血管疾病及/或多种诱因可导致心律失常，也可见于单纯心电活动紊乱所致心律失常而无明显器质性心脏病。心律失常的急性发作或加重具有起病急、复杂多变、进展快的特点，如不能正确判断及时处理，可引起血流动力学恶化，甚至危及生命。心律失常急性发作可发生在任何时间地点，社区、基层医院及临床各科室都可能遇到。心律失常的紧急处理具有其自身的规范，并应顾及基础疾病的治疗和诱发因素的纠正。

二、解剖学与电生理基础

直到今天，心房颤动（又称为房颤）的发病机制尚不完全清楚，其病理基础可能是由于器质性心脏病病变，改变了心房内的血流动力学状态，应力改变的长期作用或者因为炎症、纤维化，引起了心房组织结构的再塑、影响细胞电生理的离子再塑及电生理变化。电生理的改变导致了心房局部折返环的形成，而多个折返环形成可能是房颤的主要发病机制。

实验和临床研究阐述了心律失常的发生过程，从单纯的房扑到复杂的房颤主要取决于 3 种电生理特征：心房内巨折返；心肌的被动传导未立即处于巨折返回路状况；房室传导。这些电生理成分的相互作用决定了标准导联心电图 P 波的形态和 QRS 波群的规则性。实验研究和临床实践皆证实房颤时不一致传导、双向阻滞和巨折返回路的发生。1991 年，有学者概述了房扑和房颤机制的以下概念：房扑总是在单折返回路的基础上发生，一些形式的房颤也可以由此回路引起，但是大多数的复杂形式房颤是多折返回路的结果。

由于心房内的折返环大多环绕左、右心耳，上、下腔静脉，肺静脉，冠状窦等开口处存在，因此，这些部位的心房组织通过手术切割或消融被隔离成多个电绝缘的区域犹如迷宫状，而称为迷宫手术。与此同时，迷宫手术确保术后窦房结冲动能沿着专一径路传至房室结，恢复窦性心律，同时使房室同步收缩，恢复心房的收缩功能。

三、诊断

（一）临床表现

房颤绝大多数发生在有器质性心脏病的患者，其中以风湿性二尖瓣病变、冠心病及高血压心脏病最为常见，亦见于心肌病、甲状腺功能亢进、心包炎、房间隔缺损及其他病因的心脏病。无器质性心脏病证据或高血压史的房颤称为特发性房颤或单纯性（孤立性）房颤。美国胸部外科医师协会循证医学研究部公布的"指南"中将房颤分类为阵发性房颤（能自发中止的）、持续性房颤（不能自发中止的）、永久性房颤。其中前两类，在 Cox 分类中均归为间歇性房颤。永久性房颤持续性房颤。

（二）体格检查

房颤典型的体征是心律完全不规则、心音强弱不等及脉搏短绌。

（三）实验室检查

1. 心电图

P 波消失，代之以房颤波。

2. 24 小时动态心电图

能记录房颤，有助于房颤的分类，并可协助病态窦房结综合征的诊断。房颤时易漏诊病态窦房结综合征，去除房颤后或房颤间歇病态窦房结综合征出现可致严重后果。以下情况应排除房颤合并病态窦房结综合征：①慢性房颤未用药物而伴缓慢心室率；②阵发性房颤，若合并病态窦房结综合征也是慢-快综合征的一种类型；③年龄大，年龄≥75岁窦房结细胞仅剩下正常人的10%；④心房大小正常的房颤比心房扩大者较多合并病态窦房结综合征。动态心电图检查对病态窦房结综合征有较高诊断价值。术前明确病态窦房结综合征可做同期安装起搏器准备。

3. 超声心动图

其主要是为了解以下内容：①有无左房血栓存在的表现；②左房大小，一些学者认为，左房直径>5 cm，应予减容到5 cm左右，有利于房颤的治疗效果；③作为常规检查，以了解有无器质性心脏病和心脏功能状况。经食管超声对左房血栓的检出和术中检查应用更有意义。

四、手术适应证

外科治疗房颤的手术，根据目前的情况可大致分为4类，它们在手术适应证方面基本相似，但也确有不同之处。

（一）标准迷宫Ⅲ型手术

即Cox迷宫Ⅲ型手术，手术适应证有以下五种：

1. 房颤

1年以上的持续性或阵发性房颤，药物治疗无效或不能耐受。有学者在过去十多年中所进行的这项手术，都是在和心脏瓣膜手术同期完成的，考虑到房颤病史短的病例，在心脏瓣膜手术或心脏瓣膜手术加左房折叠减容术操作后，有可能使房颤转为窦性心律，因此，选择房颤病史1年以上。

2. 血栓栓塞

发现左房血栓或有暂时或永久性神经缺损史。

3. 原发病

有心脏病需要手术而又未失去时机，可同期做房颤手术。缩窄性心包炎不宜做通过切断缝合完成的房颤手术。

4. 再次手术

心脏病术后做迷宫手术，因粘连而难度增加，但也有学者的报道中包括了再次心脏手术时同期迷宫手术成功。

5. Cox 列出的手术禁忌证

①左心功能重度不全。②肥厚型心肌病。③怀疑心肌病，伴有中等或中等以上的心室功能不全。

（二）消融房颤手术的适应证

1. 房颤

手术时机一般是房颤病史六个月以上，但也有三个月的，为持续性或阵发性房颤，药物治疗无效或不能耐受。

2. 器质性心脏病

目前消融手术多在房颤合并心瓣膜病或冠心病等器质性心脏病时，这些器质性心脏病需要手术而又未失去时机时同期手术，也有报道与先天性心脏病同期手术；如为无原发病的单纯性（孤立性）房颤，则选择外科微创手术或经皮穿刺导管消融术。

3. 血栓栓塞

如有左房血栓则应在体外循环下，心脏停搏中，首先完成去除血栓，在去栓之前，在心脏跳动中做心外膜消融当然是禁忌的，正因如此，术前确定有无左房血栓十分重要，如能在术前术中经食管超声检查，则更为可靠。

（三）微创房颤手术的适应证

这里所称的微创手术，专指 Wolf 微创迷宫手术。Wolf 手术组提出了如下有关适应证的具体内容：

1. 适应证

①年龄 18～80 岁。②阵发性和孤立性房颤患者尤其适合。③有明显症状，同时无须手术治疗的严重的器质性心脏疾患。④抗心律失常药物治疗无效或不能耐受。⑤心脏彩超检查左室射血分数≥30%。⑥对华法林或阿司匹林等抗凝或抗血小板药物治疗存在禁忌证。⑦既往有血栓栓塞史，如卒中或一过性脑缺血发作。⑧导管消融后房颤复发。

2. 禁忌证

①合并严重的器质性心脏病。②左房和（或）心耳内有血栓形成。③既往有心脏手术史。④左心房内径>65 mm。⑤有肺静脉狭窄。⑥过度肥胖。

（四） 其他房颤手术的适应证

1. 左侧迷宫手术的适应证

虽然有关房颤的机制至今仍然存在争论，但肺静脉和左房后部对房颤发生的作用早已充分肯定，标准迷宫Ⅲ型的结果提示了这种见解的正确性。近年来，有一些学者通过研究认为，90%以上的阵发性房颤是由肺静脉及其周围的异位触发点引起；又有一些学者认为，基质和触发两因素是慢性房颤得以维持的重要因素，而且解剖定位于左心房和肺静脉。因此，不少学者主张不再做经双房的迷宫术，而做部分迷宫术，根据上述理论选择了左侧迷宫。左侧迷宫的适应证与标准迷宫Ⅲ型手术是一致的。

2. 右侧迷宫手术的适应证

1998 年已有学者报道，按迷宫手术右房侧的线路思路进行手术。适应证为先天性心脏病（Ebstein 畸形、先天性三尖瓣关闭不全、继发孔型房间隔缺损）合并阵发性房颤或房扑。在矫正先天性畸形同期，做右侧迷宫手术。

五、术前准备

如准备在体外循环心内直视下手术，则按一般体外循环手术术前准备。继续强心利尿及能量合剂的应用，改善全身状态和保护心脏功能。术前 4 天停用华法林，必要时术前 2 天注射依诺肝素或法安明 2 次/天。术前 7 天停用阿司匹林，必要时可在手术当天才停用。微创手术须有特殊器械。各种消融手术则选择性地准备各自有关的设备。

六、手术方法

（一） 标准迷宫Ⅲ型手术的手术方法

标准迷宫Ⅲ型手术是其他各种治疗房颤手术的手术原理与手术线路的基础，也是手术效果对照的金标准。在手术技术熟练，手术时间不至于过长，在一定适应证下，做标准迷宫Ⅲ型手术可获得房颤手术中的最佳疗效。标准迷宫Ⅲ型手术常常和二尖瓣手术同期进行。

标准迷宫Ⅲ型手术和同期瓣膜手术可做如下安排，有利于减少主动脉阻断时间：主动脉阻断前完成右房切割；主动脉阻断后完成房间隔和左房切割及其切口缝合；根据需要可完成同期心瓣膜等手术；开放主动脉钳后完成右房切口缝合，根据需要可完成三尖瓣成形术。

标准迷宫Ⅲ型手术的切割路线包括了右心房、左心房及房间隔3个部位，在此后出现的右侧迷宫、左侧迷宫就切割或消融的线路而言，标准迷宫Ⅲ型手术的右心房切口和左心房切口，分别是它们的原型。也就是说，右侧迷宫与左侧迷宫是从右房切口与左房切口派生出来或者改良而成的，因此，熟悉标准迷宫Ⅲ型手术的操作，颇为有用。

标准迷宫Ⅲ型手术（Cox/maze Ⅲ procedure）的主要程式如下。

1. 切口

做胸部正中切口，纵向劈开胸骨，纵行切开心包膜。

2. 插管

全身肝素化后做主动脉插管。在上腔静脉与右心房连接处的上方约 2 cm 处做荷包缝线，用直角管插入上腔静脉引流管。下腔静脉插管荷包缝线做在下腔静脉与右心房连接处的靠前侧，有利于以后在其下缘做进入下腔静脉的切口和缝合切口，一般也选用直角管做插管。

3. 右心房切口与"右侧迷宫"手术线路原型

（1）右心耳切口：离上腔静脉前侧与右心房连接处至少 2 cm 的右心耳部位，切除右心耳。

（2）右心房游离壁切口：提起右心耳残端，在右心耳的上一切口中点开始切开右心房游离壁约 2 cm，这一切口与右房室沟平行。

（3）右心房后纵切口：右心房第三个切口。此切口应尽量靠后，以避免损伤窦房结，可在带蓝色的右心房游离壁与较厚实带白色的右心房后壁之间切开。下端达下腔静脉入口处下腔静脉，但宜立即缝合至下腔静脉插管上方 1 cm 处，以防止在以后的操作中撕裂。继续向上切开，上端达上腔静脉入口的上腔静脉侧后壁。由于前述的上腔静脉做了直接插管，方便了上端切开上腔静脉的入口和继续有限深入上腔静脉后外侧壁。即使在使用能源做消融时，也在腔静脉与右房连接处保留用手术做切开的操作，以免直接影响窦房结。

（4）右心房第四个切口：与右心房后纵切口垂直的切口。此切口在下腔静脉插管口上方约 1 cm，切开右心房游离壁，向前向上牵起游离壁即见此切口与三尖瓣之间的右心房心内膜，向三尖瓣环延长此切口，全层切开后即见房室沟脂肪垫，为离断可能残留于脂肪垫表面的心房肌纤维，可使用小圆刀片或神经拉钩离断，由于在三尖瓣瓣环往往有右心房和右心室组织的相互折叠，为防止可能有纤维残留，传导电脉冲通过切口，因此，在切口的三尖瓣瓣环端施加冷冻，用 3 mm 冷冻探头，−60℃，2 分钟冷冻。用 4−0 prolene 缝线自该切口顶端起缝合约 1/2 该切口。

（5）右心房前壁切口：右心房第五个切口。此切口开始于右心耳切除后的前中基部，接着将右心房游离壁向上向前牵起，充分显露右心房前中部内表面的心内膜，其外大多与房室沟脂肪垫相邻，然后将此右心房前中部切口延长达三尖瓣平面，用小圆刀片或神经拉钩离断脂肪垫表面的心房肌纤维。同样，为了防止可能有纤维残留，传导电脉冲通过切口，而在切口的三尖瓣瓣环施加冷冻，用 3 mm 冷冻探头，−60℃，2 分钟冷冻。然后在三尖瓣环切口顶端开始用 4−0 prolene 线向心耳方向完全缝闭此右心房切口。至此，右心房切口已全部完成。

4. 左心房和房间隔切口与左侧迷宫手术线路原型

（1）左心房右纵切口：如同做二尖瓣手术的切口，此切口位于房间沟后侧。

（2）房间隔切口：开始于房间隔的后上部位上腔静脉开口下方 2~3 cm 处，切断厚实的卵圆窝前缘，然后朝冠状静脉窦方向切开卵圆窝组织本身，止于卵圆窝底部。

在做切开缝合的左侧迷宫时，做此房间隔切口，而在消融左侧迷宫术中，常不在房间操作。

（3）隔离肺静脉开口的左房切口：左心房右纵切口向下延续，在二尖瓣与肺下静脉开口之间切开左心房后游离壁，左心房右纵切口向上延续，绕过左肺上静脉开口左上缘，两者会师完成隔离肺静脉开口的切口。

（4）切除左心耳：将左心耳向内翻转，然后切除左心耳。缝合左心耳切口，并在左心耳切口下缘至隔离肺静脉切口之间，用 1.5 cm 冷冻探头，−60℃，2 分钟冷冻。

（5）左心房后下垂直切口：自二尖瓣后叶瓣环中点至隔离肺静脉切口，切开房壁全层，用小圆刀片或神经拉钩离断残存的心肌纤维，切口下脂肪垫中有冠状静脉窦，切断其前侧的结缔组织，剥离冠状静脉窦后，对其施行一周圈的冷冻，用 1.5 cm 冷冻探头，−60℃，3 分钟冷冻钩端锁点处，缝闭切口。如需要做二尖瓣手术，可接着完成，由于显露极佳，在成形或换瓣（往往做连续缝合固定瓣膜）时可明显缩短主动脉阻断时间。缝合左心房后下垂直切口及部分隔离肺静脉切口。在二尖瓣后叶瓣环中点和其邻近的冠状静脉窦处的操作，有学者认为对心房扑动的治疗具有针对性。

（6）缝闭隔离肺静脉切口：缝闭隔离肺静脉切口时先缝上、下两边，再缝闭下边达房间隔平面，然后再缝闭上边，如此操作比较方便。

（7）缝闭房间隔的切口：在完全缝闭隔离肺静脉切口的上边前，先缝闭房间隔切口，自卵圆窝底部开始，向右上缝闭卵圆窝和卵圆窝前缘切开处的后层（左侧），与隔离肺静脉开口切口的上边缝合会师。至此，完成了左房切口的全部缝合。

5. 缝闭右心房切口

完成左心房切口的缝闭后，接着开放主动脉钳，使心脏复跳。在开放主动脉后，如须做三尖瓣成形术，此时即可进行，然后完成尚未完全缝闭的右心房切口。至此完成了标准的 Cox 迷宫Ⅲ型手术的全过程。

（二）消融房颤手术的手术方法

1. 冷冻消融术

（1）能源和消融原理：冷冻消融术应用液氮或氩，经探头作用于局部组织，温度达-60℃，探头施加组织上的时间为 2~3 分钟。组织损伤后探头 24 小时出现冷冻和溶解过程，48 小时后表现炎症和出血，约 12 周组织纤维化和瘢痕形成，阻止电传导。

（2）消融线路：参考标准迷宫Ⅲ型手术左房切口线路做左侧迷宫手术；参考右房切口线路做右侧迷宫手术。

2. 射频消融术

射频在目前的消融房颤手术中，用得最多。

（1）能源和消融原理：射频消融术是应用分子振动产生的热能，作用于组织，在探头接触的局部，温度达到 50~60℃，接触时间为 90~120 秒，使局部组织发生凝固，细胞和胶原纤维被破坏，数周后形成瘢痕，阻止电传导。

（2）消融线路：目前射频消融的线路，大多选择以标准迷宫Ⅲ型手术中左房切口为原型的左侧迷宫线路。其中有以下两种：①眼镜形线路，分别环绕两侧上、下肺静脉开口处的心房壁（肺静脉袖），各做一椭圆形圈，再从其中一个圈做一单线连接到二尖瓣环；②马蹄形线路，在上述线路基础上，再做一条单线，连接两个眼镜形线路。此外，还有在眼镜形线路基础上加多条单线，连接两侧眼镜形线路的多种做法。

如果做右侧迷宫，其线路则是参考标准迷宫Ⅲ型手术中的右房切口，在实施中常常是用手术刀做右房切开切口，如前述的右房后纵切口等，再加射频消融做另一些部位的消融线。

实施射频消融，有从心外膜（外科，不停跳或停跳心脏）和从心内膜（外科，停跳心脏；内科，心导管）施加射频进行的。外科用的探头有单极描笔式和双极钳夹式两种，后者依次分别钳夹左侧或右侧上、下肺静脉开口外边的左心房壁，操作方便；单极探头画单线方便。双极探头常配备仪器显示表示消融已透彻到位，单极主要靠术者用手感觉和时间控制来达到要求。有的学者想方设法用双极钳夹做一条消融单线，例如从左房切口线上开始，做连接肺静脉消融线与二尖瓣瓣环的连线。

3. 微波消融术

（1）能源和消融原理：微波消融设备主要包括微波发射仪和治疗探头。微波发射仪发射 2.45 GHz 电磁波，通过探头作用于组织，能量输出范围是 20~75 W。消融术的能量为 40~45 W，频率为 50~60 Hz，温度为 50℃，作用时间 20~30 秒，使得局部组织烧伤，中心为坏死心肌，周围可有壁内出血，6 个月发现已呈现瘢痕现象。

（2）消融线路：见射频消融术。

4. 超声消融术

由多个中心的一批学者，包括 Cox 等，联合报道了用超声波的消融术。

（1）能量和消融原理：超声波与射频、微波同属于电磁波，但上述报道中认为，在做经心外膜途径的消融时，超声与射频、微波不同，也和冷冻不同，不会发生热减弱效应，能穿过心外膜脂肪传播。消融时为高强度聚焦超声，3.8~6.4 MHz 及 15~130 W。

（2）消融线路：在上述报道中，消融操作均在无体外循环、心脏跳动中、在同期心脏手术之前进行，分别用一套消融探头做环肺静脉开口的左房袖处的消融，完成时间为 10 分钟；用另一消融探头手握做二尖瓣环和环肺静脉开口消融线之间的线状消融，完成时间为 1 分钟。其线路为"左侧迷宫"概念，但不做左心耳切除。

（三）Wolf 微创迷宫（又称为微创消融房颤手术）手术的方法

该手术须双腔管气管插管，在两侧胸壁各做 3 个肋间小切口，分别如下：①手术操作入口，沿第 3 肋间，前端为腋前线，长约 5 cm；②胸腔镜设备入口；③消融设备入口，约 1 cm。运用特殊的手术器械、双极射频消融探头及其配备设备，根据左侧迷宫思路，做双侧肺静脉隔离（眼镜形线路）的消融及左心耳切除或闭合（钳闭）。

七、术后处理

做心耳切除的房颤手术，术后可能出现与心脏内分泌（心房利钠肽）有关的体液潴留，用螺内酯可以预防或治疗。

在做各种消融房颤手术后，术后三个月内，甚至六个月如果还出现房颤，常选择可达龙作为控制性治疗，必要时选择直流电除颤后药物维持。

微创消融房颤手术前停用华法林抗凝者，可在术前当晚恢复服用华法林。

第三章　泌尿系统危重症

第一节　泌尿系统生理特点

一、肾脏生理

肾脏的生理功能主要是排泄代谢产物及调节水、电解质和酸碱平衡，维持肌体内环境稳定。

（一）肾小球滤过功能

这是代谢产物排泄的主要形式。其中含氮类废物如尿素、肌酐等多由肾小球滤过排出，有机酸如马尿酸、苯甲酸、各种胺类及尿酸等也有一部分经肾小球滤过排出。

肾小球滤液经肾小球毛细血管壁滤过产生。毛细血管壁由有孔的内皮细胞，肾小球基底膜（GBM）和上皮细胞构成。上皮细胞通过稀疏的足突附着于GBM上。足突间裂隙孔由一层裂隙膜封闭，它的功能是作为一种可变更的黏附连接。最近研究显示，一些基因的产物是足细胞裂隙膜的主要蛋白质成分。相互交联的这些裂隙膜蛋白如Nephrin等构成了肾小球滤过屏障的分子筛，它的缺乏或突变会引起大量尿蛋白。而衬在上皮细胞足突侧的另一些蛋白如podocalyxin通过静电排斥使相邻的足突分开，形成裂隙膜，以保持肾小球滤过。GBM是由肾小球上皮细胞和内皮细胞产生及维持的一层水样胶的基膜物质，它行使包括正常肾小球结构的功能，固定邻近的细胞，同时是循环中带负电荷的巨分子滤过的主要功能屏障。由复杂三层（外侧低电子密度层、中央致密层和内侧低电子密度层）格样网状结构构成，包括Ⅳ型胶原、层粘连蛋白、纤连蛋白、巢蛋白，各种硫酸肝素蛋白聚糖包括基底膜蛋白多糖和聚焦蛋白等。Ⅳ型胶原是基底膜的主要成分。层粘连蛋白及巢蛋白主要功能是将细胞黏附于GBM上，而阴离子的硫酸肝素蛋白聚糖使 GBM 带负电荷。因此滤过膜除具有大小选择性，限制大分子通过外，还具有电荷选择性，这在滤过屏障上起到重要作用。正常人基膜厚度为 310 nm～373 nm。Ⅳ型胶原异常，包括位于 X 染色体编码 α_5 链基因，α_3 和 α_4 链的异常与遗传性肾炎（Alport 综合征）发病有关。薄基膜肾病（Thin Basement Membrane Nephropathy，TBMN）已知与Ⅳ型胶原 α_3 或 α_4 基因突变有关，因此认为至少在某些 TBMN 的患者是常染色体隐性 Alport 综合征携带状态。而抗 GBM 病则是一种免疫对抗Ⅳ型胶原 α_3 链 NCI 区的疾病。

肾小球系膜细胞及环绕它的基质构成系膜区，通过内皮与毛细血管腔分开。肾小球系膜细胞除支撑肾小球毛细血管丛外，还有收缩功能，其上有一些血管活性物质受体，因此可以根据全身情况调节收缩而改变滤过膜的滤过面积。系膜细胞还具有吞噬功能，清除肾小球滤过的某些大分子物质。

肾小球滤过率（GFR）主要取决于肾小球内毛细血管和肾小囊中静水压、胶体渗透压及滤过膜的面积和毛细血管超滤分数（后二者总称为滤过系数）等因素。

肾血流量和 GFR 在系统平均血压 80～180 mmHg 范围内波动时，保持相对恒定，此即肾血流量和肾小球滤过率的自身调节。这种自身调节有着重要的生理意义，一方面，它保证了肌体在血流动力学变化时肾小球滤过仍能稳定地进行，体内代谢废物得以继续排出；另一方面，又保证了体液的平衡。

（二）肾小管的转运功能

1. 肾小管的转运方式与机制

肾小管上皮细胞具有转运功能，即将管腔液内的物质摄入细胞内而后输送至间液和血液中，此即再吸收作用，如做反向转运就是排泌作用。排泌的物质如果来自肾小管上皮细胞的代谢产物，理应称为分泌作用，而来自血浆中的物质，可称为排泄作用，但二者实际上难以区别，故统称为排泌作用。按照转运的机制不同，可分为被动转运和主动转运两大类。

（1）被动转运

被动转运是按照理化原理如压力、溶质的浓度或电位梯度而进行的顺梯度转运。如水、尿素和大部分氯化物的再吸收都通过这种方式。

渗透作用：渗透作用是再吸收水的主要机制。水总是向着渗透压高的方向转移。在近曲小管，水是靠糖、钠等再吸收后形成的渗透梯度，由管腔渗入细胞内与间液中，在髓袢降支则借髓质高渗区的梯度而被再吸收。近年证明在细胞间区，再吸收的水积聚过多时，静水压上升，如超过管腔压，可通过细胞间的系密连接而返流入管腔，这也是调节管球平衡的重要机制之一。

对流转运：对流转运是指溶质在水转移时的拖曳下，和水一起做同方向的跨膜移动。

简单扩散：简单扩散是指溶质顺着膜内外的溶质浓度或电位（总称电化）梯度做跨膜移动。移动速率与梯度大小成正比。细胞膜是由两层脂质构成，故扩散速度受下列因素影响：①溶质的分布系数，亲脂性/亲水性的比值，系数小的物质如葡萄糖、氨基酸、Na^+、K^+ 等，亲水性强，扩散也较难；②电离度，电离度大，带电荷多（如 Mg^{2+}，Ca^{2+} 等二价离子），亲水性亦强，通透性也差；③分子的大小及结构，大的不易透过。简单扩散是二氧化碳、氨气等以外的亲水物质的主要转运方式。

易化扩散：易化扩散亦称为载体转运。虽也是顺梯度的被动性转运，但与简单扩散有下列不同点：①有特异载体，故对再吸收的物质有强选择性（如近曲小管能再吸收 D-葡萄糖而不能再吸收 L-葡萄糖），被转运物质先与膜上载体结合，使后者构型改变，形成通道，便于亲水物质快速通过，使转运速率大为提高，如对葡萄糖的转运就较简单扩散提高 10 倍；②饱和性再吸收，即受载体数量和亲和力的限制，不能随着溶质浓度增加而无限度地增加再吸收率，因而有"最大再吸收率（Tm）"（见《再吸收动力学》），在膜两侧溶质浓度均增加，两侧载体结合亦接近饱和时，虽停止转运，但两侧的交换扩散仍可存在；③载体是特异运载蛋白，故常受遗传因子影响或某些激素的反馈调节，目前不仅已从近曲小管提纯某些载运蛋白，而且证明为葡萄糖、氨基酸、尿酸、碳酸氢盐、钙、磷等溶质的重要转运方式，而且载体可能是与 Na^+ 偶联而共同转运，因此也称此为钠的共同转运途径。由于共同与钠转运，前述溶质相互间可能有竞争转运现象，并受管腔液中钠浓度影响。体外实验证明，提高钠浓度，可引起超射现象，如葡萄糖与钠共同转运，即细胞内葡萄糖浓度可以稍高出管腔中浓度，这可能是有其重要意义的。

（2）主动转运

胞饮作用：是蛋白质与多肽的再吸收方式。这些物质被近曲小管上皮细胞直接吞饮后，为溶酶体中的酶所水解，或被刷状缘中肽酶分解成氨基酸后再被吸收。

主动转运：以细胞代谢能力为驱动力，使溶质做抗梯度的跨膜转动。如通过

Na^4-K^+ 泵 ATP 酶及 Na^4-Ca^{2+} 泵，将细胞内钠泵出到间液中去，将 K^+ 和 Ca^{2+} 交换射入细胞内；远曲小管的氢泵将细胞内的 H^+ 排入管腔液中，袢升支的氯泵能主动再吸收氯等。目前对这些转动泵的研究虽待深入，但以肾小管确已提纯 Na^+-K^+ 泵 ATP 酶。它是由两种不同蛋白的亚基构成，大 α 亚基贯穿细胞膜，内侧端有水解 ATP 酶的位点，外侧有能与哇巴因结合的位点。小的 β 亚基为唾酸糖蛋白，能与糖类相连。肾脏中 Na-K-ATP 酶的基本功能单位是 $α_2β_2$ 型。其作用机制，推测其具有以下两种构型：亲钠构型的去磷酸 ATP 酶 E1 和亲钾构型的 ATP 酶 E2。E1 构型的酶通过其内侧位点与 Na^+ 进行特异性结合形成 Na^+-E1，后者在钾作用下发生磷酸化反应，并在 Mg^{3+} 协同下使 E1 发生构型改变，而 E2 即成为 Na-E2-P 复合物，并使面向内侧的结合点转至膜外侧，由于亲钠性改变为亲钾性，于是钠被释下，而摄取钾。E2 的磷酸根很易脱落而又换变为 E1，结合点又转向膜内侧而释下钾，于是又可再次与钠结合，如此反复进行而不断转运。在适宜条件下转运速率可达 10000 次/分。分布于袢升支最多，活性也最强；其次在近曲小管，数量及活性均呈递降性，到降支几乎不存在。在远曲及集合管也有少数存在。此酶主要在细胞的基底侧膜上，有人认为远曲小管的管膜膜上也可能存在。故此酶对肾小管转运有着重要作用。凡影响其活性时，也将损害肾小管的转运功能。

最后应当指出，被动转运虽不直接依赖细胞的代谢能，而依靠各种理化梯度，但维持梯度及有赖于细胞的代谢能，故也称此为继发性主动转运，而将直接依赖细胞能的转运称为原发性主动转运。

2. 肾小管再吸收动力学

肾小管对某些溶质如葡萄糖、氨基酸、碳酸氢盐等的再吸收过程，具有共同的动力学特征。应用滴定曲线技术，即通过静脉滴入某种溶质来提高它在血中浓度的过程中（外源性负荷下），可观察到这种溶质在血中的浓度和肾小管对它的再吸收量有一定关系。血中浓度（P cmg/dl）越高，滤液中量（Fs = Pc×GFP mL/min）就越多，肾小管的再吸收（Tmml/min）亦越多，但肾小管的回收功能有一定限度，这个限度是肾小管的最大回收率（Tmmg/min）。当 Fs 超过了 Tm，尿中就出现这种溶质。尿中的溶质 Vs=Fs-Tm 或 Pe×GFR-Tm（mg/min）。

在临床上，常见到某些物质在内源性负荷下，其在血中浓度远未足以使滤过液中量达到 Tm 水平时，就已经在尿中出现，亦即肾小管的实际再吸收曲线偏离了理论实验曲线，它以扇面（Splay）代替了理论曲线上的棱角分明的夹角。这

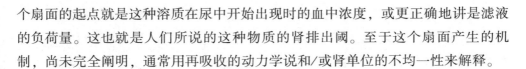

个扇面的起点就是这种溶质在尿中开始出现时的血中浓度，或更正确地讲是滤液的负荷量。这也就是人们所说的这种物质的肾排出阈。至于这个扇面产生的机制，尚未完全阐明，通常用再吸收的动力学说和/或肾单位的不均一性来解释。

（三）肾脏与各种溶质排泄

1. 肾脏对营养物质的再吸收

（1）对葡萄糖的再吸收：葡萄糖在近曲小管再吸收的机制尚不明了。通常认为是一种需钠的耗能主动转运过程，能量消耗主要用于钠泵。具体过程如下：①近曲小管上皮细胞的刷状缘有偶联载体，能与滤液中的葡萄糖与 Na^+ 结合而转运入细胞内，其速率受膜两侧糖与钠的浓度差的调节；②进入细胞内的葡萄糖积累达一定浓度后，就直接扩散或与载体结合易化扩散，通过基底膜进而进入血浆，这样就使葡萄糖的再吸收能够持续不断地进行下去。

当肾小球滤过率增加，或血浆葡萄糖或 Na^+ 浓度增高，均可使滤液中糖和 Na^+ 量增多，故可促进糖的再吸收。而 D-半乳糖、柚皮苷也能与载体结合，洋地黄、2-4 二硝基苯酚可干扰钠泵转运，故均可影响糖的再吸收。此外，一些激素也有影响，如生长激素可有促进作用，而大剂量的胰岛素则有抑制作用。

（2）对氨基酸的再吸收：肾小管对氨基酸的再吸收机制尚未明了，可能与葡萄糖相似，是靠肾小管上皮细胞刷状缘的载体来主动转运，也是一个需钠耗能的过程。肾小管对氨基酸的转运系统比较复杂，大致可分为两类。①组氨基酸转运系统，即由同一载体可以转运一组氨基酸。目前已知有五组。这类载体特异性较差，但结合力较强。存在于肾小管的刷状缘，与肠上皮细胞的相应氨基酸载体转运受同一遗传因素控制。因此，当发生先天或遗传缺陷时，就引起一组氨基酸尿及肠道相应氨基酸的吸收不良现象。各种氨基酸尿的程度则依其与载体结合能力的大小而不同。②个别氨基酸转运系统，特异性较强，一般仅转运一种或两种氨基酸。目前已知这两类转运系统在 30 种以上。在肾小管上皮的基底侧细胞膜上，目前也发现存在某些氨基酸的转运载体，它们与管腔膜上的载体受不同遗传因子控制。从基底侧摄取氨基酸，可能是与近曲小管上皮细胞的营养功能有关。

2. 肾脏对电解质的排泄过程和处理

（1）肾脏排钾的过程与调节：人体每日从食物中摄入和体内细胞裂解释放的 K^+ 大约有 100 mmol 须经肾排出，以保持总体钾量和血钾浓度相对恒定，在钾负荷时排钾量还要多，在缺钾时可减少至 5 mmol/d，所以肾调节排钾能力是很大的，血浆钾浓度为 4 mmol/L，其中 20% 与血浆蛋白相结合，所以是不能滤过的。

每日经肾小球滤过的量为 550 mmol 左右。近髓皮质肾单位滤过率较高，所以经此滤出的钾量也较多，滤过钾 50%~70% 在近端小管的曲部及直部被再吸收，主要是通过被动扩散或同钠共同转运。

（2）排钙的过程与调节：我国一般人每日从消化道吸收钙 300~400 mg，24 小时尿钙排量为 200 mg。超过此值为高尿钙。尿钙排量是肾小球滤过钙量和肾小管再吸收钙量之差值。正常成人血钙浓度是 2.2~2.7 mmol/L（9~11 mg/dl），其中 47% 为离子钙，40% 为蛋白结合钙，其余是复合钙同枸橼酸等结合。离子钙与复合钙都是可滤过钙，其占总钙的 60%。肾小球滤出钙量是 GFR 和血中可滤过钙（不是总钙）浓度的乘积，24 小时滤出总量 9~12 g，但从尿中排出仅 0.5%~2%，绝大多数都被肾小管再吸收。在近曲小管再吸收约 60%，是钠依赖性，与钠再吸收量相平行。在袢粗段升支钙被再吸收约 20%，也是通过被动扩散，并在髓质也形成一个钙的高浓度梯度。在远曲小管及集合管各又再吸收 10%，这是由低 MgCa-ATP 酶主动转运，虽有转运极限，却是肾脏调节尿钙排量的主要部位（有人认为近曲小管也有此泵，但数量和活性均较低）。

钙转运异常主要是高尿钙和较少见的低尿钙。高尿钙的原因虽然很多，但基本分为两大类：①吸收型（肠、骨、甲旁亢）高尿钙；②肾性高尿钙，较少见，且多继发或伴发于其他肾脏病。低钙尿也较少见，且本身缺乏临床意义，而可能反映存在某些病理情况，如肾小球滤过功能障碍、高血磷、低血钙（常由于钙摄入不足或吸收不良，缺乏维生素 D，多次妊娠、碱中毒及长期服用噻嗪类利尿剂所致）。

（3）肾脏排磷的过程与调节：肾脏是磷的主要排出途径。血浆中无机磷以 HPO_4^- 与 $H_2PO_4^-$ 形式存在，80%~90% 为可滤出磷。每日 600~900 mg 经肾小球滤出，其中的 80%~90% 被肾小管再吸收，禁食后可达 100%。故饮食中磷摄入量与在肠道吸收量，以及肾小球滤过率、酸碱平衡、血钙浓度、维生素 D、甲状旁腺激素、生长激素、求偶素、肾上腺皮质激素、甲状腺素、降钙素等都对磷的排出量有影响。

肾小管对磷转运的细胞机制尚未完全阐明，一般认为在近曲小管管腔缘。磷与葡萄糖、氨基酸相似，都有与钠偶联的载体，通过易化扩散由管腔进入细胞内。在基底侧是通过简单扩散进入间质液，是需钠泵不断泵出细胞内钠来维持连续转运。所以是一种继发性的主动转运过程。

肾小管磷转运异常可引起以下两大类疾病：①磷利尿症伴或不伴骨病，这些骨病曾通称为肾小管性佝偻病；②假性甲状旁腺功能低下与假性甲状旁腺功能低下。

3. 肾脏对氮质代谢废物与有机酸的排泄

（1）尿素：尿素是蛋白质终末产物，分子量60。血浆中平均浓度6.5（3.2~7.0）mmol/L 或 27（18~36）mg/dl。临床上常以其氮含量（BUN）来表示，正常值为 2.9~7.5 mmol/L（8~21 mg/dl），24 小时尿中排量为 200~600 mmol（12~36 mg）。饮食中蛋白摄入量可以影响这些数字。尿素可以自由通过肾小球滤出，在肾小管依赖浓度梯度转运。

（2）肌酐：肌酐是肌酸的代谢终末产物，分子量118，血中含量为44~106 μmol/L（0.5~1.2 mg/dl），24 小时尿中排量为 5.3~18 mmol 或 600~2000 mg，由于每人肌肉容量及肌酐转换率比较恒定，故血肌酐值常被临床应用为肾滤过功能的指标。但在大量摄入肉食、肌病、妊娠子宫、老年人或运动员可影响其准确性。

（3）尿酸：尿酸是核蛋白嘌呤基的代谢产物。20%为外源食物摄入，80%体内细胞代谢分解。血中含量为 238~345 μmol/L（4~6 mg/dl），24 小时尿中排量为 3.5~4.2 mmol 或 600~700 mg。经肾小球滤出的尿酸为 8.5 mol，故排出量仅占 10%。近些年研究滤过的尿酸 98%~100%在近端肾小管 S_1 段通过有机阴离子共同转运途径被再吸收，尔后有 50% 从 S_2 段泌入管腔，自远端小管又重吸收 40%~46%余下的从尿液排出。

（4）其他：各种有机阴离子也都是小分子物质，但由于都带强的负电荷或与蛋白结合，所以不能从肾小球滤过，而由近端小管摄取降解后排入管腔，加强尿液碱化有利于这些物质排出，如巴比土酸中毒时常输入碳酸氢钠促进排泄，此外甲氰咪呱、TMP 及肌酐是通过阳离子共同转运途径排出。

二、肾盂输尿管生理

（一）电生理学

所有兴奋性组织的电生理活动都有赖于细胞膜内外的不同离子分布及细胞膜对这些离子相对的通透性，输尿管平滑肌的电活动具有相似特点。

1. 静息电位

当输尿管平滑肌处于非兴奋静息状态时，细胞膜内外的电位差称为静息膜电位（RMP）。RMP 主要取决于细胞膜内外钾离子的浓度差和细胞膜对钾离子的通透性。在静息状态下，细胞内钾离子浓度较细胞外高，同时细胞膜对钾离子具有优先的选择通透性。由于带有正电荷的钾离子不断从浓度较高的细胞内侧流向浓度较低的细胞外侧，所以造成细胞内外电势产生差距，构成膜内低电位。此电位反过来可以阻止钾离子继续向细胞外流动，最终达到平衡状态，膜内外电位差趋于稳定。此时，细胞膜处于极化状态，即指膜的两侧分布着极性不同的电荷，细胞膜内侧的电位较外侧为负。如果仅考虑细胞膜内外钾离子浓度和细胞膜对钾离子的通透性，RMP 约为-90 mV，根据物理化学中的能斯特（Nernst）公式：

$$Ek = -RT/nF(\ln[K^+]i/[K^+]o)$$

式中，Ek 代表因钾离子造成的膜内外电位差；R 代表摩尔气体常数；T 代表绝对温度；P 为法拉第常数；ln 为自然对数；$[K^+]i$ 和 $[K^+]o$ 分别代表细胞内外钾离子浓度。但是，在输尿管平滑肌细胞及其他兴奋性平滑肌细胞内，RMP 通常高于钾离子平衡电位，为-33~77 mV，这主要是因为膜在静息时并非只对钾离子有通透性，而对钠离子也有较小的通透性。由于静息状态下，细胞外的钠离子浓度较高，即 $[Na^+]i < [Na^+]o$，因此 Na^+ 的内流抵消了一部分 K^+ 的外流。可以设想，安静时任何能使钠离子通透性增加的因素，必将造成膜的去极化。另外，静息时 K^+ 的通透性也并未达到其最大值，当肌浆网自发释放钙离子从而激活钙依赖的钾离子通道开放等情况下，钾离子的通透性可进一步提高，从而使膜电位进一步降低（细胞内更负），即所谓的超极化。

2. 动作电位

当受到外源性电、机械、化学刺激或相邻肌细胞动作电位传导时，静息态输尿管平滑肌细胞的 RMP 便不再保持恒定，此时，细胞便表现为去极化，即细胞膜内电位负值减少。如果有足够大的细胞膜面积发生足够快的去极化，并达到一定临界值，便会产生动作电位。如果刺激足够强，使得跨膜电位达到阈值，便会诱发动作电位。动作电位通过复杂的机制向周围静息态的细胞传递，并最终引起平滑肌收缩、输尿管蠕动。

当输尿管平滑肌细胞兴奋时，细胞膜对钾离子的通透性降低，而对钙离子的通透性升高，带有正电荷的钙离子内流使膜内电位负值减小，甚至暂时建立起一种相反的极化状态，即内正外负，这种现象称为超射。此外，钠的内流对动作电位的上升支也起到一定作用。输尿管平滑肌细胞动作电位上升支上升速度为 1.24±0.6 V/s，明显慢于犬心肌浦肯野细胞和猪骨骼肌细胞（610 V/s 和 740 V/s），因此，动作电位在输尿管中的传导速率也相当慢。

动作电位上升达到峰值后经历一个相对稳定的平台期，此后开始复极过程。在平台期，钙离子持续内流，同时有钠离子通过电压依赖性的钠通道流入细胞内，上升期及平台期不断流入细胞内的钙离子逐渐激活钙离子依赖的钾离子通道，产生钾离子的外流，最终导致平台期及复极现象，致跨膜电位恢复原有水平，一次动作电位即完成，在猫输尿管细胞，一次动作电位的时程为 259~405 ms。

3. 起搏电位和起搏活动

如果一个细胞可以自动地产生电兴奋活动则称为起搏细胞，这类细胞与非起搏细胞的区别在于其跨膜电位并不保持恒定，而是始终处于一种自发的、规律的除极复极过程，一旦除极达到一定临界值（阈值），便诱发一次动作电位。研究表明，在人的肾盂肾盏交接部位存在起搏细胞，而不同起搏细胞的起搏频率不同。另外，除了位于泌尿系统近端的主要起搏细胞外，在输尿管的不同部位还存在潜在的起搏细胞。正常情况下，潜在的起搏细胞的电活动受到主要起搏位点的抑制，但如果在阻断这种抑制的情况下（如在输尿管肾盂连接部横断后），它们便会成为起搏点。

4. 电活动的传导

兴奋性细胞类似一根电缆，其纬向阻抗远远小于经向阻抗，因此导致电流沿细胞纵轴传导，并最终传至下一个兴奋性细胞。输尿管是一个功能性集合体，试验证实刺激输尿管可以导致由刺激点向远侧的收缩运动。正常情况下，电活动起源于泌尿系统近侧，收缩活动沿输尿管向远侧传导，其传导速度受刺激频率、温度及输尿管内压力影响，一般为 2~6 cm/s。

（二）平滑肌生物力学

平滑肌收缩活动有赖于收缩蛋白，即肌动蛋白和肌球蛋白周围钙离子的浓度，浓度升高，产生收缩，浓度降低，导致松弛。

1. 收缩蛋白

在松弛的骨骼肌细胞内，非活性的肌钙蛋白结合于原肌凝蛋白上，后者阻止肌动蛋白与肌球蛋白相结合。当钙离子浓度增高时，钙离子与肌钙蛋白相结合，使其激活并变构，原肌凝蛋白易位，肌动蛋白与肌球蛋白相结合，产生收缩。

而对于平滑肌的收缩活动，目前广泛认可的理论是肌球蛋白磷酸化途径：当细胞处于兴奋状态时，细胞内钙离子浓度短暂地升高到原来的 10~100 倍，在此浓度下，钙离子即与钙调蛋白相结合，并随之激活钙调蛋白依赖性肌球蛋白轻链激酶（可能通过 cAMP 蛋白激酶途径），此酶使肌球蛋白轻链发生磷酸化。磷酸化后，肌动蛋白便可激活肌球蛋白的镁-ATP 酶，使得 ATP 供能，细胞发生收缩。当钙离子浓度下降时，轻链激酶失活，肌球蛋白轻链脱磷酸，无法继续利用 ATP 供能，细胞便恢复松弛状态。

2. 兴奋收缩耦联

输尿管的机械活动由相关的电活动引发，而钙离子在这两者之间起到桥梁作用。导致细胞收缩的钙离子主要来自两个途径：其一，是细胞外钙离子通过 L 型钙离子通道内流；其二，是由细胞内钙池（内质网等）释放。试验表明，将猪输尿管置于无钙培养液中 45 分钟后，对其刺激便不再发生收缩反应，此后再将其置于正常钙离子浓度的培养液中后，兴奋收缩耦联迅速恢复，这一事实证实了上述理论。

3. 第二信使

激素、神经递质等配体是组织生理活动的第一信使，其功能发挥需要第二信使来介导，它们与细胞膜上特异的受体结合成复合物后，使相关的酶活性发生变化，从而导致第二信使（cAMP、cGMP、Ca^{2+}、IP3、DG 等）含量的变化，最终通过一定途径（通常是蛋白的磷酸化）发挥功能作用。

在多种平滑肌细胞中，激活 β-肾上腺素能受体能够以 cAMP 为第二信使传递信号，导致平滑肌松弛。尿液中可以检测到腺苷酸环化酶和磷酸二酯酶的活性，具有松弛输尿管作用的异丙肾上腺素及茶碱可以提高输尿管平滑肌细胞内的 cAMP 水平，它们的作用机制分别是活化腺苷酸环化酶，促进 cAMP 合成及抑制磷酸二酯酶，减少 cAMP 的降解。cGMP 也可起到类似的第二信使作用。近年来的研究表明，平滑肌松弛因子一氧化氮（NO）即可通过激活鸟苷酸环化酶的途径，使 cGMP 浓度升高，最终导致平滑肌松弛。此外，部分 α_1 肾上腺素能及胆碱能受体，以及许多激素、神经递质还可以通过三磷酸肌醇（IP3）、二酯酰甘油（DG）作为第二信使，对输尿管平滑肌的收缩及控制起到调节作用。

4. 机械特点

肌肉的机械特征通常用力-长度关系和力-速度关系来描述，鉴于输尿管的特殊结构，在描述其机械特征时还引入第三个关系，即力-长度-直径关系。

力-长度关系表示肌肉在等长条件下受刺激产生的收缩力与肌肉的静息长度之间的关系。在一定范围内，随着输尿管被拉长（静息长度增加），其产生的收缩力逐渐增高，直至最大值，此后，如果继续增加输尿管的静息长度，收缩力反而下降。由于输尿管是中空的弹性器官，所以具有滞后效应：对某个特定的长度，输尿管回缩时的静息张力小于伸长时的静息张力，而伸长时的收缩力大于回缩时的收缩力，即力与长度的改变方向有关。输尿管还具有紧张松弛效应：在一定长度范围内，当输尿管被牵拉静张力升高后，如果保持在一个恒定的长度，静张力就会逐渐降低，这可能是输尿管对牵拉的一种机械代偿反应。

力–速度关系表示肌肉收缩负荷与长度缩短速度的关系。两者呈双曲函数关系，或曰反比例关系，随着负荷的增加，肌肉收缩速度逐渐下降。零负荷（其实是一种无法达到的理想状态）时的速度，称为最大收缩速度（Vmax），即等张收缩；而当负荷最大时肌肉产生的收缩是等长收缩或等容收缩。

由于输尿管的平滑肌呈纵向环周状或螺旋状排列，因此其长度的变化必然影响其直径，这便引出力–长度–直径关系。当输尿管内压力升高时，其局部形状发生改变，导致输尿管发生蠕动等反应。在体外情况下，腔内压力导致输尿管变形的作用较体内明显，而在体内情况下，如预先使用，受体阻滞剂利血平则能减少这种差别，这说明肾上腺素能神经系统对输尿管具有调控作用。

（三）神经生物学

输尿管的平滑肌没有神经肌肉接头，而是通过附近神经束释放的神经递质刺激产生兴奋并在肌细胞之间相互传递的。神经调控对输尿管的蠕动并非必需，但事实证明自主神经系统对输尿管的蠕动及尿液的传输均具有调节作用。

1. 副交感神经系统

输尿管上有乙酰胆碱受体及胆碱酯酶（AChE）阳性神经纤维，离体的输尿管可在电刺激下释放乙酰胆碱，且此种释放过程可以被河豚毒素阻断，这些事实均提示，但并不能完全证实副交感神经可能对输尿管功能具有调节功能。ACh 存在于突触小囊内，依赖钙离子的内流，小囊与突触前膜相融合，ACh 释放入突触间隙，最终为 AChE 所降解。胆碱类递质的毒草碱样作用可以被阿托品拮抗，而烟碱样作用可以被非去极化性神经节阻滞剂或高浓度的自体阻滞。

胆碱能激动剂如 ACh、乙酰甲胆碱、氨甲酰胆碱、乌拉胆碱均具有兴奋输尿管的功能，如增加收缩的频率和收缩的力度，ACh 还能延长鼠和猪输尿管动作电位的时程。胆碱能制剂可以直接作用于毒蕈碱样受体对输尿管产生兴奋作用，也可以通过间接导致儿茶酚胺释放的途径达到兴奋作用，应用酚妥拉明可以抵消乌拉胆碱对输尿管的兴奋作用。烟碱类制剂如尼古丁、四甲铵等首先刺激烟碱样受体，随后使其敏感性下降，从而对烟碱类制剂或内源性 ACh 不再产生反应，即传导阻滞。胆碱酯酶抑制剂抑制乙酰胆碱降解，使其在突触间隙积聚，最终也使受体敏感性下降，产生抑制作用。阿托品是乙酰胆碱毒蕈碱样作用的竞争性阻滞剂，其抑制作用随短暂的受体激活效应后出现。多数研究证实，阿托品对输尿管的活动并没有直接影响，即使其对输尿管的蠕动具有微弱的抑制效应，也是暂时和轻微的，因此在输尿管绞痛时无须常规运用。

2. 交感神经系统

输尿管上有兴奋性的 α 肾上腺素能受体和抑制性的 β 肾上腺素能受体。去甲肾上腺素（主要兴奋 α 肾上腺素能受体，同时可兴奋 β 肾上腺素能受体）可以增加电刺激引起的输尿管收缩强度，使用 α 受体阻滞剂酚妥拉明后，由于其 β 受体的兴奋作用，输尿管收缩减弱。

去甲肾上腺素是交感神经的递质，由神经元细胞以酪氨酸为前体合成。去甲肾上腺素由神经末梢释放后，部分与靶器官受体相结合，产生特定的生物效应；而绝大部分被神经元再摄取，从而调节生物反应的强度。去甲肾上腺素、新福林等 α 受体激动剂可以刺激输尿管活动，而异丙肾上腺素、间羟异丙肾上腺素等 β 受体激动剂可以抑制输尿管活动，α 或 β 受体阻滞剂可以阻滞或者减弱相应受体激活剂的作用。可卡因等对输尿管的兴奋作用缘于其对神经末梢去甲肾上腺素再摄取的抑制。

3. 肽类物质

感觉神经末梢释放的肽类物质也参与输尿管运动的调控。速激肽和降钙素基因相关蛋白（CGRP）分别具有兴奋和抑制作用，前者的兴奋作用主要位于输尿管部位，而后者的抑制作用主要位于肾盂。输尿管内含有辣椒素敏感的感觉神经，并可检测到 P 物质、神经肽 A、神经肽 K 等。低浓度的辣椒素能抑制输尿管的运动，高浓度的能兴奋输尿管运动，其机制可能分别为促进速激肽和 CGRP 的释放。

（四）流体力学

1. 肾盂输尿管连接部的生理

正常情况下，肾盂、肾盏的收缩频率较输尿管上端高，肾盂输尿管连接部（UPJ）存在一个相对阻滞区。随着尿液产生，肾盂内的压力逐渐升高，最终尿液以尿团的形式被挤入输尿管，平时一向关闭的 UPJ 具有单向活瓣作用，防止尿液由输尿管向肾盂反流。UPJ 梗阻可能是局部的狭窄或活瓣样改变所导致，也可

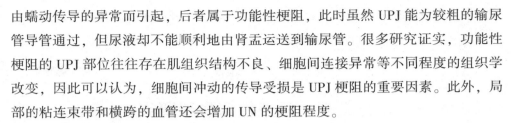

由蠕动传导的异常而引起，后者属于功能性梗阻，此时虽然 UPJ 能为较粗的输尿管导管通过，但尿液却不能顺利地由肾盂运送到输尿管。很多研究证实，功能性梗阻的 UPJ 部位往往存在肌组织结构不良、细胞间连接异常等不同程度的组织学改变，因此可以认为，细胞间冲动的传导受损是 UPJ 梗阻的重要因素。此外，局部的粘连束带和横跨的血管还会增加 UN 的梗阻程度。

2. 尿团的推进

肾盂尿液逐渐增加并通过 UPJ 进入输尿管，输尿管近端的起搏细胞发出冲动导致输尿管由近向远产生蠕动。正常情况下处于收缩状态的输尿管管壁是闭合的，其前方（远端）的尿液被以尿团的方式向远侧推进。输尿管以尿团形式传送尿液的能力远远低于其单位时间内最大尿液传送能力，这是由于在一定情况下，输尿管蠕动时管壁并不闭合，因此尿液可以液柱的形式向膀胱运输。单位时间内进入输尿管的尿液太多或由输尿管运送至膀胱的尿液太少，都会造成尿液的郁积和输尿管的扩张，就相同的梗阻程度而言，尿液产生的速度快更容易导致尿液淤积。另外，根据流体力学的原理，输尿管的直径增加会导致其内部的压力减低，从而影响尿液的传送。

当尿液产生的速度增加时，输尿管首先通过提高蠕动的频率来提高尿液传送率，当频率增加到极限值后，便只能通过增大尿团体积来达到此目的，有时几个尿团融合成为一个尿柱，甚至有时输尿管扩张后仅作为一根中空的管道来传送尿液。

膀胱内的压力对尿液的传送也有影响。正常情况下，储尿期内膀胱内部的压力处于低水平并基本保持恒定，输尿管收缩产生的压力足以克服此压力将尿液注入膀胱。当出现低顺应性膀胱或膀胱纤维化等情况后，膀胱内容量轻微的增加便导致其内压力的大幅度提高，这对输尿管内尿液运送造成重大负担，并可引起输尿管扩张。

3. 输尿管膀胱连接部的生理

正常情况下，输尿管膀胱连接部（UVJ）是一个闭合的单向活瓣，防止尿液从膀胱反流入输尿管。当蠕动波抵达此位置时，由于输尿管的收缩使尿团内的压力大于膀胱内压，尿液便喷入膀胱，输尿管的一次蠕动亦就此而止。当 UPJ 梗阻、尿液产生速度过快或膀胱内压很高时，尿液在 UVJ 部位的传送受到影响，尿团不能自如地经过 UVJ，或者由于尿团内的压力超过其后方输尿管收缩的压力，部分尿液向上反流。

重力对尿液在 UVJ 部位的传输起到一定辅助作用，特别是对输尿管增粗的人，直立位有利于输尿管内的尿液排空。从临床角度而言，长期卧床对尿潴留或输尿管扩张的患者无益处。

第二节　急进性肾小球肾炎

一、病因

本病病因目前不甚清楚，是一组病理、临床表现相似，而病因复杂的疾病。如系统性红斑狼疮、过敏性紫癜、肺出血-肾炎综合征、硬皮病、结节性多动脉炎等。约 50% 患者有前驱链球菌感染史或胃肠道、呼吸道感染表现，此称为原发性急进性肾炎。继发于上述各种疾病的称为继发性急进性肾炎。

二、发病机制

（一）抗肾小球基底膜抗体型肾炎（Ⅰ型）

此型占本病的 10%~30%，此型有抗基膜抗体，患者血中抗基膜抗体也常呈阳性，是目前公认为抗基膜抗体致病。免疫荧光检查发现，肾小球基底膜上有弥漫性线状沉积，主要成分是 IgG，亦可有 IgA、IgM 及备解素沉积，常伴有 C_3 沉积，而 IgG、C_3 也可呈颗粒状沉积。许多研究证明本病的抗原是肾小球基底膜，它是由多种成分构成的细胞外基质混合体，包括胶原Ⅳ、层粘连蛋白、硫酸类肝素糖胺聚胺、巢原蛋白和内动蛋白等。胶原Ⅳ是基底膜的主要成分，构成其骨架结构的网络系统。胶原Ⅳ分子呈典型的三股螺旋结构，现证实本病的抗原位点存在于胶原Ⅳ羧基端的非胶原区 1（NC1）。

（二）免疫复合物型肾炎（Ⅱ型）

此型占本病 30% 左右，血中可测出免疫复合物，免疫荧光检查在肾小球基膜及系膜区可见弥漫性颗粒状沉积，主要成分是 IgG、IgM，伴有 C_3，故认为是免疫复合物介导的疾病，即外源性或内源性的非肾性抗原与相应抗体形成可溶性免疫复合物在肾小球沉积，激活补体，引起肾脏炎症。

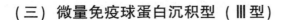

（三）微量免疫球蛋白沉积型（Ⅲ型）

此型约占本病的 50%。血中抗肾小球基底膜抗体和免疫复合物均呈阴性，荧光镜和电镜检查均未见有免疫沉积物，故可能为非免疫性损伤。近年研究发现，80% 以上此型患者血清中抗中性粒细胞胞质抗体（ANCA）阳性，由免疫复合物介导的急进性肾炎 Ⅱ 型患者 ANCA 阳性 < 5%，抗基膜抗体介导的 Ⅰ 型患者则 ANCA 极少阳性，有人提出该型命名为 ANCA 相关性新月体肾炎。ANCA 是存在于血管炎患者血清中，而上述疾病是血管炎的一部分，故有不少作用认为Ⅲ型是局限于肾脏的坏死性血管炎，又称为非免疫性坏死性肾小球肾炎。

以广泛的（超过 50%）肾小球囊内新月体形成为特点，早期以细胞成分为主，后期胶原组织及成纤维细胞浸润渐成纤维性新月体，肾小球血管袢灶性坏死，电镜下可见断裂，数周发展为肾小球硬化。免疫复合型细胞浸润较明显。常伴肾间质细胞浸润和纤维化。以上病理改变可导致肾小球结构严重的不可逆的损害，故临床上患者可于患病后的短期内出现尿毒症。表现为肺出血-肾炎综合征的患者，除肾脏病理改变外，尚有肺泡间毛细血管炎症、肺泡内出血，肺泡腔内有较多的吞噬含铁血黄素细胞，并常有局灶性肺泡纤维组织增生表现。

三、病情评估

（一）临床表现

本病患者以青、中年男性为多，其病可缓可急。缓起者病初像一般肾炎，血压开始正常，以后渐升高；若有肾病综合征存在一般也不严重，有时患者有关节及肌肉酸痛及低热。急起者临床表现常似急性肾炎，患者先感疲乏、食欲不振，继之很快出现少尿或无尿，明显血尿及水肿，而进入尿毒症期。全身性水肿，并有胸腹水。出现进行性贫血、出血倾向。如无有效治疗，多于 6 个月至 1 年内死亡。查体可见水肿以面部及下肢较明显，少数患者短期内出现心、脑并发症。

（二）实验室及其他检查

尿液检查：尿蛋白 + ~ +++，镜下血尿，红细胞 + ~ +++。红细胞管型 +。

肾功能检查：血尿素氮和肌酐逐步增高，肌酐清除率下降。

免疫学检查：血补体 CH_3、C_3 及 C_1，一般正常。部分患者血冷球蛋白增高。血和尿中纤维蛋白降解产物（FDP）常增高。

放射线检查：静脉肾盂造影可见肾脏正常大小或增大。

B超检查：肾脏正常大小或增大。

肾穿刺活检：50%以上的肾小球有阻塞性的新月体形态。

（三）鉴别诊断原发性急进性肾炎应与下列疾病鉴别

1. 引起少尿性急性肾衰竭的非肾小球病

（1）急性肾小管坏死：常有明确的肾缺血（如休克、脱水）或肾毒性药物（如肾毒性抗生素）或肾小管堵塞（如异型输血）等诱因，临床上以肾小管损害为主（尿钠增加、低比重尿及低渗透压尿），一般无急进性肾炎综合征表现。

（2）急性过敏性间质性肾炎：常有明确的用药史及药物过敏反应（低热、皮疹等）、血和尿嗜酸性粒细胞增加等，可资鉴别，必要时依靠肾活检确诊。

（3）梗阻性肾病：患者常突发或急骤出现无尿，但无急进性肾炎综合征表现，B超、膀胱镜检查或逆行尿路造影可证实尿路梗阻的存在。

2. 引起急进性肾炎综合征的其他肾小球病

（1）继发性急进性肾炎：肺出血-肾炎综合征（Goodpasture综合征）、系统性红斑狼疮肾炎、过敏性紫癜肾炎均可引起新月体肾小球肾炎，依据系统受累的临床表现和实验室特异检查，鉴别诊断一般不难。

（2）原发性肾小球病：有的病理改变并无新月体形成，但病变较重和（或）持续，临床上呈现急进性肾炎综合征，如重症毛细血管内增生性肾小球肾炎或重症系膜毛细血管性肾小球肾炎等。临床上鉴别常较为困难，常须做肾活检协助诊断。

四、急救措施

处理原则：一是尽早治疗；二是积极防治并发症。

（一）一般处理

绝对卧床，无盐、优质低蛋白饮食，预防和控制并发症。

（二）肾上腺皮质激素冲击疗法

一般剂量的皮质激素对本病治疗无效。应用甲基强的松龙0.5~1.0 g，每日或隔日1次，3次为1疗程。间歇3~5天后可再重复疗程，共2~3个疗程后改为口服强的松40~60 mg/d及环磷酰胺100~150 mg/d，共3~6个月后撤药，应用

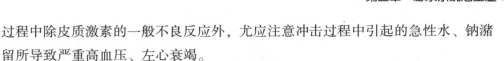

过程中除皮质激素的一般不良反应外，尤应注意冲击过程中引起的急性水、钠潴留所导致严重高血压、左心衰竭。

（三）四联疗法

据报道，病变处于早期可逆阶段时，有一定效果。

肝素：5000U 加入 5%～10% 葡萄糖液中，静脉注射，然后用维持量，全日量为 15 000～20 000U。5～10 天后改双香豆素类维持。

强的松：每日 1～2 mg/kg。

硫唑嘌呤：每日 1～3 mg/kg，或环磷酰胺每日 2～3 mg/kg。

双嘧达莫：每次 50 mg，每日 3～4 次。

（四）透析疗法

由于本病病程为持续进展，预后甚差，非透析疗法无肯定疗效，在出现终末期肾功能衰竭病例应采用腹膜透析或血液透析，对年龄大心血管功能差，有出血倾向者以选用腹膜透析为宜，拟采用血浆交换者可先做血液透析。

（五）血浆交换法

大多数作者认为如果能在发生无尿前使用，可以改善部分急进性肾炎的自然病程，提高存活率，在使用激素、免疫抑制剂、抗凝疗法及（或）透析的同时配合多次血浆交换治疗，可显著改善肾功能。早期采用此治疗方法常可挽救肺出血-肾炎综合征大量肺出血患者的生命。

（六）肾移植

若透析疗法后肾功能仍未恢复，可考虑做肾移植。若为抗肾小球基膜抗体型患者则双肾切除后，须待循环中抗肾抗体转阴后再做肾移植，以防肾炎复发。

五、监护

（一）一般监护

一是保持病区环境清洁、安静，病室应有适宜的温度和湿度，定期做好病室空气消毒；减少探访人数和次数；协助患者做好皮肤黏膜的清洁卫生，保持床铺平整、干燥，衣裤柔软，以免损伤水肿的皮肤而引起感染；进行血浆置换、透析时应注意严格无菌操作。

二是嘱患者增加卧床休息时间，尤其是全身重度水肿或有器官功能损害者。

三是体贴、关心患者，向患者及家属解释本病的相关知识及各项检查的意义和必要性，使患者自觉配合检查和治疗，减轻恐惧、紧张、焦虑、抑郁等负性情绪，以免加重病情，加速肾功能的衰退。

四是给予低盐、低优质蛋白饮食（一般为每日每千克体重 0.6~0.8 g），对于因急性肾衰竭而进行透析的患者应增加蛋白质的摄入（一般为每日每千克体重 1.0~1.3 g），以增加肌体营养和抵抗力，必要时静脉补充营养。

（二）病情观察与监护

一是注意观察生命体征、尿量、皮肤黏膜出血等情况，注意有无心、脑并发症，发现异常，及时报告医生，并协助处理。

二是注意观察药物的疗效及不良反应。行透析疗法时应做好透析护理。

（三）健康教育

一是预防感染（尤对皮肤感染及肺炎球菌感染），控制感染，纠正水、电解质紊乱。

二是指导患者绝对卧床，无盐、优质低蛋白饮食。

三是耐心向患者讲解疾病的有关知识，解除患者的思想负担，保持良好的心态，愉快地接受各种治疗。

四是向患者说明药物的作用、不良反应，使患者了解坚持疗程的意义。忌用对肾脏有毒性作用的药物，如庆大霉素、卡那霉素等。

五是出院时指导患者定期门诊复查，发现异常情况及时就诊。

第三节　急性肾衰竭

一、病因和发病机制

（一）病因

导致急性肾衰竭的原发疾病涉及临床多种学科；肾毒物质亦有药物及毒物之分。为便于诊断、治疗，常将急性肾衰的病因分为以下三类：肾前性、肾实质性、肾后性（梗阻性）。

1. 肾前性

多种疾病引起的血容量不足或心脏排出量减少，导致肾血流量减少、灌注不足、肾小球滤过率下降，出现少尿。这方面的原发病有胃肠道疾病（吐、泻）、大面积创伤（渗出液）、严重感染性休克（如败血病）、重症心脏病（如心肌梗死、心律失常、心力衰竭）等。

此型肾衰竭有可逆性，如能及时识别，经积极处理，肾缺血得到及时改善，肾脏功能恢复，则少尿症状随之消失；反之，可因病情恶化，演变成肾实质性肾衰竭。

2. 肾实质性

由肾脏本身的病变引起。常见病因分肾实质病变和肾外病理因素2种。肾实质病变多为肾小球肾炎、肾盂肾炎等；肾外病理因素包括药物类如庆大霉素、卡那霉素、新霉素、两性霉素、磺胺类、氯仿、甲醇、四氯化碳等；重金属类如汞、砷、铅、银、锑、铋等；生物毒素如蛇毒、蕈毒、斑蝥等；内生毒素如挤压伤、烧伤、误输异型血等。大量肌红蛋白、血红蛋白、肌酸及其他酸性代谢产物释出并进入血液循环，造成肾小管堵塞，引起上皮细胞坏死。

3. 肾后性

由肾以下的尿路梗阻性病变所致，如双侧输尿管同时被结石堵塞、手术误扎两侧输尿管、盆腔晚期肿瘤压迫输尿管等。肾后性急性肾衰竭如能及时发现并解除梗阻，肾功能即可恢复，不发生器质性损害。

上述各种病因中，以急性肾小管坏死为引起急性肾衰竭最常见的类型。本节将重点讨论各种病因引起急性肾小管缺血性或肾毒性损伤，导致肾功能急骤减退，其中大多数为可逆性肾衰竭，如治疗得当，可获临床痊愈。

（二）发病机制

急性肾小管坏死的发病机制尚未完全阐明，目前认为主要有以下四种学说：

1. 肾小管阻塞学说

急性肾缺血、肾中毒可直接损害肾小管上皮细胞，坏死的上皮细胞及血红蛋白或肌红蛋白等可阻塞肾小管，阻塞部近端小管腔内压升高，继之肾球囊内压增高，当压力与胶体渗透压之和等于肾小球毛细血管内压时，导致肾小球滤过停止，引起少尿、无尿。如肾小管基膜完整，数日数周后基膜上可再生出上皮细胞，使小管功能恢复。

2. 反漏学说

肾小管上皮损伤后坏死脱落，管壁破坏失去了完整性，管腔与肾间质相通，小管腔中原尿反流扩散至肾间质，引起肾间质水肿，压迫肾单位，加重肾缺血，使肾小球滤过更降低。

3. 肾血流动力学改变

急性肾衰时，由于神经体液调节因素，肾内血流重新分布，肾皮质部血流量降至正常的 50% 以下，导致肾小球滤过率明显下降，出现少尿、无尿。引起这种改变的机制如下：①有学者认为与肾内肾素-血管紧张素系统活性增高有关，由于入球小动脉收缩，肾灌注不足，肾小球滤过减少；②肾缺血时，毛细血管内皮细胞肿胀，管腔狭窄，血管阻力增加，肾小球滤过降低；③由于出球小动脉舒张，肾毛细血管内静水压降低，肾小球滤过减少。如果做肾动脉造影可显示自弓形动脉以下的分支均不显影，表示供应肾皮质肾小球的动脉收缩，这与肾素-血管紧张素系统激活有关，同时与肾内前列环素减少、血栓烷 A_2 增高有关。

4. 弥漫性血管内凝血

多见于由创伤、休克、败血症、出血热、产后出血等原因引起的急性肾小管坏死。由于肾血管收缩、肾缺血、毛细血管内皮损伤，易发生血栓形成，同时凝血过程激活、纤溶过程障碍，致纤维蛋白及血小板沉积，聚集在肾小球毛细血管壁阻碍肾血流，加重肾缺血，严重者可发生肾皮质坏死。

二、急救措施

急性肾衰竭的治疗原则主要是纠正生理功能的紊乱，防止严重并发症，尽力维持患者生命，以待肾功能的恢复。其中，急性水中毒、高钾血症是严重威胁患者生命的重要原因，处理应特别重视。

（一）纠正可逆的病因，预防额外的损伤

急性肾衰竭首先要纠正可逆的病因。对于各种严重外伤、心力衰竭、急性失血等都应进行治疗，包括输血等渗盐水扩容，处理血容量不足、休克和感染等。应停用影响肾灌注或肾毒性的药物。

应用小剂量多巴胺（每分钟 0.5~2 μg/kg）可扩张肾血管，增加肾血浆流量以增加尿量，但循证医学没有证据表明其在预防或治疗急性肾衰竭上有效。由于使用小剂量多巴胺也会增加包括心律失常、心肌缺血、肠缺血（伴增加革兰阴性

菌菌血症）和抑制垂体激素分泌的危险，故临床上不应常规使用。

应用利尿药可能会增加尿量，从而有助于清除体内过多的液体，但循证医学尚未证实利尿药治疗能改变急性肾衰竭的临床病程或降低死亡率。其他药物治疗如心钠肽（ANP）、IGF-1 等也均未证实对急性肾衰竭治疗有帮助。

（二）少尿期的治疗

少尿期常因急性肺水肿、高钾血症、上消化道出血和并发感染等导致死亡。故治疗重点为调节水、电解质和酸碱平衡，控制氮质潴留，供给适当营养，防治并发症和治疗原发病。

1. 卧床休息

所有 ATN 患者都应卧床休息。

2. 饮食

能进食者尽量利用胃肠道补充营养，以清淡流质或半流质食物为主。酌情限制水分、钠盐和钾盐。早期应限制蛋白质（高生物效价蛋白质 0.5 g/kg），重症 ATN 患者常有明显胃肠道症状，从胃肠道补充部分营养先让患者胃肠道适应，以不出现腹胀和腹泻为原则，然后循序渐进补充部分热量，以 2.2～4.4 kJ/d（500～1000kcal）为度。过快、过多补充食物多不能吸收，导致腹泻。

3. 维护水平衡

少尿期患者应严格计算 24 小时出入水量。24 小时补液量为显性失液量及不显性失液量之和减去内生水量。显性失液量系指前一日 24 小时内的尿量、粪便、呕吐、出汗、引流液及创面渗液等丢失液量的总和；不显性失液量系指每日从呼气失去水分（400～500 mL）和从皮肤蒸发失去水分（300～400 mL）。但不显性失液量估计常有困难，故亦可按每日 12 mL/kg 计算，并考虑体温、气温和湿度等。一般认为体温每升高 1℃，每小时失水量增加 0.1 mL/kg；室温超过 30℃，每升高 1℃，不显性失液量增加 13%；呼吸困难或气管切开均增加呼吸道水分丢失。内生水系指 24 小时内体内组织代谢、食物氧化和补液中葡萄糖氧化所生成的水总和。食物氧化生成水的计算为 1 g 蛋白质产生 0.43 mL 水，1 g 脂肪产生 1.07 mL 水和 1 g 葡萄糖产生 0.55 mL 水。由于内生水的计算常被忽略，不显性失水量计算常属估计量，致使少尿期补液的准确性受到影响。为此，过去多采用"量出为入，宁少勿多"的补液原则，以防止体液过多。但必须注意有无血容量不足因素，以免过分限制补液量，加重缺血性肾损害，延长少尿期。下列六点可作为观察补液量适中的指标：①皮下无脱水或水肿现象。②每日体重增加，若超过 0.5kg 或以上，提示体液过多。③血清钠浓度正常，若偏低，且无失盐基础，提示体液潴留可能。④中心静脉压在 6~10 cm H_2O，若高于 12 cm H_2O，提示体液过多。⑤胸部 X 线片血管影正常。若显示肺充血征象，提示体液潴留。⑥心率快、血压升高，呼吸频速，若无感染征象，应怀疑体液过多。

4. 高钾血症的处理

严格限制含钾药物和食物的摄入。当血钾>6.5 mmol/L，须紧急处理，主要有以下方法：①10%葡萄糖酸钙 10~20 mL，稀释后缓慢静脉注射，以对抗钾的心脏毒性；②5%碳酸氢钠 100~200 mL 静脉注射，以拮抗钾对心肌的抑制，并促使钾进入细胞内；③50%葡萄糖 50~100 mL 加普通胰岛素 6~12U 静脉注射，使钾向细胞内转移；④透析是治疗高钾血症最有效的方法。

5. 钠平衡失调的处理

稀释性低钠血症，应限制水的摄入，必要时予高渗盐水静脉注射或透析治疗。如有高钠血症，应适当放宽水的摄入。

6. 代谢性酸中毒的处理

非高分解代谢型肾小管坏死，一般代谢性酸中毒并不严重。高分解代谢型肾小管坏死，酸中毒发生早，程度重。当血二氧化碳结合力<15 mmol/L，可予 5%碳酸氢钠治疗。对于严重的酸中毒，应立即行透析治疗。

7. 低钙血症、高磷血症的处理

对无症状性低钙血症，无须处理，有症状性低钙血症，可临时静脉补钙。中、重度高磷血症可予氢氧化铝凝胶或碳酸钙口服。

8. 呋塞米和甘露醇的应用

ATN 少尿病例在判断无血容量不足的因素后，可以试用呋塞米。呋塞米可扩张血管、降低肾小血管阻力，增加肾血流量和肾小球滤过率，并调节肾内血流分布，减轻肾小管和间质水肿。早期使用有预防 ARF 的作用。关于每日剂量，有学者主张 200 mg 静脉注射为度，1~2 次/天，无效则停止继续给药。既往曾有报道每日超过 1 g 剂量，如此大剂量呋塞米对肾实质可能有损害，目前血液净化技术已普遍应用，对利尿无反应者有透析指征时应早期透析。过多依赖呋塞米拖延透析治疗可增加并发症，同时增加呋塞米的耳源性毒性。甘露醇作为渗透性利尿药可应用于挤压伤病例强迫性利尿，但对已确诊为 ATN 的少尿（无尿）患者应停用甘露醇，以免血容量过多，诱发心力衰竭和肺水肿。

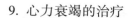

9. 心力衰竭的治疗

最主要原因是水钠潴留，致心脏前负荷增加。由于此时肾脏对利尿剂的反应很差，同时心脏泵功能损害不严重，故洋地黄制剂疗效常不佳，合并的电解质紊乱和肾脏排泄减少，则使洋地黄剂量调整困难，易于中毒，应用时应谨慎。内科保守治疗以扩血管为主，尤以扩张静脉、减轻前负荷的药物为佳。透析疗法在短时间内可通过超滤清除大量体液，疗效确实，应尽早施行。

10. 贫血和出血的处理

急性肾衰竭的贫血往往较慢性肾衰竭为轻，血红蛋白一般在 80～100 g/L，可不予特殊处理。中重度贫血应注意引起肾衰竭原发病的诊断和肾衰竭合并出血的可能。治疗以输血为主。急性肾衰竭时消化道大量出血的治疗原则和一般消化道大量出血的处理原则相似，但通过肾脏排泄的抑制胃酸分泌药（如西咪替丁、雷尼替丁等）在较长期应用时，须减量使用。

11. 营养补充

营养以维持肌体的营养状况和正常代谢，这有助于损伤细胞的修复和再生，提高存活率。急性肾衰竭患者每日所需能量应为每千克体重 35 kcal。

主要由碳水化合物和脂肪供应；蛋白质的摄入量应限制为 0.8 g/（kg·d），对于有高分解代谢或营养不良及接受透析的患者的蛋白质摄入量可放宽。尽可能减少钠、钾、氯的摄入量。不能口服的患者须静脉营养补充必需氨基酸及葡萄糖。

12. 感染的预防和治疗

自开展早期预防性透析疗法以来，在少尿期死于急性肺水肿和高血钾症者显著减少。少尿期主要原因是感染，常见为血液、肺部、尿路、胆管等感染。应用抗生素时，由肾脏排泄的抗生素在体内的半衰期将延长数倍至数十倍，极易对肾脏引起毒性反应。因此，须根据细菌培养和药物敏感试验，合理选用对肾脏无毒性的抗菌药物治疗，如第二代或第三代头孢菌素、各种青霉素制剂、大环内酯类、氟喹诺酮类等。原则上氨基糖苷类、某些第一代头孢菌素及肾功能减退易蓄积而对其他脏器造成毒性的抗生素，应慎用或不用。但近年来，耐甲氧西林金黄色葡萄球菌、肠球菌、假单胞菌属、不动杆菌属等耐药菌的医院内感染逐渐增多，故有时也须权衡利弊，选用万古霉素等抗生素，但须密切观察临床表现。有条件时，应监测血药浓度。许多药物可被透析清除，透析后应及时补充，以便维持有效血药浓度。

13. 血液透析或腹膜透析治疗

透析指征如下：①急性肺水肿，高钾血症，血钾在 6.5 mmol/L 以上；②高分解代谢状态；③无高分解代谢状态，但无尿在 2 日或少尿 4 日以上；④二氧化碳结合力在 13 mmol/L 以下；⑤血尿素氮 21.4~28.6 mmol/L（60~80 mg/dl）或血肌酐 44.2 mmol/L（5 mg/dl）以上；⑥少尿 2 日以上并伴有体液过多，如眼结膜水肿、胸腔积液、心音奔马律或中心静脉压高于正常，持续呕吐，烦躁或嗜睡，心电图疑有高钾图形等任何一种情况。

近年来采用持续性动静脉血滤疗法（CAVH）对血流动力学影响小，脱水效果好，适用于有严重水肿所致高血压、心力衰竭、肺水肿或脑水肿者，还可补充静脉高营养。无须血管造瘘，准备时间短，操作简便，但须严密监测。血液灌流术配合血液透析是由抢救急性药物或毒物中毒所致急性肾衰竭的有效措施。

14. 简易疗法

包括吸附法、导泻法及鼻胃管持续吸引。对降低血尿素氮、肌酐等体内蓄积的毒性物质有一定作用，可试用。尤其适用于不能开展透析疗法的医疗单位。

（三）多尿期治疗

多尿期开始，威胁生命的并发症依然存在。治疗重点仍为维持水、电解质和酸碱平衡，控制氮质血症，治疗原发病和防治各种并发症。部分 ATN 病例多尿期持续较长，每日尿量多在 4L 以上，补充液体量应逐渐减少（比出量少 500~1000 mL），并尽可能经胃肠道补充，以缩短多尿期。对不能起床的患者，尤应防治肺部感染和尿路感染。

多尿期开始即使尿量超过 2500 mL/d，BUN 仍可继续上升。故已施行透析治疗者，此时仍应继续透析，直至 Scr 降至 265 μmol/L 以下并稳定在此水平。临床一般情况明显改善者可试暂停透析观察，病情稳定后停止透析。

（四）恢复期的治疗

注意补充营养，逐渐增加体力劳动，适当进行体育训练。尽量避免一切对肾脏有害的因素如妊娠、手术、外伤及对肾脏有害的药物。定期检查肾功能及尿常规，以观察肾脏恢复情况。

三、监护

（一）一般监护

1. 休息

一旦急性肾功能衰竭的诊断确立后，应对患者进行临床监护。患者应卧床休息以减轻肾脏的负担，降低代谢率，减少蛋白质分解代谢，从而减轻氮质血症。

2. 保证营养与热量的摄入

急性肾衰少尿期营养很重要，应尽可能供给足够的热量。补充营养的方法有以下三种：

（1）口服法：能口服的患者，尽量鼓励口服。

（2）管饲法：恶心、呕吐，无法进食而胃肠功能正常可采用鼻饲。胃管尽量选用小号、软管。可间歇性灌注，也可用泵持续滴入要素饮食。注入液的量与浓度宜逐步增加，直至满足需要。

（3）静脉营养：不能口服、鼻饲者必须行静脉营养。可经中心静脉导管或动静脉外瘘管（透析用）输入高渗葡萄糖、脂肪乳剂及氨基酸等。定时测血糖，根据需要加入胰岛素。

3. 预防感染

（1）清洁病室环境，每日早晚通风 1 小时。

（2）病床环境每日紫外线消毒 1 次。

（3）患者每日早晚 1 次口腔护理和会阴部冲洗。每次所用创口换药，所有静脉导管拔除后应做血培养。每日 2 次用呋喃西林做膀胱冲洗。每 2 周更换 1 次尿管。

（4）由于患者病情较重，长期卧床应帮助患者翻身、擦背、按摩，减少皮肤受压时间，保持床单的平整、无渣、无褶皱，不拖拉患者，避免发生压疮和皮肤感染。

（5）年老体弱患者注意保持呼吸道通畅，避免发生上呼吸道感染及肺炎。

（二）病情观察与监护

一是做好生命体征的观察。定时测量体温、呼吸、脉搏、血压并记录，密切观察神志，注意有无嗜睡、感觉迟钝、呼吸深而大、昏迷等酸中毒表现。注意有无高血压脑病及心力衰竭征象。发现异常，及时报告医生。

二是急性肾衰竭临床最显著的特征是尿的变化。凡是有引起急性肾衰竭的病因存在，即应密切观察尿量及尿比重的变化，必要时查血生化，以期尽早发现急性肾衰竭初期患者。

三是水与电解质平衡的观察。严格记录 24 小时出入量，包括尿液、粪便、引流液、呕吐物、出汗等，如条件允许，每日应测体重 1 次。每日测定电解质及肌酐，密切观察补液量是否合适，可参考下列指标：①每日体重 $0.2 \sim 0.5$ kg；②血钠保持在 130 mmol/L（130 mEq/L），如血钠明显降低，则提示可能有水过多；③中心静脉压>1 kPa（10 cmH_2O）、颈静脉怒张、水肿急剧加重、血压增高、脉压增宽、心搏增强等表现，提示体液过多。

四是高血钾是急性肾衰患者常见的致死原因，应密切监测心电变化。一旦出现嗜睡、肌张力低下、心律失常、恶心呕吐等高血钾症状时，应立即建立静脉通路，备好急救药品，并根据医嘱准备透析物品。

五是水中毒是急性肾衰竭的严重并发症，也是引起死亡的重要原因之一。如发现患者有血压增高、头痛、呕吐、抽搐、昏迷等脑水肿表现，或肺部听诊闻及肺底部啰音伴呼吸困难、咳血性泡沫痰等肺水肿表现时，应及时报告医生，并采取急救措施。

第四节　慢性肾衰竭

一、病因

慢性肾竭主要包括原发性肾病和继发性肾病。原发性肾脏疾病，如慢性肾小球肾炎、慢性肾盂肾炎、慢性间质性肾病、多囊肾等；继发性肾脏疾病如糖尿病肾病、高血压肾病、狼疮肾炎、梗阻性肾病（如尿路结石、前列腺肥大、神经源性膀胱）等；有些患者起病隐匿，不能确定其明确病因。

二、发病机制

本病的发病机制未完全明了，有以下主要学说：

(一)"健存"肾单位学说

部分肾单位（包括肾小球及肾小管）损毁，丧失功能；而"健存"的肾单

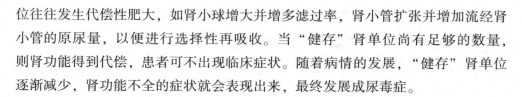

位往往发生代偿性肥大，如肾小球增大并增多滤过率，肾小管扩张并增加流经肾小管的原尿量，以便进行选择性再吸收。当"健存"肾单位尚有足够的数量，则肾功能得到代偿，患者可不出现临床症状。随着病情的发展，"健存"肾单位逐渐减少，肾功能不全的症状就会表现出来，最终发展成尿毒症。

（二）"矫枉失衡"学说

肾功能不全导致肌体代谢失衡，可通过肌体神经－体液调节，可使不平衡部分重新达到平衡，但这种调节本身却又可引起新的失衡。如当肾小球滤过率下降时，钠潴留使肌体增加利钠激素的分泌，可使尿钠排出增加。但利钠激素却影响细胞膜的 Na^+、K^+-ATP 酶，造成钠、钾交换障碍，影响细胞特别是中枢神经细胞的正常功能。这个学说，不仅补充、完整了尿毒症的发病机制，而且是指导防治尿毒症的重要理论根据。

三、病情评估

（一）临床表现

慢性肾衰竭的患者一般有多年的原发性或继发性慢性肾病史，因此应详细询问患者的患病经过，包括首次起病前有无明显的诱因，疾病类型、病程长短、病程中出现了哪些主要症状、有何特点，既往有无加重，有何诱因，治疗经过，病情有无逐渐加重、出现新的症状等。

了解既往治疗及用药情况（包括曾用药物的种类、剂量、用法、疗程，患者对药物的反应及不良反应等）。

慢肾衰的早期，除氮质血症外，往往无临床症状，而仅表现为基础疾病的症状，到了病情发展到残余肾衰竭患者肾单位不能调节适应肌体最低要求时，尿毒症症状才会逐渐表现出来。

1. 心血管系统症状

（1）高血压及由高血压引起的头痛。

（2）心包炎或心包积水，有心包填塞现象。

（3）心力衰竭：是常见的死亡原因之一。

（4）动脉粥样硬化：本病动脉粥样硬化进展迅速，是主要的死亡原因之一。

2. 消化系统症状

消化系统症状是本病最早和最常见的症状。

（1）舌和口腔溃疡、腮腺炎或牙龈出血，口腔可闻及尿臭味。

（2）食欲缺乏，恶心与呕吐，上腹部饱胀，腹痛或腹泻。

（3）消化道溃疡或出血。

3. 肌肉神经系统症状

（1）注意力不集中、焦虑不安及失眠是肾衰竭早期常有的精神症状，后期会出现性格的改变。尿毒症时常有精神异常、谵妄、幻觉、昏迷等。

（2）晚期肾衰时常有周围神经病变，感觉神经较运动神经显著，尤以下肢远端为甚。最常见的为肢端袜套样分布的感觉散失。

4. 血液系统表现

血液系统表现为贫血和出血。贫血是慢性肾功能不全必有的临床表现之一。主要由于促红素（EPO）生成减少，毒素潴留使红细胞寿命缩短及造成缺铁、缺叶酸等营养不良性贫血。

5. 皮肤症状

（1）尿毒霜：尿素随汗液在皮肤排出。

（2）皮肤瘙痒是最常见的症状。

（3）尿毒症面容：贫血、色素沉着于皮肤、面部有轻度水肿。

6. 呼吸系统表现

酸中毒时呼吸深而长，尿毒症毒素可致尿毒症性肺炎、支气管炎、胸膜炎，体液过多可引起肺水肿。

7. 肾性骨营养不良症

有纤维性骨炎、尿毒症骨软化症、骨质疏松症和骨硬化症。

8. 泌尿生殖系统症状

（1）早期为多尿、夜尿增多、水肿，晚期少尿，甚至无尿。

（2）女性有月经量减少或闭经、不孕。

（3）男性有阳痿和性欲减低现象，生殖力减弱。

9. 水电解质酸碱平衡失调

（1）失水和水过多：肾功不全对水的调节能力下降，既易失水又易水过多，是肾功不全的重要特点。

（2）高钾血症：输库存血，酸中毒也进一步加重高钾血症。表现心率过缓、传导阻滞等。严重时心搏骤停，须及时、正确处理。

（3）低钙、高磷血症：是本病最常见的表现。肾功能不全时，由于活性维

生素 D_3 合成减少，使钙从肠道吸收减少，加之磷的排出减少，进一步加重了低钙血症，由于低钙血症致使血中甲状旁腺激素增加。

（4）代谢性酸中毒：是慢性肾衰竭必有的表现之一。主要由于酸性代谢产物的潴留肾小管的排氨、泌氨作用的下降及腹泻造成碱性物质的丢失，轻者无明显表现，严重者出现呼吸深大、嗜睡、昏迷等。

10. 继发感染

尿毒症患者因体液免疫和细胞免疫功能低下，极易继发感染。常见部位为肺、泌尿系统及腹膜腔等，常可导致死亡。

（二）实验室及其他检查

尿常规检查：随原发病不同而有较大差异，可有明显异常或轻微变化，有时可完全正常。

血常规检查：明显贫血，血小板减少。

肾功能检查：血尿素氮、肌酐早期可不高，晚期明显升高。内生肌酐清除率、尿浓缩稀释试验均明显减退。

血生化检查：血浆蛋白降低，总蛋白<60 g/L，白蛋白降低更显著，常可在 30 g/L 以下。血钙偏低，而血磷高，血钾、血钠则随病情而定，可高、可低或正常。

血液气体分析：提示代谢性酸中毒。

其他检查：X 线尿路平片和造影、同位素肾图、肾扫描、肾穿刺活组织检查等，对病因诊断常有重要意义。

（三）诊断

慢性肾脏疾病病史、临床表现及内生肌酐清除率下降或血肌酐升高、贫血、双肾缩小即可诊断为慢性肾衰。但一个完整的诊断还要结合病因和功能诊断，主要与急性肾功能衰竭鉴别，后者有导致急性肾功能衰竭的原因、肾脏增大、贫血不明显等。

四、急救措施

慢性肾衰竭时肾功能损害程度不同，治疗措施也不完全相同。早、中期慢性肾衰竭的主要治疗方法包括病因和加重因素的治疗、营养治疗、并发症治疗和胃肠道透析等。终末期肾衰竭的治疗除上述治疗外，其主要有效治疗方法为透析和肾移植。第一，治疗基础疾病和使肾衰竭恶化的因素。有些引起慢性肾衰的基础疾病经积极治疗后，其肾功能可有不同程度的改善。如狼疮性肾炎的尿毒症。去除某些使肾衰竭恶化的可逆因素，亦可使肾功能得到改善。如纠正低血容量、积极控制感染、解除梗阻或纠正高尿酸血症、纠正心力衰竭、停止肾毒性药物的使用等。第二，延缓慢性肾衰竭的发展。强调在慢肾衰的早期进行。第三，饮食疗法。应给予优质低蛋白、高热量、多维生素和易消化饮食。每日蛋白质摄入量为30 g 左右，以含人体必需氨基酸的动物蛋白（如牛奶、蛋类、瘦肉和鱼）为主，尽量少食植物蛋白。每日热量不少于 146.5 kJ/kg 体重，不足者由糖和植物油供给。应选择容易消化和富含维生素 B、维生素 C、维生素 D 等的食物。第四，纠正水、电解质和酸碱平衡失调。水钠平衡：对水肿明显、尿量过少者，应严格限制食盐的摄入量，并应用呋塞米利尿，严重者应及时用透析疗法；对脱水和低钠血症者，及时口服补充，重者静脉注射适量 5% 葡萄糖盐水。低钾和高钾血症：轻度低钾血症口服氯化钾和枸橼酸钾 1~2 g，每日 3 次，重者静脉注射氯化钾；高钾血症处理参见急性肾功能衰竭。高磷和低钙血症：高磷血症者除限制磷的摄入外，还应给予碳酸钙 2 g 或氢氧化铝 10~20 mL，每日 3 次口服。低钙血症者，可口服葡萄糖酸钙或乳酸钙，出现低钙抽搐时，缓慢静脉注射 10% 葡萄糖酸钙10~30 mL。代谢性酸中毒：当二氧化碳结合力在 13.5 mmol/L 以上时，可给予碳酸氢钠 1~2 g，每日 3 次口服；若小于 13.5 mmol/L，则应静脉补碱。补碱不宜过快，以免发生低血钙和低血钾。第五，对症治疗，恶心呕吐：胃复安 5~10 g，口服或肌内注射，每日 2~3 次；口服吗丁啉 10 mg，每日 3 次；重症者可用氯丙嗪 25 mg，肌内注射或口服。高血压可顺序使用下述药物：利尿剂——呋塞米 20~40 mg，每日 2 次口服；钙通道阻滞剂——硝苯地平（心痛定）5~20 mg，每日 3 次口服；血管扩张剂——哌唑嗪 0.5~1 mg，每日 3 次口服；血管紧张素转换酶抑制剂——卡托普利（开博通）12.5~25 mg，每日 3 次，口服。贫血应用促红细胞生成素，对纠正肾性贫血效果显著，同时补充铁剂和叶酸。贫血严重者，可适量输入鲜血或红细胞悬液。心力衰竭应限制水、钠的摄入，采用强心、利尿、扩血管治疗，并配合透析治疗。第六，透析治疗。是用人工方法替代肾排泄功能，以帮助患者度过危险期，维持终末期患者生命，或为肾移植做准备。目前临床常采用腹膜透析和血液透析。第七，肾移植。将同种异体健康肾脏移植给尿毒症患者，是一种理想的治疗方法。肾脏的来源包括亲属供给和取自尸体。

五、监护

（一）一般监护

一是患者应绝对卧床休息。烦躁不安、惊厥患者须有专人护理并采取保护性措施。

二是慢性肾衰竭的饮食管理越早越好。患者营养状况是改善生命质量及预后的关键因素之一。①限制蛋白质饮食：减少饮食中的蛋白质摄入量可使血尿素氮降低，利于降低血磷和减轻酸中毒。尽早采用优质低蛋白饮食即富含必需氨基酸的蛋白，如鸡蛋、瘦肉和牛奶等。尽可能少食含植物蛋白的食物，如花生、黄豆及其制品。②摄入高热量食物：给予足够的碳水化合物和脂肪，以减少体内蛋白质的分解。可多食用人造黄油、植物油和食糖等。对伴有高分解代谢或长期热量摄入不足的患者，可经胃肠外补充热量，一般每日约需 125.5 kJ/kg。③饮食宜清淡、易消化，富含 B 族维生素、维生素 C、叶酸和钙质等，并注意烹调方法，增加食欲。氮质血症期，应采用低磷饮食，每日不超过 600 mg。对已开始透析治疗者，应改为透析时的饮食疗法。④其他：应经常测量体重，对少尿、水肿、心力衰竭者及透析期间应严格限制液体入量，以进食干饭为主，不能喝汤；无上述表现且尿量每日超过 1000 mL 者，可多饮水，以利代谢产物排出，一般不限制饮食中的钾；高血钾时，限制含钾高的食物摄入。

三是注意口腔及皮肤的护理。对于代谢产物堆积过多时，由于呼吸道及皮肤排泄，呼吸有臭味，皮肤瘙痒，影响患者食欲和休息，皮肤易抓破，每日应用多贝尔液在饭前、饭后、晨起、睡前漱口。皮肤应保持清洁，每日用热水擦洗，不用肥皂或乙醇。剪短指甲，预防压疮等。

四是每日应准确记录液体出入量，特别是尿量少尿、无尿者水分的摄入量每日应控制在 1000 mL 左右，已有明显水肿，应用强烈利尿剂，使每日尿量达到 2000 mL 以上。多尿时要防止过量利尿而引起脱水和低血钾症，对每日排尿量在 3000 mL 以上者，应注意水分的补充。

五是尿毒症后期患者由于贫血、心力衰竭、电解质紊乱、肾性骨营养不良等导致体力虚弱、情绪悲观、忧虑重重，或对治疗失去信心，故除加强基础护理外，应重视各项治疗措施，严格执行操作规程，并加强心理护理，鼓励患者树立战胜疾病的信心。

六是做好血、尿标本的采集工作，并注意血钾检验报告、心电图情况，及时报告医生。

（二）病情观察与监护

一是观察体温、脉搏、呼吸、血压的变化。每日应定时测量血压并记录，在血压高的情况下须密切注意是否有剧烈头痛、呕吐、烦躁、抽搐或昏迷等高血压脑病征象，一经发现就要立即报告医生并按医嘱给予相应的处理，对于体温升高则应考虑是否有感染，首先应观察有否咽喉痛、咳嗽、尿急、尿痛等呼吸道和泌尿道感染症状。若有感染则应通过医生并按医嘱给予抗感染药物治疗。若患者出现脉搏频率和节律的改变，同时伴呼吸困难等，应考虑是否有心功能不全的可能，及时通知医生尽早确定诊断并进行处理，如立即取半卧位、吸氧，备好抢救物品协助抢救。

二是观察有无意识改变，如嗜睡、谵妄、昏迷。这是由于代谢产物潴留、电解质平衡失调、代谢性酸中毒，共同对中枢神经作用的结果，是病情恶化的征象。一经发现就应报告医生，按医嘱执行治疗措施。

三是观察呼吸情况，注意观察患者有无深大呼吸及呼出的气中有无尿臭味。这是由大量代谢产物潴留所致。一经发现就应报告医生，按医嘱立即采血查尿素氮、pH 或二氧化碳结合力，并应及时将检验结果通知医生，按医嘱纠正代谢性酸中毒。

四是注意观察患者恶心、呕吐、腹泻的次数，粪便的性质和数量，必要时应留取标本送检。若发现患者晨间起床时有严重呕吐，则是由于患者夜间喝水少，血液浓缩，致使血尿素氮、肌酐浓度相对增高所引起，应嘱患者夜间睡前喝适量的水。若发现患者呕血、黑粪，应立即通知医生，并按上消化道出血进行护理。

五是注意患者是否有乏力、表情淡漠、厌食、恶心、呕吐等。这是由于尿毒症患者对钠的调节功能差而产生的低钠血症，应按医嘱在严格观察监护下给予高钠饮食。如果患者呈高度水肿，则可能是稀释性低钠血症；相反，若发现水肿、血压升高，应考虑为高钠血症，应按医嘱采血查血钠协助确诊。

六是若发现患者四肢软弱无力，活动困难，腹胀，心律失常，嗜睡，应考虑为由利尿、厌食、腹泻等引起的低钠血症。应根据医嘱采血查血钾确诊；相反，尿毒症患者可因感染、酸中毒、长期应用保钾利尿剂或晚期无尿，可引起高钾血症。应特别注意的是，高钾血症与低钾血症临床表现相似，都可出现四肢软弱无力、活动困难、心律失常等。要注意辨别，正确诊治。

七是慢性肾衰竭患者须每月检测尿素氮、肌酐、电解质，用以了解肾功能动态变化，及时调整治疗方案。

八是注意观察药物治疗的疗效及不良反应。如由使用利尿剂引起的脱水和循环衰竭，由使用降压药引起的直立性低血压或脑缺血发作等。若发现异常，及时报告医生并协同处理。

九是行透析疗法者，应做好透析前后的护理。

（三）健康教育

1. 生活指导

注意劳逸结合，避免劳累和重体力活动。严格遵从饮食治疗的原则，注意水钠限制和蛋白质的合理摄入。

2. 预防指导

注意个人卫生，保持口腔、皮肤及会阴部的清洁。皮肤痒时避免用力搔抓。注意保暖，避免受凉。尽量避免妊娠。

3. 病情观察指导

准确记录每日的尿量、血压、体重。定期复查肾功能、血清电解质等。

4. 用药指导

严格遵医嘱用药，避免使用肾毒性较大的药物，如氨基糖苷类抗生素等。

5. 透析指导

慢性肾衰竭患者应注意保护和有计划地使用血管，尽量保留前臂、肘等部位的大静脉，以备用于血透治疗。已行透析治疗的患者，血液透析者应注意保护好动-静脉瘘管，腹膜透析者保护好腹膜透析管道。

6. 心理指导

注重心理调节，保持良好的心态，培养积极的应对能力。

第四章　临床内科其他危重症

第一节　内分泌系统常见急危重症

一、甲亢危象

甲状腺功能亢进危象又称为甲亢危象，是指危及生命的甲状腺功能亢进状态。是在原有甲亢病情未获有效控制时，基于一些诱因，如精神刺激、感染、手术、创伤等存在和激发下，出现原有症状突然加剧的一组综合征。甲亢危象发病率不高，占甲亢住院患者的 1%~2%，但病死率却高达 30%~60%。本病可发生于任何年龄，以老年人多见，女性明显高于男性。

（一）诱因与发病机制

甲亢危象的发生往往都有诱因，由内科疾病引发的较由外科疾病引发的多见，且病情较外科性诱因引起者严重。

1. 内科性诱因

（1）感染

感染为最常见病因。常见感染部位是呼吸道，其次为胃肠道和泌尿系统。

（2）应激

应激致甲状腺激素大量释放入血。如精神过度紧张、过度劳累、高温、饥饿、药物反应、心绞痛、心力衰竭、糖尿病酸中毒、低血糖、高钙血症、肺栓塞、分娩和妊娠等为常见的应激情况。

（3）药物

过量非类固醇消炎药、化疗药物、抗甲状腺药物不适当应用、医源性甲状腺激素摄入过多等。

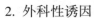

2. 外科性诱因

（1）甲亢未被控制而行手术

术前未用抗甲状腺药准备，或准备不充分，或虽用抗甲状腺药但停用过久，或用碘剂做术前准备时，用药时间过长。

（2）手术与麻醉时的应激

手术本身的应激、手术挤压甲状腺、术中乙醚麻醉均可使大量甲状腺激素释放入血。甲状腺本身的外伤、手术或身体其他部位的急症手术均能诱发危象。术后 4~16 小时发生者，考虑与手术有关；16 小时以后出现者，须寻找感染病灶或其他原因。

3. 其他因素

甲亢危象确切的发病机制和病理生理目前还不是很清楚，可能的因素有以下五种：①大量甲状腺激素释放入循环血中，即甲亢患者服用大量甲状腺激素、甲状腺手术、不适当停用碘剂、放射性碘治疗后；②血中游离甲状腺素增加，感染、甲状腺以外其他部位的手术等应激，使血中甲状腺激素结合蛋白浓度减少，与其结合的甲状腺激素解离；③肌体对甲状腺激素反应的改变，在某些因素的影响下，患者各系统的脏器及周围组织对过多的甲状腺激素适应能力降低；④肾上腺素能的活性增加，患者血中甲状腺激素增多，儿茶酚胺的作用增强；⑤甲状腺素在肝中清除降低，手术前后、其他非甲状腺疾病、进食热量的减少，均能引起 T_4 清除减少，使血中甲状腺激素量增加。

（二）临床表现

甲亢危象是原有甲亢症状的急剧加重，主要临床表现为明显的高代谢症状和过量的肾上腺素能反应，可分为典型和不典型两类表现。

1. 典型表现

甲亢危象的典型症状主要表现在四个方面，即高热、中枢神经系统的症状、循环系统的症状、消化系统的症状。

（1）高热

高热是甲亢危象的特征性表现，也是与重症甲亢的重要鉴别点。体温急剧升高，常在 39℃ 以上，一般解热措施无效。大汗淋漓，皮肤潮红，继而可汗闭、皮肤苍白和脱水。

（2）中枢神经系统症状

有精神障碍，常见焦虑、震颤、极度烦躁不安、谵妄、嗜睡，最后陷入昏迷。

（3）循环系统症状

心动过速，心率常在 160 次/分以上，与体温升高不成比例。可出现心律失常，或充血性心力衰竭、肺动脉高压、肺水肿，最终出现血压下降、心源性休克，以致循环衰竭而死亡。甲亢性心脏病者更易发生甲亢危象，预后差。

（4）消化系统症状

早期表现是恶心、腹痛。食欲极差，恶心、呕吐频繁，腹痛、腹泻明显。体重锐减、肝脾大、肝功能异常，随病情发展出现肝功能衰竭及黄疸，黄疸提示预后不良。由于进食差、吐泻及大量出汗，最终出现电解质紊乱。

2. 不典型表现

发生甲亢危象的患者如果原来有全身多脏器功能衰竭、恶液质等，危象症状常不典型。尤其是甲亢症状不典型的患者，发生危象时症状也很不典型，可能只有上述典型危象的部分症状，或仅表现出某一系统的症状。如淡漠型甲亢患者发生危象时与典型甲亢患者相反，无神经精神等兴奋表现，也无怕热、多汗，表现为淡漠加重，极度衰弱，嗜睡、反应迟钝，甚至木僵、昏迷，体温可中度上升或体温过低，皮肤干皱、汗少，心率加快不明显，甚至缓慢，极易误诊。

（三）治疗

甲亢危象前期或甲亢危象一经诊断，无须等待实验结果，应尽早开始治疗。治疗目的是纠正严重的甲状腺毒症和诱发疾病，保护肌体脏器，防止器官的功能衰竭。有条件的医院应在内科 ICU 进行甲亢危象患者的监护治疗。

1. 降低循环中甲状腺激素的水平

降低循环中甲状腺激素的水平可通过以下三种方式：①抑制甲状腺激素的合成；②抑制甲状腺激素的释放；③通过血液透析、腹膜透析、血浆置换等治疗手段迅速降低血液中甲状腺激素的水平，但由于临床应用经验较少，其临床疗效及使用后的并发症有待进一步观察。

硫脲类抗甲状腺药物可以抑制甲状腺激素的合成。碘剂能迅速抑制甲状腺结合蛋白水解，从而减少甲状腺激素的释放。同时大剂量碘剂还能抑制 T_3 与细胞受体的结合，尤其对于由甲状腺炎或外源性甲状腺激素摄入过多引起的甲亢危象，碘剂往往比抗甲状腺药物更有效。对碘剂过敏者，可改用碳酸锂 0.5~1.5 g/d，分 3 次口服。碘剂一般在给予硫脲类抗甲状腺药 1 小时后使用，但在临床应用时，常两种药同期使用，无须等待。有报道，碘化物碘番酸钠盐更有效。

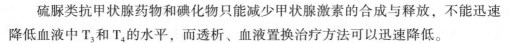

硫脲类抗甲状腺药物和碘化物只能减少甲状腺激素的合成与释放，不能迅速降低血液中 T_3 和 T_4 的水平，而透析、血液置换治疗方法可以迅速降低。

2. 抑制 T_4 向 T_3 化，降低周围组织对甲状腺激素的反应

常用药物有 β 受体阻滞剂如普萘洛尔（心得安）、利血平和胍乙啶、糖皮质激素等。应当注意的是，普萘洛尔应慎用或禁用于心功能不全，尤其心输出量减少的心功能不全、心脏传导阻滞、心房扑动、支气管哮喘等患者。

3. 对症支持治疗

对症治疗的措施如下：①密切监测心、脑、肾等器官功能，防止发生多器官功能衰竭；②补液，补充葡萄糖、维生素，以纠正电解质紊乱，保证热量供应，提高抗病能力；③氧疗，防止低氧血症和电解质紊乱可能诱发的心、脑、肾等脏器损伤，急性肝功能衰竭，急性横纹肌肌溶解；④高热时物理降温，或给予解热药，或人工冬眠疗法，口服药物可用对乙酰氨基酚，但禁用乙酰水杨酸类制剂，（人工冬眠疗法，哌替啶 100 mg，氯丙嗪、异丙嗪各 50 mg，混合后静脉持续泵入）；⑤去除诱因，防治并发症。

二、糖尿病酮症酸中毒

（一）诱因及发病机制

酮症酸中毒是糖尿病的一种严重急性并发症，当血浆酮体浓度超过 2.0 mmol/L 时的状态称为酮症。当酮酸集聚而使肌体内发生代谢性酸中毒时，称为酮症酸中毒。严重者可发生酸中毒昏迷，危及生命。

1. 诱因

应激状态常常是发生酮症酸中毒的诱因，比较多见的有以下七种：①急性感染，如呼吸道感染、肺部感染、尿路感染、皮肤化脓性感染、胃肠道感染、胆管感染、急性胰腺炎等，在任何感染病症发生严重时；②严重创伤、外科手术、麻醉、外伤、其他严重疾病如心肌梗死、心衰等应激情况下；③胃肠功能紊乱，如呕吐、腹泻或进食过量时；④治疗过程中口服降糖药或胰岛素用量不足或停用；⑤严重精神刺激；⑥妊娠，尤其是分娩；⑦少数糖尿病患者反复多次出现酮症酸中毒时，应考虑有精神因素或治疗不当或不配合治疗等因素。

发生酮症酸中毒的病例往往有几种诱因同时存在，但也有些病例诱因不明。

2. 发病机制

当糖尿病患者基于各种诱因，增加了胰岛素的负担，使糖尿病加重，体内胰岛素严重缺乏时，可产生大量酮体（乙酰乙酸、β-羟丁酸及丙酮）。同时，应激激素（糖皮质激素、儿茶酚胺、胰高糖素及生长激素等）水平明显上升，加上末梢组织对葡萄糖及酮体的利用减少。这些原因使酮症酸中患者血糖明显增高，葡萄糖及酮体的生成增多而利用减少，使其在血中浓度异常增高。血糖水平可高达 27.8 mmol/L（500 mg/dL）以上，血浆酮体 ≥8 mmol/L。

由于高血糖、高酮体、酸中毒和电解质紊乱等变化，使肌体代谢紊乱，引起一系列临床症状，严重时致昏迷，危及生命。

（二）临床表现及特征

一是发病前一天至数天，患者糖尿病症状加重，已有烦渴、多饮、多尿加重、极度软弱无力。

二是脱水明显，水分的丢失可高达体重的 10%。患者口干、舌干色红、皮肤干燥、缺乏弹性，重者眼球下陷、脉速而弱、四肢厥冷、血压降低、休克，严重时因肾血流量不足而出现少尿。

三是呼吸深而快，呼气有酮味，如烂苹果味，当血 pH 值下降至 7 以下时，可因脑干受到抑制，呼吸减慢。

四是可有饮食减少、恶心、呕吐、腹痛等；有时可出现腹部压痛，以至腹肌紧张而被误诊为外科急腹症。

五是当病情进一步加重时，则出现意识不清，并逐渐进入昏迷状态。

（三）预防

坚持严格控制血糖是糖尿病患者预防酮症酸中毒发生的最有效措施。预防包括下列措施：预防感染；依赖胰岛素者不可随便停药；糖尿病患者遇到手术、分娩等应激时应更严格地控制血糖；发生发热、恶心、呕吐等不适时，不能终止胰岛素治疗，而应积极控制病征；对于 1 型糖尿病患者，往往因酮症酸中毒作为第一症状就诊，故应时刻警惕其发生的可能性。

（四）急诊处理

若患者处于昏迷状态，要尽快明确诊断。一旦明确诊断，即刻进行紧急抢救措施。

1. 胰岛素治疗

注射普通胰岛素，可应用"小剂量胰岛素"治疗方案。①初次胰岛素静脉滴注（于生理盐水中），剂量5~10 U/小时计算（0.1 U/kg·h），同时肌注10~20 U；②待血糖降至13.9 mmol/L（250 mg/dL）时，胰岛素改为每2小时皮下注射1次，剂量可按尿糖++++16 U、+++12 U、++8 U、+4 U；③如果用胰岛素及液体治疗2~3小时后血糖仍不下降，则可能有胰岛素抵抗，应将每小时胰岛素剂量加倍。

北京协和医院内分泌科的胰岛素用法为如下：①肌内注射法，开始肌注20 U，以后每小时肌注5 U；②静脉滴注法，胰岛素用量为4~6 U/小时，溶于生理盐水中。经上述治疗如果有效，则血糖将以每小时3.3~6.7 mmol/L（60~120 mg/dL）的速度下降，在治疗过程中，须保持尿糖不少于+。在充分补充液体的情况下，若给胰岛素的头2个小时内血糖下降少于2 mmol/L（36 mg/dL）/小时，原用肌注法应改为静脉滴注，而原用静脉滴注法应将胰岛素用量加倍。在治疗开始后的第4个小时必须明确是否有胰岛素抵抗及是否需要增加胰岛素用量。当血糖下降到13.9 mmol/L（250 mg/dL）时，静脉补液改为5%~10%葡萄糖。胰岛素用量改为每2小时4~6 U肌内注射。或每小时静脉滴注2~3 U。上述的胰岛素治疗方法必须持续到动脉血pH值恢复正常，或血、尿酮体消失。

目前使用胰岛素泵或微量输液泵，以均衡速度泵入胰岛素5~10 U/小时是最好的降血糖办法，已在许多医院普遍使用，也得到很好的效果。

有统计表明，小剂量治疗后，血糖降至13.9 mmol/L的时间为3.8±1.15小时，也有报道为6.7±0.8小时。酮症纠正时间为5.45±3.64小时。有效的治疗可使血糖以3.3~6.7 mmol/L（60~120 mg）/小时的速度下降。有人认为在用静脉滴注后，在治疗开始2~4小时内血糖下降不及30%；或在6~8小时内不及50%者，应将剂量加倍。肌注后，如2小时后血糖无变化，应改为静脉滴注法。

治疗中应避免胰岛素用量过大、操之过急而发生低血糖，或因血糖下降过速，导致脑水肿及低血钾。

2. 纠正失水

严重的酮症酸中毒，可能已丧失12L水分，800 mmol的钠和钾、少量氯和镁。以每公斤体重计，丢失水分75~100 mL，钠8 mmol，氯5 mmol，钾6 mmol。因为脱水，可使有效容量下降，造成严重危害，甚至死亡。患者因灌注不足，补生理盐水：初起2~4小时应快速静脉滴注生理盐水或复方氯化钠2000 mL，24小时内，年轻患者可用至 6000 mL 左右，年老及心肾功能不全者补液不可超过 4000 mL。不宜过快过多。有学者指出，在有心肌病者或老年患者要用中心静脉压测定指导补液。一般情况下，在初起 24 小时内补液量不应超过体重的 10%。至血糖下降至 13.9 mmol/L（250 mg/dL）以下，改用 5% 葡萄糖液，或 5% 葡萄糖盐水。当患者能进食时，鼓励进流食、半流食。

3. 补钾

有人认为在本症时丢钾可达 39 g，部分钾又进入细胞内，此则与胰岛素剂量成正比。头 24 小时内，即使用小剂量胰岛素疗法，仍须用氯化钾 7.5~15 g，以后至少继续补钾 1 周，才能完全补足全身所缺的钾。如血钾低或正常，尿量充分，于治疗后 3~4 小时注意补钾，即静脉滴注氯化钾 1~1.5 g/（500 mL·小时），第一日可补钾 6~9 g。补钾时宜在心电图监护下进行，或 2~3 小时测一次血钾，防止产生高血钾。如用碳酸氢钠时，钾进入细胞更快，主张以每 100 mL 碳酸氢钠中加氯化钾 1~1.5 g，缓慢静脉滴注。每小时补钾 1 g 以上者，应用心电监护。

有文献上强调补钾量应参考血钾水平，具体方法如下：①血钾<3 mmol/L，补钾量为 26~39 mmol/h（氯化钾 2~3 g/h）；②血钾为 3~4 mmol/L，补钾量为 20~26 mmol/小时（氯化钾 1.5~2 g/小时）；③血钾为 4~5 mmol/L，补钾量为 5.5~13 mmol/小时（氯化钾 0.5~1 g/小时）；④血钾>5.5 mmol/L 停止补钾，每 2~4 小时测定血钾一次，并且连续监测心电图，若 T 波高耸，提示有高血钾，若 T 波低平并有 U 波，表示低血钾。

上述补钾量较大，必须在严密监测下进行。病情允许时应尽量口服钾盐，比较安全方便。

4. 纠正酸中毒

发生糖尿病酮症酸中毒时，使用碳酸氢钠要十分谨慎。血 pH>7.15 时不用碱剂，pH<7.0 或 HCO_3^-<5~10 mmol/L 或二氧化碳结合力至少低于 6.735 mmol/L 时，尤其是存在低血压、心律失常、循环衰竭或昏迷时，应考虑补碱。用 5% 碳酸氢钠 150 mL，pH 值为 7.0~7.15 时用半量。必要时可重复输入碳酸氢钠，直到动脉血 pH 值达到>7.1。不能应用乳酸钠；同时密切注意血钾浓度，如下降，则补充之。

5. 低磷

酮症酸中毒可致低磷。低磷除可使组织缺氧外，还可使心肌收缩受到抑制。

补磷可使酸中毒纠正较快，且减少昏迷与降低病死率。用法如下：磷酸缓冲液——磷酸二氢钾 0.4 g、磷酸氢二钾 2.0 g 加生理盐水 600 mL 及蒸馏水 400 mL，静脉滴注。如滴得快，可发生低血钙，不能常规应用，仅限于重症，伴有呼吸、循环衰竭者。

6. 寻找并去除诱因

因为患者经常死于诱因，而非酮症酸中毒。

7. 护理工作

（1）应仔细填写病症观察表，如主要的体征、实验室检查结果及治疗措施。在观察表中应及时记录出入量及进行胰岛素治疗的详细情况。

（2）开始治疗时，应该每小时测血糖一次，每两三小时测一次电解质及 pH 值。

（3）昏迷护理常规施行，测血压每小时一次。应插胃管，防止发生呕吐及吸入性肺炎。应放置导尿管，假若患者能自行排尿，则不必导尿，以免并发尿路感染。

（4）对于原有心、肾功能衰竭及虚弱者，应该测量中心静脉压，以便了解低血容量的严重程度，并用以指导输液的速度。对病情严重、有心血管功能障碍者，应静脉插管测定其中心静脉压。

（五）治愈标准

一是症状消失，失水纠正，神志、血压正常。

二是血酮体水平正常，尿酮体阴性。

三是血二氧化碳结合力、血 pH 值正常。

四是血电解质正常。

（六）预后

酮症酸中毒的病死率在国外专科医院为 5% ~ 15%。一般医院高达 20% ~ 30%。老年人中则可达 50% 以上。如长时间昏迷不醒，低血钾、少尿、无尿或长时间肠麻痹的患者的预后很差。早期诊断，合理治疗能使病死率显著降低。

三、高渗性非酮症糖尿病昏迷

非酮症性高血糖高渗性糖尿病昏迷（NKHDC）是糖尿病的严重急性并发症。特点是血糖极高，没有明显的酮症酸中毒，因高血糖引起血浆高渗性脱水和进行性意识障碍的临床综合征。

（一）病因及发病机制

诱发因素常见的有大量口服或静脉输注糖液，使用糖皮质激素、利尿剂（如呋塞米、噻嗪类、山梨醇）、免疫抑制剂、氯丙嗪、苯妥英钠、普萘洛尔等药物，急性感染，手术，以及脑血管意外、急性心肌梗死、心力衰竭等应激状态，腹膜透析和血液透析等。详细的发病机制还有待进一步研究。可能由于本病患者体内仍有一定数量的胰岛素，虽然基于各种不同原因而使其生物效应不足，但其数量足以抑制脂肪细胞脂肪分解，而不能抑制肝糖原分解和糖原异生，肝脏产生葡萄糖增加释入血流，同时葡萄糖因胰岛素不足不能透过细胞膜而为脂肪、肌肉摄取与利用，导致血糖上升。脂肪分解受抑制，游离脂肪酸增加不多，使肝脏没有足够的底物形成较多的酮体。加以本病患者抗胰岛素激素（如生长激素、糖皮质激素等）水平虽然升高，但其出现时间较酮症酸中毒患者为迟，且其上升程度不足以引起生酮作用。血糖升高，大量尿糖从肾排出，引起高渗性利尿，从而导致脱水和血容量减少。

（二）临床表现

1. 前驱期表现

NKHDC 起病多隐蔽，在出现神经系统症状和进入昏迷前常有一段过程，即前驱期，表现为糖尿病症状如口渴、多尿和倦怠、无力等症状的加重，反应迟钝，表情淡漠，引起这些症状的基本原因是渗透性利尿失水。这一期可由几天到数周不等，发展比糖尿病酮症酸中毒慢，如能对 NKHDC 提高警惕，在前驱期及时发现并诊断，则对患者的治疗和预后大有好处，但可惜往往由于前驱期症状不明显，一则易被患者本人和医生忽视；二则常易被其他并发症症状掩盖和混淆，而使诊断困难和延误。

2. 典型期的临床表现

如前驱期得不到及时治疗，则病情继续发展，由严重的失水引起血浆高渗和血容量减少，患者主要表现为严重的脱水和神经系统两组症状和体征，我们观察的全部患者都有明显的脱水表现，外观患者的唇舌干裂、眼窝塌陷、皮肤失去弹性，由于血容量不足，大部分患者有血压降低、心跳加速，少数患者呈休克状态，有的由于严重脱水而无尿，神经系统方面则表现为不同程度的意识障碍，从意识模糊、嗜睡直至昏迷，可以有一过性偏瘫。病理反射和癫痫样发作，出现神经系统症状常是促使患者前来就诊的原因，因此常误诊为一般的脑血管意外而导致误诊、误治，后果严重。和酮症酸中毒不一样，NKHDC 没有典型的酸中毒呼吸，如患者出现中枢性过度换气现象时，则应考虑是否合并有败血症和脑血管意外。

（三）诊断

NKHDC 的病死率极高，能否及时诊断直接关系到患者的治疗和预后。从上述 NKHDC 的临床表现看，对本症的诊断并不困难，关键是所有的临床医生要提高对本症的警惕和认识，特别是对中老年患者有以下临床症状者，无论有无糖尿病历史，均提示有 NKHDC 的可能，应立即做实验室检查：①进行性意识障碍和明显脱水表现者；②中枢神经系统症状和体征，如癫痫样抽搐和病理反射征阳性者；③合并感染、心肌梗死、手术等应激情况下出现多尿者；④大量摄糖，静脉输糖或应用激素、苯妥英钠、心得安等可致血糖增高的药物时出现多尿和意识改变者；⑤水入量不足、失水和用利尿药、脱水治疗与透析治疗等。

实验室检查和诊断指标。对上述可疑 NKHDC 者应立即取血查血糖、血电解质（钠、钾、氯）、尿素氮和肌酐、CO_2CP，有条件的做血酮和血气分析，查尿糖和酮体，做心电图。NKHDC 实验室诊断指标如下：①血糖 >33.3 mmol/L；②有效血浆渗透压 >320 mOsm/L，有效血浆渗透压指不计算血尿素氮提供的渗透压；③尿糖强阳性，尿酮体呈阴性或弱阳性。

（四）鉴别诊断

首先，须与非糖尿病脑血管意外患者相鉴别，这种患者血糖多不高，或有轻度应激性血糖增高，但不可能 >33.3 mmol/L。其次，须与其他原因的糖尿病性昏迷相鉴别。

（五）危重指标

所有的 NKHDC 患者均为危重患者，但有下列表现者大多预后不良：①昏迷持续 48 小时尚未恢复者；②高血浆渗透压于 48 小时内未能纠正者；③昏迷伴癫痫样抽搐和病理反射征阳性者；④血肌酐和尿素氮增高而持续不降低者；⑤患者合并有革兰阴性细菌性感染者。

（六）治疗

尽快补液以恢复血容量，纠正脱水及高渗状态，降低血糖，纠正代谢紊乱，积极查询并清除诱因，治疗各种并发症，降低病死率。

1. 补液

迅速补液，扩充血容量，纠正血浆高渗状态，是本症治疗中的关键。

（1）补液的种类和浓度

具体用法可按以下三种情况：①有低血容量休克者，应先静脉滴注等渗盐水，以较快地提高血容量，升高血压，但因其含钠高，有时可造成血钠及血浆渗透压进一步升高而加重昏迷，故应在血容量恢复，血压回升至正常且稳定而血浆渗透压仍高时，改用低张液（4.5 g/L 氯化钠或 6 g/L 氯化钠）；②血压正常，血钠>150 mmol/L，应首先静脉滴注 4.5~6 g/L 氯化钠溶液，使血浆渗透压迅速下降，因其含钠量低，输入后可有 1/3 进入细胞内，大量使用易发生溶血或导致继发性脑水肿及低血容量休克危险，故当血浆渗透压降至 330 mmol/L 以下，血钠在 140~150 mmol/L 时，应改输等渗氯化钠溶液，若血糖降至 13.8~16.5 mmol/时，改用 50 g/L 匍萄糖液或葡萄糖盐水；③休克患者或收缩压持续>10.6 kPa者，除补等渗液外，应间断输血浆或全血。

（2）补液量估计

补液总量可按体重的 10% 估算。

（3）补液速度

一般按先快后慢的原则，头 4 小时补总量的 1/3，1.5~2L，头 8 小时、12 小时补总量的 1/2 加尿量，其余在 24~48 小时内补足。但在估计输液量及速度时，应根据病情随时调整仔细观察并记录尿量、血压和脉率，应注意监测中心静脉压和心电图等。

（4）鼻饲管内补给部分液体

可减少静脉补液量，减轻心肺负荷，对部分无胃肠道症状患者可试用，但不能以此代替输液，以防失去抢救良机。

2. 胰岛素治疗

本症患者一般对胰岛素较敏感，有的患者尚能分泌一定量的胰岛素，故患者对胰岛素的需要量比酮症酸中毒者少。目前，多采用小剂量静脉滴注，一般 5~6 U/h 与补液同时进行，大多数患者在 4~8 小时后血糖降至 14 mmol/L 左右时，改用 50 g/L 葡萄糖液或葡萄糖盐水静脉注射，病情稳定后改为皮下注射胰岛素。应 1~2 小时监测血糖 1 次，对胰岛素确有抵抗者，在治疗 2~4 小时内血糖下降不到 30% 者应加大剂量。

3. 补钾

尿量充分，宜早期补钾。用量根据尿量、血钾值、心电监护灵活掌握。

4. 治疗各种诱因与并发症

（1）控制感染

感染是本症最常见的诱因，也是引起患者后期死亡的主要因素，必须积极控制各种感染并发症。强调诊断一经确立，即应选用强有力抗生素。

（2）维持重要脏器功能

合并心脏疾患者，如心力衰竭，应控制输液量及速度；避免引起低血钾和高血钾；保持血渗透压，血糖下降速度，以免引起脑水肿；加强支持疗法；等等。

第二节 血液系统危重病

一、急性粒细胞缺乏症

（一）病因和发病机制

外周血中白细胞中的 60%～70% 为粒细胞，故在多数情况下，白细胞减少也是由粒细胞减少所致。粒细胞减少和缺乏的病因和发病机制大致相同，有以下五种可能：

1. 生成减少

粒细胞在骨髓中生成，原粒、早幼粒及中幼粒都具有分裂、增殖的能力。各种微生物、放射性物质、化学毒物（苯、二硝基甲苯等）、抗癌药、氯霉素、磺胺类药、氨基比林、抗甲状腺药物等均能影响粒细胞代谢，使去氧核糖核酸合成受阻，粒细胞生成减少。当恶性肿瘤细胞浸润骨髓，粒细胞亦因生成障碍而减少。

2. 破坏增加

在正常情况下，部分粒细胞贮存在骨髓中，成为储备池。当血液或组织中粒细胞破坏超过了自骨髓内的释放数，骨髓虽呈代偿性增生活跃，但贮存池细胞呈明显耗竭状态。粒细胞破坏过多的原因是自身免疫性疾病，血清中的白细胞抗体或白细胞凝集素，使粒细胞寿命缩短。此外，亦见于急性感染、败血症和慢性炎症、脾功能亢进等。

3. 分布异常

正常情况下，约有 55% 的粒细胞在血循环中运行，构成循环池。由于外周循环池中的粒细胞大量转移到外周边缘池，聚集于血管壁上，而循环池的粒细胞则相对减少，但骨髓增生正常，白细胞寿命亦无变化，故称为假性粒细胞减少或转移性粒细胞减少。见于疟疾、异体蛋白反应、内毒素血症等。

4. 混合因素

某些疾病造血组织受损与外周血的粒细胞破坏过多可同时存在。可见于恶性组织细胞病、白血病及败血症等。

5. 其他

①慢性特发性中性粒细胞减少症，病因未详；②家族性慢性白细胞减少症，是一种较良性的白细胞减少症，与遗传有关；③周期性粒细胞减少症可能因骨髓干细胞的周期性生长抑制，生成障碍，骨髓中的中性粒细胞贮备缺乏，甚至缺失。发病周期一般为 3 周左右（15~45 天）。

（二）病情评估

1. 病史

粒细胞缺乏症大多由药物或化学毒物通过免疫反应引起，应注意详细询问病史。

2. 临床表现

起病多急骤，可突然畏寒、高热、周身不适。2~3 天后临床上缓解，仅有极度疲乏感，易被忽视。6~7 天后粒细胞已极度低下，出现严重感染，再度骤然发热。咽部疼痛、红肿、溃疡和坏死，颌下及颈部淋巴结肿大，可出现急性咽峡炎。此外，口腔、鼻腔、食管、肠道、肛门、阴道等处黏膜可出现坏死性溃疡。严重的肺部感染、败血症、脓毒血症等往往导致患者死亡。

3. 实验室及其他检查

（1）血象

红细胞及血小板计数正常。

白细胞总数低于 $2.0 \times 10^9/L$，粒细胞绝对计数常在 $(0.5 \sim 1.0) \times 10^9/L$ 之间，可低于 $0.2 \times 10^9/L$，甚至阙如。胞质中可见中毒颗粒，细胞质细胞核内可出现空泡。

（2）骨髓象

粒细胞缺乏症可出现粒系受抑制现象，粒系幼稚细胞减少或成熟障碍。红细胞及巨核细胞系常无改变。

（3）氢化可的松试验

用以测定骨髓粒细胞储备能力。试验前，连做 2~3 次白细胞计数及分类，取平均值，然后静脉注射氢化可的松 100 mg，注射后 1、3、5 小时各做白细胞计数及分类 1 次，3 小时后白细胞开始上升，5 小时达高峰，正常人上升 2 倍。

（4）肾上腺素试验

皮下注射 0.2 mg 后 20 分钟测白细胞数，如升高 $2.0×10^9/L$ 或较原水平高 1 倍以上，提示血管壁上有粒细胞过多聚集在边缘池。如无脾肿大，则可考虑为假性粒细胞减少症。

（5）白细胞凝集素

在个别免疫性粒细胞减少症患者血清中可出现白细胞凝集素，有辅助诊断意义。

4. 诊断和鉴别诊断

粒细胞缺乏症常有肯定病因，起病多急骤，结合临床表现、血象和骨髓象改变，一般不难确诊。有时须与白细胞不增多性白血病、急性再生障碍性贫血鉴别，此两种疾病常伴有贫血及血小板减少，骨髓检查可以明确诊断。

（三）急救措施

1. 去除病因

停止任何可能引起粒细胞缺乏的药物，也不应使用可能会导致骨髓功能低下的药物，如氯霉素、苯巴比妥等。

2. 预防感染

患者入院后应置于无菌层流病室内，如果条件不允许，至少置于经严格消毒措施的单人病室内，医务人员接触患者必须戴口罩、洗手，以减少交叉感染。患者饮食应注意，生冷菜肴须煮熟，注意口腔卫生，餐后及入睡前应漱口，如 0.02% 洗必泰及制霉菌素溶液（10 mL 含 100 万 U）漱口，还可口服新霉素或 SMZco、喹诺酮类制剂如氟哌酸、环丙氟哌酸进行肠道消毒。

3. 积极控制感染

发生感染者应尽早使用抗菌药物，并仔细寻找病因。进行胸部 X 线检查，反复做血、痰、尿、大便等细菌培养及药敏试验。若致病菌尚不明确亦应以足量广谱抗生素做经验治疗，待病原体及药敏明确后再调整抗生素。对一般感染常用氨基糖苷类（庆大霉素、阿米卡星等）加 β-内酰胺类药物（如氧哌嗪青霉素等）。

如上述药物无效，应改用第三代头孢菌素或抗真菌药物。

4. 支持疗法

补充足够热量，饮食高压灭菌，补充氨基酸和维生素 B 和维生素 C。

5. 促白细胞生长药物

近年来由于基因工程技术发展，粒单细胞集落刺激因子（GM-CSF）已经作为一种药物在临床应用，疗效确切，其商品名称为"生白能"。能快速促进骨髓粒细胞生长与恢复，降低死亡率。用量每日 3~6 μg/kg，皮下注射或静脉注射，连用 5~7 天。

6. 输入血液或白细胞悬液

少量输血不能显著提高白细胞，但对严重感染或衰竭的患者可提高肌体抵抗能力；输注白细胞悬液，短期内能有效地提高白细胞数量，每日应输入 2×10^{10} 个白细胞，连续 3~4 天，效果较好。

7. 肾上腺皮质激素

严重病例可在有效抗生素治疗的基础上，给予肾上腺皮质激素，剂量宜大，疗程宜短。常用的有强的松（60~80 mg/d，口服）、氢化可的松（200~300 mg/d，静脉注射）、可用地塞米松（20~30 mg/d，静脉注射）。

8. 雄激素

当无脾功能亢进，无其他代谢病或无肿瘤时均可采用。常用羟甲雄酮每日 1~2 mg/kg，分次口服，或配合小剂量泼尼松每日 10~20 mg/kg，常须用药长达 3 个月才见效。

9. 脾切除术

对脾功能亢进所致者或某些免疫性疾病引起者有效。

（四）监护

一是严重者应卧床休息，加强生活护理，避免外伤。病室应定期消毒，采取严密隔离措施，有条件者最好住在层流无菌室。医护人员接触患者应穿隔离衣，戴口罩。

二是加强营养，以高热量、高维生素和易消化的食物为宜。口腔有溃疡者，给软食或流汁，食物不宜过热或过咸。

三是加强皮肤、黏膜、口腔护理。如保持床铺清洁整齐，勤换内衣，防止压疮；有口腔溃疡者可用1%龙胆紫、利福平口腔溃疡膜涂抹；便后用 1：5000 的高锰酸钾溶液坐浴，防止肛周感染等。

四是做好患者思想工作，向患者其说明大部分患者在一段时间内均可恢复，以得到患者的配合。

五是粒细胞缺乏时，常有高热、头痛、全身乏力等感染征象，应注意观察患者咽峡部、齿龈、鼻腔、阴道、肛门等处黏膜有无坏死性溃疡；颈部或颌下有无淋巴结肿大；并注意体温及血象变化。患者体温若超过39.5℃，应给予物理降温，头部置冰袋及温水擦浴。咽痛、扁桃体发炎时，可用3%过氧化氢溶液漱口，含服溶菌酶含片，每次8万U，每日4～6次；或六神丸10粒，每日3～4次含化。

六是健康教育。①做好预防宣传工作，告诉患者对易引起白细胞减少的药物，应尽量少用或不用。应及时检查血象，以便及早发现，及早治疗。对放射线工作者或接触放射性物质者，应劝告定期检查。②指导患者注意保暖和个人卫生，避免外伤，防止交叉感染。③鼓励患者坚持治疗，定期门诊复查，以便了解病情变化。

二、急性再生障碍性贫血

（一）病因和发病机制

可分为原发性和继发性两大类。

1. 原发性（或特发性）

原因不明，占再障的半数以上，其中有的是先天性的（如Fanconi贫血），但多数无明显病因可查到。

2. 继发性

继发性是由于物理、化学、生物等因素引起，或继发于其他疾病。

（1）物理因素

各种电离辐射，如X线、放射性同位素等。放射线可直接损伤干细胞及损害骨髓微循环，影响干细胞的增殖和分化。

（2）化学因素

化学物质及药物中有一类，只要剂量较大，就会引起再障，如苯、三硝基甲苯、无机砷，各种化疗药物，如氮芥类、蒽环类（柔红霉素、阿霉素等）及抗代谢药（阿糖胞苷、6巯基嘌呤、甲氨蝶呤等）；另一类在治疗剂量下，对有些人可引起再障，较常见的有氯霉素、磺胺类药、砷剂、消炎痛、保泰松、苯妥英钠、硫氧嘧啶、他巴唑、氯丙嗪、利眠宁、金盐。有机磷农药、染发剂等在少数情况下，也可成为再障的原因。苯和氯霉素是引起再障最常见的两种化学物质及药物。氯霉素引起的再障据国内有的报告，可占再障病因中的20%～80%。

（3）感染因素

严重的细菌感染，如粟粒性结核、肺炎、伤寒、白喉等，因细菌毒素抑制骨髓造血；病毒感染，其中以肝炎（主要为病毒性肝炎）后再障最为严重，可能为肝炎病毒直接抑制骨髓、损伤干细胞或通过自身免疫产生抗干细胞自身抗体等所致；严重的寄生虫病，如黑热病、晚期血吸虫病等。

（4）生物因素

肝炎病毒及其他性质尚不清楚的病毒。

（5）其他

疾病如阵发性睡眠性血红蛋白尿（PNH）后期。

本病的病理机制尚不确切。一般认为与骨髓干细胞受损、骨髓微环境缺陷及自身免疫机制有关。在有害的化学、物理、生物等因素的影响下，骨髓造血干细胞受到损伤，自身复制率低下。干细胞的减少，最终引起全血细胞减少。骨髓微环境（包括微循环和基质）是骨髓造血功能的基础（土壤），在微环境遭受破坏后，即影响到干细胞的生长发育，以致造血功能低下。同时在自身抗干细胞抗体和淋巴细胞的细胞毒的作用下，可引起干细胞的免疫损伤，而致造血功能低下。

（二）病理

主要是造血组织减少，红骨髓总量显著减少，有一些病例的红骨髓中散在一些造血灶，造血灶中有不同比例的造血细胞成分，并可见较多的淋巴细胞及浆细胞，其增生程度可接近或超过正常。

从骨髓损害发展的快慢及范围的大小不同，再障可分为急性型和慢性型。急性型病例骨髓损害发展迅速而广泛，全身骨髓多被波及。慢性型病变进展缓慢，先累及髂骨而后波及脊椎及胸骨。除骨髓损伤外，淋巴组织、肾上腺、睾丸也有萎缩。

（三）急救措施

再障的治疗原则：寻找并尽可能去除有关致病因素；急性再障应尽早进行骨髓移植或抗淋巴细胞球蛋白（ALG）等免疫抑制剂治疗；慢性再障则以雄激素为主，辅以中药治疗、支持治疗，包括防治感染和出血及输血等。治疗要点：

1. 病因治疗：如消除有毒的重金属，停用致病或抑制造血的药物等。

2. 一般治疗：卧床休息，增加营养。保持口腔、皮肤的清洁。饮食上给易消化、高蛋白、高维生素、低脂肪饮食。

3. 对症治疗：当血红蛋白低于 60 g/L 时输血。而有明显的症状，患者代偿能力较差时，可考虑输血。输血量及间隔时间视病情而定。多次输血可导致输血反应及体内含铁血黄素沉着，故应严格掌握输血适应证。止血：可用一般止血剂，如安络血、止血敏等。出血严重可输新鲜血或浓缩的血小板悬液。鼻衄较重者，须给予局部处理。月经过多可注丙酸睾丸素，每日 25~50 mg，或给予避孕药物口服。抗感染：有感染时给予相应足量的抗生素积极控制，但不宜以抗生素作为预防药。

4. 雄激素：大剂量雄激素可以刺激骨髓造血，对慢性再障疗效较好，其发生疗效时间往往在服药 2~3 个月后，故对重型再障无效。目前常用的睾酮衍生物司坦唑醇（康力龙）口服，每次 2 mg，每天 3 次。

5. 免疫抑制剂：抗淋巴细胞球蛋白（ALG）或抗胸腺细胞球蛋白（ATG）是目前治疗重型再障的主要药物。ALG 每次 4~20 mg/kg，一日 1 次或隔日 1 次，14 日为一疗程。也可与其他免疫抑制剂（环孢素）同时用。除环孢素以外，临床上还常用大剂量甲泼尼龙、大剂量静脉丙种球蛋白治疗重型再障。应根据患者不同情况分别采用或联合应用。环孢素亦可用于慢性再障。

6. 造血细胞因子：主要用于重型再障，可在用免疫抑制剂的同时或在其以后使用，有促进血象恢复的作用，是必不可少的治疗。包括粒系集落刺激因子（G-CSF）、粒-单系集落刺激因子（GM-CSF）及红细胞生成素（EPO）等。G-CSF，开始每日 2~5 μg/kg，以 5% 葡萄糖注射液稀释后皮下注射或静脉注射，根据中性粒细胞升高的情况增减剂量或停止用药；GM-CSF，开始每日 3 μg/kg，皮下注射，一般 2~4 日白细胞开始升高，以后调节剂量，使白细胞升高至希望水平；EPO，开始剂量为 50~150 U/kg，静脉注射或皮下注射，每周 3 次，视红血胞比容或血红蛋白水平调整剂量或调节维持剂量。

7. 骨髓移植：主要用于重型再障。最好在患者未被输血、没有发生感染前早期应用。患者年龄不应超过 40 岁，有合适的供髓者。

（四）监护

1. 一般监护

（1）合理安排休息与活动，重症患者应卧床休息，一般患者应适当休息，避免劳累，减低氧耗。病情稳定后，与患者及家属共同制订日常活动计划，并指导活动，保证安全。

（2）给予高热量、高蛋白、丰富维生素、易消化的软饭或半流质，以补充能量消耗，大出血患者应暂禁食。

（3）加强心理护理，除表现出对患者倍加关心与同情外，要多与患者接触，加强沟通，了解其思想顾虑；解释通过积极治疗，能控制病情，缓解症状；介绍如何减少出血及感染的措施，防止病情恶化；鼓励患者正确面对疾病，消除不良情绪；争取家属的关心，使患者获得心理支持，积极配合治疗和护理。

（4）对有出血倾向的患者，应指导其保持皮肤及口腔清洁，避免皮肤黏膜损伤，如禁止挖鼻、剔牙、刷牙时不要用力等。

（5）保持病室清洁、定期消毒，外周血中性粒细胞<0.5×10^9/L 时应进行保护性隔离，预防交互感染；进行各项护理操作时要严格遵守无菌原则；观察体温变化，及时发现继发性感染，并积极配合医生进行抗感染治疗。

2. 病情观察与监护

（1）急性型再障患者症状严重，预后差，应特别注意有无感染和出血倾向，尤其是消化道和颅内出血。注意观察患者的口腔黏膜、牙龈、鼻黏膜及皮肤等处有无出血情况。女性患者应详细询问月经量有否增多。如发生消化道或颅内出血，应立即通知医生，并做好各种抢救准备。

（2）注意观察药物的不良反应，长期用雄激素可出现痤疮、水肿、体重增加、毛发增多，应向患者解释，消除顾虑。

3. 健康教育

（1）保持良好的生活、卫生、饮食习惯和精神上的乐观。劳逸结合，适当营养，增强身体素质。

（2）严格掌握用药适应证，防止滥用对造血系统有损害的药物。

（3）防止受凉感冒，传染病流行季节勿到公共场所，以免感染。

三、弥散性血管内凝血

弥散性血管内凝血（DIC）是由多种致病因素导致肌体微细血管内广泛血栓形成，继而出现凝血因子及血小板大量消耗和继发性纤维蛋白溶解亢进（以下简称纤溶亢进）为特征的一种全身性血栓-出血综合征。

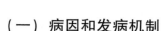

（一） 病因和发病机制

血管内血栓形成的主要病理过程是血管内凝血过程的启动和血小板激活。引起血管内凝血过程启动和血小板激活的原因是多样的，但归纳起来是血管内皮损伤和组织损伤。而引起血管内皮损伤和组织损伤的相关疾病主要见于以下四种：

1. 感染性疾病

（1） 细菌感染：革兰阴性细菌感染，如由脑膜炎双球菌引起的暴发性流脑、胆道感染、伤寒、暴发性菌痢、败血症等；革兰阳性细菌感染，如由溶血性链球菌、金黄色葡萄球菌及肺炎双球菌引起的败血症。

（2） 螺旋体病：如钩端螺旋体感染。

（3） 立克次体感染：如斑疹伤寒、恙虫病。

（4） 病毒感染：流行性出血热、重症肝炎、乙型脑炎、天花、麻疹、传染性单核细胞增多症、巨细胞病毒感染等。

（5） 真菌感染：霉菌性败血症。

（6） 原虫感染：脑型、恶性疟疾、黑热病等。

（7） 诱发因素：①病原体、毒素或免疫复合物损伤血管内皮，使其下的胶原暴露；②致病性微生物直接激活因子Ⅻ，启动内源性凝血途径；③组织损伤激活外源性凝血途径；④微循环障碍导致组织缺氧、酸中毒损伤内皮细胞；⑤继发性红细胞、血小板损伤激活内源性凝血途径；⑥严重肝细胞损伤致使对活化的凝血因子清除能力减弱，抗凝血酶–Ⅲ及纤溶酶原合成减少；⑦单核–吞噬细胞系统功能受抑制。

2. 组织损伤

（1） 外科疾病：如广泛性手术、血管外科手术、大面积烧伤、挤压综合征、毒蛇咬伤、急性出血性胰腺炎等。

（2） 产科疾病：如羊水栓塞、胎盘早期剥离、子痫、先兆子痫、刮宫、死胎残留、感染性流产较为常见。

（3） 恶性肿瘤：如胰、胃、前列腺及支气管癌、黏液腺癌，尤其是肿瘤晚期广泛转移的患者。

（4） 白血病：各型白血病，其中以急性早幼粒细胞白血病（尤其是经化疗后）最多见。

3. 肝病

急性重型肝炎、亚急性重型肝炎和肝硬化等严重肝病的全身性出血常和 DIC

有关。

4. 其他

严重的输血、输液反应、肺源性心脏病、急性坏死性胰腺炎、急性坏死性肠炎、某些结缔组织病、药物过敏、毒蛇咬伤及中暑等都可能诱发 DIC。

(二) 急救措施

治疗原则包括积极治疗原发病、阻断 DIC 的病理过程（抗凝治疗）、补充缺乏的凝血成分和抑制纤溶活性。

1. 积极治疗原发病

这是治疗成败的关键，它常常可迅速终止或明显减弱血管内凝血的过程，也可使抗凝等其他治疗易于奏效。如有效地控制感染，清除原发性感染灶，及时果断地清除子宫内致病性因素，纠正酸中毒与休克状态。

2. 抗凝疗法

抗凝治疗的目的在于阻断血管内凝血的病理过程，目前仍以肝素为主。主要用于 DIC 高凝期伴明显血栓形成，或病因不能迅速驱除时。消耗性低凝期或纤溶亢进期应慎用肝素，但经积极治疗原发病和补充凝血成分的治疗，出血仍不能控制，而且 DIC 的病因持续存在，应加用肝素以阻断仍未终止的血管内凝血过程。

肝素应用方法：剂量应因人而异。一般首次用量为 0.5～1 mg/kg，每 4～6 小时给 1 次维持量，维持量一般为 0.25～0.5 mg/kg。具体应根据试管法凝血时间的测定来监护肝素用量，使凝血时间控制在 20～30 分钟，如<20 分钟，可酌情加量；>30 分钟，应及时减量或停用。同时严密观察临床病情进展和有无出血加重的倾向。急性 DIC 一般须持续治疗 3～5 天，当临床上出血基本停止，休克纠正，急性肾功能衰竭等血栓形成表现得以恢复，即可开始减量，2～3 天内完全停用。实验室检查结果也可作为减量和停药的参考。肝素停药时，原则为逐渐减量至停药。下列指标可停药，如出血停止、休克改善、尿量增多、血小板计数回升、凝血酶原时间较前缩短 5 秒以上。对肝素应用过量时，可用鱼精蛋白与肝素对抗，可抗 1∶1，即鱼精蛋白 1 mg 中和 1 mg 的肝素（1 mg 125～130U）。鱼精蛋白一般用量 25～50 mg，一次量不超过 50 mg，静脉内缓注 3～10 分钟。

肝素治疗失败的原因：①使用太晚，微血管内血栓已广泛形成，造成器官与组织不可逆性损害；②如纤维蛋白已经形成，肝素无法阻止其在微血管内沉积；③剂量不够或用药时间太短；④原发病太重，未消除诱因；⑤蛇毒引起的 DIC，用肝素不能抑制蛇毒凝血酶。

其他抗凝治疗：低分子右旋糖酐（分子量以 25 000~40 000 为宜）以扩充微循环、修复损伤的血管内皮细胞。防止血小板黏附和聚集，每日 500~1000 mL，分 2 次静脉注射。若在 500 mL 右旋糖酐内加入 100~200 mL 潘生丁（每日 200~400 mg），可获得更好的疗效。但应防止低分子右旋糖酐及潘生丁所引起的血压下降、出血加重和头痛等不良反应。或潘生丁 100 mg，肌内注射，或 200~400 mg 加入 5%葡萄糖溶液 500 mL，静脉注射。

3. 补充血小板及凝血因子

适应证：①DIC 出血倾向严重或继发性纤溶亢进时；②与肝素治疗同时进行。为提高凝血因子和血小板的水平，可输新鲜血浆或新鲜全血。若纤维蛋白原明显减少可输纤维蛋白原。纤维蛋白原每克制剂可提高血浆纤维蛋白原 25 mg/dL，血小板降低时，每次输入血小板 8 个单位。凝血酶原复合物（PPSS），含因子 II、VII、IV、X，每瓶 200U，相当 200 mL 新鲜血的因子量。加入 5%葡萄糖液 50 mL 静脉注射。维生素 K_1、维生素 K_3、维生素 K_4 5~10 mg 口服或肌内注射，2~3 次/天。

（三）监护

1. 一般监护

安静卧床，保持心情平静，对于神志清醒者尤为重要。向患者解释积极配合治疗，病情会逐渐好转，避免其情绪紧张。做好家属工作，给予理解和配合。保持呼吸道通畅，持续吸氧，以改善组织缺氧状况及避免脑出血发生。

2. 病情观察与监护

严密观察病情变化，及时识别 DIC 的早期征象，注意有无寒战、面色苍白、四肢厥冷、指（趾）发绀、皮肤有无花斑、脉细弱、血压降低、尿少等情况。注意有无嗜睡、烦躁、意识障碍、昏迷及肢体瘫痪等神经系统表现。发现异常，及时报告医生并协助处理。

护士应备齐抢救设备及药品，积极配合医师及时治疗原发病及抗休克治疗，并协助医师及时测定凝血时间，以助诊断。DIC 晚期可有广泛性出血，常见有皮肤黏膜或内脏出血、鼻出血、齿龈出血、血尿、脑出血等，应配合医师抢救，如鼻出血时可用 0.1%肾上腺素棉球或碘仿纱条填塞鼻腔。齿龈出血时先用生理盐水含漱，再用消毒纱布压迫牙龈出血。穿刺或注射部位易出血不止，操作后用消毒棉球或棉球按压局部 3 分钟以上，至出血停止为止。如有呕血、黑便等消化道出血时，可暂禁食，按病情需要给流质饮食，并按消化道出血常规护理。剧烈头痛、视物模糊疑为脑出血时，应将头部抬高和冷敷。疑有颅内压增高时，按医嘱及时给降颅压药物。护士要熟悉肝素、链激酶等药物的药理、用法及不良反应，发现异常，速告医师并协助处理。

3. 对症护理

DIC 时所发生多部位出血倾向，应根据不同情况予以护理。①皮肤出血：衣服、被单应柔软，翻身宜轻。穿刺和注射部位可行压迫止血。患者接受抗凝治疗时，尽量减少有创伤性检查和肌内注射。②鼻出血：鼻部冷敷，用 1：1000 肾上腺素棉条或凡士林纱条填塞鼻腔。③口腔黏膜出血：用生理盐水或 1：5000 呋喃西林液漱口加强口腔护理。④呕血：按上消化道出血护理。

4. 健康教育

易诱发弥散性血管内凝血的基础疾病存在，如感染性疾病、病理性产科、恶性肿瘤的患者要及时积极治疗。急性型弥散性血管内凝血预后较差，死亡原因多与原发病较重、诱因不能及时去除、诊断不及时及治疗不当有关。

第三节　神经系统危重病

一、脑血栓形成

脑血栓形成是脑部动脉粥样硬化和血栓形成，使血管腔变窄成闭塞，产生由急性脑供血不足引起的脑局部组织软化、坏死，引起急性或亚急性脑的局灶性神经功能障碍。本病占全部急性脑血管病的 50%~60%。

（一）病因和发病机制

1. 病因

脑梗死病变最常见的病因是动脉粥样硬化，其次为各种原因的脑动脉炎（钩端螺旋体病、结核、红斑性狼疮、结节性多动脉炎、大动脉炎和其他非特异性脑动脉炎等），以及少见的血管外伤、先天性动脉狭窄、真性红细胞增多症等。脑梗死的形成常在血管壁病变的基础上，伴有血流动力学（脑灌注压的突然降低）改变、血液成分异常和血液黏滞度升高或血压与黏度比值异常的条件下发生。

脑的任何血管均可发生血栓，但以颈内动脉、大脑中动脉最为多见，基底动脉和椎动脉分支为次之。当血压降低、血流缓慢和血液黏稠度增高时，血小板，

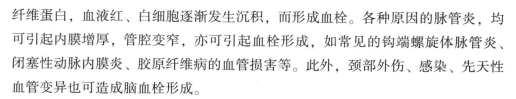

纤维蛋白，血液红、白细胞逐渐发生沉积，而形成血栓。各种原因的脉管炎，均可引起内膜增厚，管腔变窄，亦可引起血栓形成，如常见的钩端螺旋体脉管炎、闭塞性动脉内膜炎、胶原纤维病的血管损害等。此外，颈部外伤、感染、先天性血管变异也可造成脑血栓形成。

2. 临床类型

（1）依据症状体征演进过程

①完全性卒中：发生缺血性卒中后神经功能缺失症状体征较严重、较完全，进展较迅速，常于数小时内（<6小时）达到高峰。

②进展性卒中：缺血性卒中发病后神经功能缺失症状较轻微，但呈渐进性加重，在48小时内仍不断进展，直至出现较严重的神经功能缺损。

③可逆性缺血性神经功能缺失：缺血性卒中发病后神经功能缺失症状较轻，但持续存在，可在三周内恢复。

（2）依据临床表现

大面积脑梗死：通常是颈内动脉主干、大脑中动脉主干或皮质支完全性卒中，表现病灶对侧完全性偏瘫、偏身感觉障碍及向病灶对侧凝视麻痹。椎基底动脉主干梗死可见意识障碍、四肢瘫和多数脑神经麻痹等，呈进行性加重，出现明显的脑水肿和颅内压增高征象，甚至发生脑疝。

分水岭脑梗死：是相邻血管供血区分界处或分水岭区局部缺血，也称为边缘带脑梗死。多因血流动力学障碍所致，典型发生于颈内动脉严重狭窄或闭塞伴全身血压降低时，亦可缘于心源性或动脉源性栓塞。常呈卒中样发病，症状较轻、恢复较快。CT可分为以下类型：①皮质前型，病灶位于额中回，可沿前后中央回上部带状走行，直达顶上小叶，是大脑前、中动脉分水岭脑梗死，出现以上肢为主的偏瘫及偏身感觉障碍，如情感障碍、强握反射和局灶性癫痫，主侧病变出现经皮质运动性失语；②皮质后型，病灶位于顶、枕、颞交界区，是大脑中、后动脉或大脑前、中、后动脉皮质支分水岭区梗死，常见偏盲，下象限盲为主，可有皮质性感觉障碍，无偏瘫或较轻，约半数病例有情感淡漠、记忆力减退或Gerst-mann综合征（角回受损），主侧病变出现经皮质感觉性失语，非主侧可见体象障碍；③皮质下型，病灶位于大脑深部白质、壳核和尾状核等，是大脑前、中、后动脉皮质支与深穿支分水岭区，或大脑前动脉回返支（Heubner动脉）与大脑中动脉豆纹动脉分水岭区梗死，出现纯运动性轻偏瘫或感觉障碍、不自主运动等。

出血性脑梗死：是脑梗死灶的动脉坏死使血液漏出或继发性出血，常见于大面积脑梗死后。

多发性脑梗死：是两个以上不同供血系统脑血管闭塞引起的梗死，是反复发生脑梗死所致。

（二）急救措施

1. 急性期治疗

入院前应争分夺秒，将脑梗死患者在最短时间内送至相应的医疗机构，以做恰当处理。治疗原则是维持患者生命需要，调整血压，防止血栓进展，增加侧支循环，减少梗死范围，挽救半影区，减轻脑水肿，防治并发症。

由于脑血栓患者致病原因各异，病情轻重及就诊时间不同，治疗时应遵循个体化原则。

（1）一般处理

急性期应静卧休息，头放平，以改善脑部循环。对于脑水肿明显、伴意识障碍者，可立即予以吸氧及降颅压治疗，如静脉注射地塞米松、甘露醇等。对血压偏高者，降压不宜过快、过低，使血压逐渐降至发病前水平或 20/12 kPa 左右。血压偏低者头应放平或偏低，可输胶体物质或应用升压药维持上述水平，吞咽困难者给予鼻饲。预防压疮，保持口腔卫生。

（2）控制血压

除非血压过高，一般在急性期不使用降压剂，以免血压过低而导致脑血流灌注量的锐减，使梗死发展及恶化。维持血压比患者病前平日血压或患者年龄应有的血压稍高水平。

（3）控制脑水肿

急性脑梗死中颅内压增高并不常见。大脑中动脉主干、颈内动脉梗死者可产生急性颅内压增高，但几乎所有的脑梗死者均有脑水肿，并以发病后 2~5 天为最明显。常用的脱水制剂有以下四种：

①甘露醇：20%甘露醇 125 mL，静脉注射，每 8~12 小时 1 次，脑水肿明显者可用 20%甘露醇 250 mL 静脉注射，6~8 小时 1 次。治疗中应随访尿常规和肾功能，血尿和尿中见到管型应当减量或停用。

②甘油果糖：10%甘油果糖 250~500 mL，静脉注射，每日 2 次。

③20%人体白蛋白：10~20 g 静脉注射，每日 1~2 次。适用于发病 24 小时后的严重脑水肿患者。

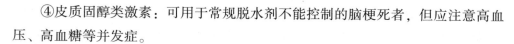

④皮质固醇类激素：可用于常规脱水剂不能控制的脑梗死者，但应注意高血压、高血糖等并发症。

（4）控制高血糖

脑梗死后，急性期有 20%～30% 的患者出现血糖升高。不管是糖尿病，还是应激性血糖升高，都与脑梗死的预后直接相关。因此，除了血糖升高用降血糖药物控制高血糖外，脑梗死后 24～48 小时，不输葡萄糖液体，而用生理盐水、706 代血浆等。

（5）溶栓治疗

近年来，根据临床和实验研究证明，正常体温下脑组织完全缺血 4～8 分钟将产生不可逆的结构改变，即中心坏死区，难以救治。周围的缺血半暗带或半影区是治疗的焦点。可以肯定缺血时间窗（time-window）对急性脑血栓形成的治疗具有重要指导意义。脑血栓形成发生后要像对待急性心肌梗死一样早期溶栓，尽快恢复血供是"超早期"的主要处理原则。

目前国内外常见的溶栓剂有以下三种：

①尿激酶（UK）：可促进纤溶酶活性，使纤维蛋白溶解，使血栓崩解消散。可用 6～30 万 U 溶于 250 mL 生理盐水中静脉注射，每日 1 次，可连用 5 天，须注意出血并发症。

②链激酶（SK）：能使纤维蛋白酶原转变为有活性的纤维蛋白酶，而使血栓溶解。用法：首次剂量 20 万～50 万 U 加入生理盐水 100 mL 中静脉滴注，30 分钟滴完。维持剂量为每小时 5 万～10 万 U 加入生理盐水或葡萄糖溶液中持续静脉注射，直至血栓溶解或病情不发展为止，一般用 12 小时至 5 天。主要不良反应为出血，少数患者有发热、寒战、头痛等反应，可对症处理。为减少反应，在应用之前，先应用地塞米松 2 mg 或抗组胺药物。

③组织型纤溶酶原激活剂（t-PA）：该药是纤溶系统的主要生理激活剂，是一种能迅速消除血栓的第二代溶栓剂。研究表明，它对血凝块有专一性，能选择性作用于血栓局部，不引起全身性纤溶状态；可静脉大剂量使用，无出血并发症。t-PA 是一种人类天然蛋白质，具有无抗原性，重复使用安全，无过敏反应等优点，认为是一种十分理想的溶栓新药。由于药源缺乏，使用甚少。

（6）抗凝治疗

适用于非出血性梗死，尤其进展型中风，亦可预防再次血栓形成。在治疗开始前及治疗中须多次监测凝血时间及凝血酶原时间。

①肝素：成人首次剂量以 4000~6000 U 为宜。以后一般以肝素 12 500~25 000 U 溶于 10%葡萄糖液 500~1000 mL，静脉注射，每日 1 次，使用 1~2 天。以后根据病情及实验室检查结果调整药量。出血性疾病、活动性溃疡病、严重肝肾疾患、感染性血栓及高龄患者忌用。

②双香豆素：可在肝素的同时口服，第 1 天 200~300 mg，以后维持量每日 50~100 mg，治疗天数依病情而定。治疗中应使凝血酶原指数在 20%~30%，或凝血时间（试管法）维持在 15~30 分钟。应经常检查有无血尿及其他出血倾向，如有出血立即停药，并用鱼精蛋白静脉注射对抗。

③华法林：第 1 天给药 4~6 mg，以后每日 2~4 mg 维持。

④藻酸双酯钠：研究表明该药具有抗凝、降低血黏度、降血脂和改善微循环作用。常用剂量为每日 1~3 mg/kg 静脉注射，10 天一疗程。目前认为，该药疗效确切、显著，无明显不良反应及出血倾向，是治疗脑血栓形成比较理想的药物。

2. 恢复期治疗

要加强语言训练、被动运动、按摩、防止关节挛缩及足下垂。采用理疗、超声波治疗、针灸等综合康复治疗均有一定疗效。

（三）监护

一是急性期患者应卧床休息，取头低位，以利脑部的血液供给。有眩晕症状的患者，头部取自然位，避免头部急转动和颈部伸屈，以防因脑血流量改变而加重头晕和产生不稳感。病情稳定后鼓励患者早期于床上或下地活动。

二是起病 24~48 小时后，仍不能自行进食的病人应给予鼻饲。对有高血压、心脏病的患者，可根据病情给予低脂或低盐饮食。

三是昏迷患者按昏迷护理常规护理。

四是由于患者长期卧位，要加强皮肤、口腔及大小便的护理，防止压疮的发生。早日进行被动、主动运动，按摩患肢，以促进血液循环。

五是加强心理护理，由于老年人在病前曾看到脑梗死后遗症对健康的危害，因此都存有不同程度的恐惧感。瘫痪和失语会造成自理能力的丧失，给患者增加了精神上的负担，要做好精神护理，安慰、照顾患者，使其积极配合治疗。

六是密切观察病情变化，注意患者的意识改变、呼吸循环状况、瞳孔大小及对光反射、体温、脉搏、血压等，并详细记录。发现异常，及时报告医生。

七是应用双香豆素类或肝素等药物抗凝治疗时，应严格执行医嘱，密切观察患者皮肤、黏膜、大小便、呕吐物，注意有无出血倾向，如有出血立即通知医生。

八是观察血压变化，备好止血药物，做好输血准备。

九是使用链激酶或尿激酶溶栓治疗者，注意有无发热、头痛、寒战或其他过敏反应，观察有无出血倾向。发现异常，及时报告医生处理。

十是健康教育。①积极防治高血压、糖尿病、高脂血症、高血黏稠度等脑血管疾病的危险因素，尤其是患高血压的老年人，必须定期监测血压，定期有规律地服用降压药物。高脂血症能促进动脉粥样硬化和血液黏稠度增高等血液流变学变化，所以老年人应定期复查血脂、血糖、胆固醇等。注意劳逸结合，避免过度地情绪激动和重体力劳动。②多食谷类、豆类、蔬菜、水果等高复合碳水化合物、高纤维、低脂肪的食物，少食甜食，戒除烟酒，保持大便通畅。③出院时应注意指导患者避免过度劳累和精神刺激，加强瘫痪肢体功能锻炼，低脂饮食，多吃新鲜蔬菜，坚持语言训练。

二、脑出血

脑出血（ICH）是指原发性非外伤性脑实质内出血，又称为原发性或自发性脑出血。据我国 6 个城市调查，其患病率为 112/10 万，年发病率为 81/10 万，大多发生于 5~70 岁，男性多于女性，以冬、春季好发。该病起病急骤，主要临床表现为头痛、呕吐、意识障碍、偏瘫、偏身感觉障碍和偏盲等。

（一）病因

高血压和动脉粥样硬化是脑出血最常见的病因，多数高血压和动脉硬化同时并存。其他少见的原因如先天性脑血管畸形、先天性动脉瘤、血液疾病及脑动脉炎等。持续的高血压可使脑内小动脉硬化，发生脂肪玻璃样变，可形成微动脉瘤。另外，因脑内动脉外膜不发达，且无外弹力层，中层肌细胞少，故管壁较薄。再者大脑中动脉所发出的深穿支（豆纹动脉）呈直角，在用力、激动等外加因素使血压骤然升高的情况下，可造成动脉破裂出血，所以脑出血最好发的部位是基底节区，约占80%；其次是脑叶的白质、脑桥和小脑，约占20%。基底节区的出血按其与内囊的关系可分为以下三种类型：①外侧型，出血位于壳核、带状核和外囊附近；②内侧型，出血位于内囊内侧和丘脑附近；③混合型，为外侧型或内侧型扩延的结果。脑桥出血多发生于被盖部与基底部交接处；小脑出血好发于小脑半球。

（二）病情评估

1. 临床表现

了解起病的方式、速度及有无明显诱因。是否在白天活动中发病，是否因情绪激动、过分兴奋、劳累、用力排便或脑力过度紧张。起病前有无头昏、头痛、肢体麻木和口齿不利。起病后主要的症状特点，是否存在头痛、呕吐、打呵欠、嗜睡等颅内高压症状。既往有无高血压、动脉粥样硬化、血液病和家族脑卒中病史。了解目前的治疗与用药情况，是否持续使用过抗凝、降压等药物。评估患者及家属心理状态，有无焦虑、恐惧、绝望等心理。

起病急骤，绝大多数患者出现不同程度的意识障碍，并伴有头痛、恶心、呕吐等急性颅内压增高症状。重症者迅速进入深昏迷，呕吐咖啡状胃内容物，面色潮红或苍白，双侧瞳孔不等或缩小，呼吸深沉，鼾声大作，大小便失禁或潴留。

根据出血部位可相应地出现神经系统症状和体征。

（1）内囊出血最多见，典型表现为三偏综合征：对侧偏瘫、偏身感觉障碍及同向偏盲。出血侧如为主半球则可出现失语。

（2）桥脑出血重症常迅速波及双侧，瞳孔呈针尖样，中枢性高热，双侧面瘫和四肢强直性瘫痪。出血破入第四脑室呈深昏迷、高热、抽搐、呼衰死亡。轻症常累及单侧，表现交叉性瘫痪，即病灶侧面瘫、外展麻痹或面部麻木，对侧上下肢瘫痪，头和双眼偏向健侧，双眼凝视。

（3）小脑出血暴发型者突然死亡。多数突感后枕部剧痛、眩晕、呕吐、复视、步态不稳、眼震，而无肢体瘫痪，病情常迅速恶化进入昏迷。后期因压迫脑干可有去大脑强直发作，或因颅内压急剧升高产生枕大孔疝而死亡。

（4）脑室内出血昏迷加深，体温升高，瞳孔缩小，呼吸不规则，并常有上消化道出血。

2. 实验室及其他检查

（1）脑脊液检查：脑出血常破入脑室系统而呈血性脑脊液，可占全部脑出血病例的86%~90%，约有15%的患者脑脊液清晰透明，蛋白增高。脑出血影响下丘脑，可有血糖及尿素氮升高。醛固酮分泌过多可致高血钠症，血液中免疫球蛋白增高。一周后脑脊液为澄黄或淡黄色，2~3周后脑脊液为清亮。

（2）尿：常可发生轻度糖尿与蛋白尿。有报道脑出血病例中有16%出现暂时性尿糖增加，38%出现蛋白尿。

（3）颅脑 CT 检查：CT 扫描显示的特征是出血区密度增高，据此可确定脑出血的部位、大小、程度及扩散的方向。急性期可显示脑实质或脑室内血肿，呈高密度块影，血液可扩散至蛛网膜下隙，血肿周围脑水肿呈低密度改变，血肿和脑水肿引起脑瘤效应，以及脑室扩大等脑积水表现。

（三）急救措施

脑出血急性期颅内压急剧升高危及生命，应积极抢救。处理原则是降低颅内压，防治脑水肿、脑缺氧，治疗心血管、呼吸、消化与泌尿系统并发症，预防感染、压疮，维持营养、水、电解质平衡等。

1. 一般治疗

（1）为防止出血加重，首先，要保持患者安静，避免不必要的搬运。其次，要保持病人呼吸道通畅，勤吸痰。昏迷患者通常需要做气管内插管或气管切开术。

（2）严密观察意识、瞳孔、血压、心律及血氧饱和度等生命体征。保持血压稳定和心功能正常。高血压患者做降压治疗时，应使平均动脉压保持不高于 17 kPa（130 mmHg）为妥。

（3）要重视基础护理，防治泌尿道、呼吸道感染及压疮等并发症。昏迷患者须安置鼻饲管，以利抽吸胃内容物，防止呕吐引起的窒息。若无消化道出血，可予胃管内补给营养品及药物。保持电解质平衡，维持营养及适当的入水量。

（4）若并发感染应选用适当的抗生素。

2. 控制血压

血压应维持在 20~21 kPa/12~13 kPa，降低血压要慎重，要参考病人原来的血压水平选用适当的药物，使血压逐渐降低至脑出血前原有水平或稍偏高即可。

3. 控制脑水肿，降低颅内压

（1）抬高头位：为控制颅内压力增高，常规采用 20~30°头高位。研究表明，头位每增高 10%颅内压力平均下降 0.13 kPa。同时注意补足够的液体，避免使用对平均动脉压有影响的药物，使脑灌注压保持在 10 kPa 或更高。

（2）过度换气：过度换气可降低血中 $PaCO_2$，使脑血管收缩，颅内压力下降。脑疝发生致呼吸停止时，应立即开始过度换气，尽可能用呼吸机，给纯氧，流量 11~12L/min，人工呼吸频率为 20 次/分钟，维持 $PaCO_2$ 3.33~4.67 kPa，PaO_2 13.3 kPa。

（3）高渗脱水剂

①甘露醇：静脉给药可提高血浆渗透压，有强烈的渗透性利尿作用。用量为

20%甘露醇 250 mL 快速静脉注射，每 4~6 小时 1 次，注意其可加重心脏的负担，促进排钾、排钠。

②甘油：10%甘油溶液为高渗脱水剂，不发生反跳作用，体内代谢能产生热量，脱水作用维持 8~12 小时。

③速尿：用 20~40 mg 静脉推注或肌内注射，有抑制脑脊液生成的作用，对脑水肿作用好。

④高渗盐水：用 5 mol/L 高渗盐水 20 mL 静脉注射，10 分钟内完成，降颅压作用可维持 12 小时。

⑤高渗葡萄糖：常用 50%高渗葡萄糖液 60~100 mL，于 5~10 分钟静脉注射，每 4~6 小时 1 次。

4. 糖皮质激素的应用

可减少脑脊液生成与毛细血管通透性，抑制垂体后叶抗利尿激素分泌，稳定溶酶体而减轻脑水肿。在脑出血最初 3 天内防治脑水肿有利，远期疗效并不理想，且有引起应激性溃疡的不良反应。可选地塞米松 10~20 mg，每日 1 次，最好与甘露醇、呋塞米联合应用。目前多数学者主张地塞米松可用 5~7 天。此外，可配成激素利尿合剂，如 5%或 10%葡萄糖 500 mL 加地塞米松 10~15 mg、加25%硫酸镁 8~10 mL 加氨茶碱 0.25 g 静脉注射，每日 1 次，效果较好。

5. 止血剂

多数患者凝血机制无障碍，一般认为止血剂无效。但对脑实质内多发点状出血或渗血，特别是合并消化道出血时，可用甲氰咪胍 0.4 g 静脉注射，每日 1~2 次；亦可选用 6-氨基己酸、止血敏等。

6. 营养、水和电解质的补充

昏迷时第 1~2 天，禁食，静脉补液，每日补 1500~2000 mL，如高热、多汗加量，注意速度要慢，注意补充钾盐。1~2 天后，如仍昏迷不能进食，可给以鼻饲低盐流汁饮食，注意补充热量、维生素，纠正水、电解质酸碱平衡。

7. 抗生素

对于昏迷时间较长，部分患者并发感染者，针对可能查明的致病菌正确地选用抗生素。

8. 防治并发症

定时翻身、拍背、吸痰，加强口腔护理。尿潴留可导尿或留置导尿管，加强呼吸系统、循环系统、消化系统、泌尿系统、压疮等并发症的防治。

9. 手术治疗

在 CT、核磁共振引导下做颅内血肿吸除术。此法仅在局麻下施行，手术本身损害少，对各年龄组及有内脏疾病者均可进行。抽出血肿后，用尿激酶或精制蝮蛇抗栓酶反复冲洗，从 CT 结果看，血肿、脑水肿及脑占位效应可在短期消失，效果显著优于保守治疗，是一个有前途的手术方法。对小脑、脑叶、外囊出血应及时争取手术治疗。对脑干的出血禁用。

10. 恢复期治疗

主要是瘫痪肢体的功能恢复锻炼，失语者应积极进行言语训练，应用改善脑循环及代谢的药物，并配合针灸、理疗、按摩、推拿等治疗。

第五章　肺炎

第一节　社区获得性肺炎

社区获得性肺炎（CAP）又称为医院外肺炎，是指在医院外罹患的感染性肺实质（含肺泡壁，即广义上的肺间质）炎症，包括具有明确潜伏期的病原体感染而在入院后平均潜伏期内发病的肺炎。随着社会人口老龄化及慢性病患者的增加，老年护理院和长期护理机构大量建立。伴随而来的护理院获得性肺炎（NHAP）作为肺炎的一种独立类型被提出。曾经认为 NHAP 在病原谱的分布上介于 CAP 和医院获得性肺炎（HAP）之间，即肺炎链球菌和流感嗜血杆菌趋于减少，而肠杆菌科细菌趋于增加。但近年来的研究表明，NHAP 的病原谱更接近于 HAP，而且以多耐药（MDR）菌为主。

一、临床表现

CAP 通常急性起病。发热、咳嗽、咳痰、胸痛为最常见的临床症状。重症 CAP 可有呼吸困难、缺氧、休克、少尿甚至肾衰竭等相应表现。CAP 可出现肺外的症状，如头痛、乏力、腹胀、恶心、呕吐、纳差等，发生率 10%～30% 不等。老年、免疫抑制患者发热等临床症状发生率较青壮年和无基础疾病者低。患者常有急性病容。肺部炎症出现实变时触诊语颤增强，叩诊呈浊音或实音，听诊可有管状呼吸音或湿啰音。CAP 患者外周血白细胞总数和中性粒细胞的比例通常升高。但在老年人、重症、免疫抑制等患者中可不出现血白细胞总数升高，甚至出现下降。急性期 C 反应蛋白、降钙素原、红细胞沉降率可升高。

X 线影像学表现呈多样性，与肺炎的病期有关。在肺炎早期急性阶段病变呈渗出性改变，X 线影像学表现为边缘模糊的片状或斑片状浸润影。在慢性期，影像学检查可发现增殖性改变，或与浸润、渗出性病灶合并存在。病变可分布于肺叶或肺段，或仅累及肺间质。

二、诊断

（一）CAP 的临床诊断依据和严重度评价

对于新近发生咳嗽、咳痰和（或）呼吸困难的患者，尤其是伴有发热、呼吸音改变或出现啰音的患者都应怀疑是否存在 CAP。老年或免疫力低下的患者往往无发热，而仅仅表现为意识模糊、精神萎靡或原有基础疾病加重，但这些患者常伴有呼吸加快及胸部体检异常。疑似 CAP 的患者可以通过 X 线胸片检查进行确诊，胸片同时可以根据观察是否存在肺脓肿、肺结核、气道阻塞或胸腔积液，以及肺叶累及范围来评价病情严重程度。因此，各国的 CAP 指南都认为怀疑 CAP 时应进行胸片检查。一部分免疫受损的 CAP 患者虽然病史和体格检查高度提示 CAP，但胸片检查常为阴性，如肺孢子菌肺炎患者中约 30% 胸片检查为阴性，但在免疫力正常的成人中很少存在这种情况。

具体的诊断依据如下：①新出现或进展性肺部浸润性病变；②发热≥38℃；③新出现的咳嗽、咳痰，或原有呼吸道疾病症状加重，并出现脓性痰，伴或不伴胸痛；④肺实变体征和（或）湿啰音；⑤白细胞>10×10⁹/L 或 <4×10⁹/L 伴或不伴核左移。以上①+②~⑤项中任何一项，并除外肺结核、肺部肿瘤、非感染性肺间质病、肺水肿、肺不张、肺栓塞、肺嗜酸性粒细胞浸润症、肺血管炎等，CAP 的临床诊断确立。

（二）病原学诊断

1. 痰标本采集、送检和实验室处理检查

痰液是最方便和无创伤性病原学诊断标本，但易受到口咽部细菌的污染。因此痰标本质量的好坏、送检及时与否、实验室质控如何，将直接影响细菌的分离率和结果的解释。①采集：须在抗生素治疗前采集标本。嘱患者先行漱口，并指导或辅助患者深咳嗽，留取脓性痰送检。无痰患者检查分枝杆菌或肺孢子菌可用高渗盐水雾化导痰。②送检：一般要求在 2 小时内送检。延迟送检或待处理标本应置于 4℃保存，且在 24 小时内处理。③实验室处理：挑取脓性部分涂片进行瑞氏染色，镜检筛选合格标本（鳞状上皮细胞<10 个/低倍视野、多核白细胞>25 个/低倍视野，或两者比例<1∶2.5）。用血琼脂平板和巧克力平板两种培养基接种合格标本，必要时加用选择性培养基或其他培养基。可用四区划分法接种进行半定量培养。涂片油镜只有见到典型形态肺炎链球菌或流感嗜血杆菌才有诊断价值。

2. 检测结果诊断意义的判断

（1）确定的病原学诊断：从无污染的标本（血液、胸液、经支气管吸引或经胸壁穿刺）发现病原体，或者从呼吸道分泌物发现不在上呼吸道定植的可能病原体（如结核分枝杆菌、军团菌、流感病毒、呼吸道合胞病毒、副流感病毒、腺病毒、SARS-CoV、肺孢子菌和致病性真菌）。

（2）可能的病原学诊断：①呼吸道分泌物（咳痰或支气管镜吸引物）涂片或培养发现可能的肺部病原体且与临床相符合；②定量培养达到有意义生长浓度或半定量培养中度至重度生长。

3. 病原学诊断技术的运用和选择

门诊患者病原学检查不列为常规，但对怀疑有通常抗菌治疗方案不能覆盖的病原体感染（如结核）或初始经验性抗菌治疗无反应及怀疑某些传染性或地方性呼吸道病原体等需要进一步进行病原学检查。住院患者应进行血培养（两次）和呼吸道分泌物培养。经验性抗菌治疗无效者、免疫低下者、怀疑特殊感染而咳痰标本无法获得或缺少特异性者、需要鉴别诊断者可选择性通过纤维支气管镜下呼吸道防污染采样或 BAL 采样进行细菌或其他病原体检测。非典型病原体（肺炎支原体、肺炎衣原体）血清学检测仅用于流行病学调查的回顾性诊断，不作为临床个体患者的常规处理依据，重症 CAP 推荐进行军团菌抗原或抗体检测。

三、治疗

（一）治疗原则

1. 及时经验性抗菌治疗

临床诊断 CAP 患者在完成基本检查及病情评估后应尽快进行抗菌治疗，有研究显示，30 分钟内给予首次经验性抗菌治疗较 4 小时后给予治疗的患者预后提高达 20%，表明越早给予抗菌治疗预后越好。药物选择的依据应是 CAP 病原谱的流行病学分布和当地细菌耐药监测资料、临床病情评价、抗菌药物理论与实践知识（抗菌谱、抗菌活性、药动学/药效学、剂量和用法、不良反应、药物经济学）和治疗指南等。还应强调抗菌治疗包括经验性治疗，尚应考虑我国各地社会经济发展水平等多种因素。

2. 重视病情评估和病原学检查

由于经验性治疗缺乏高度专一性和特异性，在治疗过程中需要经常评价整体

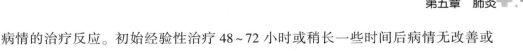

病情的治疗反应。初始经验性治疗 48~72 小时或稍长一些时间后病情无改善或反见恶化，按无反应性肺炎寻找原因并进一步处理。

3. 初始经验性治疗要求

覆盖 CAP 最常见病原体按病情分组覆盖面不尽相同（见后文）。近年来非典型病原体及其与肺炎链球菌复合感染增加。经验性推荐 β-内酰胺类联合大环内酯类或呼吸喹诺酮类（左氧氟沙星、莫西沙星、加替沙星）单用。增殖期杀菌剂和快速抑菌剂联合并未证明会产生过去所认为的拮抗作用。

4. 减少住院和延长住院治疗

在轻中度和无附加危险因素的 CAP 提倡门诊治疗，某些需要住院者应在临床病情改善后将静脉抗生素治疗转为口服治疗，并早期出院。凡病情适合住普通病房治疗者均提倡给予转换治疗。其指征如下：①咳嗽气急改善；②体温正常；③白细胞下降；④胃肠能耐受口服治疗。选择转换药物如 β-内酰胺类口服剂型其血药浓度低于静脉给药，称为降级治疗，不影响疗效；而如果选择氟喹诺酮类或大环内酯类，则其血药浓度与静脉给药相近称为序贯治疗。事实上序贯治疗常与转化治疗概念混用，"降级治疗"一词应用相对较少。

5. 抗菌治疗疗程视病原体决定

肺炎链球菌和其他细菌肺炎一般疗程为 7~10 天，肺炎支原体和肺炎衣原体肺炎疗程为 10~14 天；免疫健全宿主军团菌病疗程为 10~14 天，免疫抑制宿主则应适当延长疗程。疗程尚须参考基础疾病、细菌耐药及临床病情严重程度等综合考虑，既要防止疗程不足，更要防止疗程过长。目前，疗程总体上趋于尽可能缩短。

（二）经验性抗菌治疗方案

1. 门诊患者经验性治疗

（1）无心肺基础疾病和附加危险因素患者：常见病原体为肺炎链球菌、肺炎支原体、肺炎衣原体（单独或作为复合感染）、流感嗜血杆菌、呼吸道病毒及其他如军团菌、结核分枝杆菌、地方性真菌。推荐抗菌治疗：新大环内酯类（阿奇霉素、克拉霉素等）、多西环素。在我国抗生素应用水平较低、预计肺炎链球菌很少耐药的地区仍可选用青霉素或第一代头孢菌素，但不能覆盖非典型病原体。大环内酯类体外耐药性测定（MIC）显示耐药特别是 M-表型耐药（mef 基因，$MIC \leqslant 16\ \mu g/mL$）与临床治疗失败并无相关，此类药物细胞内和肺泡衬液中浓度高，其对临床疗效的影响较血清水平更重要。

（2）伴心肺基础疾病和（或）附加危险因素患者：①肺炎链球菌耐药（DRSP）危险性，包括年龄>65岁、近3个月内接受内酰胺类抗生素治疗、免疫低下、多种内科合并症和密切接触托幼机构生活儿童者；②感染肠道革兰阴性杆菌危险性，包括护理院内生活、基础心肺疾病、多种内科合并症、近期接受过抗生素治疗。此类患者常见病原体为肺炎链球菌（包括DRSP）、肺炎支原体、肺炎衣原体、复合感染（细菌+非典型病原体）、流感嗜血杆菌、肠道革兰阴性杆菌、呼吸道病毒、卡他莫拉菌、军团菌、厌氧菌、结核分枝杆菌等。推荐抗菌治疗为β-内酰胺类［口服第二、三代头孢菌素、高剂量阿莫西林（3.0 g/d）、阿莫西林/克拉维酸、氨苄西林/舒巴坦，或头孢曲松/头孢噻肟与第三代口服头孢菌素转换治疗］+大环内酯类/多西环素，或呼吸喹诺酮类（左氧氟沙星、莫西沙星、加替沙星）单用。

2. 住院（普通病房）患者经验治疗

（1）伴心肺疾病和（或）附加修正因素（同上）：常见病原体为肺炎链球菌（包括DRSP）、流感嗜血杆菌、肺炎支原体、肺炎衣原体、复合感染（细菌+非典型病原体）、厌氧菌、病毒、军团菌、结核分枝杆菌、肺孢子菌等。推荐抗菌治疗为静脉应用β-内酰胺类（头孢噻肟、头孢曲松）或β-内酰胺类-酶抑制剂复方制剂联合口服或静脉应用大环内酯类/多西环素，或呼吸喹诺酮类先静脉给药，然后转换为口服给药。

（2）无心肺疾病和附加修正因素（同上）：常见病原体为肺炎链球菌、流感嗜血杆菌、肺炎支原体、肺炎衣原体、复合感染、病毒、军团菌等。推荐抗菌治疗为静脉应用大环内酯类或β-内酰胺类，或呼吸喹诺酮类。

3. 入住ICU重症肺炎的经验性治疗

（1）无铜绿假单胞菌危险：主要病原体为肺炎链球菌（包括DRSP）、军团菌、流感嗜血杆菌、肠道革兰阴性杆菌、金黄色葡萄球菌、肺炎衣原体、呼吸病毒等。推荐治疗方案为静脉应用β-内酰胺类（头孢噻肟、头孢曲松）+静脉大环内酯类，或喹诺酮类。

（2）伴铜绿假单胞菌危险：其危险因素为结构性肺病（支气管扩张症）、糖皮质激素治疗（泼尼松>10 mg/d）、近1个月内广谱抗生素治疗>7天、营养不良等。推荐治疗为静脉抗假单胞β-内酰胺类（头孢吡肟、哌拉西林/他唑巴坦、头孢他啶、头孢哌酮/舒巴坦、亚胺培南、美罗培南）+静脉抗假单胞菌喹诺酮类（环丙沙星、左氧氟沙星），或静脉抗假单胞菌β-内酰胺类+静脉氨基糖苷类+大

环内酯类/非抗假单胞菌喹诺酮类。

（三）支持治疗

重症 CAP 需要积极的支持治疗，如纠正低蛋白血症、维持水电解质和酸碱平衡，循环及心肺功能支持包括机械通气等。

无反应性肺炎应按照以下临床途径进行评估：①重新考虑 CAP 的诊断是否正确，是否存在以肺炎为表现的其他疾病，如肺血管炎等；②目前治疗针对的病原是否为致病病原，是否有少见病原体如分枝杆菌、真菌等感染的可能性；③目前针对的病原体是否可能耐药，判断用药是否有必要针对耐药菌进行抗感染升级治疗；④是否有机械性因素如气道阻塞造成的抗感染不利情况；⑤是否忽视了应该引流的播散感染灶，如脑脓肿、脾脓肿、心内膜炎等；⑥是否存在药物热可能性。

其原因如下：①治疗不足，治疗方案未覆盖重要病原体（如金黄色葡萄球菌、假单胞菌）或细菌耐药（耐药肺炎链球菌或在治疗过程中敏感菌变为耐药菌）；②少见病原体（结核分枝杆菌、真菌、肺孢子菌、肺吸虫等）；③出现并发症（感染性或非感染性）；④非感染性疾病。如果经过评估认为治疗不足可能性较大时，可先更改抗菌治疗方案再进行经验性治疗，一般来说如果经过一次更换方案仍然无效则应进一步拓展思路寻找原因并进行更深入的诊断检查，如 CT、侵袭性采样、血清学检查、肺活检等。

（四）预防

在流感暴发流行时应用盐酸金刚烷胺可明显减轻症状，缩短病程，能否减少肺炎并发症有待证明。多价肺炎链球菌疫苗可使 85% 以上的健康老年人减少肺炎链球菌肺炎的发生。但是对于有一定基础疾病者保护率较低。流感嗜血杆菌疫苗亦有较好保护效果。

第二节　医院获得性肺炎

一、相关概念

医院获得性肺炎（HAP），简称医院内肺炎（NP），是指患者入院时不存在，也不处于感染潜伏期，而于入院 48 小时后在医院内发生的肺炎，包括在医院内获得感染而于出院后 48 小时内发生的肺炎。呼吸机相关肺炎（VAP）是指建立人工气道（气管插管/切开）同时接受机械通气 24 小时后，或停用机械通气和拔除人工气道 48 小时内发生的肺炎，是 HAP 一种常见而严重的类型。

目前对医院获得性肺炎的定义未能完全统一。2004 年由美国胸科学会（ATS）和美国感染病学会（IDSA）发布的诊治指南中，规定医院获得性肺炎（HAP）包括呼吸机相关肺炎和卫生保健相关肺炎（HCAP）。并定义 HCAP 是指以下任何一种情况出现的社区获得性肺炎，即感染发生前 90 天内曾入住急性病医院 2 天以上、住于疗养院或一些长期护理机构，或感染发生前 30 天内接受过静脉抗生素治疗或化疗或伤口护理、在医院或血透诊所照料患者的工作人员。2008 年美国 CDC 则对沿用 20 年的医院感染定义进行了大的修订，决定使用"医疗相关感染"或缩写 HAI，不再使用"Nosocomial"（医院内的）一词。医院获得性肺炎也改用医疗相关肺炎，英文缩写仍为 HAP，停止使用"Nosocomial Pneumonia"一词。为避免混淆，这里仍采用传统的定义。HCAP 可理解为一组特别的类型，虽然属于社区获得性肺炎，但是病原学构成、抗菌药物选择更接近于 HAP。

二、发病机制与危险因素

误吸口咽部定植菌是 HAP 最主要的发病机制。50%~70% 健康人睡眠时可有口咽部分泌物吸入下呼吸道，吞咽和咳嗽反射减弱或消失，老年人、意识障碍、食管疾患、气管插管、鼻胃管、胃排空延迟及张力降低者更易发生误吸。正常成人口咽部革兰阴性杆菌（GNB）分离率少于 5%，住院后致病菌定植明显增加。口咽部 GNB 定植增加的相关因素还有抗生素应用、胃液反流、大手术、基础疾病和内环境紊乱如慢性支气管肺疾病、糖尿病、酒精中毒、白细胞减少或增高、低血压、缺氧、酸中毒、氮质血症等。

研究表明，胃腔内细菌可能是口咽部定植致病菌的重要来源。正常情况下，胃液 pH 值为 1，胃腔内极少细菌。胃液酸度下降、老年、酗酒、各种胃肠道疾病、营养不良和接受鼻饲者、应用止酸剂或 H_2 受体阻滞剂可使胃内细菌定植大量增加。胃液 pH>4.0 时细菌检出率为 59%，pH<4.0 时仅 14%。

带菌气溶胶吸入是 HAP 的另一发病机制。曾有报告雾化器污染导致 HAP 暴发流行。对呼吸机雾化器、氧气湿化瓶水污染引发 HAP 的危险也不能低估。曾调查国内氧气湿化瓶，微生物污染率为 45%，部分细菌浓度高达 106 CFU/mL。

在儿科病房的医院内病毒性肺炎是通过咳嗽、打喷嚏甚至谈话、呼吸散布的飞沫或气溶胶传播。流行病学资料显示，SARS 的传播途径主要为近距离飞沫传播，部分可为接触污染分泌物经黏膜感染。受军团菌污染的淋浴水和空调冷凝水可产生气溶胶引起 HAP。一般认为，经空气或气溶胶感染 HAP 的主要病原体为多种呼吸道病毒、结核分枝杆菌、曲霉菌等，而普通细菌经此发病机制引起 HAP 者较少见。经人工气道或鼻腔/口腔吸痰过程中细菌的直接种植不应忽视，特别是医院感染管理不严、控制措施实施不佳的 ICU。血道播散引起的 HAP 较少，多见于肌体免疫功能低下、严重腹腔感染、大面积皮肤烧伤等易于发生菌血症的患者。

宿主和治疗相关因素导致防御功能降低在肺炎发病中起到了重要作用。HAP 多见于>65 岁的老年人，或有严重基础疾病、免疫抑制状态、心肺疾病、胸腹手术后的患者。危险因素可分为以下四大类：

第一，患者自身的因素，如高龄（70 岁以上），营养不良，导致免疫抑制的严重基础疾病包括烧伤、严重外伤。

第二，增加细菌在口咽部和（或）胃部的定植，如抗菌药物的应用、入住 ICU、慢性呼吸系统疾病、用西咪替丁预防应激性胃出血（不论是否用制酸剂）。

第三，促进气溶胶或定植菌吸入和反流，包括平卧位，中枢神经系统疾病，意识障碍特别是闭合式颅脑损伤或昏迷，气管插管，鼻胃管留置，头颈部、胸部或上腹部的手术，因严重创伤或疾病导致的活动受限。其中气管内插管/机械通气损坏了患者的第一线防御，是 HAP 最重要的危险因素。

第四，医护人员的手被细菌污染、有细菌定植、被污染的呼吸设施使用延长，或呼吸机回路管道频繁更换（≤24 小时）、近期有过支气管镜检查等。

三、临床表现

多为急性起病，但不少可被基础疾病掩盖，或因免疫功能差、肌体反应削弱致使起病隐匿。咳嗽、脓痰常见，部分患者因咳嗽反射抑制而表现轻微甚至无咳嗽，甚至仅表现为精神萎靡或呼吸频率增加；不少患者无痰或呈现少量白黏痰；在机械通气患者仅表现为需要加大吸氧浓度或出现气道阻力上升。发热最常见，有时会被基础疾病掩盖，应注意鉴别。少数患者体温正常。重症 HAP 可并发急性肺损伤和 ARDS、左心衰竭、肺栓塞等。查体可有肺湿性啰音甚至实变体征，应视病变范围和类型而定。

胸部 X 线可呈现新的或进展性肺泡浸润甚至实变，范围大小不等，严重者可出现组织坏死和多个小脓腔形成。在 VAP 可以因为机械通气肺泡过度充气使浸润和实变阴影变得不清，也可以因为合并肺损伤、肺水肿或肺不张等发生鉴别困难。粒细胞缺乏、严重脱水患者并发 HAP 时 X 线检查可呈阴性，肺孢子虫肺炎有 10%~20% 患者 X 线检查完全正常。

四、诊断

（一） HAP 的临床诊断

X 线显示新出现或进展性肺部浸润性病变合并以下之一者，在排除其他基础疾病如肺不张、心力衰竭、肺水肿、药物性肺损伤、肺栓塞和 ARDS 后，可做出以下临床诊断：①发热>38℃；②近期出现咳嗽、咳痰，或原有呼吸道症状加重，并出现脓痰，伴或不伴胸痛；③肺部实变体征和（或）湿性啰音；④WBC>10×109/L 伴或不伴核左移。早期诊断有赖于对 HAP 的高度警惕性，高危人群如昏迷、免疫功能低下、胸腹部手术、人工气道机械通气者，出现原因不明发热或热型改变；咳嗽、咳痰或症状加重、痰量增加或脓性痰；氧疗患者所需吸氧浓度增加，或机械通气者所需每分通气量增加，均应怀疑 HAP 的可能，及时进行 X 线检查。

值得指出的是，现行有关 HAP 诊断标准中，普遍存在特异性较低的缺陷，尤其是 VAP。肺部实变体征和（或）湿啰音对于 VAP 很少有诊断意义。脓性气道分泌物虽有很高的敏感性，但特异性差。据尸检研究发现，气道脓性分泌物而 X 线呈阴性，可以是一种肺炎前期征象。另外，有研究显示机械通气患者出现发热、脓性气道分泌物、白细胞增高和 X 线异常，诊断特异性不足 50%。即使经人工气道直接吸引下呼吸道分泌物进行细菌培养，特异性也不理想。研究表明，采用综合临床表现、X 线影像、氧合指数和微生物检查的 "临床肺部感染评分（CPIS）" 法诊断 VAP 可提高其敏感性和特异性。当 CPIS≥6 分时，VAP 的可能性较大。最早的 CPIS 系统需要病原学结果，不能被用来筛查 HAP。有人应用改良的 CPIS 系统，无需病原学结果。还有种方法是利用 BAL 或保护性毛刷（PSB）采样标本的革兰染色结果计算 CPIS 得分，证实 VAP 患者得分较未证实的 VAP 患者得分明显升高。一些临床低度怀疑 VAP 的患者（CPIS 得分不超过 6分）可在第 3 天之后安全停用抗生素。

（二）病情严重程度评价

出现以下任何一项者，应认为是重症 HAP：①须入住 ICU；②呼吸衰竭需要机械通气或 $FiO_2 > 35\%$ 才能维持 $SaO_2 > 90\%$；③X 线上病变迅速进展，累及多肺叶或空洞形成；④严重脓毒血症伴低血压和（或）器官功能紊乱的证据（休克：收缩压 < 90 mmHg 或舒张压 < 60 mmHg，需要血管加压药 > 4 小时。肾功能损害：尿量 < 20 mL/h 或 < 80 mL/4h，除外其他可解释原因），急性肾衰竭需要透析。除重症外均归入轻中症。晚发 HAP 和 VAP 大多为多重耐药菌感染，在处理上不论其是否达到重症标准，一般亦按重症治疗。

（三）病原学诊断

虽然一些基础疾病和危险因素有助于对感染病原体的判定，如昏迷、头部创伤、近期流感病毒感染、糖尿病、肾衰竭者容易并发金葡菌肺炎；铜绿假单胞菌的易感因素为长期住 ICU，长期应用糖皮质激素、广谱抗生素，支气管扩张症，粒细胞缺乏症，晚期 AIDS；军团菌的易感因素则为应用糖皮质激素、地方性或流行性因素；腹部手术和吸入史者，则要考虑厌氧菌感染，但由于 HAP 病原谱复杂、多变，而且多重耐药菌频发，应特别强调开展病原学诊断。

呼吸道分泌物细菌培养要重视半定量培养，HAP 特别是 VAP 的痰标本病原学检查存在的问题主要是假阳性。培养结果意义的判断须参考细菌浓度，同时建议常规进行血培养。普通咳痰标本分离到的表皮葡萄球菌、除诺卡菌外的其他革兰阴性杆菌、除流感嗜血杆菌外的嗜血杆菌属细菌、微球菌、肠球菌、念珠菌属和厌氧菌临床意义不明确，一般不予考虑。建立人工气道的患者，则可将气管插管吸引物（ETA）送检，污染可减少。对于部分重症肺炎在经验性治疗失败后，应尽早衡量利弊开展微创伤性病原学采样技术，如 PSB 采样和防污染 BAL。

应用 ETA、BAL、PSB 标本定量培养的方法判断肺炎病原体：细菌生长浓度超过规定阈值，可判断为肺炎的病原体；低于规定阈值浓度则可认为是定植或污染菌。ETA 采用 10^6 CFU/mL 的阈值，诊断肺炎的敏感性为 $76\% \pm 9\%$，特异性为 $75\% \pm 28\%$；BAL 标本采用 10^4 CFU/mL 或 10^5 CFU/mL 的阈值。含较多鳞状上皮的标本提示可能存在上呼吸道分泌物污染，敏感性为 $73\% \pm 18\%$，特异性为 $82\% \pm 19\%$。应用回收细胞的胞内含病原诊断肺炎的敏感性为 $69\% \pm 20\%$，特异性为 $75\% \pm 28\%$，此法可快速得出肺炎的诊断，但不能准确判断病原体种类；PSB 的阈值为 10^3 CFU/mL，标本质量较难确定，敏感性和特异性分别为 $66\% \pm 19\%$ 和

90%±15%。不能用支气管镜采集 BAL 或 PSB 时，可用盲法取样。盲法取材与经支气管镜取材的敏感性及特异性类似，应用同样的阈值，前者的阳性率更高。

在免疫损害宿主应重视特殊病原体（真菌、肺孢子菌、分枝杆菌、CMV）的检查，临床采样可考虑经支气管肺活检甚至开胸活检。开胸肺活检采集标本进行病原学检查是诊断肺炎最准确的方法，临床较少使用，仅限于病情持续恶化，经多种检测无法证明感染或须尽快做出某种特异性诊断时。

五、治疗

包括抗感染治疗、呼吸治疗（如吸氧和机械通气）、免疫治疗、支持治疗及痰液引流等，其中以抗感染治疗最重要。早期正确的抗生素治疗能够使 HAP 患者的病死率至少下降一半。对于那些使用了错误的经验性抗菌药物的患者，即使根据微生物学资料对药物进行调整，也不能显著改善病死率。因此，在临床怀疑 HAP 时，尤其是重症肺炎，应立即开始正确的经验性抗感染治疗。

选择经验性抗菌药物时，需要考虑患者的病情严重程度、早发还是晚发、有无 MDR 危险等诸多因素，力求覆盖可能的致病菌。2005 年美国 ATS/IDSA 发布的指南，将 HAP 分成两类，即无 MDR 危险因素的早发性 HAP 和有 MDR 危险因素的晚发或重症 HAP，可能的致病菌和推荐的抗菌药物。

六、预防

第一，只要无反指征，应采取半卧位（头部抬高 30°），以有效减少吸入和 HAP 的发病。尽量避免使用可抑制呼吸中枢的镇静药、止咳药。

第二，口腔卫生。对降低 HAP 非常重要和有效。国外积极推荐对 ICU 患者要求每天多次刷牙。自主活动困难，尤其是昏迷患者或气管插管患者，要用 0.1%~0.3%氯己定冲洗口腔，每 2~6 小时 1 次。

第三，对呼吸治疗器械要严格消毒、灭菌。直接或间接接触下呼吸道黏膜的物品，如面罩、气管插管和气管套管、呼吸机的管道回路、Y 接口、纤维支气管镜及其配件、直接喉镜、咬口、肺功能测试管道、湿化器、雾化器与储液罐、人工口和鼻、吸引管等，须经灭菌或高水平消毒。高水平消毒可采用 76℃ 30 分钟加热，或选用有关的化学消毒剂浸泡 20 分钟。化学消毒后的物品应经适当的水淋洗、干燥、包装，处理过程中要避免物品再次污染。

第四，尽量使用无创通气预防 VAP。

第五，使用气囊上方带侧腔的气管插管有利于积存于声门下气囊上方分泌物的引流，减少 VAP 发生。对同一患者使用的呼吸机，其呼吸回路管道，包括接管、呼气活瓣及湿化器，目前主张更换时间不要过于频繁即短于 48 小时的间隔，除非有肉眼可见的分泌物污染；不同患者之间使用时，则要经过高水平消毒。在呼吸回路的吸气管道与湿化罐之间放置滤菌器对预防 HAP 的作用不确切。湿化器水要用无菌水。呼吸机的内部机械部分，无须常规灭菌或消毒。不同患者间进行下呼吸道吸引时，要更换整个长条吸引管和吸引瓶。去除吸引管上的分泌物，要用无菌水。连接呼吸机管道上的冷凝水要及时除去，操作时要注意避免冷凝水流向患者侧。使用热-湿交换器（人工鼻）可减少或避免冷凝水形成。尽早撤去呼吸机，拔除气管插管前应确认气囊上方的分泌物已被清除。

第六，手部清洁和洗手是预防 HAP 简便而有效的措施。严格执行手卫生规则，可减少 ICU 内 HAP 至少 20%。不论是否戴手套，接触黏膜、呼吸道分泌物及其污染的物品之后，或接触带气管插管或气管切开的患者前后，或接触患者正在使用的呼吸治疗设施前后，或接触同一患者污染的身体部位后，均应进行手部卫生。WHO 推荐使用含有皮肤保护成分的酒精擦手液进行手卫生，替代常规洗手（当手部明显可见污垢时须洗手），消毒效果和临床对手卫生的依从性明显增加。

第七，对粒细胞减少症、器官移植等高危人群，除应用粒细胞巨噬细胞集落刺激因子（GM-CSF）外，应采用保护性隔离技术，如安置于层流室，医务人员进入病室时戴口罩、帽子和穿无菌隔离衣。

第八，预防应激性溃疡时，要使用不会导致胃液 pH 值升高的药物，如采用硫糖铝而避免使用 H_2 受体阻滞剂和抗酸剂。已有研究报告鼻饲液酸化可降低胃腔细菌定植，在进一步证实其有效性以前，目前不推荐常规应用。

第九，选择性胃肠道脱污染和口咽部脱污染，虽然能减少 HAP 发病，但有诱发耐药菌株的危险，研究显示此法并不能明显降低重症患者的死亡率，因此不提倡普遍使用。为减少耐药菌产生，要避免呼吸道局部使用抗生素。

第十，细菌疫苗在肺炎链球菌肺炎的预防上取得较明显效果，对易感人群如老年人、慢性心肺疾病、糖尿病、免疫抑制者，可采用肺炎链球菌多糖疫苗预防感染，但对于其他细菌感染尚无有效的特异性疫苗供应。

在强调各种预防措施的同时，不能忽视感染控制教育的重要性。研究表明，单纯依靠感染控制教育，可以使肺炎的发病率从 4.0% 下降至 1.6%。

第三节　支原体与衣原体肺炎

一、支原体肺炎

（一）定义及概况

支原体肺炎是由肺炎支原体引起的呼吸道和肺部的急性炎症。常同时有咽炎、支气管炎和肺炎。秋冬季节发病较多，但季节性差异并不显著。临床主要表现为发热、咽痛、咳嗽及肺部浸润，肺部 X 线征象可较明显，体征相对较少。

本病占非细菌性肺炎的 1/3 以上，或各种原因引起的肺炎的 10%，常于秋季发病。患者中以儿童和青年人居多，婴儿有间质性肺炎时应考虑支原体肺炎的可能性。

本病潜伏期和呼吸道带菌时间长，但病死率较低，约为 1.4%。

肺炎支原体过去称"非典型肺炎"，该名称首次应用于 1938 年，描述一种常见的气管–支气管炎及症状。病原体于 1944 年由 Eaton 等首先自非典型肺炎患者的痰中分离，但直到 1961 年才被 Chanock 鉴定为肺炎支原体。

（二）病理生理

支原体是一组原核细胞型微生物，介于细菌和病毒之间，是能在无细胞培养基上生长的最小微生物之一；无细胞壁，仅有三层结构的细胞膜，基本形态为杆状，长 $1 \sim 2~\mu m$、宽 $0.1 \sim 0.2~\mu m$，能在含有血清蛋白和甾醇的琼脂培养基上生长，$2 \sim 3$ 周后菌落呈煎蛋状，中间较厚，周围低平。

首次感染肺炎支原体后，病原体可在呼吸道黏膜内常驻，时间可长达数月（在免疫力低下患者甚至可达数年），成为正常携带者。另外，肺炎支原体可进入黏膜下和血流，并播散至其他器官。

肺炎支原体吸入呼吸道后，在支气管周围可有淋巴细胞和浆细胞浸润及中性粒细胞和巨噬细胞聚集，向支气管和肺蔓延，呈间质性肺炎或斑片融合性支气管肺炎。而且支原体通常存在于纤毛上皮之间，不侵入肺实质，通过细胞膜上神经氨酸受体位点，吸附于宿主呼吸道上皮细胞表面，抑制纤毛活动与破坏上皮细胞。

肺炎支原体致病性还可能与患者对病原体或其代谢产物的过敏反应有关。肺外器官病变的发生，可能与感染后引起免疫反应、产生免疫复合物和自身抗体有关。

肺炎支原体可附着并破坏呼吸道黏膜纤毛上皮细胞。在显微镜下，可见间质性肺炎、支气管炎和细支气管炎。支气管周围有浆细胞和小淋巴细胞浸润。支气管腔内有多形核白细胞、巨噬细胞、纤维蛋白束和上皮细胞碎片。

由于大环内酯类抗生素是临床上治疗支原体感染的首选药物，此类药物的广泛使用，故导致支原体对大环内酯类抗生素耐药形势严峻。

（三）流行病学

血清流行病学显示全球范围的肺炎支原体感染率较高。支原体肺炎以儿童及青年人居多，主要通过呼吸道飞沫传播。支原体肺炎冬季高发，症状持续 1~3 周。

在普通人群中，肺炎支原体感染常呈家庭内部传播。在大中小学校和集体单位可引起小范围的暴发和流行。儿童支原体肺炎有一定的流行规律，一般每 3~4 年流行一次。支原体肺炎占小儿肺炎的 15%~20%，占成人肺炎的比例可高达 15%~50%。40 岁以下的人群是支原体肺炎高发人群。

支原体肺炎的传染源是支原体肺炎患者和支原体携带者，主要通过口、鼻的分泌物在空气中传播，引起散发的呼吸道感染或者小流行。

（四）临床表现

1. 症状

大多数感染者仅累及上呼吸道。潜伏期 2~3 周，起病缓慢。潜伏期过后，表现为畏寒、发热，体温多在 38~39℃，伴有乏力、咽痛、头痛、咳嗽、食欲缺乏、腹泻、肌肉酸痛、全身不适、耳痛等症状。发热可持续 2~3 周，体温恢复正常后可能仍有咳嗽。偶伴有胸骨后疼痛。少数患者有关节痛和关节炎症状。

咳嗽是肺炎支原体感染的特点，咳嗽初期为干咳，后转为顽固性剧烈咳嗽，无痰或伴有少量黏痰，特别是夜间咳嗽较为明显，偶可有痰中带血。由于持续咳嗽，患者可因肌张力增加而发生胸骨旁胸腔疼痛，但真正的胸膜疼痛较少见。

多数感染者病情一般较轻，有时可加重，但很少死亡。发热 3 天至 2 周，咳嗽可延长至 6 周左右。可有血管内溶血，溶血往往见于退热时，或发生于受凉时。

2. 体征

体检示轻度鼻塞、流涕，咽中度充血、水肿。耳鼓膜常有充血、水肿，约15%病例有鼓膜炎，颈淋巴结可肿大。少数病例有斑丘疹、红斑或唇疱疹。胸部一般无明显异常体征，约半数可闻干性或湿性啰音，10%～15%病例发生少量胸腔积液。

3. 并发症

可并发皮炎、鼓膜炎或中耳炎、关节炎等；中枢神经受累者，可见脑膜炎、脑炎及脊髓炎病变；可伴有血液（急性溶血、血小板减少性紫癜）或雷诺现象（受冷时四肢间歇苍白或发绀并感疼痛），此时病程延长。心包炎、心肌炎、肝炎也有发现。

（五）实验室检查

1. X 线胸片

显示双肺纹理增多，肺实质可有多形态的浸润形，以下叶多见，也可呈斑点状，斑片状或均匀模糊阴影。约 1/5 病例有少量胸腔积液。肺部病变表现多样化，早期间质性肺炎，肺部显示纹理增加及网织状阴影，后发展为斑点片状或均匀的模糊阴影，近肺门较深，下叶较多。约半数为单叶或单肺段分布，有时浸润广泛、有实变。儿童可见肺门淋巴结肿大。少数病例有少量胸腔积液。肺炎常在2~3 周内消散，偶有延长至 4~6 周者。

2. 血常规

血白细胞总数正常或略增高，以中性粒细胞为主。

3. 尿液分析

可有微量蛋白，肝功能检查可有转氨酶升高。

4. 病原学检查

可采集患者咽部分泌物、痰、支气管肺泡灌洗液等进行培养和分离支原体。

肺炎支原体的分离，难以广泛应用，无助于早期诊断。痰、鼻和咽拭子培养可获肺炎支原体，但需时约 3 周，同时可用抗血清抑制其生长，也可借红细胞的溶血来证实阴性培养。此项检查诊断可靠，但培养技术难度大，烦琐费时，无助于本病的早期诊断。

5. 血清学检查

血清学检查是确诊肺炎支原体感染最常用的检测手段，如补体结合试验、间接荧光抗体测定、间接血凝试验、酶联免疫吸附试验（ELISA）及生长抑制试验等。其中，酶联免疫吸附试验最敏感，免疫荧光法特异性强。血清学检查方法可直接检测标本中肺炎支原体抗原，用于临床早期快速诊断。肺炎支原体 IgM 抗体阳性可作为急性感染的指标，尤其是在儿科患者。在成人，IgM 抗体阳性是急性感染的指标，但阴性时不能排除肺炎支原体感染，因为再次感染时 IgM 抗体可能阙如。

6. 冷凝集试验

冷凝集试验是临床上沿用多年的一种非特异性血清学诊断方法。由于冷凝集抗体出现较早，阳性率较高，下降也快，故在目前仍不失为一项简便、快速、实用和较早期的诊断方法。但其他微生物也可诱导产生冷凝素，故该试验不推荐用于肺炎支原体感染的诊断，必须结合临床及其他血清学检测进行判断。

如果血清病原抗体效价>1：32；链球菌 MG 凝集试验，效价≥1：40 为阳性，连续两次 4 倍以上增高有诊断价值。

7. 单克隆抗体

免疫印迹法、多克隆抗体间接免疫荧光测定、固相酶免疫技术 ELISA 法等可直接从患者鼻咽分泌物或痰标本中检测支原体抗原而确立诊断。此法快速、简便，但敏感性、特异性和稳定性尚待进一步提高。

8. 核酸杂交技术及 PCR 技术等

该技术具有高效、特异而敏感等优点，易于推广，对早期诊断肺炎支原体感染具有重要价值。

（六）诊断

一是好发于儿童及青少年，常有家庭、学校或军营的小流行发生，有本病接触史者有助于诊断。

二是发病缓慢，早期有乏力、头痛、咽痛等症状。多为中等度发热，突出症状为阵发性刺激性咳嗽，可有少量黏痰或脓性痰，也可有血痰，部分患者无明显症状。

三是肺部检查多数无阳性体征，部分患者可有干、湿啰音。

四是周围血白细胞总数正常或稍增多，以中性粒细胞为主。

五是血清免疫学检查。①红细胞冷凝集试验阳性（滴定效价1：32以上）持续升高者诊断意义更大。一般起病后2周，约2/3患者冷凝集试验阳性，滴定效价大于1：32，特别是当滴度逐步升高时，有诊断价值。②链球菌 MG 凝集试验阳性（滴定效价1：40以上），后一次标本滴度较前次增高达 4 倍或以上诊断意义更大；约半数患者对链球菌 MG 凝集试验阳性。③血清特异性补体结合试验阳性［滴定效价（1∶40）~（1∶80）］，2 周后滴度增高 4 倍，具有重要诊断价值。

六是痰液尤其是支气管吸出分泌物培养分离出肺炎支原体可确诊。

七是 X 线检查。肺部有形态多样化的浸润阴影，以肺下野斑片状淡薄阴影多见，肺门处密度较深。部分呈叶段性分布。

（七）鉴别诊断

1. 气管–支气管炎

大多数感染肺炎支原体的患者症状很轻，起始时主要表现为上呼吸道症状，肺部也没有体征，白细胞通常是正常的，此种情况下容易误诊为急性气管炎和支气管炎，但通过胸部影像学的检查一般不难鉴别。对于不易诊断的可做胸部 CT 确诊。

2. 传染性非典型肺炎（SARS）

本病主要表现为发热等病毒感染的非特异性症状，实验室检查白细胞不升高或降低，特别表现为淋巴细胞数量的下降。由于 SARS 是新出现的一个疾病，因此易与支原体肺炎混淆。但 SARS 有很强的传染性，重症发生率高，对抗生素治疗无效，病情进展快。对于鉴别有困难的，可通过实验室检查进行鉴别。

3. 肺嗜酸粒细胞浸润症

多数支原体肺炎感染特征不是很明显，影像学特征又不具特异性，很容易与肺嗜酸粒细胞浸润症、过敏性肺炎等混淆，但非感染性肺疾病一般在病理学上有其相应特征，及时进行检查有助于鉴别。

4. 细菌性肺炎

本病临床表现较肺炎支原体肺炎严重，X 线的肺部浸润阴影也更明显，且白细胞计数明显高于参考值上限。

5. 流感病毒性肺炎或流感后并发细菌性肺炎

发生于流行季节，起病较急，肌肉酸痛明显，可能伴胃肠道症状。

6. 腺病毒肺炎

多见于军营，常伴腹泻。

7. 军团菌肺炎和衣原体肺炎

临床不易鉴别，明确诊断必须借助病原的分离鉴定培养和血清学检查。

（八）治疗

早期使用适当抗生素可减轻症状，缩短病程至 7~10 天。

大环内酯类抗生素是肺炎支原体感染的首选药物，红霉素、克拉霉素、多西环素治疗有效，可缩短病程。喹诺酮类（如左氧氟沙星、莫西沙星等）、四环素类也用于肺炎支原体肺炎的治疗。疗程一般 2~3 周。因肺炎支原体无细胞壁，所以青霉素或头孢菌素类等抗生素无效。若继发细菌感染，可根据痰病原学检查结果，选用有针对性的抗生素治疗。

推荐剂量：红霉素 0.5 g/次，每 6 小时 1 次；克拉霉素的胃肠道反应轻，其他副作用少，效果与红霉素相仿，用量 0.5 g/天，口服；四环素 0.25 g，每 6 小时 1 次；多西环素 0.1 g/天，口服。治疗须继续 2~3 周，以免复发。罗红霉素、阿奇霉素的效果亦佳，且不良反应少。如果不能排除军团菌肺炎，应选用红霉素。如果不能排除衣原体肺炎，推荐四环素和多西环素。

对于耐药的肺炎支原体，可选用他利霉素和利福霉素。他利霉素属于酮内酯类，是新一代大环内酯类抗生素，该类抗生素由 14 元环大环内酯衍生而成，因在菌体内有更广泛的结合位点，故具有更强的抗菌活性。

利福霉素具有抗菌谱广、作用强、吸收快、局部浓度高、副作用小、耐药率较低等优点，对于耐阿奇霉素肺炎支原体引起的下呼吸道感染选用联合利福霉素治疗，有明显的疗效。

支原体耐药与抗生素的使用密切相关，在临床治疗支原体感染时，应结合药敏试验足量使用敏感药物，并使疗程尽可能缩短，避免低浓度药物与支原体长期接触，人为造成"抗生素压力"，使原来占优势的敏感株被抑制或杀灭，诱导或选择出耐药菌株并使之繁衍成抗菌药物主要作用对象，造成治疗失败。

对剧烈呛咳者，应适当给予镇咳药。

（九）预后

本病预后良好。但在老年患者和已有慢性病，如 COPD 的患者，或继发其他细菌性肺炎患者，预后较差。

本病有自限性，部分病例不经治疗可自愈。注意事项：家庭中发病应注意隔离，避免密切接触。抗生素预防无效。支原体肺炎疫苗的预防效果尚无定论。鼻内接种减毒活疫苗的预防尚在研究中。

（十）预防

预防支原体肺炎，一定要多到户外活动，以增强体质；外出回来及用餐前一定要用洗手液或肥皂洗手；咳嗽或打喷嚏时用手绢或纸巾掩住口鼻，尽量减少飞沫向周围喷射，以免传染他人。

二、衣原体肺炎

衣原体属，包括四个衣原体种，即沙眼衣原体、鹦鹉热衣原体、肺炎衣原体和家畜衣原体。其中，沙眼衣原体引起人类沙眼、包涵体性结膜炎、非淋球菌尿道炎、宫颈炎等。鹦鹉热衣原体引起人类的鹦鹉热，表现为呼吸道感染或以呼吸系统为主的全身性感染。家畜衣原体尚无引起人类疾病的报道。血清流行病学调查显示，人类的肺炎衣原体感染是世界普遍性的，成人有一半以上感染过肺炎衣原体，即血清存在肺炎衣原体特异性 IgG 抗体。

（一）诊断要点

1. 病史

追问鹦鹉、家禽、鸟类饲养或接触史。

2. 临床症状

肺炎衣原体肺炎的症状无特异性，有时表现为无症状，有时症状较重。表现为发热、咳嗽等。有些患者可出现喘息或哮喘，成人肺炎患者多较严重，可发生呼吸衰竭。

3. 影像学

X 线显示双肺片状浸润，胸膜渗出不常见。鹦鹉热衣原体肺炎患者肺内阴影吸收缓慢，有报道治疗 7 周后尚有 50% 患者病灶不能完全吸收。

4. 病原学检查

（1）微生物学培养：肺炎衣原体培养需要通过细胞培养，细胞内包涵体在 72 小时以后出现，可通过特异性荧光抗体检测加以证实。

（2）微量免疫荧光法：IgG ≥ 512 和（或）IgM ≥ 1：32 时，在排除类风湿因子影响后提示近期感染。

（3）急性期恢复期（发病后第 2～3 周）双份血清进行抗体测定：后者抗体效价与前者相比有 4 倍或以上升高，有助于确诊。

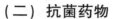

（二）抗菌药物

1. 首选四环素类或大环内酯类。

（1）多西环素：首剂 200 mg，以后 100 mg，口服，每日 2 次。

（2）红霉素：500 mg 口服，每 6 小时一次。疗程均为 3 周。复发者可进行第 2 疗程。阿奇霉素：在细胞内半衰期更长，胃肠道副作用少，逐渐取代红霉素的治疗。首剂 500 mg，每日 1 次，以后 4 天每次 250 mg，每日 1 次口服。或罗红霉素 150 mg，每日 2 次。疗程常为 21 天。

2. 氟喹诺酮类对肺炎衣原体也有效。

（三）定义及概况

病毒性肺炎（VP）是由多种不同种类的病毒侵犯肺实质而引起的肺部炎症，通常由上呼吸道病毒感染向下蔓延所致，常伴气管-支气管炎。临床表现无特异性，主要为发热、头痛、全身酸痛、干咳及肺部浸润等。目前已知能引起呼吸道感染的病毒约有 200 种。自 2002 年 11 月于我国广东省首发而后波及世界许多国家和城市的严重急性呼吸综合征（SARS），系由一种新发现的病毒——SARS 病毒引起的病毒性肺炎。因其具有极强的传染性和较高的病死率而受到高度重视。

（四）病因

引起病毒性肺炎的病毒以呼吸道合胞病毒（RSV）、流行性感冒病毒和腺病毒为常见，其他有副流感病毒、巨细胞病毒（CMV）、鼻病毒、冠状病毒、EB病毒和某些肠道病毒（如柯萨奇病毒、埃可病毒等），以及单纯疱疹病毒（HSV）、水痘-带状疱疹病毒、风疹病毒、麻疹病毒等。新发现的人类免疫缺陷病毒（HIV）、汉塔病毒、尼派病毒、高致病性禽流感病毒及新型冠状病毒（又称为 SARS 病毒）也可引起肺炎。本病主要经飞沫和直接接触传播，但器官移植的病例可以通过多次输血，甚至供者的器官途径导致病毒感染。其一年四季均可发生，但多见于冬春季节。可散发流行或暴发流行。VP 的发生除与病毒本身的毒力、感染途径及感染量有关外，宿主的年龄、呼吸道局部及全身的免疫功能状态等也是重要的影响因素。一般儿童发病率高于成人，婴幼儿高于年长儿。据统计，在非细菌性肺炎中，病毒性肺炎占 25%～50%。近年来由于免疫抑制药物广泛应用于肿瘤、器官移植及获得性免疫缺陷综合征（AIDS）的出现及其流行，HSV、水痘-带状疱疹病毒（VZV）、CMV 等都可引起严重的 VP。

（五） 发病机制

1. 基本发病机制

病毒感染主要表现为肺间质病变。最初累及纤毛柱状上皮细胞，然后侵及其他呼吸道细胞，包括肺泡细胞、黏液腺细胞及巨噬细胞。病毒在细胞内复制，然后释放出感染性病毒感染相邻细胞。被感染的纤毛细胞可出现退行性变包括颗粒变形、空泡形成、细胞肿胀和核固缩，继而坏死和崩解。细胞碎片聚集在气道内和阻塞小气道，并出现呼吸道肿胀。肺泡间隔有明显的炎症反应，伴淋巴细胞、巨噬细胞浸润，偶有浆细胞和中性粒细胞浸润和水肿。肺泡毛细血管内可出现坏死和出血的纤维蛋白血栓，肺泡可见嗜酸性透明膜。重症感染者可出现肺水肿、实变、出血，肺实质坏死，肺不张。

2. 非典型表现发病机制

SARS病毒通过短距离飞沫、气溶胶或接触污染的物品传播。发病机制未明，推测由于SARS病毒通过其表面蛋白与肺泡上皮等细胞上的相应受体结合，导致肺炎的发生。病理改变主要显示弥漫性肺泡损伤和炎症细胞浸润，早期的特征是肺水肿、纤维素渗出、透明膜形成、脱屑性肺炎及灶性肺出血等病变；机化期可见到肺泡内含细胞性的纤维黏液样渗出物及肺泡间隔的成纤维细胞增生，仅部分病例出现明显的纤维增生，导致肺纤维化甚至硬化。

人感染 H_5N_1 迄今的证据符合禽-人传播，可能存在环境-人传播，还有少数未得到证据支持的人-人传播。虽然人类广泛暴露于感染的家禽，但 H_3N_1 的发病率相对较低，表明阻碍获得禽流感病毒的物种屏障是牢固的。家族成员聚集发病可能由共同暴露所致。尸检可见高致病性人禽流感病毒肺炎有严重肺损伤伴弥漫性肺泡损害，包括肺泡腔充满纤维蛋白性渗出物和红细胞、透明膜形成、血管充血、肺间质淋巴细胞浸润和反应性成纤维细胞增生。

3. 病理

由病毒侵入细支气管上皮引起细支气管炎。感染可波及肺间质与肺泡而致肺炎。气道上皮广泛受损，黏膜发生溃疡，其上覆盖纤维蛋白被膜。气道防御功能降低，易招致细菌感染。单纯病毒性肺炎多为间质性肺炎，肺泡间隔有大量单核细胞浸润。肺泡水肿，被覆含蛋白及纤维蛋白的透明膜，使肺泡弥散距离加宽。肺炎多为局灶性或弥漫性，偶呈实变。肺泡细胞及巨噬细胞内可见病毒包涵体。炎性介质释出，直接作用于支气管平滑肌，致使支气管痉挛，临床上表现为支气管反应性增高。病变吸收后可留有肺纤维化。

（六）临床表现

1. 症状

（1）常见症状

无特异性症状。常有上呼吸道感染的前驱症状，如咽干、咽痛，继之喷嚏、鼻塞、流涕、头痛、乏力、发热、食欲减退及全身酸痛等。病变进一步向下发展累及肺实质发生肺炎，则表现为咳嗽，多呈阵发性干咳、气急、胸痛，持续高热，尚可咳少量白色黏液痰。部分患者可并发细菌性肺炎。

（2）非典型症状

一些病毒性肺炎在临床表现上可以出现不典型改变，如儿童、老年人或免疫损害宿主患者易发生重症病毒性肺炎，出现呼吸困难、心悸、气急、发绀、嗜睡、精神萎靡，甚至出现休克、心力衰竭、急性呼吸窘迫综合征（ARDS）和肾功能衰竭等疾病的表现。成人水痘合并水痘病毒肺炎时，可发生致命性并发症，如肺水肿、休克等。在脏器移植（如肾移植、骨髓移植等）患者，CMV肺炎可呈现为急剧进展的临床表现过程，在很短时间内（数小时或1~2天）发展为白肺状态，出现呼吸衰竭。SARS起病急骤，多以发热为首发症状，体温>38℃，可有寒战、咳嗽、少痰，偶有血丝痰、心悸、呼吸困难或呼吸窘迫。可伴有肌肉关节酸痛、头痛、乏力和腹泻。禽流感重症患者可出现高热不退，病情发展迅速，几乎所有患者都有临床表现明显的肺炎，常出现急性肺损伤、急性呼吸窘迫综合征（ARDS）、肺出血、胸腔积液、全血细胞减少、多脏器功能衰竭、休克及瑞氏（Reye）综合征等多种并发症。可继发细菌感染，发生败血症。

2. 体征

（1）常见体征

一般病毒性肺炎胸部体征不明显或无阳性体征。其临床症状较重，而肺部体征较少或出现较迟为其特征。常见肺部体征为轻中度患者病变部位浊音，呼吸音减弱，散在的干湿性啰音。

（2）非典型体征

重症患者体检可见吸气三凹征和鼻翼扇动，呼吸浅速、心动过速、发绀，可出现休克、心力衰竭体征，肺部可闻及较为广泛的干、湿啰音；病情极危重者可听不到呼吸音及啰音。

（七）实验室检查

1. 常见表现

白细胞计数一般正常，亦有稍高或偏低，红细胞沉降率大多正常。继发细菌感染时白细胞总数和中性粒细胞均增多。痰涂片可见白细胞以单核细胞为主，痰培养常无致病菌生长。但若痰白细胞核内出现包涵体，则提示病毒性感染。

血清学检测是目前临床诊断病毒感染的重要方法，双份血清病毒抗体滴度 4 倍以上升高有诊断意义。

病原学检查：病毒分离培养和鉴定是确诊病毒性肺炎的最可靠方法，可采集咽喉和鼻拭子、咽喉漱液、痰液、经纤支镜获取的下呼吸道分泌物、支气管肺泡灌洗液或血液标本，接种于鸡胚或组织细胞进行病毒培养，或采用动物接种法进行病毒分离，然后进行病毒鉴定。但病毒的分离培养一般实验室不能常规进行，阳性率也不高。特异性诊断技术如免疫荧光法、免疫酶法、同位素免疫标记法等检测病毒抗原、聚合酶链反应（PCR）检测病毒 DNA 等都有助于病原学诊断。

2. 非典型表现

外周血白细胞计数一般不升高，或降低，常有淋巴细胞减少，可有血小板降低。部分患者有血清转氨酶、乳酸脱氢酶升高等多系统损害的实验室检查结果。

（八）器械检查

1. 常见表现

胸部 X 线检查可见肺纹理增多，小片状浸润或广泛浸润，病情严重者显示双肺弥漫性结节性浸润，但大叶实变及胸腔积液者均不多见。病毒性肺炎的致病源不同，其 X 线征象亦有不同的特征。

2. 非典型表现

病毒性肺炎在胸部影像学上常有如下出现：①肺体征不明显时，即可出现 X 线改变；②大小不等的片状阴影或融合成大病灶，可形成肺气肿；③部分病灶吸收缓慢，需数周或更长等非典型特征。

（九）诊断

在病毒感染的流行季节，根据患者有关病毒感染的基本特征、肺炎的症状和体征，以及胸片有絮状阴影或间质性肺炎改变，血象不高者并排除其他病原体引起的肺炎，应考虑病毒性肺炎的可能。确诊有赖于病原学检查，包括病毒分离、血清学检查及分子病毒学检查等。呼吸道分泌物中细胞核内的包涵体可提示病毒

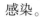

感染。

（十）鉴别诊断

1. 常见表现鉴别诊断

其主要应与细菌性肺炎、支原体性肺炎、支气管哮喘、肺结核、卡氏肺孢子虫肺炎、衣原体肺炎、真菌性肺炎等相鉴别。一般根据发病季节、流行史及临床表现等方面，结合实验室检查和 X 线胸片所见，有助于病毒性肺炎的诊断，并可与其他呼吸道疾病相鉴别。值得注意的是，在呼吸道病毒感染的基础上，呼吸道自身防御能力及全身抵抗力均有不同程度的削弱，故易继发肺部的细菌感染。继发细菌感染多出现在后期，病情重，病死率高。临床上难以判断，归纳以下七点可做参考：①体温降至正常后再度发热，咳嗽加重，痰白色转黄色，全身中毒症状严重；②肺部体征增多，呼吸困难加重，发绀明显；③白细胞总数及中性粒细胞百分数由少到多；④白细胞碱性磷酸酶（AKP）积分>200 或四唑氮蓝（NBT）还原试验>15%；⑤血清 C-反应蛋白（CRP）浓度升高；⑥胸部 X 线示肺部出现新阴影；⑦痰液连续 2 次分离到相同致病菌，或其他方法证实的致病菌。

2. 非典型表现鉴别诊断

非典型表现应与军团菌肺炎、重症肺炎、肺水肿、支原体肺炎等相鉴别。

（十一）治疗

病毒性肺炎治疗除首先积极抗病毒治疗外，还应采取综合治疗措施，包括一般对症处理和支持疗法等。重点应预防继发细菌感染和并发症。

1. 一般治疗

加强护理，注意休息，保持室内空气流通、新鲜，环境安静整洁。

2. 保持呼吸道通畅

对有呼吸困难和发绀的患者须保持呼吸道通畅，可给予雾化或湿化气道，给予祛痰药物，并行体位引流，清除呼吸道痰液。对有喘息症状者适当给予支气管扩张剂治疗，并早期进行持续氧疗（血气分析动脉氧分压<60 mmHg 或 SpO_2<90%者），如出现严重低氧血症，应行面罩或气管插管、气管切开机械通气。

3. 对症治疗

（1）退热与镇静。对于发热、烦躁不安或发生惊厥者，应及时给予降温及镇静治疗。烦躁不安或缺氧严重，有明显憋喘者可适当给予镇静剂，如 10%水合氯醛口服或灌肠（有心力衰竭时禁用）；有呼吸衰竭者慎用镇静剂，痰黏稠者不用异丙嗪。

（2）止咳平喘。对咳嗽有痰者，一般祛痰药可以达到减少咳嗽的作用，不用镇咳药。干咳，特别是因咳嗽引起呕吐及影响睡眠者可服用右美沙芬。对咳嗽明显者可雾化吸入糖皮质激素治疗。对有憋喘者酌情应用氨茶碱、沙丁胺醇、溴化异丙托品等。对有呼吸道梗阻、憋喘严重、中毒症状严重者，可应用短暂糖皮质激素治疗。

（3）物理疗法。对肺部啰音经久不消的患者，可用光疗、电疗、超短波等以减轻肺部淤血，促进肺部渗出物的吸收。

4. 抗病毒治疗

目前对于病毒性肺炎尚缺乏理想的特异性治疗。常用于临床的抗病毒药物有以下六种：

（1）利巴韦林（RBV）。又称三氮唑核苷、病毒唑，是一种鸟苷类似物，通过干扰鸟苷酸合成而发挥抗病毒作用，为广谱抗病毒药物。临床主要可用于RSV、腺病毒、流感病毒、副流感病毒、疱疹病毒、水痘病毒、麻疹病毒肺炎治疗，也可用于汉塔病毒感染的治疗。

（2）阿昔洛韦（ACV）。又称无环鸟苷，对病毒DNA多聚酶呈强大抑制作用，阻止病毒DNA的合成，具有广谱、强效和起效快的特点，为疱疹病毒感染的首选治疗药物。临床主要用于疱疹病毒、水痘病毒性肺炎的治疗。尤其对免疫缺陷或应用免疫抑制药物者并发VP应尽早应用。

（3）阿糖腺苷。又称阿糖腺嘌呤，为嘌呤核苷类化合物，能抑制病毒DNA的合成，具有广泛抗病毒作用。临床主要用于疱疹病毒、水痘病毒及巨细胞病毒肺炎，尤其适用于免疫抑制病人并发VP的治疗。

（4）金刚烷胺和金刚乙胺。为人工合成的胺类抗病毒类药物，能阻止某些病毒进入人体细胞内，并有退热作用。临床上主要用于流感A型病毒肺炎的治疗，且在发病24~48小时内应用效果最佳，可减轻发热和全身症状，减少病毒排出，防止流感病毒的扩散。

（5）更昔洛韦。又名丙氧鸟苷，属无环鸟苷的衍生物，但比阿昔洛韦有更强更广谱的抗病毒作用。尤其对人巨细胞病毒（HCMV）有高度选择性抑制作用。主要用于治疗肾移植、骨髓移植等脏器移植患者和AIDS患者的巨细胞病毒性肺炎。

（6）膦甲酸钠。静脉滴注治疗巨细胞病毒性肺炎，并可作为免疫缺陷患者

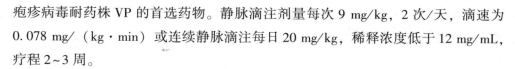

疱疹病毒耐药株 VP 的首选药物。静脉滴注剂量每次 9 mg/kg，2 次/天，滴速为 0.078 mg/（kg·min）或连续静脉滴注每日 20 mg/kg，稀释浓度低于 12 mg/mL，疗程 2~3 周。

5. 中医中药

双黄连粉针剂及口服液，以及金银花、贯众、板蓝根、大青叶和具有抗病毒作用的中药方剂等对病毒感染有一定疗效。

6. 免疫治疗

（1）干扰素（IFN）。干扰素具有广谱抗病毒作用，可用于防治流感病毒、腺病毒、RSV 等引起的 VP。干扰素与阿昔洛韦或阿糖腺苷合用治疗骨髓移植后的巨细胞病毒性肺炎可取得较好的疗效。

（2）聚肌胞（Poly I：C）。是一种高效的干扰素诱导剂。主要用于预防和治疗婴幼儿病毒性肺炎。用法：2 岁以下儿童 1 mg/次，2 岁以上儿童 2 mg/次，每日或隔日肌注一次，共 2~4 周。

（3）其他。如白细胞介素 - 2（IL - 2）、特异性抗病毒免疫核糖核酸（iRNA）、左旋咪唑、转移因子和胸腺肽也有一定的抗病毒作用。

（4）被动免疫治疗。包括输血和新鲜血浆、高效价特异性免疫球蛋白和抗体及恢复期血清等也被用于治疗病毒性肺炎。

7. 抗生素的应用

无细菌感染证据的患者，无须抗菌药物治疗。一旦并发细菌感染或不能除外细菌感染者，应选用敏感的抗生素治疗。

8. 少见症状的治疗

（1）糖皮质激素的应用。应采取谨慎态度，严格掌握使用指征，必要时短程应用，并同时应用有效抗病毒药物，以防止病毒扩散，加重病情。

（2）ARDS 的治疗。对于病毒性肺炎患者发展为急性呼吸窘迫综合征（ARDS）时应将患者收入重症监护病房（ICU）进行救治，主要治疗措施如下：①氧疗，应高浓度吸氧；②机械通气，明确诊断后宜尽早机械通气，PEEP 从低水平开始，5~15 cm H_2O；③合适的血容量；④维持适当的液体平衡，轻度负平衡，早期一般不宜补胶体，如有明显低蛋白血症，可考虑给予白蛋白；⑤其他如抗感染治疗，生命支持，保护器官功能，防治并发症等。

（十二）预后

预后与年龄、肌体免疫功能状态有着密切关系。正常人获得性感染有自限性，肺内病灶可自行吸收，年龄越小、免疫力低下特别是器官移植术后、AIDS患者及合并其他病原体感染时预后差。

第四节　其他肺炎

一、肺炎链球菌肺炎

肺炎链球菌肺炎是由肺炎链球菌（亦称为肺炎球菌或肺炎双球菌）引起的急性肺部炎症，病变常呈叶、段分布，通常称大叶性肺炎。肺炎链球菌常寄生在人体鼻咽部，根据荚膜多糖的抗原特性，肺炎链球菌可分为 86 个血清型，其中部分菌株致病力很强。由这种细菌引起的肺炎在当前社区获得性肺炎中仍占首位。近年由于抗菌药物的广泛应用，使本病的起病方式、症状及 X 线改变均不典型。

（一）诊断标准

1. 临床表现

（1）发病前常有受凉、淋雨、疲劳或上呼吸道感染等诱因，多有上呼吸道感染的前驱症状。发病急骤，高热（38.0～40.0℃）、寒战，伴全身肌肉酸痛、乏力等。可有患侧胸痛，放射至肩部或腹部，咳嗽或深呼吸时加剧。咳嗽，咳黏痰或脓性痰，血性痰或呈铁锈色痰。病变广泛者可有呼吸困难。部分患者可有消化道症状及神经系统症状。严重病例可发生感染性休克及中毒性心肌炎。

（2）体检：急性病容，呼吸急促，部分患者口角可有疱疹，病变广泛时可出现发绀。有败血症者，可出现皮肤、黏膜出血点，巩膜黄染。早期肺部体征常无明显异常。肺实变时叩诊呈浊音，语颤、语音增强，有支气管呼吸音。消散期可闻及湿啰音。严重感染时可伴休克、急性呼吸窘迫综合征及神经精神症状。

2. 辅助检查

（1）血常规：白细胞计数（10～20）×10^9/L，中性粒细胞多在 80% 以上，可有核左移，细胞内可见中毒颗粒。血小板减少，凝血酶原时间延长。

（2）痰涂片及痰培养：可查见肺炎链球菌。部分患者血培养呈阳性。聚合酶链反应（PCR）及荧光标记抗体检测可提高病原学诊断率。如若合并胸腔积液，可抽取积液进行细菌培养。

（3）血生化检查：可见血清酶学升高，部分患者可有血胆红素增高。动脉血气分析可正常，严重病例可有 PaO_2 及 $PaCO_2$ 减低，pH 值增高，呈低氧及呼吸性碱中毒。休克合并代谢性酸中毒则 pH 值降低。

（4）胸部 X 线检查：早期肺部有均匀淡片状阴影，典型表现为大片均匀致密阴影，可见支气管充气征，呈叶、段分布。可有少量胸腔积液。老年患者容易形成机化性肺炎。

（二）治疗原则

1. 抗菌药物治疗

目前首选仍然是青霉素，耐青霉素的肺炎链球菌在我国虽然已达 20%，但高耐药株<2%，因此，对于普通耐药株通过提高青霉素剂量，依然有效。青霉素剂量可用至 1000 万~2000 万 U/天。对青霉素过敏、耐青霉素者可用喹诺酮类（左氧氟沙星、莫西沙星），头孢噻肟、头孢曲松或厄他培南等药物，多重耐药菌株感染者可用万古霉素、替考拉宁、利奈唑胺等。

由于目前我国大多数地区肺炎链球菌对大环内酯耐药率高达 70%，故对于已明确诊断的肺炎链球菌肺炎不推荐应用大环内酯类药物。

抗菌药物标准疗程通常为 7~10 天或更长，或在退热后 3 天停药或由静脉用药改为口服，维持数日。

2. 支持治疗

患者应卧床休息，注意补充足够蛋白质、热量、水及维生素。

3. 积极防治并发症

如肺外感染（脓胸、心肌炎、关节炎等）及感染性休克。

（三）预后与预防

1. 预后

大部分病例经过治疗可痊愈，甚至还能自愈。发生感染性休克者，病死率较高，经过积极治疗，大部分仍可治愈。合并菌血症的病死率为 30%~76%，极少数发生 ARDS 者，病死率较高。

2. 预防

我国使用的肺炎球菌疫苗为"多价肺炎球菌疫苗"（纽莫法 23 价）。该疫苗经一次注射后，2~3 周产生保护性抗体，保护期至少持续 5 年。

二、葡萄球菌肺炎

葡萄球菌肺炎是葡萄球菌引起的急性化脓性肺部炎症，是 CAP 的重要病原体，其中金黄色葡萄球菌（以下简称金葡菌）是重症 CAP 的致病性病原体。在非流行性感冒时期，金葡菌感染的发生率占细菌性肺炎的 1%～5%，而在流行性感冒时期，金葡菌感染的发生率可高达 25%。在 HAP 中金葡菌感染占 11%～25%。

葡萄球菌肺炎多见于儿童，尤其是农村的青少年。年老体弱者、有基础疾病者如糖尿病、血液病、艾滋病等或应用激素、抗癌药物及其他免疫抑制剂治疗者也易感染。常有皮肤疖、痈、呼吸道感染等葡萄球菌感染史。病情严重，若未予恰当治疗，病死率较高，尤其是耐药金黄色葡萄球菌引起的肺炎。

（一）病因

一是葡萄球菌属细球菌科，为需氧和兼性厌氧的革兰阳性球菌，其中金黄色葡萄球菌致病性最强。

二是致病性葡萄球菌可产生各种毒素，具有溶血、坏死、杀灭白细胞、痉挛血管的作用，并可产生多种酶，如溶菌酶、β 内酰胺酶、凝固酶等。在厌氧条件下还可分解甘露醇，产酸。其中凝固酶的产生及甘露醇的发酵与细菌致病性有关。随医院内感染的增加，由凝固酶阴性葡萄球菌引起的肺炎也不断增加。

三是耐甲氧西林金葡菌（MRSA）感染的肺炎治疗更困难，病死率高。随着院内感染的增加，由凝固酶阴性葡萄球菌引起肺炎亦增加。

（二）病理

主要特点为化脓性改变。原发性吸入性金葡菌肺炎常呈大叶分布，也可呈一侧或双侧多发性肺段性分布，组织学显示，肺泡内浆液性脓性渗出，肺泡壁化脓性破坏，形成大小不等的脓腔。血源性金葡菌肺炎常继发于金葡菌菌血症或脓毒血症，败血性细菌栓子引起多发性肺小动脉栓塞，致双肺呈散在性多发性化脓性炎症，或发展成多发性肺脓肿。

（三）诊断

1. 临床表现

（1）可有先驱的上呼吸道感染史，并有典型的流感症状。

（2）起病急骤，有寒战、高热、胸痛、进行性呼吸困难、咳嗽，初为黄色黏稠痰，后转为脓痰或脓性血痰，并有全身中毒症状。院内感染者往往起病较隐袭，体温逐渐上升。严重患者早期即有周围循环衰竭或 ARDS 样症状。若为血源性所致，中毒症状更为严重，并有皮肤、软组织感染史或外伤、烧伤、静脉导管感染史。

（3）体检呈急性重病容，气急，发绀。重症患者可有血压下降或休克。

（4）早期肺部多无明显体征，与全身中毒症状和呼吸道症状不相称，部分患者可闻及湿啰音。

（5）病变累及胸膜时，有胸腔积液或液气胸体征。

（6）可有肺外（如骨关节、心包等）牵涉病灶，与血源性金黄色葡萄球菌肺脓肿难以区别。

2. 实验室检查

（1）白细胞总数增高及分类核左移：白细胞总数可高达 $15 \times 10^9 \sim 20 \times 10^9/L$，有时可达 $50 \times 10^9/L$。

（2）病原学检查：血、痰、胸液涂片及培养（最宜在使用抗生素以前采取标本）。痰涂片革兰染色可见大量成堆的葡萄球菌和脓细胞，白细胞内可见革兰阳性球菌。血培养对吸入性金葡菌肺炎阳性率不高，对血源性感染者阳性率较高。

（3）用对流免疫法测定胞壁酸抗体阳性（血清抗体滴度超过 1∶4）。

3. X 线检查

胸片呈多发性肺段性浸润或大叶性肺炎的改变，其主要特征为多形性和速变性。肺浸润、肺脓肿、肺气囊、脓胸或脓气胸是金葡菌肺炎的四大 X 线征象。

4. 鉴别诊断

应与其他细菌性肺炎或肺脓肿鉴别。

（四）治疗

抗菌药物的治疗：早期选用敏感抗生素是治疗的关键。首选仍是耐 β 内酰胺酶的半合成新型青霉素，如苯甲异噁唑青霉素 1.5 g 加生理盐水静脉注射，每 4 小时 1 次；邻氯青霉素，每日 4~8 g，分 3~4 次静脉滴注；或选用头孢唑啉、头孢噻吩、优立新（氨苄西林+舒巴坦），若联合应用阿米卡星可增加疗效。对 MRSA 感染者选用万古霉素，每日 1~2 g 静脉滴注或替考拉宁 0.4 g/d 静脉滴注，首次加倍（0.8 g/d）。总疗程取决于感染途径，吸入性感染者持续 14~20 天，或更长。如为血源性感染，静脉用药需 4~6 周以上。

三、非结核分枝杆菌肺病

非结核分枝杆菌（NTM）：指结核分枝杆菌复合群（结核分枝杆菌、牛分枝杆菌、非洲分枝杆菌、田鼠分枝杆菌）和麻风分枝杆菌以外的分枝杆菌，NTM 广泛存在于自然界，是一种条件致病菌，健康人呼吸道中可以有某些类型 NTM 寄生。非结核分枝杆菌病则是指人类感染 NTM 并引起相关组织或脏器的病变，常累及皮肤、淋巴结、肺部及全身播散性病变，其中最常见的是非结核分枝杆菌肺病，由于其临床表现、胸部影像表现酷似结核病，且痰中可发现抗酸杆菌，经常被误诊为肺结核。这里以介绍非结核分枝杆菌肺病为主。

（一）传播途径

NTM 是一种广泛存在于自然界中的条件致病菌，主要存在于各种水源、土壤及气溶胶中。吸入含菌气溶胶可能是 NTM 肺病的主要感染方式，人与人间的传播及动物与人之间的传播均未获得确切证据，目前认为人的感染是从外界环境中获得的。近年来 NTM 引起的院内感染不容忽视，主要由于消毒灭菌不严格或差错，手术器械或注射器污染导致创口感染、败血症，致病菌主要是快速生长分枝杆菌。

（二）病理

NTM 肺病与肺结核的基本病理改变十分相似：组织学上以类上皮细胞结节多见，以淋巴细胞、巨噬细胞浸润和干酪样坏死为主的渗出性反应，以类上皮细胞、朗汉斯巨细胞肉芽肿形成为主的增殖性反应，浸润细胞消退伴有肉芽细胞的萎缩、胶原纤维增生为主的硬化性反应三种病理组织变化。此外，该病尚可发生非坏死性组织细胞反应、中性粒细胞浸润、嗜酸性粒细胞增多等，有的缺乏类上皮细胞反应。肺部病变为肉芽肿性，有类上皮细胞和淋巴细胞聚集成结节病灶，但不如结核结节典型。肺内亦可见坏死和空洞形成，可单发或多发，侵及两肺，位于胸膜下，以薄壁空洞为多见。NTM 病亦可全身播散，在多处骨骼可见到抗酸杆菌，肺内则呈弥漫性小分散灶。

（三）临床表现

NTM 肺病临床症状和体征，与感染的 NTM 种类有关。NTM 肺病的临床表现

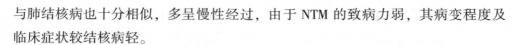

与肺结核病也十分相似，多呈慢性经过，由于 NTM 的致病力弱，其病变程度及临床症状较结核病轻。

NTM 肺病好发人群为 HIV/AIDS 患者、酗酒及（或）嗜烟男性，肺气肿、慢性支气管炎、支气管扩张、尘肺、肿瘤、长期使用肾上腺皮质激素患者。

咯血较多见，也可有发热、咳嗽、咳痰、胸痛。

由堪萨斯分枝杆菌引起的肺病可同时侵犯皮肤、淋巴结、骨关节、脑膜、泌尿生殖系统，也可引起全身播散。由瘰疬分枝杆菌引起的肺病常合并有浅表淋巴结和肠系膜淋巴结病变。感染偶然分枝杆菌、脓肿分枝杆菌、龟分枝杆菌等 NTM，则可引起局部脓肿。

堪萨斯及鸟胞内分枝杆菌肺病胸部影像表现多为薄壁空洞，空洞周围浸润病变少，结节性阴影不多见，无支气管播散、胸膜纤维增生性反应少见，病变部位以上叶居多，也可位于中叶和舌段，偶可伴有胸膜炎或脓胸，但 NTM 肺病的胸部影像表现也不排除浸润、弥漫、播散、纤维病变类型。

（四）诊断

NTM 肺病的病理改变、临床症状、胸部影像表现乃至病理均酷似结核病，而且痰涂片抗酸染色在形态上也难与结核分枝杆菌区别，二者的鉴别须经菌种鉴定才能确定。在临床上常误诊为结核病而接受抗结核治疗。因此，临床上对于可疑者应积极进行痰培养及菌种鉴定以获得正确诊断。NTM 肺病可疑者包括以下内容：①肺内以空洞性病变为主，或薄壁空洞、周围浸润病变少、支气管播散病变少，以纤维增生病变为主；②抗结核治疗无效，痰菌持续阳性或初治结核病患者但对一线抗结核药物耐药者；③合并有上述基础病变者，尤其是 HIV/AIDS 患者；④分枝杆菌培养阳性但菌落形态及生长情况不同于结核分枝杆菌。

NTM 细菌学鉴定方法：常用的方法是对硝基苯甲酸（PNB）生长试验，结核分枝杆菌复合群在含有 PNB 培养基上生长受抑制，而大多数 NTM 菌种对一定浓度的 PNB 有耐受性，所以，PNB 生长考虑为 NTM。另外 28℃生长实验、耐热触酶试验也可用于分枝杆菌菌群的鉴定。菌群鉴定被归为 NTM 菌群的分枝杆菌，通过相关实验进行生长速度、色素产生情况、菌落形态特征等生长特征的观察，以及在各种鉴别培养基上的生长情况，包括苦味酸培养基生长实验、5%NaCl 培养基生长实验等进一步进行 NTM 的菌种鉴定。

近年来以分子生物学手段进行基因测序方法对菌种进行鉴定更为准确迅速。

2000 年中华医学会结核病学会分会颁布了《非结核分枝杆菌病诊断与处理

指南》，制定了非结核分枝杆菌肺病诊断标准。具有呼吸系统和（或）全身性症状，经放射影像学检查发现有肺内病变，已排除其他疾病，在确保标本无外源性污染的前提下，符合以下条件之一者结合放射影像学和临床做出 NTM 肺病的诊断：①痰 NTM 培养 3 次均为同一致病菌；②痰 NTM 培养 2 次均为同一致病菌，1 次抗酸杆菌（AFB）涂片阳性；③支气管灌洗液 NTM 培养 1 次阳性，阳性度++以上；④支气管灌洗液 NTM 培养 1 次阳性，AFB 涂片阳性度++以上；⑤支气管肺组织活检物 NTM 培养阳性；⑥肺活检见与 NTM 改变相似的肉芽肿，痰或支气管灌洗液 NTM 培养阳性。

（五）治疗

1. NTM 病的治疗原则

（1）目前对 NTM 病化疗方案和疗程没有统一的标准，对不同的 NTM 种属用药的种类和疗程有所不同。

（2）根据药敏试验结果和用药史结合 NTM 种属特点，选择 4~5 种药联合治疗，强化期共 6~12 个月，巩固期 12~18 个月；在抗酸杆菌阴转后继续治疗 18~24 个月，至少 12 个月。

（3）药敏试验结果具有局限性，因为体外药敏试验有时与体内实际情况不一致，临床医生必须根据治疗效果来评估药敏试验的状况，选择用药。

（4）不建议对疑似 NTM 肺病进行诊断性或经验性治疗。

（5）对于肺外病变及肺内病变，如病灶局限，应尽量手术清创治疗或进行病变部位的切除。

2. 治疗方法

（1）缓慢生长 NTM 病

①MAC 病。

对 MAC 肺病的治疗方案：核心药物包括 ATM（500 mg，每日 1 次）或 CTM（500 mg，每日 2 次）和 EMB［15 mg/（kg·d）］，当肺内空洞性病变或伴有支气管扩张症时可加用 RFP 600 mg，每日 1 次，或 RFB 150~300 mg，每日 1 次；AMK［10~15 mg/（kg·d）］，莫西沙星（400 mg/d）。CTM 与 RFB 联合应用时须密切监测肝功能。

预防播散性 MAC 的治疗方案：当成人 AIDS 患者 CD_4T 细胞计数少于 50 μl 时应进行预防性化疗，包括 ATM（1200 mg，每周 1 次）或 CTM（500 mg，每日 2 次），EMB［15 mg/（kg·d）］。

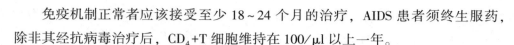

免疫机制正常者应该接受至少 18~24 个月的治疗，AIDS 患者须终生服药，除非其经抗病毒治疗后，CD_4+T 细胞维持在 100/μl 以上一年。

CTM+RFB 方案对于儿童淋巴结炎有效。

②堪萨斯分枝杆菌病。

堪萨斯分枝杆菌为光产色菌，是引起 NTM 病的第二位主要病原菌。体外试验结果表明，该菌绝大多数对 RFP 敏感，对 INH、EMB、SM 轻度耐药，对 PZA 完全耐药。

堪萨斯分枝杆菌肺病的标准治疗方法是 INH（300 mg，每日 1 次）、RFP（600 mg，每日 1 次）、EMB（15 mg/kg，每日 1 次），疗程 18 个月，痰菌阴转后至少 12 个月。对不能耐受 INH 的患者，应用 RFP 和 EMB 治疗，最初 3 个月加或不加 SM 治疗。

如分离菌株对 RFP 耐药，推荐以体外敏感的克拉霉素或阿奇霉素、莫西沙星、乙胺丁醇、链霉素和磺胺甲噁唑为基础组成新的化疗方案。亦可用 INH 900 mg，每日 1 次，加维生素 B_6（吡哆醇，500 mg/d）、EMB［25 mg/（kg·d）］。注：该剂量不是一个安全的剂量，必须密切监督该药物的眼毒性反应和 SM2（3.0 g/d）18~24 个月。该治疗方案可和 SM 或 AMK 联用，每日用药或每周用药 5 次，连用 2~3 个月，然后间歇使用 SM 或 AMK 至少 6 个月。

堪萨斯分枝杆菌引起的播散性疾病是 AIDS 患者仅次于 MAC 引起的播散性疾病，其治疗原则与肺病相同，但由于利福霉素对抗反转录酶药效的影响，建议使用大环内酯类或莫西沙星来代替利福霉素。疗程与播散性 MAC 病相同。

③海分枝杆菌病。

表现为肢体皮疹，尤其在肘、膝及手足背部，可能发展至浅溃疡和瘢痕形成，也有肺部感染的报告。主要采取外科清创治疗，对微小损伤可单纯医学观察。体外药敏试验的结果显示，海分枝杆菌对利福霉素、乙胺丁醇、克拉霉素、SMZco 敏感，对链霉素、DCC 中度敏感，对 INH 和 PZA 耐药。可接受的化疗方案：DCC（100 mg，口服，每日 2 次）加 SMZco（TMP 160 mg/SMZ 800 mg，每日 2 次）；或 RFP（600 mg/d）加 EMB［15 mg/（kg·d）］；总疗程至少 3 个月。最近研究表明，CTM（500 mg/d）单药治疗海分枝杆菌可能有效。

④瘰疬分枝杆菌病

NTM 淋巴结炎中瘰疬分枝杆菌感染占第二位，也有肺部感染的报告。体外试验对 INH、RFP、EMB、PZA、AMK、CIP 耐药，对 CTM、SM、红霉素

（ETM）敏感。对局部病变手术清除。药物治疗可用 CTM 加 CLO，伴或不伴 EMB 和 INH、RFP、SM 加环丝氨酸（CS）等化疗方案均可考虑使用，疗程依据病情而定。

⑤溃疡分枝杆菌病。

溃疡分枝杆菌可引起 Bairnsdale 溃疡。该菌体外试验对 RFP、SM、CLO 敏感。化疗方案为 RFP 加 AMK（7.5 mg/kg，每 12 小时 1 次或每日 2 次）或 EMB 加 SMZco 每日 3 次，亦可使用 RFP 加 CTM，疗程 4~6 周，须进行手术清除。术后化疗可防止复发和病灶扩散。

⑥蟾蜍分枝杆菌病。

在加拿大、英国等国家，蟾蜍分枝杆菌是引起 NTM 肺病的第二位主要病原菌。其体外药敏试验的结果不一，有的显示对大多数一线抗结核药物敏感，有的显示对 RFP、EMB 耐药，对 INH 低度耐药。对蟾蜍分枝杆菌的治疗应包括 CTM、RFP 和 EMB，可加用 SM（强化期使用）和氟喹诺酮（最好选用莫西沙星），疗程应维持痰菌阴转后 12 个月。

⑦其他。

由苏加分枝杆菌、玛尔摩分枝杆菌、猿猴分枝杆菌、嗜血分枝杆菌和土地分枝杆菌引起的肺部或肺外播散型感染，在加拿大和欧洲的报道越来越多。AIDS 患者，尤其易患播散型疾病，初始治疗应包含 INH、RFP 和 EMB，加或不加 SM 或 AMK。最佳疗程仍未知，但至少 18 个月。也有建议对播散型猿猴分枝杆菌病与对播散型 MAC 病治疗一样，开始即应用 CTM+EMB+CLO+SM 或 AMK 4 种药物联合治疗。

（2）快速生长 NTM 病

脓肿分枝杆菌、偶然分枝杆菌、龟分枝杆菌均为快速生长 NTM，对传统抗结核药物高度耐药，但对某些抗生素敏感。

①脓肿分枝杆菌病：脓肿分枝杆菌肺病在美国的发病率仅次于 MAC 和堪萨斯分枝杆菌肺病，脓肿分枝杆菌对传统的结核药物均耐药，一般对 CTM、AK、CXT、CLO 敏感，有时对亚胺培南和利奈唑胺敏感。对于严重的骨、软组织和皮肤病，须使用 CTM（1000 mg/d）、AK［10~15 mg/（kg·d）］、CXT（12 g/d）或亚胺培南（500 mg 每日 2 次至每 6 小时 1 次），重症者至少 4 个月的强化治疗，任何治疗方案必须包括对感染伤口的外科清创术或异物切除。可根据临床好转情况和药物敏感试验结果，在巩固期，考虑改用两药联合口服治疗，如 CTM 加

FQ。脓肿分枝杆菌肺病的起始方案包括 CTM、AK、CXT 或亚胺培南，巩固期使用 CTM 加 FQ，但是肺病的疗效不及肺外疾病，手术联合多药化疗治疗局限性脓肿分枝杆菌肺病，可能是唯一的治愈方案，药物治疗虽不能根治，但可控制症状并防止病灶进展。目前一些新的抗生素可能对脓肿分枝杆菌有效，如利奈唑胺（600 mg 每日 2 次）长期使用，甘氨酰环素类抗生素如替加环素有一定的效果，泰利霉素在体外有效，但缺乏临床疗效的数据。

②偶然分枝杆菌病：体外试验表明该菌对 DCC、MOC、CXT、IMP、SM、AK、TMP/SMZ、CIP、OFLX、ATM、CTM 等均敏感。治疗时根据药敏试验结果，至少 2 种药物联合治疗，肺病的疗程应在痰菌阴转后 12 个月，肺外疾病治疗应外科清除感染部位，同时用 AMK+CXT+丙磺舒 2~6 周，然后口服 TMP/SMZ 或 DCC 2~6 个月。建议试用新大环内酯类治疗。

③龟分枝杆菌病：该菌在体外对妥布霉素、CTM、ATM、利奈唑胺、亚胺培南、AK、CLO、DCC 和 CIP 敏感，对 CXT 耐药。外科清除有助于皮下脓肿的治疗。可以使用 CTM 加上其他药敏试验显示为敏感的药物。肺病的疗程在痰菌阴转后 12 个月，肺外疾病在清创后至少 4~6 个月。

（3）预防性治疗

对于 HIV/AIDS 患者，NTM 是重要的机会感染的病原菌，可以考虑预防性使用抗生素，以减少发生播散性 MAC 病的概率。可选用药物主要有 RFB（300 mg/d）、ATM（1200 mg/周）和 CTM（1000 mg/d），其中 ATM 或 CTM 既可以单用，也可以与 RFB 联合使用。所有 $CD_1+ < 50/\mu l$ 的患者均须进行预防性治疗。

四、铜绿假单胞菌肺炎

铜绿假单胞菌肺炎是由铜绿假单胞菌（又称为绿脓杆菌）所引起的肺部炎症，是一种严重而又常见的医院内感染，治疗困难，病死率高。

（一）病原学

一是铜绿假单胞菌属，革兰染色阴性。无夹膜或芽孢，为专性需氧菌，生长要求不高。铜绿假单胞菌是人类致病的主要致病菌。

二是铜绿假单胞菌可产生水溶性色素绿色素和荧光素，典型患者的痰为翠绿色。

三是铜绿假单胞菌广泛分布于自然界。正常人皮肤、肠道及口腔，可带菌或寄生，为条件致病菌，是 HAP 常见的致病菌。

（二）病理

由气道吸入的铜绿假单胞菌性肺炎的病理特征是典型的支气管肺炎。镜下为支气管周围的斑片状出血灶和小脓肿形成，并有炎症细胞的浸润。少有血管壁的侵蚀或胸膜渗出，脓胸形成史少。

血源性感染者病灶主要分布在下肺叶及上肺叶下部。有以下两种不同的病理类型：一种类型为界限不太清楚的出血灶，常见于胸膜下，镜下见肺泡出血、水肿，其间含有多量细菌，但缺少炎性细胞反应，严重部位可见肺泡坏死；另一种类型肉眼可见分散在肺实质的棕黄色脐形结节，多见于中小肺动脉周围，在镜下呈中心型凝固坏死，有多量细菌，但炎性细胞不多。在这些区域中小型肺动静脉的外膜和中层可见明显的细菌侵蚀，并有血管壁的透明样变性及肌细胞和内皮细胞的胞核收缩。

（三）诊断

1. 临床表现

（1）本病多见于老年人、有免疫功能障碍或 AT 气道的住院患者。多发生在有严重基础疾病的患者。

（2）起病急慢不一，血源性感染者可突发寒战、高热、咳嗽，咳出绿色或黄色痰，重度中毒症状如烦躁不安等。重症患者较快出现呼吸衰竭和休克。

（3）体检呈重病容，可有气急、发绀。重症患者可有血压下降或休克。

（4）肺部体征与一般肺炎相同。啰音多为散在性，部分出现肺部实变体征。

2. 实验室检查

（1）白细胞总数正常或稍有增高及分类核左移：白细胞总数可高达 $10 \times 10^9 \sim 20 \times 10^9 / L$。

（2）病原学检查：取血、痰，加用保护套管的纤维支气管镜或经环甲膜气管穿刺吸取的下呼吸道分泌物培养（最宜在使用抗生素以前采取标本）。血培养对血源性感染者可为阳性。多次痰培养为铜绿假单胞菌，其菌落数 $>10^2 \text{cfu/mL}$，并经涂片染色做形态鉴定及生化试验可证实。

（3）血清中铜绿假单胞菌外毒素 A 抗体阳性及特异性脂多糖滴度增高。

3. X 线检查

胸片呈双侧多发散在斑片或结节影，其间可见小透亮区。小结节影可迅速融合为较大的片状实变影，有的可见空腔，有时有少量胸液渗出。

4. 鉴别诊断

与其他细菌性肺炎和肺脓肿鉴别。

（四）治疗

一是抗菌药物的治疗。选用敏感有效的抗生素是治疗的中心环节。目前对铜绿假单胞菌有效的药物有 β-内酰胺类（如头孢他啶、头孢哌酮/舒巴坦、哌拉西林/他唑巴坦、哌拉西林、亚胺培南、氨曲南等）和氨基糖苷类（如丁胺卡那、妥布霉素等），以及氟喹诺酮类（如左氧氟沙星、加替沙星、莫西沙星）。

二是积极治疗基础疾病。

三是对症及支持治疗。

（五）预后

本病预后凶险，因其多为院内感染，且对多种抗生素耐药，故治疗困难。病死率约为 50%，血源性感染者可高达 80%。

第六章 气管支气管疾病

第一节 慢性咳嗽

一、嗜酸性粒细胞性支气管炎

(一) 病因与发病机制

本病的病因尚未明了。部分患者存在变应性因素，与吸入变应原有关，如尘螨、花粉、蘑菇孢子等，也有由职业性接触化学试剂或化学制品所致的报道，如乳胶手套、丙烯酸盐、布西拉明（Bucillamine）。为何 EB 患者存在类似哮喘的嗜酸性粒细胞性炎症却缺乏气道高反应性，机制并未完全明确，可能与气道炎症分布的类型、部位，以及气道重塑的差异有关。诱导痰检查 EB 和 CVA 患者的嗜酸性粒细胞水平无明显差异。支气管黏膜病理检查表明，EB 和哮喘的气道炎症病理特点存在类似之处，均涉及多种炎症细胞，包括 Eos、T 淋巴细胞和肥大细胞等，但 EB 的气道炎症程度比哮喘更轻，炎症范围更为局限。相对于哮喘，EB 的炎症细胞往往以浸润气道黏膜的黏膜层为主，因此，这些炎症细胞分泌的炎性介质或细胞因子对黏膜下层平滑肌的作用相对减弱，可能是 EB 不出现气道高反应性的原因之一。肥大细胞定位、数量及活化不同也是 EB 缺乏气道高反应性的原因。EB 患者支气管刷样本中肥大细胞数量明显高于哮喘患者，而哮喘患者气道平滑肌中肥大细胞浸润的数量明显高于 EB 患者和健康对照组，痰液中组胺与前列腺素 D2 浓度增加只见于 EB，提示气道浅部结构的肥大细胞激活是 EB 的特征。肥大细胞数量与浸润部位与气道高反应性有关，其在平滑肌浸润引起气道高反应性与气道阻塞，而在上皮浸润引起支气管炎与咳嗽。而 EB 中增高的组胺和前列腺素 D2 是与咳嗽密切相关的炎症介质。此外，有研究报道，EB 患者可保持气道构型能预防发展成 AHR，而哮喘患者气道增厚可能加速 AHR 发生。

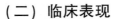

（二） 临床表现

本病可发生于任何年龄，但多见于青壮年，男性多于女性。主要症状为慢性刺激性咳嗽，一般为干咳，偶尔咳少许黏痰，可在白天或夜间咳嗽，相对哮喘夜间咳嗽的比例要低，部分患者对油烟、灰尘、异味或冷空气比较敏感，常为咳嗽的诱发因素。患者病程可长达数年以上。部分患者伴有变应性鼻炎症状。体格检查无异常发现。

（三） 辅助检查

外周血象正常，少数患者 Eos 比例及绝对计数轻度增高。诱导痰细胞学检查 Eos>2.5%，多数在 10%~20%，个别患者可高达 60% 以上。肺通气功能正常，支气管扩张试验，组胺或醋甲胆碱激发试验气道高反应阴性，气道峰流速变异率正常。X 线胸片或 CT 检查无异常表现，偶见肺纹理增粗。呼出气一氧化氮水平显著增高，有可能用于 EB 患者的辅助诊断。辣椒素咳嗽敏感性增高。部分患者皮肤过敏原点刺试验可呈阳性反应。

（四） 临床诊断

临床上以刺激性干咳或伴少许黏痰为唯一症状或主要症状，肺通气功能正常，无气道高反应性，诱导痰 Eos>2.5%，糖皮质激素治疗有效即可诊断为 EB。通过诱导痰与治疗反应可与其他慢性咳嗽病因相鉴别。须注意与咳嗽变异性哮喘（CVA）相鉴别：CVA 与 EB 均以刺激性咳嗽为主要临床症状，诱导痰 Eos 增高，通气功能正常，但 CVA 表现为气道反应性增高，组胺或醋甲胆碱支气管激发试验阳性，或气道峰流速变异率>20%。支气管扩张剂治疗能够有效缓解 CVA 咳嗽症状，可作为鉴别点。

（五） 治疗对策

通常采用吸入中等剂量的糖皮质激素进行治疗，二丙酸倍氯米松 250~500 μg/次，或等效剂量的其他吸入型糖皮质激素治疗，每日 2 次，持续应用 4~8 周。严重的病例须加用泼尼松口服 10~30 mg/d，持续 3~7 天。EB 对糖皮质激素治疗反应良好，治疗后咳嗽很快消失或明显减轻，痰 Eos 数明显下降至正常或接近正常。个别病例需要长期吸入糖皮质激素甚至系统应用糖皮质激素治疗，才能控制痰 Eos 增高。

二、咳嗽变异性哮喘

咳嗽变异性哮喘（CVA）是指以慢性咳嗽为主要或唯一临床表现，没有明显喘息、气促等症状，但有气道高反应性的一种特殊类型哮喘。

（一）病因与发病机制

CVA 的病因还不十分清楚，目前认为与典型哮喘类似，同时受遗传因素和环境因素的双重影响。

发病机制与气道高反应性、神经机制、多种细胞参与的气道慢性炎症和 IgE 介导的变态反应有关，但程度可能相对较轻。之所以 CVA 仅出现咳嗽而无明显喘息，目前认为主要有以下原因：①CVA 咳嗽敏感性相对较高；②CVA 气道反应性较哮喘低；③CVA 喘鸣阈值较典型哮喘高，其需更大程度的刺激才能产生气道痉挛和喘鸣。目前认为咳嗽反射敏感性与气道反应性是两种独立存在而又相互关联的反射类型。咳嗽受体主要分布在大气道，炎症介质的化学刺激和支气管收缩致气道机械性变形的物理刺激，均可作用于大气道的咳嗽受体，患者表现则以咳嗽为主。在相对缺乏咳嗽受体的小气道产生病变，主要症状多为喘息。

（二）临床表现

CVA 主要表现为刺激性干咳，通常咳嗽比较剧烈，夜间咳嗽为其重要特征。感冒、冷空气、灰尘、油烟等容易诱发或加重咳嗽。患者通常有反复发作的咳嗽史，多于天气转变（尤其是春秋季）时发病，夜间或清晨出现咳嗽或加重。多为比较剧烈的刺激性咳嗽，干咳或咳少量白色黏液痰。较严重的病例，在剧烈咳嗽时可伴有呼吸不畅、胸闷、呼吸困难或不典型的喘息。

（三）辅助检查

1. 血常规

一般正常，少数患者外周血检查嗜酸性粒细胞轻度增高。

2. 血清 IgE

部分患者增高。

3. 皮肤点刺试验

60%~80%对变应原呈阳性反应，最常见的变应原为屋尘螨、粉尘螨。

4. 诱导痰检查

多数患者诱导痰嗜酸性粒细胞也常可增高，但研究报道其增高比例不如典型哮喘。诱导痰分析不仅可用于 CVA 的辅助诊断，还可判断气道炎症程度及治疗反应，指导临床治疗。有报道显示，结合诱导痰检测来指导哮喘的临床治疗要优于单纯依靠症状及肺功能指标。另外有研究显示，诱导痰嗜酸性粒细胞较高者发展为典型哮喘的概率较高。

5. 呼出气一气化氮检测

呼出气一气化氮检测的水平能反映气道炎性细胞的总数、嗜酸性粒细胞的气道炎症及气道高反应性。对诊断支气管哮喘其阳性预测值为 100%，阴性预测值为 80%。

6. 支气管激发试验

诊断 CVA 最关键和最有价值的方法，目前激发剂常用组胺或醋甲胆碱，其敏感性高，特异性相对较低，但同样存在假阴性情况。最终的结果判断还需要结合操作过程的患者配合程度和近期用药情况等综合分析。治疗有效方可明确诊断。

7. 支气管舒张试验

目前国内以 FEV_1 增加>15%，绝对值增加>200 mL 为阳性标准，是判断存在可逆气道阻塞的重要指标。由于 CVA 的通气功能一般正常，因此对 CVA 的诊断价值不大。

8. 最高呼气流量（PEF）监测

阳性判断标准是日内变异率>20%，提示存在可逆的气道阻塞。敏感性和特异性均较低，不宜用 PEF 监测作为 CVA 的常规诊断方法。

（四）诊断

CVA 诊断标准需要满足下列四个条件：①慢性咳嗽，常为明显的夜间或清晨刺激性咳嗽；②支气管激发试验阳性，或支气管舒张剂试验阳性或 PEF 日内变异率>20%；③支气管扩张剂、糖皮质激素治疗有效；④排除其他原因导致的慢性咳嗽。

（五）鉴别诊断

1. 慢性支气管炎

慢性支气管炎患者多为中老年，病史较长，常有明显的咳痰症状，支气管激发试验和诱导痰细胞学检查可资鉴别。

2. 嗜酸性粒细胞性支气管炎

临床表现类似，诱导痰检查嗜酸性粒细胞比例亦同样增高，但气道高反应性测定阴性，PEF 日间变异率正常，对支气管扩张剂治疗无效。

3. 支气管结核

少数患者以咳嗽为唯一症状，X 线检查未见明显异常，有时可闻及喘鸣音。但与哮喘不同的是，喘鸣音较局限，以吸气期为主。支气管扩张剂无效。纤维支气管镜检查和刷检涂片可确诊。

4. 其他

胃食管反流性咳嗽、上气道咳嗽综合征等。

（六）治疗对策

CVA 的治疗原则与哮喘治疗相同，大多数患者吸入小剂量糖皮质激素加 β 受体激动剂即可，很少需要口服糖皮质激素治疗。治疗时间不少于八周。多数患者对治疗有非常好的反应，病情缓解后可数年不复发。但部分患者停药后复发，需要长期使用预防治疗。对于采用 ICS 和支气管舒张剂治疗无效的难治性 CVA 咳嗽，排除依从性差和其他病因后，可加用白三烯受体阻滞剂或中药治疗。有报道白三烯受体阻滞剂孟鲁斯特联合 $β_2$ 受体激动剂克伦特罗可显著抑制由 CVA 所致干咳，并可增加早晚 PEF 值。

（七）预后

30%～40% 的 CVA 患者会逐渐发展为典型哮喘，发展为典型哮喘的危险因素包括诱导痰嗜酸性粒细胞过高、重度气道高反应性等。对于具有高危因素的患者，长期吸入糖皮质激素具有积极的预防作用。

三、上气道咳嗽综合征

上气道咳嗽综合征（UACS）是指引起咳嗽的各种鼻咽喉疾病的总称，既往称之为鼻后滴流综合征（PNDS）。UACS 是慢性咳嗽的常见病因，在欧美一些研究甚至为慢性咳嗽的第一病因，占慢性咳嗽病因的 41%，在国内相对较低，大约为 18%。

鼻后滴流感、频繁清喉，咽后黏液附着、鹅卵石样征为其典型表现。UACS 的基础疾病以各种类型的鼻炎、鼻窦炎最为常见。临床诊断须结合基础疾病、咳

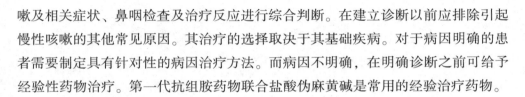

嗽及相关症状、鼻咽检查及治疗反应进行综合判断。在建立诊断以前应排除引起慢性咳嗽的其他常见原因。其治疗的选择取决于其基础疾病。对于病因明确的患者需要制定具有针对性的病因治疗方法。而病因不明确，在明确诊断之前可给予经验性药物治疗。第一代抗组胺药物联合盐酸伪麻黄碱是常用的经验治疗药物。

（一）病因与发病机制

UACS 的基础疾病主要为变应性鼻炎与鼻窦炎，其他病因包括慢性咽喉炎、慢性扁桃体炎、血管舒缩性鼻炎、嗜酸性粒细胞增多性非变应性鼻炎、感染性鼻炎、细菌性鼻窦炎、真菌变应性鼻窦炎、解剖异常诱发的鼻炎、理化因素诱发的鼻炎、职业性鼻炎、药物性鼻炎、妊娠期鼻炎等。一般而言，除变应性鼻炎外其他类型的鼻炎均可归入非变应性鼻炎的范畴，占鼻炎患者的 20%～50%。

临床研究发现，上气道咳嗽综合征引起咳嗽的机制是通过兴奋上气道咳嗽反射的传入神经起作用。其中一种可能的机制是鼻腔或鼻窦的分泌物流入下咽部或喉部，并兴奋分布在这些区域的咳嗽感受器。同时，在上气道咳嗽综合征诱发的咳嗽患者中，上气道的咳嗽反射比普通人更加敏感。另外，可能的机制是咳嗽反射的传入神经被周围的各种物理或化学刺激物直接兴奋，从而导致部分咳嗽中枢反应的增强。此外，上气道咳嗽综合征引起的咳嗽还可以由吸入鼻腔分泌物通过刺激下气道咳嗽感受器来诱发，但目前还缺乏大量的数据来支持这种机制。

（二）临床表现

UACS 的咳嗽多伴咳痰，以日间为主，入睡后很少有咳嗽。常伴有鼻后滴流感、清喉、喉痒、鼻塞、流涕等，有时还会主诉声音嘶哑。多有上呼吸道疾病的病史。典型者查体可见咽部黏膜鹅卵石样观、咽部黏液附着。这些临床表现比较常见，但并不具有特异性，其他病因咳嗽的患者也常有这些表现。

（三）诊断

咳嗽特征、时间和伴随症状对典型 UACS 的诊断具有一定的价值。但单纯依靠临床表现诊断 UACS 的特异性和敏感性并不高。UACS 涉及多种鼻部基础疾病，其诊断主要是根据病史和相关检查综合判断，所以在建立诊断以前应排除引起慢性咳嗽的其他常见原因。中国《咳嗽的诊断与治疗指南诊断（草案）》提出的PNDs（UACS）标准如下：①发作性或持续性咳嗽，以白天咳嗽为主，入睡后较少咳嗽；②有鼻后滴流和（或）咽后壁黏液附着感；③有鼻炎、鼻窦炎、鼻息肉或慢性咽喉炎等病史；④检查发现咽后壁有黏液附着、鹅卵石样观；⑤经针对性治疗后咳嗽得到缓解。

长期以来用以 UACS 的经验性治疗的第一代抗组胺剂可能有一定的中枢镇咳作用，因此，缺乏 PNDS 征象的咳嗽患者使用第一代抗组胺剂治疗，咳嗽缓解并不能完全确定 UACS 的诊断。咳嗽对第一代抗组胺剂和减充血剂的治疗反应较慢，通常需要几天或几周，治疗药物也有可能直接影响外周组胺水平，从而减少组胺对咳嗽受体的刺激作用，与 UACS 是否存在无关。

（四）治疗对策

对于 UACS，其治疗的选择某种程度上取决于其基础疾病。对于病因明确的患者则需要制定具有针对性的特异性治疗方法。而病因不明确，应在明确诊断之前给予有效的经验性药物治疗。对每种疾病的针对性治疗将在下面讨论，而一般治疗可分为以下四种：避免诱因；消除或减少炎症反应和分泌物；抗感染；异常组织结构的修复。

1. 变应性鼻炎

对于变应性鼻炎，通过改善环境、避免接触变应原是最有效的治疗方法，但是往往难以完全实现。鼻吸入皮质激素类药物、抗组胺类药物是治疗变应性鼻炎的一线药物，并能有效治疗由变应性鼻炎引起的咳嗽。无镇静作用的第二代抗组胺类药物优于第一代抗组胺药物。抗组胺药/减充血剂联合用药（A/D）是治疗变应性鼻炎的有效方法，可以通过抗组胺作用减少肥大细胞的脱颗粒、通过血管收缩作用减少血浆渗出和黏膜水肿，阻止炎性细胞进入抗原沉积区域。也有文献显示，白三烯受体阻滞剂可以有效缓解变应性鼻炎的症状。

如有明确的变应原且药物治疗效果不佳时，可考虑特异性变应原免疫治疗，但需时较长。如果通过改善环境和鼻内药物治疗，变应性鼻炎的咳嗽和其他症状得以控制，则未必一定要进行变应原免疫治疗。

2. 血管运动性鼻炎

第一代 A/D 制剂治疗通常有效，异丙托溴铵鼻腔喷雾也有一定效果。如果第一代 A/D 制剂治疗无效或者有禁忌证如青光眼、良性前列腺肥大等，可先选用异丙托溴铵治疗。鼻用皮质类固醇血管运动性鼻炎的疗效尚不确定。

3. 细菌性鼻窦炎

虽然通常认为鼻窦炎是由细菌感染引起，但急性鼻窦炎大多由病毒侵入引起。由于临床上难以区分急性细菌性鼻窦炎和急性病毒性鼻窦炎，所以延迟使用抗生素而先给予第一代 A/D 治疗一周更为合理。急性鼻窦炎并发细菌感染，最常见病原菌为肺炎链球菌和流感嗜血杆菌，其他病原菌包括厌氧菌、卡他莫拉菌、金黄色葡萄球菌等，卡他莫拉菌尤其在儿童中多见。

急性细菌性鼻窦炎的治疗包括抗生素、鼻内皮质激素及减充血药。不管急性还是慢性鼻窦炎，鼻内皮质激素治疗均有帮助。

慢性鼻窦炎诊断明确后，内科药物治疗为首选。应用抗生素治疗宜先进行细菌培养与药物敏感试验，经验治疗可选择广谱耐 B-内酰胺酶类抗生素，如头孢噻肟、阿莫西林克拉维酸等。通常抗流感嗜血杆菌、口腔厌氧菌、肺炎链球菌治疗至少 3 周。单纯抗生素治疗效果并不明显，特别是合并过敏因素者，须联合使用抗组胺药、减充血剂、鼻用激素及促纤毛运动药。口服第一代 A/D 制剂至少 3 周，鼻黏膜减充血剂一天 2 次，用药 5 天。使用上述方法治疗咳嗽消失后，鼻内激素治疗还应持续 3 个月。慢性鼻窦感染对药物治疗不敏感且存在解剖异常导致鼻腔阻塞的患者，应考虑鼻内镜手术治疗。

4. 变应性真菌性鼻窦炎

对于变应性真菌性鼻窦炎的治疗，主要是手术清除过敏霉菌黏液。功能性鼻内镜手术是首选有效的治疗方式，术中可以彻底清除鼻窦内的病变黏膜、变应性黏蛋白及真菌成分，减少肌体对真菌的免疫反应，对所累及的鼻窦进行通气引流治疗。

与变应性支气管肺曲菌不同，不主张使用类固醇激素治疗。局部抗真菌剂具有一定的疗效。变应性真菌性鼻窦炎与侵袭性真菌性鼻窦炎的治疗原则也不相同，抗真菌药多具有严重的毒副作用，一般不主张全身使用，手术治疗的患者可在术前应用。

5. 理化刺激性鼻炎

当环境中确实存在刺激物时，应避免暴露，增强通风，采取相应的个人防护措施，如使用带有高效空气微粒过滤器防尘、防雾或防烟面具。

6. 药物性鼻炎

治疗的关键是停止使用当前药物，有时可一次一侧鼻内用药，A/D 制剂或者鼻内皮质激素治疗较为合理，但其效果没有确切的数据考究。

四、胃食管反流性咳嗽

胃食管反流（Gastro Esophageal Reflux，GER）是指胃酸和其他胃或十二指肠内容物反流进入食管的现象，正常人也存在一定程度的反流，称为生理性反流。非生理性的 GER 可以引起临床症状，甚至组织病理学的改变。当引起食管症状与并发症和（或）组织病理学的改变时，统称为 CERD。GERD 在西方国家较为常见，患病率为 7%～15%，甚至更高，而国内的患病率相对要低，但有上升的趋势。

（一）病因与发病机制

很多因素可以加重或诱发胃食管反流性疾病。

一是药物：①阿仑唑奈（alendronate，治疗绝经后骨质疏松的药物）；②口服激素；③支气管扩张药物——β_2-肾上腺素能激动剂、氨茶碱；④前列腺素类；⑤钙通道阻滞剂；⑥抗胆碱能药物；⑦吗啡、哌替啶。

二是肥胖。

三是吸烟、酒精、咖啡因、高脂肪食物/巧克力、刺激性食物、柑橘类酸性饮料等。

四是剧烈运动。

五是长期胃肠插管、肺移植、肺切除术、腹膜透析。

六是支气管哮喘、阻塞性睡眠呼吸障碍等。

七是职业致使腹压增加的一些职业，如歌剧歌手、管弦乐器家、长笛及双簧乐器家等。

CERC 的发病机制涉及食管，如支气管反射、微量误吸、食管运动功能失调、自主神经功能失调与气道炎症等。传统观点认为微量误吸起着主要作用，但食管 pH 监测发现，GERC 多数情况下只存在远端反流，现在认为食管-气道之间的神经反射引起的神经源性炎症及相关神经肽可能起着更为重要的作用。

（二）临床表现

多为刺激性干咳，亦可表现为有痰的咳嗽。绝大多数为白天咳嗽，个别表现为夜间咳嗽。熟睡后及平卧位状态时，食管下段的括约肌为收缩状，发生一过性的括约肌松弛和反流的可能性比日间小。相反，直立体位时，食管下段括约肌发生松弛，出现 GERC 的可能性反而更大。52.2% 的患者在进食，尤其是进食刺激性食物后有咳嗽加重的表现。因为，进食也可以导致反流加重，其机制主要有以下方面：进食后使胃扩张，并通过咽-食管反射导致短暂的食管下段括约肌松弛；食物直接作用导致食管下段压力降低；进食刺激性食物损伤食管黏膜；等等。

典型反流症状表现为胸骨后烧灼感、反酸、嗳气、胸闷等。有微量误吸的

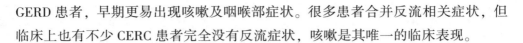

GERD 患者，早期更易出现咳嗽及咽喉部症状。很多患者合并反流相关症状，但临床上也有不少 CERC 患者完全没有反流症状，咳嗽是其唯一的临床表现。

（三）辅助检查

检查手段包括食管 pH 监测、胆汁反流测定、腔内阻抗测定、食管钡餐、食管镜、食管内压力测定等。

1. 食管 pH 监测

通过食管 24 小时 pH 监测观察反流情况及咳嗽与症状的相关概率（Symptom Association Prob-ability，SAP）是目前诊断 GERC 最敏感、最特异的方法。食管 pH 监测虽是目前最好的检测方法，但仍存在如下问题：①若反流间歇发生，可能导致假阴性结果；②非酸反流如胆汁反流、酸性反流合并碱性反流时其 pH 值可能正常，所以结果阴性者也不能完全排除 CERC 诊断。最终确诊 GERC，需要根据抗反流治疗的效果来判断。

2. 腔内阻抗监测

可动态测定气、液体在食管腔内的运动情况，根据特定的阻抗变化图形，可以识别 95% 的食管反流。若同时进行 24 小时食管 pH 监测可以精确观察酸和非酸反流事件。对于临床上经充分抗酸治疗后仍有症状者，可评价其是否仍有持续存在的反流和非酸反流，从而为进一步确诊或调整治疗方案提供依据。

3. 胆红素测定

可诊断胆汁反流。

4. 食管压力测定

通过连续灌注导管测压系统进行食管测压，能了解 LES 长度、位置和压力、食管体部吞咽蠕动波的振幅和速度，从而为 CERD 患者食管运动功能提供客观、定量的数据资料。

5. 内镜检查

内镜检查是诊断反流性食管炎的主要方法，尤其对有食管炎症、糜烂甚至溃疡的患者，内镜检查意义更大。但多数 CERC 无食管炎的表现，胃镜检查也不能确定反流与咳嗽的相关性。

6. 其他检查

除以上检查方法外，钡餐、放射性核素、食管内灌酸试验、B 超等也可用于诊断胃食管反流病。钡餐检查特异性低，敏感性仅为 26%～33%，除非考虑合并食管裂孔疝等解剖学变异，一般不用钡餐检查诊断 CERC。

（四）治疗对策

1．一般措施

主要是对生活饮食习惯的调整，如高蛋白低脂饮食，少食多餐，睡前忌食。避免食用松弛食管下端括约肌的食物，如脂肪、咖啡、坚果、巧克力等；忌烟酒、酸性或辛辣刺激性饮料或食物，如薄荷、洋葱、大蒜。若患者夜间平卧时症状明显，可予以抬高床头，左侧卧位。

2．制酸治疗

根据制酸药的作用机制，目前制酸药分为两种类型。

（1）H_2受体阻断药

通过阻断壁细胞上 H_2 受体，抑制基础胃酸和夜间胃酸的分泌，对促胃液素及 M 受体激动药引起的胃酸分泌也有抑制作用。常用的 H_2 受体阻断药有西咪替丁（甲氰咪胍）、雷尼替丁、法莫替丁等。

（2）质子泵抑制剂

通过抑制胃 H^+-K^+-ATP 酶，发挥强力抑酸作用，作用持久，可使胃内 pH 值升高至 7.0，一次用药大部分胃酸分泌被抑制 24 小时以上。其对幽门螺杆菌也有一定的抑制作用。奥美拉唑为第一代质子泵抑制剂，新一代质子泵抑制剂如泮托拉唑和雷贝拉唑抑制胃酸作用更强。

3．促胃动力药

促胃动力药如多潘立酮、四沙必利等可增加贲门括约肌张力，松弛幽门，加速胃的排空，防止食物反流。

4．胃黏膜保护剂

胃黏膜保护剂如前列腺素衍生物类（米索前列醇、恩前列素）、硫糖铝、枸橼酸铋钾、替普瑞酮等可通过增强胃黏膜的细胞屏障和（或）黏液-碳酸氢盐屏障功能发挥作用。

药物治疗多为联合应用或单用质子泵抑制剂、H_2 受体阻滞剂及胃肠促动药。部分患者单用抑酸治疗即有效。如果采用 H_2 受体阻滞剂无效，改用质子泵抑制剂可能有效。临床研究表明，质子泵抑制剂奥美拉唑相比 H_2 受体阻滞剂雷尼替丁具有更好的治疗效果。药物治疗起效快者数天，慢者需 2 周以上方可起效。咳嗽消失后一般再继续治疗 3 个月。

5. 手术治疗

如采用足够的强度和疗程治疗，咳嗽仍无改善时，可以考虑采取抗反流手术治疗。手术治疗效果各家报道不一，咳嗽缓解率在 41%～82%，国内缺乏这方面的资料。由于手术可能有胃轻瘫等并发症，且有一定的复发率，因此应严格把握手术治疗指征。

第二节　慢性支气管炎

一、临床表现

（一）症状

慢性支气管炎大多起病较慢，病程较长，反复发作，进行性加重。一般冬季加重，夏季缓解，在劳累、感冒后急性发作或加重。主要临床表现有咳嗽、咳痰、气喘三大症状。

1. 咳嗽

支气管黏膜充血、水肿或分泌物积聚于支气管腔内均可引起咳嗽。咳嗽严重程度视病情而定，发病早期多在清晨起床时咳嗽，伴少量黏痰。随着病情的发展，咳嗽以晨起和夜间临睡时较重，白天较轻。

2. 咳痰

由于夜间睡眠后管腔内蓄积痰液，加以副交感神经相对兴奋，支气管分泌物增多，因此起床后或体位变动会引起刺激排痰。常以清晨排痰较多，痰液一般为白色黏液状或浆液泡沫状，有时可痰中带血，合并细菌感染时则变为黏液脓性，随着病情发展，咳嗽、咳痰逐渐加重。

3. 气喘

部分患者由于支气管痉挛而出现喘息，常伴有哮鸣音。反复发作数年，并发阻塞性肺气肿时，可伴有轻重程度不等的气喘，先有劳动或活动后气喘，随着病情加重，患者甚至在平静状态下也感到气喘。

（二）体征

早期可无任何异常体征。急性发作期可有散在的干、湿啰音，多在背部及肺底部，咳嗽后可减少或消失。啰音的多少及部位不确定。喘息型慢性支气管炎患者可以听到哮鸣音及呼气延长，而且不易完全消失。当并发肺气肿时，出现胸廓形态异常，包括胸部过度膨胀、前后径增大，即"桶状胸"，肺部叩诊呈过清音，听诊两肺呼吸音常减低。

二、辅助检查

（一）血常规检查

慢性支气管炎患者缓解期阶段，血检白细胞数一般无变化；急性发作期或并发肺部急性感染时，血白细胞数及中性粒细胞数增多，喘息型者则见嗜酸性粒细胞增多，但老年人由于免疫力降低，白细胞检查可正常；痰液检查于急性发作期阶段，中性粒细胞可增多，喘息型常见有较多的嗜酸性粒细胞；痰涂片或培养可找到引起炎症发作的致病菌。

（二）特殊检查

1. X 线检查

早期常无异常改变；反复发作时可见肺纹理粗乱，严重时可呈网状、条索状、斑点状阴影；如并发肺气肿者则有双肺透亮度增加、横膈低位及肋间隙增宽等表现。

2. 支纤镜检查

慢性支气管炎患者一般可见支气管黏膜增厚、充血、水肿等炎性改变，可取分泌物送检涂片或培养检查，以确定有无细菌感染。

3. 免疫学检查

慢性支气管炎患者表现为细胞免疫功能低下，尤见于老年患者。由于支气管黏膜受损，分泌型 IgA（SIgA）水平下降，故痰中 SIgA 可明显减少。

4. 自主神经功能检查

慢性支气管炎患者往往表现自主神经功能紊乱，以副交感神经功能亢进为主。

5. 肺功能检查

慢性支气管炎患者早期肺功能检查可能无明显异常，但也有部分患者表现出小气道阻塞的特征，例如频率依赖性肺顺应性降低。在肺功能测试中，75%肺活量时的最大呼气流速（V_{75}）、50%肺活量时的最大呼气流速（V_{50}）、25%肺活量时的最大呼气流速（V_{25}）以及最大呼气流速的后期流速（FEF25-75%）等指标均可能明显降低；闭合气量（CV）可能增加。

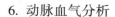

6. 动脉血气分析

早期无明显变化。长期反复发作的慢性支气管炎或并发阻塞性肺气肿的患者，也可有轻度的低氧血症表现。

三、诊断

慢性支气管炎的诊断是通过疾病的临床表现，结合各种理化检查提供的医学数据进行的。根据患者具有咳嗽、咳痰或伴有喘息，每年发病持续三个月，连续两年以上，并排除其他心、肺疾患（如肺结核、肺尘埃沉着症、哮喘、支气管扩张、肺癌、心脏病、心力衰竭等）时，可做出诊断。如每年发病持续不足三个月，临床表现不典型，难以与其他疾病鉴别时，建议进行胸部 X 线、肺功能等检查以明确诊断。

（一）临床分型

根据慢性支气管炎的临床表现，可将其分为 2 种类型。

1. 单纯型慢性支气管炎

晨起反复的咳嗽、咳痰发作，多为黏液性痰，常无明显的气喘表现。

2. 喘息型慢性支气管炎

除有咳嗽、咳痰等症状外，还伴有明显的喘息，有哮鸣音，喘息在阵咳时加剧，睡眠时明显。

（二）分期

慢性支气管炎根据其病程经过可分为 3 期。

1. 急性发作期

急性发作期指一周内出现脓性或黏液脓性痰，痰量明显增加，或伴有发热等各种炎症表现，或一周内咳、痰或喘任何一项症状显著加剧。

2. 慢性迁延期

慢性迁延期指有不同程度的咳、痰、喘症状，迁延至一个月以上者。

3. 临床缓解期

经治疗或自然缓解，症状基本消失或偶有轻微咳嗽和少量痰液，保持两个月以上者。

四、鉴别诊断

（一）肺结核

咳嗽、咳痰无季节性，常随病灶破溃程度及病灶周围炎症而加重，往往有低热、盗汗、消瘦和食欲不振等结核中毒症状，红细胞沉降率增高，结核菌素试验为强阳性，X 线胸片及查痰找结核菌能明确诊断。

（二）支气管肺癌

支气管肺癌多发生于 40 岁以上，特别是有多年吸烟史者，咳嗽常呈刺激性，或有少量痰，且痰中多带血，血清唾液酸增高，癌胚抗原（CEA）阳性，X 线检查、痰脱落细胞检查、纤维支气管镜检查及 CT 检查等可以确诊。

（三）支气管扩张症

支气管扩张症亦有慢性反复性咳嗽，但常伴有大量脓性痰和反复咯血，胸部听诊多在肺的中下部闻及固定性湿啰音，以单侧为多，并可见杵状指，胸部 X 线检查见肺纹理粗乱或呈卷发状，支气管造影可获诊断。

（四）支气管哮喘与喘息型慢性支气管炎

临床上有时颇难鉴别，支气管哮喘常有明显的个人及家族过敏史，以发作性哮喘为特征，多有一定的季节性，以秋季发病居多，血中常有 IgE 升高，发作时两肺满布哮鸣音，应用支气管扩张剂能见效，缓解后可毫无症状和体征，这均有助于两者的鉴别。

五、治疗

（一）药物治疗

1. 治疗原则

可针对疾病的病因、发病机制及发病的时间性等特点，采取预防和治疗相结合的措施。在急性发作期和慢性迁延期以控制感染和祛痰、镇咳为主，如有气喘症状，同时给予解痉平喘治疗。在缓解期，应加强锻炼，增强体质，通过增加肌体的抵抗力，预防复发。要自觉戒烟，避免各种诱发因素。感染是慢性支气管炎发生、发展的重要因素。实验研究证明，凡是引起感冒的病毒都可引起慢性支气管炎的复发和急性加重。这是因为病毒感染能降低呼吸道黏膜的防御能力，从而引起细菌的继发性感染。病毒和细菌的重复感染是造成慢性支气管炎病情加重的基本原因。因此，慢性支气管炎患者一定要预防感冒，减少病情急性发作，以减少并发症。

2. 急性发作期的治疗

（1）控制感染。根据痰细菌培养对抗菌药物敏感试验的结果进行抗感染药物的选择，对未能确定病原菌者可采取经验治疗。如果感染较轻，采用口服或肌内注射抗菌药物即可。可选用青霉素 80 万 U 肌内注射，每天 2~3 次；阿莫西林、氨苄西林或头孢氨苄每天 2~4 g，分 3~4 次口服；或环丙沙星 0.25 g，每天 3 次，氧氟沙星或左旋氧氟沙星 0.2 g，每天 2 次口服。如果感染较重，应采用静脉输液治疗。可选用青霉素每天 800 万 U，氨苄西林每天 6~8 g，环丙沙星、氧氟沙星或阿米卡星每天 0.4 g，头孢唑啉每天 4~6 g 或头孢呋辛每天 4.5 g，稀释后分次静脉滴注。抗感染药物的疗程视病情轻重而定，一般 1~2 周。临床用药应避免频繁换药或长时间使用抗菌药物，以免发生耐药或二重感染。由于慢性支气管炎患者体质差、长期大量应用激素和广谱抗菌药物，常容易合并真菌感染，目前常用的抗真菌药物主要有氟康唑、伊曲康唑等。

（2）镇咳祛痰。在有效抗菌药物治疗的同时配合祛痰、镇咳治疗有利于改善症状。临床一般以祛痰为主，以利于痰液的排出。常用的药物有溴己新 16 mg，每天 3 次，氨溴索 30 mg，每天 3 次，也可选用中药制剂，如祛痰灵、鲜竹沥等治疗。痰液黏稠不易咳出者，可用 0.9%氯化钠注射液、N-乙酰半胱氨酸或氨溴索溶液经雾化器雾化吸入，以湿化气道有利排痰，还可通过拍背等方法协助排痰。以干咳为主的患者可适当应用镇咳药物。

（3）解痉平喘。对伴有喘息症状的患者须选用解痉平喘药物，常用的有抗胆碱药，如异丙托溴铵，每次 40~80 μg；β 受体兴奋药，如沙丁胺醇或特布他林，每次 100~200 μg，通过定量吸入器（MDI），每天 3~4 次吸入；或以特布他林每次 2.5 mg 或丙卡特罗每次 25 μg，每天 2 次口服；茶碱类药物，如氨茶碱，每次 0.1 g，每天 3 次口服，或茶碱控释片，每次 400 mg，每天 1 次口服，或茶碱缓释片，每次 0.1 g，每天 2 次口服。严重者可用氨茶碱每次 0.25 g 稀释后静脉滴注，每天 2 次，亦可配合异丙托溴铵或沙丁胺醇溶液通过雾化器吸入治疗。病情严重的患者可考虑选用糖皮质激素如泼尼松口服或氢化可的松静脉滴注。

（4）气雾湿化治疗。可以稀释气道内的分泌物，有利于排痰。

3. 缓解期的治疗

缓解期由于患者体力已逐渐恢复，应坚持适当的身体锻炼，以提高肌体的免疫力。同时避免接触诱发因素，注意天气的变化，尤其应预防感冒的发生，避免因感冒诱发急性发作。可采用气管炎疫苗或卡介苗素等增强免疫功能，一般在发作季节前开始注射。气管炎疫苗每周皮下注射 1 次，剂量自 0.1 mL 开始，每次递增 0.1~0.2 mL，直到 0.5~1 mL 为维持量。或选用卡介苗素每周肌内注射 3 次，每次 1 mL，连用 3 个月。对于慢性支气管炎病情比较重的患者，即使在缓解期，咳嗽、咳痰、气喘的症状依然存在，所以仍须继续服药治疗。

（二）非药物治疗

一是应为患者提供整洁、舒适的环境，减少不良刺激，保持室内空气新鲜、洁净，维持舒适的室温和湿度，以充分发挥呼吸道的自然防御功能。

二是指导患者进行有效的咳嗽、排痰。咳嗽是人体为排出呼吸道内的异物和分泌物而产生的保护性动作，应指导患者掌握有效咳嗽的正确方法，对于部分咳嗽较困难的患者，嘱其做深呼吸和有效咳嗽，这样有助于气管远端分泌物的排出，并可协助拍背排痰，以利于痰咳出，保持呼吸道通畅。应注意保暖，避免尘埃与烟雾等刺激，减少剧烈运动，避免进入空气污染场所。

三是饮食护理。维生素 A 与维生素 C 的缺乏，可使呼吸道防御能力下降，黏膜上皮细胞修复能力减退，加速慢性支气管炎的发生和发展。能量供应不足，使呼吸肌功能减退，易并发肺部感染。对慢性咳嗽者，应给予高蛋白、高维生素、足够热量的饮食，鼓励患者多进食蔬菜与水果，这是因为蔬菜与水果富含维生素 A，而维生素 A 的生理功能是维持气道组织结构及功能的完整，增加气道的抵抗力。蔬菜与水果中维生素 C 的含量也很高，食用后可以增强肌体对疾病的抵抗力。注意保持口腔清洁，避免油腻、辛辣等刺激性食物。适量多饮水，因为足够的水分可保证呼吸道的湿润和病变黏膜的修复，利于痰液稀释和排出。

四是观察病情。密切观察咳嗽、咳痰情况，详细记录痰液的色、量、性质等情况，以及正确收集痰标本并及时送检，为诊断治疗提供可靠的依据。

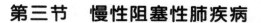

第三节　慢性阻塞性肺疾病

一、定义和概述

慢性阻塞性肺疾病（COPD）由于其患病人数多，死亡率高，社会经济负担重，已成为一个重要的公共卫生问题。

COPD 是一种具有气流受限特征的可以预防和治疗的疾病，气流受限不完全可逆、呈进行性发展，与气道和肺部对有害颗粒或有害气体的慢性炎症反应增强有关。急性加重和合并症对个体患者的整体疾病严重程度产生影响。COPD 的一些危险因素可以作为 COPD 一级预防，如吸烟、室内空气污染及控制不佳的哮喘。戒烟对于吸烟的 COPD 患者是最重要的干预措施。由于 COPD 是有害物质累积暴露的结果，其他暴露包括粉尘、烟雾和烟草应尽可能避免。

肺功能检查对确定气流受限具有重要意义。在吸入支气管舒张剂后，1 秒钟用力呼气容积（FEV_1）/用力肺活量（FVC）<70% 表明存在气流受限，并且不能完全逆转。但由于肺功能测值受年龄的影响，这一固定比值在老年人中可能会导致 COPD 诊断过度，而在低于 45 岁的成人中可能会导致诊断不足，特别是对于轻度疾病。

慢性咳嗽、咳痰常先于气流受限许多年存在；但不是所有有咳嗽、咳痰症状的患者均会发展为 COPD。部分患者可仅有不可逆气流受限改变而无慢性咳嗽、咳痰症状。

COPD 与慢性支气管炎和肺气肿密切相关，多数患者由慢性支气管炎和肺气肿发展而来。通常，慢性支气管炎是指在除慢性咳嗽的其他已知原因后，患者每年咳嗽、咳痰三个月以上，并连续两年者。肺气肿则指肺部终末细支气管远端气腔出现异常持久的扩张，并伴有肺泡壁和细支气管的破坏而无明显的肺纤维化。当慢性支气管炎、肺气肿患者肺功能检查出现气流受限，并且不能完全可逆时，则能诊断为 COPD。如患者只有"慢性支气管炎"和（或）"肺气肿"，而无气流受限，则不能诊断为 COPD。可将具有咳嗽、咳痰症状的慢性支气管炎视为 COPD 的高危者。

支气管哮喘及一些已知病因或具有特征病理表现的气流受限疾病，如支气管扩张症、肺结核纤维化病变、肺囊性纤维化、弥漫性泛细支气管炎及闭塞性细支气管炎等，均不属于 COPD。

二、危险因素

引起 COPD 的主要危险因素是遗传与环境共同作用的结果。比如具有相同吸烟史的人，只有其中一些人发展为 COPD，这是由遗传性疾病易感性或其生存时间不同所致。

（一）基因

COPD 是一种多基因疾病。已知的遗传因素为 α_1-抗胰蛋白酶缺乏。α_1-抗胰蛋白酶是一种主要的血循环中蛋白酶的抑制剂。重度 α_1-抗胰蛋白酶缺乏与非吸烟者的肺气肿形成有关。在我国 α_1-抗胰蛋白酶缺乏引起的肺气肿迄今尚未见正式报道。在患有严重 COPD 的吸烟同胞中，已观察到气流阻塞具有显著的家族性风险，这提示遗传因素可能影响对本病的易感性。通过对遗传血统的分析，已证实基因组中有数个区域可能含有 COPD 易感基因，包括染色体 2q。遗传相关性研究已涉及 COPD 发病中一系列基因，包括转移生长因子 β_1（TGF-β_1）、微粒环氧化物水解酶 1（MEPHXI）、肿瘤坏死因子 α（TNFa）。然而，这些遗传相关性研究的结果还很不一致，且影响 COPD 发病的功能性基因变异（除外 α_1-抗胰蛋白酶缺乏）还没有被明确证实。

支气管哮喘和气道高反应性是 COPD 的危险因素，气道高反应性可能与肌体某些基因和环境因素有关。

（二）环境因素

1. 有害物质接触

由于个体一生中可能暴露于一系列不同类型的可吸入颗粒，各种颗粒根据其大小和成分，致病风险各不同，总的风险取决于暴露的浓度和时间总体情况。在个体一生中可能遇到的吸入性暴露中，仅有烟草烟雾、职业性粉尘及化学物质（蒸汽、刺激剂、烟雾）是已知的可导致 COPD 的危险因素。

（1）吸烟。吸烟是目前最常见的导致 COPD 的危险因素。吸烟者出现呼吸道症状和肺功能异常的概率更高，每年 FEV_1 下降的速度更快，COPD 的死亡率更高。但并非所有的吸烟者均发展成具有显著临床症状的 COPD，这提示遗传因素必定影响个体的患病风险。在严重 COPD 患者中，与男性比较，女性的气道管腔更小，气道壁（相对于管腔周径）增厚更为明显，肺气肿则较为局限，其特征为气腔更小，外周病变相对较少。

被动吸烟也会致使出现呼吸道症状和 COPD，这是由增加肺脏的可吸入颗粒和气体负担所致。怀孕期间吸烟，可能会影响宫内胎儿的肺脏生长发育及免疫系统的形成，进而使胎儿面临日后患病的风险。

（2）职业粉尘与化学物质。当职业性粉尘及化学物质（烟雾、过敏原、有机与无机粉尘，化学物质及室内空气污染等）的浓度过大或接触时间过久，均可导致与吸烟无关的 COPD 发生。

（3）室内空气污染。木材、动物粪便、农作物残梗、煤炭，以明火在通风功能不佳的火炉中燃烧，可导致很严重的室内空气污染，是导致 COPD 的一个很重要的危险因素，尤其是发展中国家的女性。

（4）室外空气污染。城镇严重的空气污染对已有心肺疾病的个体很有害。室外空气污染在 COPD 致病中的地位尚不清楚，与吸烟相比似乎不是很重要。此外，也很难评价长期暴露于大气污染中的单一污染物的作用。然而，城市中因燃烧石油造成的空气污染，主要源于机动车辆排放的尾气，与呼吸功能下降有关。

2. 肺脏生长与发育

肺脏生长与妊娠、出生及童年时暴露史等过程有关。肺功能的最大测定值降低（通过肺功能仪测定），可识别出那些具有发展成为 COPD 的高危人群。在妊娠及童年时期，任何可影响肺脏生长的因素均具有潜在的增加个体发生 COPD 风险的作用。

3. 感染

感染（细菌或病毒）在 COPD 的发生与疾病进展中起到一定作用，细菌定植与气道炎症有关，并在急性发作中发挥重要作用。曾患肺结核，幼年时有严重的呼吸道感染史与成年时肺功能下降及呼吸道症状增加有关。

4. 社会经济状态

发生 COPD 的风险与社会经济状态呈负相关。这可能与低社会经济状态与暴露于室内及室外空气污染物、拥挤、营养状态差或其他因素有关。

三、发病机制

香烟烟雾等慢性刺激物作用于气道，使气道发生异常炎症反应。氧化与抗氧化失衡和肺部的蛋白酶和抗蛋白酶失衡进一步加重 COPD 肺组织炎症，遗传因素可能参与其中。这些机制共同促进 COPD 病理改变。

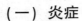

（一）炎症

COPD 表现为以中性粒细胞、肺巨噬细胞、淋巴细胞为主的炎症反应。这些细胞释放炎症介质，并与气道和肺实质的结构细胞相互作用。

COPD 以气道、肺实质和肺血管的慢性炎症为特征，在肺的不同部位有肺泡巨噬细胞、T 淋巴细胞（尤其是 CD_8^+）和中性粒细胞增加，部分患者有嗜酸性粒细胞增多。激活的炎症细胞释放多种介质，包括白三烯 B4（LTB4）、白介素 8（IL-8）、肿瘤坏死因子 α（TNF-α）和其他介质。这些介质能破坏肺的结构和（或）促进中性粒细胞炎症反应。吸入有害颗粒或气体可导致肺部炎症；吸烟能诱导炎症并直接损害肺脏；COPD 的各种危险因素都可产生类似的炎症过程，从而导致 COPD 的发生。

炎症介质。COPD 患者多种炎症介质增加，吸引循环中的炎症细胞（趋化因子）、增加炎症反应（致炎细胞因子）、引起气道壁结构变化（生长因子）。

（二）氧化应激

氧化应激是加重 COPD 炎症的重要机制。COPD 患者呼出气浓缩物、痰、体循环中氧化应激的生物标志［如过氧化氢和 8-前列烷（8-isoprostane）］增加。COPD 急性加重时氧化应激进一步增加。香烟烟雾和其他吸入颗粒能产生氧化物，由活化的炎症细胞如巨噬细胞和中性粒细胞释放。COPD 患者内源性抗氧化物产生下降。氧化应激对肺组织造成一些不利的影响，包括激活炎症基因、使抗蛋白酶失活、刺激黏液高分泌，并增加血浆渗出。这些有害反应大多数是由过硝酸盐介导，通过超氧阴离子和一氧化氮的相互作用产生。而一氧化氮是由诱导型一氧化氮合酶产生，主要表达在 COPD 患者的外周气道和肺实质。氧化应激也能引起 COPD 患者肺组织组蛋白去乙酰化酶活性下降，导致炎症基因表达增加，同时糖皮质激素的抗炎活性下降。

（三）蛋白酶和抗蛋白酶的失衡

COPD 患者肺组织中分解结缔组织的蛋白酶和对抗此作用的抗蛋白酶之间存在失衡。COPD 患者中炎症细胞和上皮细胞释放的几种蛋白酶表达增加，并存在相互作用。弹性蛋白是肺实质结缔组织的主要成分，蛋白酶引起弹性蛋白破坏，是导致肺气肿的重要原因，而肺气肿是不可逆的。

（四）自主神经系统功能紊乱

胆碱能神经张力增高也在 COPD 发病中起着重要作用。参与的主要因素有五种。①迷走神经反射增强：由于气道的慢性非特异性炎症，使得分布于气道上皮细胞间及上皮细胞下的刺激性受体的活性阈值降低，对烟雾等化学机械性刺激的敏感性提高，通过迷走神经反射，使乙酰胆碱（Ach）释放增加。②突触前受体的功能异常：在胆碱能神经末梢存在一些对 Ach 释放起着负反馈抑制作用的受体，如组胺 H_3 受体，肾上腺素能 β_2 受体、α_2 受体及 M_2 受体，这些突触前受体的功能障碍，均导致 Ach 释放的增加。③抑制性非肾上腺素能非胆碱能（iNANC）神经功能障碍：iNANC 神经释放的血管活性肠肽（VIP）除能拮抗 Ach 所致的气道平滑肌痉挛外，还能抑制胆碱能神经传递，抑制 Ach 的释放。VIP 分泌减少或功能障碍均可导致 Ach 释放增加。④基础迷走神经张力作用增强：正常人在安静状态下，迷走神经持续发放一定的冲动，以维持气道一定的张力，给正常人抗胆碱能药物或肺移植时切断迷走神经均能引起支气管舒张，证实了基础迷走神经张力的存在。在 COPD 患者中，由于气道黏膜充血水肿，黏液腺肥大，黏液栓塞，导致管腔狭窄，使迷走神经的基础张力明显增强。⑤副交感神经节后纤维所释放的 Ach 是通过靶细胞上 M 受体而发挥作用，COPD 患者存在 M 受体的数量或功能的异常，参与了胆碱能神经张力增高。

四、临床表现

（一）病史特征

1. 吸烟史

多有长期较大量吸烟史。

2. 职业性或环境有害物质接触史

如较长期粉尘、烟雾、有害颗粒或有害气体接触史。

3. 家族史

COPD 有家族聚集倾向。

4. 发病年龄及好发季节

多于中年以后发病，症状好发于秋冬寒冷季节，常有反复呼吸道感染及急性加重史。随病情进展，急性加重愈渐频繁。

5. 慢性肺源性心脏病史

COPD 后期出现低氧血症和（或）高碳酸血症，可并发慢性肺源性心脏病和右心衰竭。

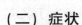

（二）症状

1. 慢性咳嗽

通常为首发症状。初起咳嗽呈间歇性，早晨较重，以后早晚或整日均有咳嗽，但夜间咳嗽并不显著。少数病例咳嗽不伴咳痰。也有部分病例虽有明显气流受限但无咳嗽症状。

2. 咳痰

咳嗽后通常咳少量黏液性痰，部分患者在清晨较多；合并感染时痰量增多，常有脓性痰。

3. 气短或呼吸困难

气短或呼吸困难是 COPD 的标志性症状，是使患者焦虑不安的主要原因，早期仅于劳力时出现，后逐渐加重，以致日常活动甚至休息时也感觉气短。

4. 喘息和胸闷

喘息和胸闷不是 COPD 的特异性症状。部分患者特别是重度患者有喘息；胸部紧闷感通常于劳作后发生，与呼吸费力、肋间肌等容性收缩有关。

5. 全身性症状

在疾病的临床过程中，特别在较重患者，可能会发生全身性症状，如体重下降、食欲减退、外周肌肉萎缩和功能障碍、精神抑郁和（或）焦虑等。合并感染时可咳血痰或咯血。

（三）体征

COPD 早期体征可不明显。随疾病进展，常有以下三种体征。①视诊及触诊：胸廓形态异常，包括胸部过度膨胀、前后径增大、剑突下胸骨下角（腹上角）增宽及腹部膨凸等；常见呼吸变浅，频率加快，辅助呼吸肌如斜角肌及胸锁乳突肌参加呼吸运动，重症可见胸腹矛盾运动；患者不时采用缩唇呼吸以增加呼出气量；呼吸困难加重时常采取前倾坐位；低氧血症者可出现黏膜及皮肤发绀，伴右心衰竭者可见下肢水肿、肝脏增大。②叩诊：由于肺过度充气使心浊音界缩小，肺肝界降低，肺叩诊可呈过度清音。③听诊：两肺呼吸音可减低，呼气延长，平静呼吸时可闻干啰音，两肺底或其他肺野可闻湿啰音；心音遥远，剑突部心音较清晰响亮。

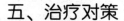

五、治疗对策

COPD 疾病管理包括缓解症状、改善运动耐力、改善健康状态、阻止疾病进展、预防和治疗急性加重、降低病死率。其中前三项主要针对缓解症状，后三项主要是降低风险。

（一）稳定期治疗

1. 教育与管理

通过教育与管理可以提高患者及有关人员对 COPD 的认识和自身处理疾病的能力，更好地配合治疗和加强预防措施，减少反复加重，维持病情稳定，提高生活质量。其主要内容如下：①教育与督促患者戒烟；②使患者了解 COPD 的病理生理与临床基础知识；③掌握一般和某些特殊的治疗方法；④学会自我控制病情的技巧，如腹式呼吸及缩唇呼吸锻炼等；⑤了解赴医院就诊的时机；⑥社区医生定期随访管理。

2. 控制职业性或环境污染

避免或防止粉尘、烟雾及有害气体吸入。

3. 药物治疗

药物治疗用于预防和控制症状，减少急性加重的频率和严重程度，提高运动耐力和生活质量。根据疾病的严重程度，逐步增加治疗，如果没有出现明显的药物副作用或病情的恶化，应在同一水平维持长期的规律治疗。根据患者对治疗的反应及时调整治疗方案。

（1）支气管舒张剂

支气管舒张剂可松弛支气管平滑肌、扩张支气管、缓解气流受限，是控制 COPD 症状的主要治疗措施。短期按需应用可缓解症状，长期规则应用可预防和减轻症状，增加运动耐力，但不能使所有患者的 FEV 得到改善。与口服药物相比，吸入剂副作用小，因此多首选吸入治疗。

主要的支气管舒张剂有 β_2 激动剂、抗胆碱药及甲基黄嘌呤类，可根据药物的作用及患者的治疗反应选用。定期用短效支气管舒张剂较为便宜，但不如长效制剂方便。不同作用机制与作用时间的药物联合可增强支气管舒张作用、减少副作用。β_2 受体激动剂、抗胆碱药物和（或）茶碱联合应用，肺功能与健康状况可获得进一步改善。

①β₂受体激动剂：主要有沙丁胺醇、特布他林等，为短效定量雾化吸入剂，数分钟内开始起效，15~30 分钟达到峰值，持续疗效 4~5 小时，每次剂量 100~200 μg（每喷 100 μg），24 小时不超过 8~12 喷。主要用于缓解症状，按需使用。福莫特罗为长效定量吸入剂，作用持续 12 小时以上，与短效 β₂ 激动剂相比，作用更有效与方便。福莫特罗吸入后 1~3 分钟起效，常用剂量为 4.5~9 μg，每日 2 次。

②抗胆碱药：主要品种有异丙托溴铵气雾剂，可阻断 M 胆碱受体。定量吸入时，开始作用时间比沙丁胺醇等短效 β₂ 受体激动剂慢，但持续时间长，30~90 分钟达最大效果。维持 6~8 小时，剂量为 40~80 μg（每喷 20 μg），每天 3~4 次。该药副作用小，长期吸入可改善 COPD 患者健康状况。噻托溴铵选择性作用于 M₃ 和 M₁ 受体，为长效抗胆碱药，作用长达 24 小时以上，吸入剂量为 18 μg，每日 1 次。长期吸入可增加深吸气量（IC），减低呼气末肺容积（EELV），进而改善呼吸困难，提高运动耐力和生活质量，也可减少急性加重频率。对于轻症患者效果可能会更好一些。

③茶碱类药物：可解除气道平滑肌痉挛，在 COPD 应用广泛。另外，还有改善心搏血量、舒张全身和肺血管，增加水盐排出，兴奋中枢神经系统、改善呼吸肌功能及某些抗炎作用等。但总的来看，在一般治疗量的血药浓度下，茶碱的其他多方面作用不很突出。缓释型或控释型茶碱每日 1 次或 2 次口服可达稳定的血浆浓度，对 COPD 有一定效果。茶碱血药浓度监测对估计疗效和副作用有一定意义。血浆中茶碱浓度 >5 mg/L，即有治疗作用；>15 mg/L 时副作用明显增加。吸烟、饮酒、服用抗惊厥药、利福平等可引起肝脏酶受损并缩短茶碱半衰期；老人、持续发热、心力衰竭和肝功能明显障碍者，同时应用西咪替丁、大环内酯类药物（红霉素等）、氟喹诺酮类药物（环丙沙星等）和口服避孕药等都可能使茶碱血药浓度增加。

（2）糖皮质激素

COPD 稳定期长期应用糖皮质激素吸入治疗并不能阻止其 FEV₁ 的降低趋势。长期规律地吸入糖皮质激素较适用于 FEV₁<50% 预计值（Ⅲ级和Ⅳ级）并且有临床症状及反复加重的 COPD 患者。这一治疗可减少急性加重频率，改善患者生活质量。联合吸入激素和 β₂ 激动剂，比各自单用效果好，目前已有布地奈德/福莫特罗、氟地卡松/沙美特罗两种联合制剂。但在 FEV₁ 低于 60% 的患者，长效 β₂ 激动剂、吸入糖皮质激素及其联合药物治疗，减低了肺功能下降速率。对 COPD 患者，不推荐长期口服糖皮质激素治疗。

（3）其他药物

祛痰药（黏液溶解剂）：COPD 气道内可产生大量黏液分泌物，可促使继发感染，并影响气道通畅，应用祛痰药似有利于气道引流通畅，改善通气，但除少数有黏痰患者获效外，总的来说效果并不十分确切。常用药物有盐酸氨溴索、乙酰半胱氨酸等。

抗氧化剂：COPD 气道炎症使氧化负荷加重，促使 COPD 的病理、生理变化。应用抗氧化剂如 N-乙酰半胱氨酸、羧甲司坦等可降低疾病反复加重的频率。

免疫调节剂：对降低 COPD 急性加重严重程度可能具有一定的作用。但尚未得到确证，不推荐做常规使用。

疫苗：流感疫苗可减少 COPD 患者的严重程度和死亡，可每年给予 1 次（秋季）或 2 次（秋、冬）。它含有杀死的或活的、无活性病毒，应每年根据预测的病毒种类制备。肺炎球菌疫苗含有 23 种肺炎球菌荚膜多糖，已在 COPD 患者应用，但尚缺乏有力的临床观察资料。

中医治疗：辨证施治是中医治疗的原则，对 COPD 的治疗亦应据此原则进行。实践中体验到某些中药具有祛痰、支气管舒张、免疫调节等作用，值得深入研究。

4. 氧疗

COPD 稳定期进行长期家庭氧疗（LTOT）对具有慢性呼吸衰竭的患者可提高生存率。对血流动力学、血液学特征、运动能力、肺生理和精神状态都会产生有益的影响。LTOT 应在 IV 级极重度 COPD 患者应用，具体指征如下：①$PaO_2 \leq$ 7.3 kPa（55 mmHg）或动脉血氧饱和度（SaO_2）≤88%，有或没有高碳酸血症；②PaO_2 7.3~8.0 kPa（55~60 mmHg），或 SaO_2<89%，并有肺动脉高压、心力衰竭水肿或红细胞增多症（红细胞比积>55%）。LTOT 一般是经鼻导管吸入氧气，流量 1.0~2.0Umin，吸氧持续时间>15h/d。长期氧疗的目的是使患者在海平面水平，静息状态下，达到 $PaO_2 \geq$60 mmHg 和（或）使 SaO_2 升至 90%，这样才可维持重要器官的功能，保证周围组织的氧供。

（二）急性加重期的治疗

1. 确定 COPD 急性加重的原因

引起 COPD 加重的最常见原因是气管-支气管感染，主要是病毒、细菌的感染。部分病例加重的原因难以确定，环境理化因素改变可能有作用。肺炎、充血性心力衰竭、心律失常、气胸、胸腔积液、肺血栓栓塞症等可引起酷似 COPD 急性发作的症状，需要仔细加以鉴别。

2. COPD 急性加重的诊断和严重性评价

COPD 加重的主要症状是气促加重，常伴有喘息、胸闷、咳嗽加剧、痰量增加、痰液颜色和（或）黏度改变及发热等，此外亦可出现全身不适、失眠、嗜睡、疲乏抑郁和精神紊乱等症状。当患者出现运动耐力下降、发热和（或）胸部影像异常时可能为 COPD 加重的征兆。气促加重，咳嗽痰量增多及出现脓性痰常提示细菌感染。

与加重前的病史、症状、体征、肺功能测定、动脉血气检测和其他实验室检查指标进行比较，对判断 COPD 加重的严重度甚为重要。应特别注意了解本次病情加重或新症状出现的时间，气促、咳嗽的严重度和频度，痰量和痰液颜色，日常活动的受限程度，是否曾出现过水肿及其持续时间，既往加重时的情况和有无住院治疗，以及目前的治疗方案等。本次加重期肺功能和动脉血气结果与既往对比可提供极为重要的信息，这些指标的急性改变较其绝对值更为重要。对于严重 COPD 患者，神志变化是病情恶化和危重的指标，一旦出现须及时送医院救治。是否出现辅助呼吸肌参与呼吸运动，胸腹矛盾呼吸、发绀、外周水肿、右心衰竭，血流动力学不稳定等征象亦有助于判定 COPD 加重的严重程度。

肺功能测定：加重期患者，常难以满意地完成肺功能检查。$FEV_1 < 1$ L 可提示严重发作。

（1）动脉血气分析：在海平面呼吸空气条件下，$PaO_2 < 60$ mmHg 和（或）$SaO_2 < 90\%$，提示呼吸衰竭。如 $PaO_2 < 50$ mmHg，$PaCO_2 > 70$ mmHg，pH < 7.30 提示病情危重，须进行严密监护或入住 ICU 行无创或有创机械通气治疗。

（2）胸部 X 线影像、心电图（ECC）检查：胸部 X 线影像有助于 COPD 加重与其他具有类似症状的疾病相鉴别。ECG 对心律失常、心肌缺血及右心室肥厚的诊断有帮助。螺旋 CT、血管造影和血浆 D-二聚体检测在诊断 COPD 加重患者发生肺栓塞时有重要作用，但核素通气灌注扫描在此诊断价值不大。低血压或高流量吸氧后 PaO_2 不能升至 60 mmHg 以上可能提示肺栓塞的存在，如果临床上高度怀疑合并肺栓塞，则应同时处理 COPD 和肺栓塞。

（3）其他实验室检查：血红细胞计数及血细胞比容有助于了解有无红细胞增多症或出血。部分患者血白细胞计数增高及中性粒细胞核左移可为气道感染提供佐证。但通常白细胞计数并无明显改变。

当 COPD 加重症状有脓性痰者，应给予抗生素治疗。肺炎链球菌、流感嗜血杆菌及卡他莫拉菌是 COPD 加重患者最普通的病原菌。若患者对初始抗生素治疗反应不佳时，应进行痰培养及细菌药物敏感试验。此外，血液生化检查有助于确定引起 COPD 加重的其他因素，如电解质紊乱（低钠、低钾和低氯血症等），糖尿病危象或营养不良等，也可发现合并存在的代谢性酸碱失衡。

3. 院外治疗

对于 COPD 加重早期，病情较轻的患者可以在院外治疗，但须注意病情变化，及时决定送医院治疗的时机。

COPD 加重期的院外治疗包括适当增加以往所用支气管舒张剂的量及频度。若未曾使用抗胆碱药物，可以用异丙托溴胺或噻托溴胺吸入治疗，直至病情缓解。对更严重的病例，可给予数天较大剂量的雾化治疗。如沙丁胺醇 2500 μg、异丙托溴铵 500 μg，或沙丁胺醇 1000 μg 加异丙托溴铵 250~500 μg 雾化吸入，每日 2~4 次。

全身使用糖皮质激素对加重期治疗有益，可促进病情缓解和肺功能的恢复。如患者的基础 FEV_1<50%预计值，除支气管舒张剂外可考虑口服糖皮质激素，如泼尼松龙，每日 30~40 mg，连用 7~10 天。也可糖皮质激素联合长效 β_2-受体激动剂雾化吸入治疗。

COPD 症状加重，特别是咳嗽痰量增多并呈脓性时应积极给予抗生素治疗。抗生素选择应依据患者肺功能及常见的致病菌结合患者所在地区致病菌及耐药流行情况，选择敏感抗生素。在院外治疗的 COPD 急性加重患者，通常病情都不很重。主要病原体多为流感嗜血杆菌、肺炎链球菌、卡他莫拉菌、病毒等。因此，除确诊为单纯病毒感染可不应用抗菌药物外，都应给予适当的抗菌药物。可选择以下药物：青霉素、β-内酰胺类/酶抑制剂（阿莫西林/克拉维酸）、大环内酯类（阿奇霉素、克拉霉素、罗红霉素等）、第一代或二代头孢菌素（头孢呋辛、头孢克洛）、多西环素、左氧氟沙星等，这些药物除青霉素外，可使用口服制剂，较重者注射给药。

第四节　弥漫性泛细支气管炎与闭塞性细支气管炎

一、弥漫性泛细支气管炎

弥漫性泛细支气管炎（DPB）是以两肺弥漫性呼吸性细支气管及其周围的慢

性炎症为特征的气道疾病。因 DPB 炎症病变广泛累及双肺，故称为"弥漫性"，而"泛"是指病变累及呼吸性细支气管的"全层"及波及其周围组织。

DPB 临床表现主要为持续性咳嗽、咳痰、活动时呼吸困难。80%以上的 DPB 患者合并或既往有慢性鼻窦炎。胸部 CT 或肺高分辨 CT 显示两肺弥漫性小叶中心性颗粒样结节状阴影对协助诊断具有重要意义。肺功能检查主要为阻塞性通气功能障碍，但早期出现低氧血症，而弥散功能通常在正常范围内。实验室检查血清冷凝集试验效价升高，多在 1∶64 以上。DPB 病理学特点是呼吸细支气管区域的淋巴细胞、浆细胞、组织细胞等细胞的浸润，淋巴滤泡的形成及呼吸细支气管壁及其周围的泡沫细胞的聚集。如不能及时治疗，DPB 可发展为支气管扩张、反复肺部感染、呼吸衰竭、肺动脉高压、肺心病，甚至死亡。DPB 是一种可治性疾病，治疗首选红霉素、克拉霉素或罗红霉素等 14 元环大环内酯类，其疗效显著。如果早期诊断、早期治疗，DPB 是可以治愈的。

（一）病因及发病机制

1. 慢性气道炎症

（1）中性粒细胞

部分 DPB 患者支气管肺泡灌洗液（BALF）中性粒细胞、中性粒细胞趋化因子及蛋白水解产物明显增高。聚集在气道内的中性粒细胞释放的炎症因子及炎性介质等可能参与气道的炎症反应。经过红霉素治疗后 DPB 患者 BALF 中升高的中性粒细胞数逐渐降至正常。

（2）淋巴细胞

DPB 患者 BALF 中淋巴细胞绝对数明显高于正常对照组，$CD8^+$ 细胞百分比和总数及 $CD4^+$ 细胞总数高于对照组，但 $CD4^+/CD8^+$ 比值明显下降。应用 14 元环大环内酯类抗生素治疗后，淋巴细胞总数和 $CD8^+$ 细胞数下降，$CD4^+/CD8^+$ 比值上升。提示淋巴细胞是 DPB 发病的重要细胞成分及淋巴细胞有可能促使慢性气道炎症的发生。

（3）树突状细胞（DC）

在 DPB 患者细支气管上皮和黏膜下组织中 DC 数量明显高于正常对照组，尤其黏膜下组织表达 $CD83^+$ 抗原的 DC 增多明显，推测 $CD83^+$ 通过其抗原递呈能力，刺激黏膜下浸润的淋巴细胞，导致呼吸性细支气管及其周围的慢性炎症，DC 在 DPB 黏膜免疫反应中起了重要的作用。

（4）炎症因子及炎症介质

DPB 患者 IL-8、白三烯 B4（LTB4）等升高提示本病存在慢性气道炎症病变。DPB 患者肺组织 IL-8、11-1β、黏附分子（SL-选择素、SE-选择素、SP-选择素）等均有过量表达。

2. 免疫系统功能障碍

血冷凝集试验效价升高及部分患者 IgA 增高被认为 DPB 可能是免疫学相关疾病。DPB 的病理学特征为呼吸性细支气管壁有淋巴细胞、浆细胞、组织细胞浸润，常伴有淋巴滤泡形成等可能与免疫功能异常有关。DPB 可伴发类风湿关节炎、成人 T 淋巴细胞白血病、溃疡性结肠炎等疾病也提示可能是免疫学相关疾病。

3. 慢性气道感染机制

DPB 患者晚期痰培养多为铜绿假单胞菌且均有气道分泌物增多，可能是气道严重受损和晚期 DPB 继发的支气管扩张所致。铜绿假单胞菌是 DPB 的发病原因还是继发的感染尚不清楚。这种现象与囊性纤维化合并支气管扩张极其相似。此外，由停滞于患者气道黏膜上的铜绿假单胞菌及由细菌产生的弹性硬蛋白酶和一些炎症介质所构成的生物膜可能是造成气道上皮细胞的损伤和气道炎症的原因。最近有学者认为 DPB 可能与人体 T 淋巴细胞病毒-I（Human T-cell Lymphotropic Virus Type Ⅰ，HTLV-I）感染有关。HTLV-Ⅰ感染后与 DPB 在临床病理学表现上极其相似，提示 DPB 可能是 HTLV-Ⅰ感染后的慢性肺部表现，然而，HTLV-Ⅰ感染相关的细支气管炎却与 DPB 不同，因此 DPB 是否与 HTLV-Ⅰ感染有关尚不明确。

（二）病理

1. 肉眼所见

肺脏表面及切面可见弥漫性分布的浅黄色小结节，结节大小较均匀，直径 2~8 mm，位于呼吸性细支气管区域，以两肺下叶多见。通常显示肺脏过度充气。

2. 镜下所见

病理学特点是双肺弥漫性分布的以呼吸细支气管为中心的细支气管炎及细支气管周围炎，病变累及呼吸性细支气管全层。典型病例在呼吸性细支气管区域有淋巴细胞、浆细胞、组织细胞等细胞浸润，常伴有淋巴滤泡的形成及在呼吸性细支气管壁全层及其周围的肺泡管及肺泡间质可见泡沫细胞聚集，可导致呼吸性细支气管壁增厚、管腔狭窄。在 DPB 病情进展期可见肉芽组织充填于呼吸性细支气管腔内，导致管壁狭窄或闭塞、继发性细支气管扩张和末梢气腔的过度充气。

（三）临床表现

本病常隐匿缓慢发病。发病可见于任何年龄，但多见于 40~50 岁的成年人。发病无性别差异。

1. 症状

主要为以下三大症状：持续性咳嗽、咳痰、活动时呼吸困难。首发症状常为咳嗽、咳痰，逐渐出现活动时呼吸困难。患者常在疾病早期反复合并有下呼吸道感染，咳大量脓性痰，而且痰量异常增多，约 50% 患者每日咳痰量超过 50 mL。部分患者可有体重减轻。如不能及时治疗，病情可迅速进展，可发展为继发性支气管扩张、呼吸衰竭、肺动脉高压及肺源性心脏病。严重患者多死于慢性呼吸衰竭。

2. 体征

胸部听诊多为双下肺间断性湿啰音，以水泡音为主，有时可闻及干啰音或捻发音。啰音的多少主要决定于支气管扩张及气道感染等病变的程度。排痰或经抗生素治疗后，啰音可减少。部分患者因存在支气管扩张可有杵状指。

3. 慢性鼻窦炎

80%DPB 患者合并或既往有慢性鼻窦炎，是 DPB 的特征之一。可有鼻塞、流脓涕、嗅觉减退等症状，但有些患者可无症状，仅在进行影像学检查时被发现。如疑诊为 DPB 患者，应常规拍摄鼻旁窦 X 线片或鼻旁窦 CT 片。

（四）辅助检查

1. 胸部 X 线/肺部 CT

胸部 X 线可见两肺弥漫性散在分布的颗粒样小结节状阴影，以下肺野多见。随病情进展，胸部 X 线常可见肺过度充气。晚期患者可见支气管扩张的双轨征。肺部 CT 或胸部高分辨 CT（HRCT）的典型表现为两肺弥漫性小叶中心性颗粒样结节状阴影，此外，可在结节附近侧端有分枝"Y"字形树芽征。颗粒样小结节的边缘模糊，其直径在 2~5 mm，多在 2 mm 以下。肺部 CT 或 HRCT 如存在上述特征性改变对诊断 DPB 具有重要意义。肺部 CT 显示的颗粒样小结节状阴影为呼吸性细支气管区域的炎性病变所致，随着病情加重或经大环内酯类抗生素治疗后，小结节状阴影可扩大或缩小乃至消失。因此，肺部 CT 也有助于评估病情变化和治疗效果。

2. 慢性鼻窦炎的检查

对疑诊 DPB 患者应该常规进行鼻窦 X 线片或鼻窦 CT 检查，如确定存在鼻窦炎，将有助于 DPB 诊断。

3. 肺功能检查及血气分析

病初主要为阻塞性通气功能障碍或混合性通气功能障碍，随疾病进展，部分患者可伴有轻、中度的限制性通气功能障碍。1 秒用力呼气容积与用力肺活量比值（FEV_1/FVC）<70%，肺活量占预计值的百分比（VC%）<80%。病情进展可伴有残气量占预计值的百分比（RV%）>150% 或残气量占肺总量的百分比（RV/TLC%）>45%，但弥散功能和肺顺应性通常在正常范围内。动脉血氧分压（PaO_2）<80 mmHg，早期出现低氧血症，晚期可有高碳酸血症。久而久之，可导致肺动脉高压、肺心病。重症患者常死于慢性呼吸衰竭。

4. 病理检查

病理检查学是确诊 DPB 的金标准。如果肺活检能发现典型的 DPB 病理学改变即可确诊。经支气管镜肺活检（TBLB）方法简便且安全，但由于 DPB 病变主要位于呼吸性细支气管及周围区域，所以 TBLB 常因标本取材少，不一定能取到呼吸性细支气管病变而影响病理诊断。如欲提高检出率，应在 TBLB 检查时，取 3~5 块肺组织。如 TBLB 仍不能确诊，必要时应行胸腔镜下肺活检或开胸肺活检，可提高本病的确诊率。

（五）鉴别诊断

由于我国医生对 DPB 缺乏认识，所以很多患者被误诊为 COPD、支气管扩张症及间质性肺疾病等疾病。本病在临床表现上应与慢性支气管炎、慢性阻塞性肺气肿、COPD、支气管扩张症、闭塞性细支气管炎（BO）、间质性肺疾病、支气管哮喘、囊性纤维化等相鉴别。在影像学上需要与粟粒性肺结核、尘肺、转移性肺癌等相鉴别。在病理学上应与阻塞性细支气管炎、支气管扩张症相鉴别。

1. 慢性支气管炎、慢性阻塞性肺气肿及 COPD

本病主要临床特点为长期咳嗽、咳痰或伴有喘息，晚期有呼吸困难，症状在冬季症状加重。患者多有长期较大量吸烟史。多见于老年男性。胸部 X 线可出现肺纹理增多、紊乱，呈条索状、斑点状阴影，晚期可见肺充气过度，肺透明度增加，部分患者有肺大疱。胸部 CT 检查可确定小叶中心型或全小叶型肺气肿而没有两肺颗粒样结节状阴影。肺功能检查为阻塞性通气功能障碍，FEV_1/FVC% 下降和残气量（RV）增加更为显著，弥散功能可有降低。DPB 患者大部分合并慢性鼻窦炎及血清冷凝集试验效价增高，而且 DPB 患者的肺弥散功能和顺应性通常在正常范围，此外，重要之处在于 DPB 影像学可见弥漫性分布两肺的颗粒样结节状阴影与 COPD 不同，可资鉴别。

2. 支气管扩张症

本病主要症状为慢性咳嗽、咳痰和反复咯血。肺部可闻及固定性湿啰音。本病胸部 CT 可见多发囊状阴影，呈轨道征或迂曲扩张的支气管阴影而无两肺颗粒样结节状阴影。DPB 患者一般无咯血，晚期患者可有继发性支气管扩张改变，但DPB 影像学主要表现为两肺弥漫性分布的颗粒样结节状阴影，多伴有慢性鼻窦炎和血清冷凝集试验效价增高等。

3. 间质性肺疾病

本病最主要的症状是进行性加重的呼吸困难，其次为干咳。体征上本病有半数以上的患者双肺可闻及爆裂音，即 Velcro 啰音。胸部影像学改变主要为间质性改变，早期可有磨玻璃，此后可出现细结节样或网状结节影，其分布以外周及中下肺为多，此外有肺容积缩小和网状、蜂窝状阴影。此外，肺间质纤维化有明显的肺弥散功能减低，而 DPB 患者肺弥散功能多正常，DPB 影像学主要表现为两肺弥漫性分布的颗粒样结节状阴影，而且两者病理不同，可资鉴别。

4. 囊性纤维化（Cystic Fibrosis，CF）

本病是一种家族性的先天性常染色体隐性遗传性疾病。本病主要累及全身外分泌器官。临床表现为咳嗽、咳痰伴有呼吸困难，反复发生化脓性支气管炎、肺炎，可合并支气管扩张、胰腺功能不全或吸收不良等。此外，患者常合并有鼻息肉和慢性鼻窦炎。与 DPB 不同之处主要为 CF 患者常有家族史，儿童或青少年多见，临床可有腹泻、腹胀、黄疸、肠梗阻等消化道症状，常出汗时皮肤可有盐斑。典型 CF 胸部 CT 表现为囊柱状支气管扩张、支气管壁增厚和斑片状密度增高影，而无弥漫性分布两肺的颗粒样结节状影。

（六）治疗对策

1. 治疗方案

（1）一线治疗方案

红霉素 250 mg，每日 2 次。疗效多在治疗后在用药后 2~3 个月出现，因此，应在治疗后 2~3 个月内检查患者的临床症状、肺功能及影像学等，确定是否有效，如有效，可继续使用红霉素，用药至少需要 6 个月。服药 6 个月后如果仍有临床症状应继续服用红霉素 2 年。

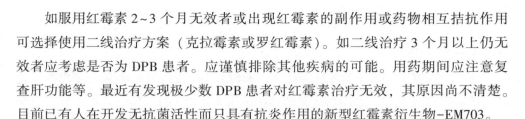

如服用红霉素 2~3 个月无效者或出现红霉素的副作用或药物相互拮抗作用可选择使用二线治疗方案（克拉霉素或罗红霉素）。如二线治疗 3 个月以上仍无效者应考虑是否为 DPB 患者。应谨慎排除其他疾病的可能。用药期间应注意复查肝功能等。最近有发现极少数 DPB 患者对红霉素治疗无效，其原因尚不清楚。目前已有人在开发无抗菌活性而只具有抗炎作用的新型红霉素衍生物－EM703。

（2）二线治疗方案

克拉霉素 250~500 mg/d，每日分 1 次或 2 次口服；罗红霉素 150~300 mg/d，每日分 1 次或 2 次口服。用药期间应注意复查肝功能等。

2. 停药时间

（1）早期 DPB 患者

经六个月治疗后病情恢复正常者可考虑停药。

（2）进展期 DPB 患者

经两年治疗后病情稳定者可以停药。停药后复发者再用药仍有效。

（3）其他

伴有严重支气管扩张或呼吸衰竭的 DPB 患者，治疗需要两年以上或须长期用药。

3. DPB 急性发作期治疗

如果 DPB 患者出现发热、黄脓痰、痰量增加等急性加重情况时，多为由铜绿假单胞菌等导致支气管扩张合并感染，此时应加用其他抗生素，如 β－内酰胺类/酶抑制剂或头孢三代或氟喹诺酮类（环丙沙星或左氧氟沙星）或碳青霉烯类抗生素，也可根据痰培养结果选择抗生素。此外，根据患者情况可给予对症治疗，如祛痰剂、支气管扩张剂及氧疗等。

二、闭塞性细支气管炎

（一）病因

闭塞性细支气管炎（BO）可能的病因很多，包括器官移植后的排斥反应、结缔组织病、病毒感染（呼吸道合胞病毒、腺病毒、HIV、巨细胞病毒）、史蒂芬－强森综合征、肺孢子菌肺炎、药物反应、误吸和早产儿的并发症（支气管肺组织发育不良）以及接触有毒气体，另外，BO 也可能是特发的（不明病因）。相对来说，非移植相关的 BO 较少见。BO 有时也用于特指由腺病毒引起的严重的儿童毛细支气管炎。

（二）分类

移植在临床上与 BO 关系最为密切，所以对 BO 发病机制的研究多集中于这部分人群。骨髓移植、心肺移植及肺移植被认为与 BO 的发生有强相关性。骨髓移植相关 BO 发生于出现移植物抗宿主疾病（CVHD）的同种异体基因骨髓移植受体。BO 是指组织病理学上的名称，器官移植后的 BO 在临床上又称为闭塞性细支气管炎综合征（BOS）。目前各文献报道的肺移植包括心肺、单肺、双肺移植后 BO 的发生率不尽一致，但总体的概率相似。在一项研究中，肺移植后 BO 的 1 年、2 年、3 年和 5 年发病率分别为 28%、49%、56% 和 71%。BO 也是骨髓移植术后最常见的非感染性肺部病变并发症，与移植物抗宿主病密切相关。移植后的急性排异反应和淋巴细胞性支气管炎、细支气管炎是最显著的危险因素；急性排异反应的次数和严重程度是最强的危险因素。其他危险因素有巨细胞病毒性与非巨细胞病毒性肺炎、机化性肺炎、移植后咳嗽反射下降导致的误吸、气道缺血性损伤以及 HLA 配型不匹配。

（三）发病机制

1. 上皮化生

同种异体抗原依赖性损伤和非同种异体抗原依赖性损伤是持续性鳞状上皮化生的主要机制。依赖 CXCL12 的循环系统中的上皮祖细胞聚集也可能参与持续性鳞状上皮的化生。移植后的慢性免疫排斥反应持续存在导致呼吸道上皮细胞损伤，破坏细胞间紧密连接，上皮质出现裂隙，生理性屏障受损。另外，再生上皮细胞产生保护性蛋白的能力下降和上皮细胞纤毛运动能力减弱，黏液淤滞与阻塞则增加感染的机会。感染又加重上皮的损伤与化生。

2. 血管异常增生和硬化

肺移植后的血管病变发生的机制尚未阐明；但由心脏移植后同种异体免疫反应和一些非特异因素（如缺血再灌注损伤、病毒感染、代谢紊乱）等引起冠状血管病变的结果提示，肺移植后的血管病变发生可能和心脏移植相似。气管中微血管的异常增生促进气管壁纤维组织增生，最终导致 BO。另外，移植肺中的气管长时间缺血也可损伤上皮细胞和导致纤维组织增生。研究证实同种异体移植气管的血管增生与依赖趋化因子受体和血管内皮细胞生长因子的高表达密切相关。

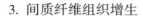

3. 间质纤维组织增生

肺实质的损伤和炎症可促进纤维细胞、上皮细胞等向成纤维细胞转化，受刺激的成纤维细胞又可以产生促炎细胞因子和通过共刺激分子介导的细胞间的相互作用直接激活 T 淋巴细胞。另外，循环中的成纤维细胞迁移到间质，通过表达主要组织相容性复合体 Ⅱ 和共刺激分子，承担抗原递呈和激活淋巴细胞的作用。激活的成纤维细胞和纤维细胞通过表达基质金属蛋白酶而表现出更强的侵袭性，直接损伤肺组织和加重间质纤维组织增生。

4. 淋巴组织新生

淋巴组织新生是指异位的或新生的淋巴结样结构组织，在外周组织中包含淋巴细胞、树突状细胞和毛细血管后微静脉，允许淋巴细胞从循环系统中进出淋巴结样结构。淋巴组织新生有利于对持续存在的抗原维持局部的免疫反应。其效应机制可能与通过引发幼稚 T 淋巴细胞、发展抗体介导的免疫反应和促进外周组织中记忆淋巴细胞归巢有关，也有可能通过调节 T 淋巴细胞诱发免疫耐受。由于难以区分支气管淋巴组织和浸润的淋巴细胞是原有还是新生的，故其在移植中的确切作用有待进一步研究。

（四）病理特征

BO 的病理学表现为终末支气管和呼吸性细支气管黏膜下或外周炎性细胞浸润和纤维化致管腔狭窄，而管腔内不伴肉芽组织形成。病变早期多表现为嗜酸性粒细胞性细支气管炎。病变较轻时仅在细支气管黏膜、黏膜下和管壁外周有轻度炎性细胞浸润，细支气管上皮细胞可坏死。随着病变进展，管壁胶原组织增生，发生纤维化和瘢痕收缩，造成管腔的缩窄与扭曲，严重时管腔完全闭塞。

（五）临床表现

临床症状和体征往往呈现非特异性。症状通常隐匿地出现及进展，也可以重症方式突发。移植患者出现以下三种情况提示 BO 发生：FEV_1 快速下降；慢性、逐渐进展性 FEV_1 下降；在较长时间的稳定期之后出现 FEV_1 快速下降。大多数患者表现为逐渐进展的气促，常伴有干咳、喘息，干湿啰音及哮鸣音。由于不断增加的体力活动限制、体力下降及心理上的焦虑与抑郁导致患者生活质量的下降，总体临床表现及其严重程度与小气道累及的数量和管腔狭窄程度密切相关。随着 BO 病情的加重，常伴发肺部感染；反之，感染又加快 BO 的进展。

（六）影像学表现

BO 的胸部 X 线片表现往往呈非特异性，敏感性低，40%患者的胸部 X 线片是正常的。HRCT 在由各种原因引起的 BO 诊断中非常有意义。HRCT 中的典型表现为节段性或小叶性透过度减低及马赛克征。马赛克征及呼气相空气潴留征为 BO 患者 HRCT 的间接表现，而直接表现为支气管管壁的增厚。马赛克征产生原因为支气管阻塞区域血流灌注下降，再分配至其他正常的肺组织。呼吸相空气潴留征被认为诊断 BO 的敏感性及准确率最高，研究提示 HRCT 所示的空气潴留征诊断 BO 的敏感性为 91%，特异性为 80%，准确率为 86%。另外，支气管扩张在 BO 影像学的表现也较常见，出现于病程稍晚阶段。

（七）肺功能检查

第 1 秒用力呼气容积（FEV_1）和 25%~75%水平的平均呼气流量显著降低，且使用支气管舒张药物无改善。肺弥散功能（DLCO）通常正常。

（八）肺组织活检

肺活检是确诊 BO 的唯一方法，可提供缩窄性 BO 的证据。经纤维支气管镜活检一直备受争议，也有文献报道其诊断 BO 的敏感性为 60%，特异性为 95%，但要求有 5 块以上的肺组织标本；开胸肺活检如胸腔镜肺活检比经纤维支气管镜活检的诊断价值更高。要提高肺活检的诊断准确率必须对肺组织标本进行特殊的处理、染色和多个组织切片的分析。

（九）药物治疗

1. 免疫治疗

增加免疫抑制剂的剂量和更换免疫抑制剂是 BO 治疗的主要策略。肺移植免疫治疗通常包括钙神经素抑制剂、抗代谢药物和皮质类固醇。钙神经素抑制剂，如环孢素和他克莫司，干涉 T 淋巴细胞表面受体向核内的信号转导，阻断 T 淋巴细胞激活的白介素 2 基因的转录。尽管缺少有力证据证明他克莫司比传统免疫治疗更能减少慢性同种异体排斥反应，但临床上还是趋向于选用他克莫司。近期也有学者提出雾化吸入环孢素比口服更有效。硫唑嘌呤和麦考酚酸吗乙酯（MMF）是抗代谢药物，干涉 T 淋巴细胞的核苷酸代谢和 B 淋巴细胞的增殖。目前尚缺乏相关两者降低 BO 发生率的比较研究。皮质类固醇是 BO 的重要治疗措施之一，一旦诊断 BO，短期静脉大剂量使用甲泼尼龙是一个典型的治疗方法，但至今缺乏有力的证据。其他的治疗包括多克隆抗体（如抗淋巴细胞/抗胸腺细胞球蛋白）免疫诱导治疗、甲氨蝶呤、环磷酰胺、体外光化学疗法及全淋巴照射等。其他移植相关 BO 的治疗与肺移植的相似。总之，这些治疗可延缓部分患者肺功能的恶化，但没有证据证明可有效地改变移植相关 BO 的病程。由于急性排异反应的频率及严重程度与 BO 的发生明显相关，故早期、积极地应用免疫抑制治疗和预防急性排异反应可以减少 BO 的发生。

2. 非免疫治疗

阿奇霉素是大环内酯类抗生素，一些小型研究报道小剂量阿奇霉素可以延缓 BO 的进展，甚至提高肺功能，并被证实可减少呼吸道中性粒细胞和支气管肺泡灌洗液中白介素 8 的水平。西罗莫司和依维莫司也可抑制淋巴细胞和间充质细胞增殖的生长因子。有报道指出将以钙神经素抑制剂为基础的免疫治疗改为 MMF 和西罗莫司可减轻病情进展。

他汀类药物通常用于治疗高胆固醇血症，也可用作免疫调节剂。文献报道，其可能通过抑制依赖肿瘤坏死因子 α 的成肌纤维细胞浸润并诱导成纤维细胞凋亡，并减缓中性粒细胞浸润和支气管上皮细胞来源的重塑因子，降低肺移植后 BO 的风险，也有助于减缓移植后相关 BO。

总之，虽然目前肺移植早期的生存率有所提高，但是长期生存率并无改善，BO 及慢性排异反应是移植后期主要的发病和死亡原因。早期发现对于稳定肺功能有着重要意义，对于进展期 BO 的免疫抑制治疗，疗效不确切。故针对移植后的排异反应、病毒感染等危险因素进行积极治疗，对防止 BO 发生及延缓其进展具有重要临床意义。但无论 BO 是由移植相关还是其他原因所致，当给予充分治疗后病情仍进展，应考虑再次肺移植。再次肺移植的患者，BO 发生的危险性较第一次移植并无明显差异。但由于供体的不足和不断增加的潜在受体，再次肺移植备受争议，也受到伦理学上的挑战。

第五节　支气管哮喘

一、相关概念

支气管哮喘（Bronchial Asthma，哮喘）是由多种细胞包括气道的炎性细胞（如嗜酸性粒细胞、肥大细胞、T 淋巴细胞、中性粒细胞）和结构细胞（如平滑肌细胞、气道上皮细胞等）及细胞组分参与的气道慢性炎症性疾病。这种慢性炎症导致气道高反应性（AHR），通常表现为可逆性的气流受限，并引起反复发作性的喘息、气急、胸闷或咳嗽等症状，常在夜间和（或）清晨发作、加剧，多数患者可自行缓解或经治疗缓解。若哮喘反复发作，随病程的延长可产生一系列气道结构的改变，称为气道重构。气道重构使患者出现不可逆或部分不可逆的气流受限，以及持续存在的气道高反应性，降低对吸入激素治疗的敏感性。而规范的治疗可使多数哮喘患者得到良好的控制，降低治疗费用。因此，合理的防治对哮喘的控制至关重要，全球哮喘防治创议（CI-NA）和我国支气管哮喘防治指南是防治哮喘的重要指南。

二、病因与发病机制

哮喘的病因和发病机制非常复杂，至今尚未完全阐明。20 世纪 50 年代曾认为哮喘是一种气道平滑肌功能异常性疾病。20 世纪 80 年代后提出了哮喘的本质是气道慢性炎症和 AHR。近 10 多年来，随着分子生物学、遗传学、免疫学、细胞生物学等技术的广泛应用，哮喘的发病机制研究已取得很大进展。

（一）病因

哮喘的病因还不十分清楚，患者个体过敏体质及外界环境的影响是发病的危险因素。哮喘与多基因遗传有关，同时受遗传因素和环境因素的双重影响。

1. 遗传因素

哮喘是一种复杂的，具有多基因遗传倾向的疾病。所谓的多基因遗传，是指不同染色体上多对致病基因共同作用，这些基因之间无明显的显隐性区别，各自对表现型的影响较弱，但具有协同或累加效应，发病与否受环境因素的影响较大。多基因遗传的这些特点使得哮喘具有明显的遗传异质性，这就意味着某些群体中发现的遗传易感基因在另外的群体中不一定能发现，也使得哮喘相关基因的寻找和鉴定成为一个庞大的工程。传统的遗传易感基因研究从病例和家系入手，通过连锁分析或关联分析方法来寻找哮喘相关基因。哮喘遗传协作研究组（CSGA）通过 3 个种族共 140 个家系研究分析，将哮喘遗传易感基因粗略分为 3 类：①决定变态性疾病易感性的 HLA-Ⅱ类分子基因遗传多态性（如 6p21-23）；②T 细胞受体（TCR）高度多样性与特异性 IgE（如 14qll. 2）；③决定 IgE 调节及哮喘特征性气道炎症发生发展的细胞因子基因及药物相关基因（如 llq13、Sq31-

33）。Sq31-33 区域内含有包括细胞因子簇（IL-3、IL-4、IL-9、IL-13、CM-CSF）、β-肾上腺素能受体、淋巴细胞糖皮质激素受体（GRL）、白三烯 C4 合成酶（LTC4S）等多个与哮喘发病相关的候选基因。这些基因对 IgE 调节及对炎症的发生发展很重要，因此 Sq31-33 又被称为"细胞因子基因簇"。

以上基于病例和家系的研究主要缺陷是样本数不够，许多结果不能重复。近年来，点阵单核苷酸多态性（SNP）基因分型技术，也称为全基因组关联研究（Genome Wide Associa-tion Studies，CWAS）的发展给哮喘的易感基因研究带来了革命性的突破。CWAS 不需要大样本的家系研究，同时又能得到更为有力的统计结果。最近两年采用 GWAS 鉴定了多个哮喘易感基因，并且得到了很好的重复。

近年来对哮喘易感基因的研究更进一步深入基因-环境相互作用的领域。比如，内毒素通过衔接 TLR4（Toll Like Receptor4）和 CD14 起作用，在基因表达中 CD14 的多态性发生功能性改变。基因编码的 TLR4 可以改变对内毒素的反应，在内毒素浓度较低的环境中 CD14 C-260T 等位基因的个体纯合子可延缓哮喘病程的进展，而在内毒素浓度较高的环境中，这种表型可使哮喘的患病概率增高。尘螨抗原 DerpI 可以调节 TGF-β1，基因多态性，改变相应的免疫应答模式而影响哮喘表型。尘螨还可通过改变 IL-10 和树突状细胞相关核蛋白-1（DCNP1）的基因多态性调节抗原特异性 IgE 的产生。研究发现，被动吸烟增加儿童哮喘发生率与 TNF-α 基因和染色体 17q21 区域的 SNP 多态性有关。

2. 环境因素

主要包括变应原性和非变应原性因素，其中吸入性变应原是哮喘最重要的激发因素，而其他一些非变应原性因素也可以促进哮喘的发生。

（1）变应原性因素

①室内变应原。尘螨是最常见的室内变应原，常见的有以下四种：屋尘螨、粉尘螨、宇尘螨和多毛螨。90%以上螨类存在于屋尘中，屋尘螨是持续潮湿的气候中最主要的螨虫。屋尘螨抗原由螨虫身体各部分、分泌物和排泄物组成。尘螨主要抗原为 Derp Ⅰ 和 Derp Ⅱ，主要成分为半胱氨酸蛋白酶或酪氨酸蛋白酶，这些变应原具有蛋白溶解活性，使它们更容易进入具有免疫活性的细胞。Ig 尘土中屋尘螨的变应原>0.5 g 成为对螨过敏的危险因素，可激发哮喘症状。家养宠物如猫、狗、鸟等也是室内变应原的重要来源，这些变应原存在于它们的皮毛、唾液、尿液与粪便等分泌物中。猫是这些动物中最重要的致敏者，其主要变应原成

分 Fel-dl，存在于猫的皮毛、皮脂分泌物和尿液中，是引起哮喘急性发作的主要危险因子。狗产生两种重要的致敏蛋白（Can fl 和 Can f2），来自狗的变应原特征和来自猫的变应原相似，因此，猫和狗的致敏物质有轻微程度的交叉反应。蟑螂也是常见的室内变应原，常见的与哮喘相关的蟑螂有美洲大蠊、德国小蠊、东方小蠊和黑胸大蠊，我国以黑胸大蠊常见。真菌也是存在于室内空气中的变应原之一，特别在阴暗潮湿及通风不良的地方。此外，真菌也容易生长在制冷、加热、湿化系统中，室内湿化器促进了真菌生长及增加空气传播的危险性。常见真菌有青霉、曲霉、分枝孢子菌和念珠菌等。

②室外变应原。花粉和草粉是最常见的引起哮喘发作的室外变应原，其对哮喘的影响随气候和地域条件变化。木本植物（树花粉）常引起春季哮喘，而禾本植物的草类和莠草类花粉常引起秋季哮喘。我国东部地区主要为豚草花粉，北部主要为蒿草类。真菌也是室外重要变应原，其诱发哮喘也有季节性。

③职业性变应原。可引起职业性哮喘的常见的变应原有油漆、谷物粉、面粉、木材、饲料、茶、咖啡豆、家蚕、鸽子、蘑菇、异氰酸盐、邻苯二甲酸、松香、活性染料、过硫酸盐、乙二胺等。

④食物。如鱼、虾、蟹、蛋类、牛奶等均是常见的变应原，食物中的添加剂如防腐剂、染色剂也可以引起哮喘急性发作。

⑤药物。阿司匹林和一些非糖皮质激素类抗炎药是药物所致哮喘的主要变应原，其他一些药物如普萘洛尔（心得安）、抗生素（青霉素、头孢霉素）、水杨酸酯等也可以引起哮喘发作。

（2）非变应原性因素

①大气污染。空气污染（SO_2、NOx）及职业中接触的氨气等可致支气管收缩、一过性气道反应性增高并能增强对变应原的反应。日常生活中诱发哮喘的常见空气污染有煤气、油烟、杀虫喷雾剂及蚊香等。

②吸烟。香烟烟雾是一种重要的哮喘促发因子。吸烟对哮喘的影响已有明确的结论，主动吸烟会加重哮喘患者肺功能的下降，加重病情并降低治疗效果。被动吸烟也是诱发哮喘的重要因素，特别是对于那些父母抽烟的哮喘儿童，常因被动吸烟而引起哮喘发作。母亲在妊娠期间吸烟也会影响胎儿的肺功能及日后发生哮喘的易感性。

③感染。流行病学证据证实呼吸道病毒感染与儿童和成人的哮喘急性发作均有密切关系。呼吸道感染常见病毒有呼吸道合胞病毒（RSV）、腺病毒、鼻病毒、

流感病毒、副流感病毒、冠状病毒，以及某些肠道病毒。与成人哮喘有关的病毒以鼻病毒和流感病毒为主；RSV、腺病毒、副流感病毒和鼻病毒则与儿童哮喘发作关系较为密切。RSV 婴儿是出生后第一年的主要病原体，在 2 岁以下的感染性哮喘中占 44%，在大儿童哮喘中也有 10% 以上与其感染有关。因急性 RSV 感染住院的儿童在 10 年后有 42% 发生哮喘。婴幼儿期的细菌感染，尤其是肺炎衣原体，对成年后哮喘的发生也起着重要的作用。

④月经、妊娠等生理因素。有些女性哮喘患者在月经期前 3~4 天有哮喘加重的现象，这与经前期黄体酮的突然下降有关。妊娠也是诱发哮喘加重的因素之一。妊娠 9 周的胎儿胸腺已可产生 T 淋巴细胞，第 19~20 周，在胎儿各器官中已产生 B 淋巴细胞，由于在整个妊娠期胎盘主要产生辅助性 II 型 T 细胞（Th2）细胞因子，因而在胎儿肺的微环境中，Th2 反应是占优势的。若母亲已有特异性体质，又在妊娠期接触大量的变应原或受到呼吸道病毒特别是 RSV 的感染，即可能加重其 Th2 调控的变态反应，增加胎儿出生后变态反应和哮喘发病的可能性。

⑤精神和心理因素。部分哮喘的发生和加重与精神和心理因素有关。有报道称 70% 的患者哮喘发作受心理因素影响，哮喘患者常见的心理异常表现为焦虑、抑郁、过度的躯体关注等。精神因素诱发哮喘的机制目前还不清楚。

⑥运动。运动诱发支气管哮喘发作是较为常见的问题。跑步、爬山等运动尤其容易促使轻度哮喘或稳定期哮喘发作。

⑦其他。有报道称，微量元素缺乏主要是缺铁、缺锌等可能诱发哮喘。也有研究认为肥胖或高体重指数与哮喘高患病率之间存在相关性，但还需要进一步证实。

（二）发病机制

哮喘的发病机制非常复杂，主要包括气道炎症机制、免疫与变态反应机制、气道神经调节机制及遗传机制等。T 细胞介导免疫调节的失衡与慢性气道炎症的发生是最重要的哮喘发生机制。气道重构与慢性炎症和上皮损伤修复相关，并越来越受到重视。气道慢性炎症与气道重构共同导致气道高反应性的发生。

1. 气道炎症机制

哮喘气道炎症反应涉及众多炎症细胞、炎症介质和细胞因子的参与和相互作用。

（1）气道炎症产生的途径。当过敏原进入肌体后，被抗原递呈细胞（如树突状细胞、单核巨噬细胞等）内吞并激活 T 细胞，活化的辅助性 T 细胞（主要是 Th2 细胞）产生白介素（IL）-4、IL-5、IL-13 等进一步激活 B 淋巴细胞，由 B 细胞分泌的特异性 IgE 可借助肥大细胞和嗜碱性粒细胞表面的高亲和力受体（FceRI）和在中性粒细胞、巨噬细胞和 NK 细胞表面的低亲和力 IgE 受体（Fc8RⅡ，又称为 CD23），固定在细胞表面，使细胞处于"致敏状态"。当再次接触同种过敏原，就会引起异染性细胞释放多种介质和细胞因子。这些介质会引起气道平滑肌痉挛，黏膜微血管通透性增加，气道黏膜水肿、充血，黏液分泌亢进，并诱发气道高反应性。在上述过程中所分泌的细胞因子 IL-3、IL-5、CM-CSF 和黏附分子、趋化因子，使嗜酸性粒细胞分化、激活，延长其寿命并浸润于气道。激活的嗜酸性粒细胞会释放一些细胞因子和四种细胞毒蛋白质。ECP、EPO 和 MBP 能使气道上皮细胞脱落、坏死，暴露气道上皮的神经末梢，使其受损或易感，也能诱发气道高反应性及气道重建。新近 Shen HH 等的研究采用 Eos 过继转移、Eos 缺陷、IL-5 及 Eotaxin-2 双转基因小鼠证实了 Eos 与哮喘发病之间存在直接的因果关系，更重要的是这些研究还揭示了 Eos 在哮喘发病中不仅是终末效应细胞，还在于其免疫调节作用，即 Th2 免疫效应细胞向肺部炎症局部的募集依赖 Eos 及抗原递呈作用。这些炎症细胞在介质的作用下又可分泌多种介质，使气道病变加重，炎症浸润增加，产生哮喘的临床症状。

（2）Th1/Th2 免疫失衡。Th2 免疫应答占优势的 Th1/Th2 免疫失衡是哮喘重要的发病机制之一。活化的 Th2 细胞分泌的细胞因子，如 IL-4、IL-5、IL-13 等可以直接激活肥大细胞、嗜酸性粒细胞及肺泡巨噬细胞等多种炎症细胞，使之在气道浸润和募集。这些细胞相互作用可以分泌出许多种炎症介质和细胞因子，如组胺、前列腺素（PG）、白三烯（LT）、嗜酸性粒细胞趋化因子（ECF）、中性粒细胞趋化因子（NCF）、转化生长因子（TCF）、血小板活化因子（PAF）等，构成了一个与炎症细胞相互作用的复杂网络，使气道收缩，黏液分泌增加，血管渗出增多。Th17 细胞是 Th 家族的新成员，对其在哮喘发生中的作用还处在认知过程中。Th17 主要产生 IL-17A/F 和 IL-22，其中 IL-17 可促进气道成纤维细胞、上皮细胞和平滑肌细胞的活化，使这些细胞高表达 IL-6、IL-8、G-CSF 等因子。其中 IL-8 是中性粒细胞趋化因子，而 IL-6 和 G-CSF 可以促进粒细胞增殖，产生中性粒细胞炎症。目前认为 Th17 细胞在部分以中性粒细胞浸润为主的激素耐受型哮喘和重症哮喘中起重要作用。调节性 T 细胞具有抑制 T 细胞免疫应答的功能，其在哮喘发病中的作用还有待进一步证实。

（3）细胞因子网络的形成及其作用。哮喘气道炎症反应涉及炎症细胞、炎症介质和细胞因子的相互作用。细胞间的相互作用是维持这种炎症的重要基础，而介导细胞间的相互作用主要由两个免疫"通信"系统来完成：①可溶性蛋白质分子（细胞因子和脂质类介质）；②白细胞表面受体与靶细胞表面分子（配体）之间的相互作用。这两个系统密切联系构成复杂的细胞因子网络，通过增强或诱导细胞间的作用或控制细胞对炎症介质的反应，实现细胞特异性和选择性地移到炎症反应部位。许多细胞因子在哮喘的气道炎症中起着重要作用，尤其是IL-5 可能在控制嗜酸性粒细胞介导的气道炎症反应中起核心作用，IL-4 在 B 细胞合成 IgE 的调节过程中起关键作用，IL-17、调节性 T 细胞等均在哮喘气道炎症发生中起重要作用。但由于细胞因子网络错综复杂，所谓网络的"启动子"至今未确定，因此进一步从细胞水平和分子水平研究细胞因子作用的调节机制，将对哮喘的防治起到重大推动作用。

2. 气道重构机制

气道重构也是哮喘的重要特征，表现为气道上皮细胞黏液化生、平滑肌肥大/增生、上皮下胶原沉积和纤维化、血管增生等。气道重构使得哮喘患者对吸入激素的反应性降低，出现不可逆或部分不可逆的气流受限，以及持续存在的气道高反应性。气道重构的发生主要与持续存在的气道炎症和反复的气道上皮损伤/修复有关。

（1）气道炎症：参与哮喘发生的多种炎症细胞，包括嗜酸性粒细胞、肥大细胞、Th2 细胞、巨噬细胞等可分泌一系列与气道重构发生相关的炎症因子，促进成纤维细胞增生、胶原沉积、平滑肌增生肥大及微血管增生。多种炎症介质参与哮喘的气道重构过程，其中最主要的有 TCF-B、血管内皮生长因子（VEGF）、白三烯、基质金属蛋白酶-9（MMP-9）、解聚素和金属蛋白酶-33（ADAM-33）。

①TGF-B：可来源于气道上皮细胞、平滑肌细胞和炎症细胞如嗜酸性粒细胞、中性粒细胞等，具有广泛的调节细胞增殖分化、促进结缔组织蛋白合成的作用，在哮喘气道重构中起着重要作用。TGF-β 刺激成纤维细胞分泌细胞外基质蛋白（胶原、纤维粘连蛋白），同时又抑制细胞外基质降解酶（如胶原酶）的产生，从而促进细胞外基质的沉积。表达 TGF-β 的嗜酸性粒细胞是气道重构的一个重要的促进因素。在气道嗜酸性粒细胞浸润明显的重症哮喘患者中 TGF-β 表达尤其增高。

②VECF：哮喘患者肺组织血管增生，痰液、支气管肺泡灌洗液和支气管活

检标本中 VECF 及其受体表达增加。研究发现，肺组织靶向的 VECF 转基因小鼠出现哮喘样的改变，不仅表现有血管增生，还有气道炎症、水肿、黏液化生、肌细胞增生及气道高反应性，表明 VEGF 不仅是血管重构的介质，也是血管外重构、气道炎症的介质。一氧化氮（NO）是 VEGF 血管外重构效应的重要介质。

③白三烯：白三烯 D4 能促进表皮生长因子诱导平滑肌细胞增殖。应用白三烯抑制剂能显著抑制 OVA 诱导的小鼠哮喘模型气道上皮下纤维化、平滑肌增生和杯状细胞增生。人体研究发现 CysLT 受体 1 抑制剂可抑制气道肌成纤维细胞的增生。

④MMP-9：属细胞外蛋白酶家族，在组织重构过程中负责细胞外基质的降解。哮喘患者支气管肺泡灌洗液、血液、痰中 MMP-9 水平明显增高。

⑤ADAM-33：与 MMP-9 一样，ADAM-33 也是一个金属蛋白酶，在慢性气道损伤和修复中起作用。中重度哮喘患者肺组织表达 ADAM-33 mRNA 水平较轻度哮喘者和正常人明显增高，免疫组化显示重度哮喘患者气道上皮、黏膜下细胞和平滑肌细胞表达 ADAM-33 较轻度哮喘患者明显增高。

（2）气道上皮损伤/修复：除气道炎症外，由环境因素或变应原直接导致的气道上皮的损伤及伴随发生的修复过程在气道重构的发生发展中起了重要作用。

上皮间质营养单位（EM-TU）：气道上皮受环境刺激损伤后，一些炎症介质如 TCF-β、表皮生长因子（EGF）等分泌增加，同时细胞间粘连蛋白减少，上皮细胞发生变形，并高分泌基质金属蛋白酶和细胞外基质，该过程称为上皮间质转化（EMT）。紧靠上皮的星形成纤维细胞在各种因素刺激后也发生变化，转化为肌成纤维细胞，分泌细胞外基质（ECM），同时释放一系列前炎症介质，促进气道重构的发生。

3. AHR 发生机制

AHR 是指气道对多种刺激因素如过敏原、理化因素、运动、药物等呈现高度敏感状态，是哮喘的一个重要特征。早在 20 世纪 40 年代，Curry 就提出了哮喘患者存在气道反应性增高。但由于受到气道反应性测定技术的限制，这一论点一直被人们忽视。直到 1975 年 Chai 介绍标准的气道反应性测定技术以来，越来越多的证据表明气道高反应性是哮喘的基本特征，有症状的哮喘患者几乎都存在气道高反应性。AHR 的发生与气道炎症、气道重构和神经调节的异常相关。

气道炎症是导致 AHR 的重要机制之一，多种炎症细胞与 AHR 发生相关，最主要的有嗜酸性粒细胞、T 淋巴细胞（尤其是 1112 淋巴细胞）和肥大细胞。动物研究和多项临床研究表明嗜酸性粒细胞与 AHR 相关，但是一项 IL-5 抗体的临床研究却发现虽然 IL-5 抗体可明显降低嗜酸性粒细胞水平，却不能降低 AHR。肥大细胞是组胺、前列腺素 D2 和半胱氨酰白三烯的重要来源，有研究认为气道平滑肌层中的肥大细胞的增加与 AHR 的增高尤为相关。中性粒细胞与 AHR 发生的相关性还不清楚。

气道重构尤其是气道周围平滑肌层的增厚也在 AHR 中发挥重要作用。气道平滑肌中含有多种收缩功能蛋白，如平滑肌肌动蛋白等，当受到变应原或炎症因子刺激后，气道平滑肌收缩致使气道狭窄，气道反应性增高。采用影像学手段研究发现，气道重构可使哮喘患者的支气管树收缩出现广泛不一致，这种现象称为气道收缩的异质性。部分区域气道平滑肌严重收缩致气道陷闭。研究表明，AHR 的发生不仅是因为气道狭窄，气道收缩异质性和气道陷闭的存在同样起了重要的作用。气道收缩异质性和"气道陷闭"越明显的哮喘患者 AHR 越高。部分哮喘患者在气道炎症消退后仍存在明显的气道高反应性，即可能与气道重构的存在相关。但也有研究认为，当气道重构发展到一定程度后，增厚的气道壁变得坚固而影响平滑肌的收缩，反而降低气道反应性。因此，气道重构对 AHR 的影响可能还与重构的严重程度有关。此外，异常的神经调节也在 AHR 中发挥作用。支气管受复杂的自主神经支配。除胆碱能神经、肾上腺素能神经外，还有非肾上腺素能非胆碱能（NANC）神经系统。支气管哮喘与 β-肾上腺素受体功能低下和迷走神经张力亢进有关，并可能存在 α-肾上腺素能神经的反应性增加。

虽然 AHR 是哮喘的主要病理生理特征，然而出现 AHR 者并非都是哮喘，如长期吸烟、接触臭氧、上呼吸道病毒感染、慢性阻塞性肺疾病（COPD）等也可出现 AHR。

4. 气道的神经-受体调节机制

20 世纪中叶以前，人们一直认为哮喘发病是由神经机制所致，此后免疫学及炎症发病学说逐渐占优势。最近由于证实呼吸道广泛存在神经肽网，故又重提神经异常发病机制，认为气道的炎症反应可影响神经和神经肽调控机制，而神经机制反过来又影响炎症反应。

（1）肾上腺素能神经，受体失衡机制：肾上腺素能神经系统包括交感神经、循环儿茶酚胺、α 受体和 β 受体，任何一方面的缺陷或损伤均可导致气道高反应性，并引起哮喘发病。

①β 受体功能异常：在人类气道及肺组织内存在高密度的 β 受体，肺组织中

β_2 受体和 β_1 受体的比例为 3：1，但中央及外周气道平滑肌上全部为 β_2 受体。从大气道直到终末细支气管，且无论动物和人，β 受体的密度随气道管径变小而逐渐增高，由此可见，β 受体激动剂是支气管和细支气管的强力扩张剂。β 受体功能低下、β_2 受体自身抗体的产生是哮喘发病的一个重要环节。但哮喘患者的 β 受体功能异常可能并非哮喘病本身所固有，即不是原发的改变，而是继发性改变的结果。这种改变的可能原因为：第一，气道炎症引起 β 受体功能低下；第二，长期应用 β 受体激动剂产生耐受性；第三，产生 β 受体自身抗体。

②α 受体功能异常：与 β 受体相比较，肺内 α 受体分布相对少得多。α 受体主要位于细支气管和黏膜下腺体，大气道很少有 α 受体。当 α 受体激活时可导致气道平滑肌痉挛。但 α 受体功能异常在哮喘发病的重要性尚不清楚，有人认为该机制只有在 β 受体阻滞剂或有内毒素存在时才起作用。

（2）胆碱能神经-受体失衡机制：胆碱能神经系统是引起人类支气管痉挛和黏液分泌的主要神经，包括胆碱能神经（迷走神经）、神经递质乙酰胆碱（Ach）、胆碱受体。从大气道到终末细支气管的气道平滑肌和黏液腺体内均有胆碱能神经分布，但随着气道变小，胆碱能神经纤维的分布也越来越稀疏，至终末细支气管只有极少的胆碱能神经纤维分布，而在肺泡壁则阙如。当胆碱能神经受刺激其末梢释放 Ach，后者与 M 受体结合引起气道痉挛和黏液分泌增加。其作用大小与胆碱能神经的分布相似，即胆碱能神经对大气道的作用显著大于对小气道的作用，同样抗胆碱药物对大、中气道的扩张作用亦明显大于对小气道的作用。哮喘患者对吸入组胺和醋甲胆碱反应性显著增高，其刺激阈值明显低于正常人，提示可能存在一种胆碱能神经张力的增加，同时可能意味着哮喘患者的气道对内源性 Ach 的反应性增高。近年来发现哮喘患者体内 M_1、M_3 受体数量增加、功能亢进，而 M_2 受体数量减少、功能低下，故易导致大气管平滑肌收缩和黏液分泌亢进。

（3）非肾上腺素能非胆碱能神经功能失调与神经源性炎症：气道的自主神经系统除肾上腺素能和胆碱能神经系统外，尚存在第三类神经，即非肾上腺素能非胆碱能（NANC）神经系统。NANC 神经系统又分为抑制性 NANC 神经系统（i-NANC）及兴奋性 NANC 神经系统（e-NANC）。其中 NANC 神经系统与气道平滑肌功能、肺的生理功能及其调节有密切关系，其在哮喘发病中的作用已日益受到重视。

①i-NANC 功能异常：i-NANC 可能是人类唯一的舒张支气管的神经。其神

经递质为血管活性肠肽（VIP）和 NO。VIP 具有扩张支气管、扩张肺血管、调节支气道腺体分泌的作用，它是最强烈的内源性支气管扩张物质，这种扩张作用不依赖肾上腺素能受体，不受肾上腺素能及胆碱能阻滞剂的影响。目前认为 VIP 可能是支气管张力的主要调节剂。哮喘时 VIP 合成和释放减少，因哮喘发作而死亡的患者其 VIP 可完全阙如。NO 是体内内皮细胞、中性粒细胞、巨噬细胞、神经组织在一定刺激下产生，气管和肺组织中也有 NO 存在。在哮喘发病机制中，NO 具有自相矛盾的双重作用：一方面，可舒张肺血管和支气管平滑肌，使哮喘症状减轻；另一方面，大量 NO 合成使其毒性作用加强，哮喘不仅不能缓解，症状反而加重。哮喘患者呼出气 NO 含量较正常人高出 2~3 倍。临床研究证实，吸入低浓度 NO 具有舒张支气管和降低气道阻力的作用，而吸入高浓度 NO 则产生毒性作用。

②e-NANC 功能异常：e-NANC 神经在解剖上相当于感觉神经 C 纤维。其神经递质为感觉神经肽，包括 P 物质（sP）、神经激肽 A（NKA）、神经激肽 B（NKB）、降钙素基因相关肽（CCRP）。感觉神经肽受体分为 NK1、NK2 和 NK3 3 个亚型。这些肽类递质通过局部轴索反射从感觉性神经中释放后，直接参与了哮喘的气道炎症反应。

5. 神经源性炎症

气道的感觉神经末梢受到刺激时，通过传入神经元轴突的其他分支引起感觉神经末梢释放介质（如 SP、CGRP 等），引起多种末梢反应，该过程称为局部轴突反射。从感觉神经末梢释放的 SP、CGRP 及 NKP 等导致血管扩张、血管通透性增加和炎症渗出，此即为神经源性炎症。神经源性炎症能通过局部轴突反射释放感觉神经肽而引起哮喘发作。

三、临床表现

（一）症状

典型的哮喘表现为发作性的咳嗽、胸闷和呼气性呼吸困难。部分患者咳痰，多于发作趋于缓解时痰多，如无合并感染，常为白黏痰。发作时的严重程度和持续时间个体差异很大，轻者仅感呼吸不畅，或胸部紧迫感；重者则可感到极度呼吸困难，被迫采取坐位或呈端坐呼吸，甚至出现发绀等。哮喘症状可在数分钟内发作，经数小时至数天，用支气管舒张药后缓解或自行缓解，也有少部分不缓解而呈持续状态。在夜间及凌晨发作和加重常是哮喘的特征之一。不少患者发作有一定季节性，好发于春夏交接时或冬天。也有部分女性患者在月经前或月经期间哮喘发作或加重。

此外，临床上还存在部分非典型表现的哮喘。如咳嗽变异性哮喘（CVA），咳嗽为唯一的表现，常于夜间及凌晨发作，运动、冷空气等诱发加重，气道反应性测定存在高反应性，抗生素或镇咳、祛痰药治疗无效，使用支气管解痉剂或吸入皮质激素治疗有效。有些青少年患者，其哮喘症状表现为运动时出现胸闷、咳嗽和呼吸困难，称为运动性哮喘。还有部分哮喘患者，在症状良好控制的情况下，会突然发生致死性的哮喘发作，称为"脆性哮喘"。

（二）体征

典型的体征是呼气相哮鸣音，这是判断哮喘处于发作期还是缓解期的重要指标。一般哮鸣音的强弱和气道狭窄及气流受阻的程度平行，哮鸣音越强，往往说明支气管痉挛越严重。哮喘症状缓解时，支气管痉挛减轻，哮鸣音也随之减弱或消失。但须注意，不能靠哮鸣音的强弱和范围来作为估计哮喘急性发作严重度的根据。当气道极度收缩加上黏液栓阻塞时，气流反而减弱，这时哮鸣音减弱，甚至完全消失，表现为"沉默肺"，这是病情危笃的表现。哮喘发作时还可以有肺过度充气体征，如桶状胸、叩诊过清音、呼吸音减弱，等等，呼吸辅助肌和胸锁乳突肌收缩增强，严重时可有发绀、颈静脉怒张、奇脉、胸腹反常运动等。非发作期体征可无异常。

四、治疗对策

（一）确定并减少危险因素接触

部分患者能找到引起哮喘发作的变应原或其他非特异刺激因素，应指导患者脱离变应原的接触和避免危险因素的暴露。尽管对已确诊的哮喘患者应用药物干预，对控制症状和改善生活质量非常有效，但仍应尽可能避免或减少接触危险因素，以预防哮喘发病和症状加重。

许多危险因素可引起哮喘急性加重，被称为"触发因素"，包括变应原、病毒感染、污染物、烟草烟雾、药物。减少患者对危险因素的接触，可改善哮喘控制并减少治疗药物需求量。早期确定职业性致敏因素，并防止患者进一步接触，是职业性哮喘管理的重要组成部分。

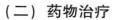

（二）药物治疗

治疗哮喘的药物可分为控制性药物和缓解性药物。控制性药物：是指需要长期每天使用的药物。这些药物主要通过抗炎作用使哮喘维持临床控制，其中包括吸入糖皮质激素（简称激素）、全身用激素、白三烯调节剂、长效 β_2-受体激动剂（LABA，须与吸入激素联合应用）、缓释茶碱、色苷酸钠、抗 IgE 抗体及其他有助于减少全身激素剂量的药物等。缓解性药物：是指按需使用的药物。这些药物通过迅速解除支气管痉挛从而缓解哮喘症状，其中包括速效吸入 β-受体激动剂、全身用激素、吸入性抗胆碱能药物、短效茶碱及短效口服 β_2-受体激动剂等。

1. 激素

激素是最有效的控制气道炎症的药物。给药途径包括吸入、口服和静脉应用等，其中吸入为首选途径。

（1）吸入给药

吸入激素的局部抗炎作用强；通过吸气过程给药，药物直接作用于呼吸道，所需剂量较小；并且通过消化道和呼吸道进入血液药物的大部分被肝脏灭活，因此全身性不良反应较少。研究结果证明，吸入激素可以有效减轻哮喘症状、提高生命质量、改善肺功能、降低气道高反应性、控制气道炎症，减少哮喘发作的频率和减轻发作的严重程度，降低病死率。当使用不同的吸入装置时，可能产生不同的治疗效果。多数成人哮喘患者吸入适当剂量激素即可较好地控制哮喘。过多增加吸入激素剂量对控制哮喘的获益较小而不良反应增加。由于吸烟可以降低激素的效果，故吸烟患者须戒烟并给予较高剂量的吸入激素。吸入激素的剂量与预防哮喘严重急性发作的作用之间有非常明确的关系，所以，严重哮喘患者长期大剂量吸入激素是有益的。

吸入激素在口咽部局部的不良反应包括声音嘶哑、咽部不适和念珠菌感染。吸药后及时用清水含漱口咽部，选用干粉吸入剂或加用储雾器可减少上述不良反应。吸入激素的全身不良反应的大小与药物剂量、药物的生物利用度、肝脏首过代谢率及全身吸收药物的半衰期等因素有关。已上市的吸入激素中丙酸氟替卡松和布地奈德的全身不良反应较少。目前有证据表明成人哮喘患者每天吸入低至中等剂量激素，不会出现明显的全身不良反应。长期高剂量吸入激素后可能出现的全身不良反应包括皮肤瘀斑、肾上腺功能抑制和骨密度降低等。已有研究证据表明，吸入激素可能与白内障和青光眼的发生有关，但前瞻性研究没有证据表明与后囊下白内障的发生有明确关系。目前没有证据表明吸入激素可以增加肺部感染（包括肺结核）的发生率，因此伴有活动性肺结核的哮喘患者可以在抗结核治疗的同时给予吸入激素治疗。

临床上常用的吸入激素有四种，包括二丙酸倍氯米松、布地奈德、丙酸氟替卡松、环索奈德等。一般而言，使用干粉吸入装置比普通定量气雾剂方便，吸入下呼吸道的药物量较多。

溶液给药：布地奈德混悬液经以压缩空气为动力的射流装置雾化吸入，对患者吸气配合的要求不高，起效较快，适用于轻中度哮喘急性发作时的治疗。

（2）口服给药

适用于中度哮喘发作、慢性持续哮喘吸入大剂量吸入激素联合治疗无效的患者和作为静脉应用激素治疗后的序贯治疗。一般使用半衰期较短的激素（如泼尼松、泼尼松龙或甲泼尼龙等）。对于激素依赖型哮喘，可采用每天或隔天清晨顿服给药的方式，以减少外源性激素对下丘脑-垂体-肾上腺轴的抑制作用。泼尼松的维持剂量最好每天≤10 mg。

长期口服激素可以引起骨质疏松症、高血压、糖尿病、下丘脑-垂体-肾上腺轴的抑制、肥胖症、白内障、青光眼、皮肤菲薄导致皮纹和瘀斑、肌无力。对于伴有结核病、寄生虫感染、骨质疏松、青光眼、糖尿病、严重忧郁或消化性溃疡的哮喘患者，全身给予激素治疗时应慎重并应密切随访。长期甚至短期全身使用激素的哮喘患者可感染致命的疱疹病毒应引起重视。尽管全身使用激素不是一种经常使用的缓解哮喘症状的方法，但是对于严重的急性哮喘是需要的，因为它可以预防哮喘的恶化、减少因哮喘而急诊或住院的机会、预防早期复发、降低病死率。推荐剂量：泼尼松龙30～50 mg/d，5～10天。具体使用要根据病情的严重程度，当症状缓解或其肺功能已经达到个人最佳值，可以考虑停药或减量。地塞米松因对下丘脑-垂体-肾上腺轴的抑制作用强，不推荐长期使用。

（3）静脉给药

严重急性哮喘发作时，应经静脉及时给予琥珀酸氢化可的松（400～1000 mg/d）或甲泼尼龙（80～160 mg/d）。无激素依赖倾向者，可在短期（3～5天）内停药；有激素依赖倾向者应延长给药时间，控制哮喘症状后改为口服给药，并逐步减少激素用量。

2. β_2-受体激动剂

通过对气道平滑肌和肥大细胞等细胞膜表面的 β_2-受体的作用，舒张气道平

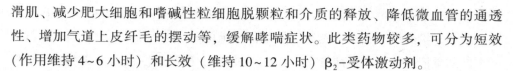

滑肌、减少肥大细胞和嗜碱性粒细胞脱颗粒和介质的释放、降低微血管的通透性、增加气道上皮纤毛的摆动等，缓解哮喘症状。此类药物较多，可分为短效（作用维持 4~6 小时）和长效（维持 10~12 小时）β$_2$-受体激动剂。

（1）短效 β$_2$-受体激动剂（SABA）

常用的药物如沙丁胺醇和特布他林等。

①吸入给药：可供吸入的短效 β$_2$-受体激动剂包括气雾剂、干粉剂和溶液等。这类药物松弛气道平滑肌作用强，通常在数分钟内起效，疗效可维持数小时，是缓解轻至中度急性哮喘症状的首选药物，也可用于运动性哮喘。如每次吸入 100~200 μg 沙丁胺醇或 250~500 μg 特布他林，必要时每 20 分钟重复 1 次。1 小时后疗效不满意者应向医生咨询或去急诊。这类药物应按需间歇使用，不宜长期、单一使用，也不宜过量应用，否则可引起骨骼肌震颤、低血钾、心律失常等不良反应。压力型定量手控气雾剂（pMDI）和干粉吸入装置（DPI）吸入短效 β$_2$-受体激动剂不适用于重度哮喘发作；其溶液（如沙丁胺醇、特布他林、非诺特罗及其复方制剂）经雾化泵吸入适用于轻至重度哮喘发作。

②口服给药：如沙丁胺醇、特布他林、丙卡特罗片等，通常在服药后 15~30 分钟起效，疗效维持 4~6 小时。如沙丁胺醇 2~4 mg，特布他林 1.25~2.5 mg，每天 3 次；丙卡特罗 25~50 μg，每日 2 次。使用虽较方便，但心悸、骨骼肌震颤等不良反应比吸入给药时明显。缓释剂型和控释剂型的平喘作用维持时间可达 8~12 小时，特布他林的前体药班布特罗的作用可维持 24 小时，可减少用药次数，适用于夜间哮喘患者的预防和治疗。长期、单一应用 β$_2$-受体激动剂可造成细胞膜 β$_2$-受体的向下调节，表现为临床耐药现象，故应予避免。

③注射给药：虽然平喘作用较为迅速，但因全身不良反应的发生率较高，国内较少使用。

④贴剂给药：为透皮吸收剂型。现有产品有妥洛特罗，分为 0.5 mg、1 mg、2 mg 3 种剂量。由于采用结晶储存系统来控制药物的释放，药物经过皮肤吸收，因此可以减轻全身不良反应，每天只须贴敷 1 次，效果可维持 24 小时。对预防晨间发作有效，使用方法简单。

（2）长效 β$_2$-受体激动剂（LABA）

这类 β$_2$-受体激动剂的分子结构中具有较长的侧链，舒张支气管平滑肌的作用可维持 12 小时以上。目前在我国临床使用的吸入型 LA-BA 有 2 种。沙美特罗（salmeterol）：经气雾剂或碟剂装置给药，给药后 30 分钟起效，平喘作用维持 12

小时以上。推荐剂量 50 μg，每天 2 次吸入。福莫特罗（formoterol）：经都保吸入装置给药，给药后 3~5 分钟起效，平喘作用维持 8~12 小时以上。平喘作用具有一定的剂量依赖性，推荐剂量 4.5~9 μg，每天 2 次吸入。吸入 LABA 适用于哮喘（尤其是夜间哮喘和运动诱发哮喘）的预防和治疗。福莫特罗因起效相对较快，也可按需用于哮喘急性发作时的早期干预治疗。

近年来推荐联合吸入激素和 LABA 治疗哮喘。这两者具有协同的抗炎和平喘作用，可获得相当于（或优于）应用加倍剂量吸入激素时的疗效，并可增加患者的依从性、减少较大剂量吸入激素引起的不良反应，尤其适合中度至重度持续哮喘患者的长期治疗。不推荐长期单独使用 LABA，应该在医生指导下与吸入激素联合使用。

3. 白三烯调节剂

包括半胱氨酰白三烯受体阻滞剂和 5-脂氧化酶抑制剂。除吸入激素外，是唯一可单独应用的控制性药物，可作为轻度哮喘的替代治疗药物和中重度哮喘的联合治疗用药。目前在国内应用主要是半胱氨酰白三烯受体阻滞剂，通过对气道平滑肌和其他细胞表面白三烯受体的拮抗抑制肥大细胞和嗜酸性粒细胞释放出的半胱氨酰白三烯的致喘和致炎作用，产生轻度支气管舒张和减轻变应原、运动和二氧化硫（SO_2）诱发的支气管痉挛等作用，并具有一定程度的抗炎作用。本品可减轻哮喘症状、改善肺功能、减少哮喘的恶化。但其作用不如吸入激素，也不能取代激素。作为联合治疗中的一种药物，本品可减少中至重度哮喘患者每天吸入激素的剂量，并可提高吸入激素治疗的临床疗效，联用本品与吸入激素的疗效比联用吸入 LABA 与吸入激素的疗效稍差。但本品服用方便。尤适用于阿司匹林哮喘、运动性哮喘和伴有过敏性鼻炎哮喘患者的治疗。本品使用较为安全。虽然有文献报道接受这类药物治疗的患者可出现 Churg-Strauss 综合征，但其与白三烯调节剂的因果关系尚未肯定，可能与减少全身应用激素的剂量有关。5-脂氧化酶抑制剂齐留通可能引起肝脏损害，须监测肝功能。通常口服给药。白三烯受体阻滞剂：扎鲁司特 20 mg，每日 2 次；孟鲁司特 10 mg，每日 1 次；异丁司特 10 mg，每日 2 次。

4. 茶碱

具有舒张支气管平滑肌作用，并具有强心、利尿、扩张冠状动脉、兴奋呼吸中枢和呼吸肌等作用。有研究资料显示，低浓度茶碱具有抗炎和免疫调节作用。

（1）口服给药：包括氨茶碱和控（缓）释型茶碱。用于轻至中度哮喘发作和维持治疗。一般剂量为每天 6~10 mg/kg。口服控（缓）释型茶碱后昼夜血药浓度平稳，平喘作用可维持 12~24 小时，尤其适用于夜间哮喘症状的控制。联合应用茶碱、激素和抗胆碱药物具有协同作用。但本品与 β_2-受体激动剂联合应用时，易出现心率增加和心律失常，应慎用并适当减少剂量。

（2）静脉给药：氨茶碱加入葡萄糖溶液中，缓慢静脉注射［注射速度不宜超过 0.25 mg/（kg·min）］或静脉滴注，适用于哮喘急性发作且近 24 小时内未用过茶碱类药物的患者。负荷剂量为 4~6 mg/kg，维持剂量为 0.6~0.8 mg/（kg·h）。由于茶碱的"治疗窗"窄，以及茶碱代谢存在较大的个体差异，可引起心律失常、血压下降甚至死亡，在有条件的情况下应监测其血药浓度，及时调整浓度和滴速。茶碱有效、安全的血药浓度范围应在 6~15 mg/L。影响茶碱代谢的因素较多，如发热性疾病、妊娠，抗结核治疗可以降低茶碱的血药浓度；而肝脏疾患、充血性心力衰竭及合用西咪替丁或喹诺酮类、大环内酯类等药物均可影响茶碱代谢而使其排泄减慢，增加茶碱的毒性作用，应引起临床医师的重视，并酌情调整剂量。多索茶碱的作用与氨茶碱相同，但不良反应较轻。双羟丙茶碱的作用较弱，口服生物利用度低，不良反应也较少。

5. 抗胆碱药物

吸入抗胆碱药物如异丙托溴铵、溴化氧托品（或氧托溴铵）和噻托溴铵（或溴化泰乌托品）等，可阻断节后迷走神经传出支，通过降低迷走神经张力而舒张支气管。其舒张支气管的作用比 β_2-受体激动剂弱，起效也较慢，但长期应用不易产生耐药，对老年人的疗效不低于年轻人。

本品有气雾剂和雾化溶液两种剂型。经 pMDI 吸入异丙托溴铵气雾剂，常用剂量为 20~40 μg，每天 3~4 次；经雾化泵吸入异丙托溴铵溶液的常用剂量为 0.5 mg，每天 3~4 次。溴化泰乌托品系长效抗胆碱药物，对 M1 和 M3 受体具有选择性抑制作用，仅需每日 1 次吸入给药。本品与 β_2-受体激动剂联合应用具有协同、互补作用。本品对有吸烟史的老年哮喘患者较为适宜，但对妊娠早期妇女和患有青光眼者应慎用。异丙托溴铵可用在一些因不能耐受 β_2-受体激动剂的哮喘患者上，目前已有证据表明溴化泰乌托品对哮喘长期治疗有一定效果。

6. 抗 IgE 治疗

抗 IgE 单克隆抗体是一种人源化的重组鼠抗人的抗 IgE 单克隆抗体，具有阻断游离 IgE 与 IgE 效应细胞（肥大细胞、嗜碱性粒细胞）表面受体结合的作用，但不会诱导效应细胞的脱颗粒反应。可应用于血清 IgE 水平增高的哮喘患者。目前它主要用于经过吸入糖皮质激素和 LABA 联合治疗后症状仍未控制的严重哮喘患者。使用方法为每 2 周皮下注射 1 次，至少 3~6 个月。多项临床研究结果表明，血清 IgE 明显增加的重度哮喘患者经 omelizumab 治疗后，可以显著地改善哮喘症状，减少激素用量，减少哮喘急性加重和住院率。因此，从 2006 年起 GINA 推荐将本品作为治疗难治性哮喘的方法之一。

但因该药临床使用的时间尚短，其远期疗效与安全性有待进一步观察。价格昂贵也使其临床应用受到限制。

7. 变应原特异性免疫疗法（SIT）

通过皮下给予常见吸入变应原提取液（如尘螨、猫毛、豚草等），可减轻哮喘症状和降低气道高反应性，适用于变应原明确但难以避免的哮喘患者。其远期疗效和安全性尚待进一步研究与评价。变应原制备的标准化也有待加强。哮喘患者应用此疗法应严格在医师指导下进行。目前已试用舌下给药的变应原免疫疗法。SIT 应该是在严格的环境隔离和药物干预无效（包括吸入激素）情况下考虑的治疗方法。现在还没有证据支持使用复合变应原进行免疫治疗的价值。

8. 其他治疗哮喘药物

（1）抗组胺药物：口服第二代抗组胺药物（H_1 受体拮抗剂）如酮替芬、氯雷他定、阿司咪唑、氮草司汀、特非那定等具有抗变态反应作用，但在哮喘治疗中的作用较弱。可用于伴有变应性鼻炎哮喘患者的治疗。这类药物的不良反应主要是嗜睡。阿司咪唑和特非那定可引起严重的心血管不良反应，应谨慎使用。

（2）其他口服抗变态反应药物：如曲尼司特、瑞吡司特等可应用于轻至中度哮喘的治疗。其主要不良反应是嗜睡。

（3）可能减少口服糖皮质激素剂量的药物：通过安慰剂对照的随机双盲实验结果证实，甲氨蝶呤和环孢素可以显著减少口服激素依赖性哮喘患者口服激素的剂量，连续治疗 4~5 个月后，可使口服激素剂量平均减少 50%。这些药物具有一定的不良反应，只能在专科医生指导下使用。属于这一类的其他药物包括静脉注射免疫球蛋白（特别是对儿童哮喘患者）、氨苯砜（Dapsone）、秋水仙碱（Colchicine）及羟氯喹（Hydro-xychloroquine）等，由于尚无高级别循证医学研究证据，上述药物的疗效和安全性尚不明确，不宜常规使用。此外，小剂量大环

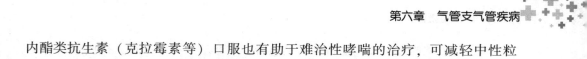

内酯类抗生素（克拉霉素等）口服也有助于难治性哮喘的治疗，可减轻中性粒细胞为主的气道炎症，降低气道高反应性。

9. 新的治疗药物和方法

（1）新型的 ICS 与 ICS/LABA 复合制剂。①环索奈德：该药为前体药，吸入肺内后在酯酶的作用下生成有活性的去异丁酰基环索奈德，其活性是前体药的100 倍。环索奈德气雾剂颗粒小，可以到达远端细支气管，甚至肺泡，在肺内的沉降率超过 50%，可以每日 1 次使用。该药吸入肺部后很快被代谢清除，全身性不良反应少。2006 年 GINA 推荐使用的环索奈德剂量低于布地奈德和丙酸氟替卡松。②ICS/LABA 复合制剂：这类复合制剂有环索奈德/福莫特罗、氟替卡松/福莫特罗、糠酸莫米松/福莫特罗和糠酸莫米松/茚达特罗等，每日 1 次的 ICS/LABA 复合制剂也在研发过程中。

（2）生物制剂。①抗 IL-5 治疗：IL-5 是促进嗜酸性粒细胞增多、在肺内聚集和活化的重要细胞因子。抗 IL-5 单抗治疗哮喘，可以减少患者体内嗜酸性粒细胞浸润，减少哮喘急性加重和改善患者生命质量，对于高嗜酸性粒细胞血症的哮喘患者效果好。该药目前已处于临床研究阶段。②抗 TNF-α 治疗：哮喘患者体内 TNF-α 水平升高，TNF-a 与哮喘发病机制有关，抗 TNF-α 单抗能特异性与 TNF-α 结合，从而阻断 TNF-a 的作用。研究结果显示，抗 TNF-α 单抗治疗哮喘的疗效与风险各家报道不一，尤其是该药的不良反应较大，如严重感染和肿瘤的发生，甚至有死亡的个案报道。该药还需要扩大样本量做进一步的临床研究，以确定其疗效与安全性。③其他生物制剂：目前有多个生物制剂处于 Ⅱ 期或 Ⅲ 期的临床研究阶段，如针对细胞因子的抗 IL-4 单抗、抗 IL-9 单抗及炎症介质抑制剂等。

（3）支气管热成形术：平滑肌增生肥大是哮喘气道重塑的重要组成部分之一。支气管热成形术是经支气管镜射频消融气道平滑肌治疗哮喘的技术。通过支气管热形成术可以减少哮喘患者的支气管平滑肌数量，降低支气管收缩能力和降低气道高反应性。国外报道支气管热形成术的近期疗效较好，但远期疗效还需要更大样本量的临床研究，国内还没有相关研究。

（三）急性发作期的治疗

哮喘急性发作的治疗取决于发作的严重程度及对治疗的反应。治疗的目的在于尽快缓解症状、解除气流受限和低氧血症，同时还需要制订长期治疗方案以预防再次急性发作。

对于具有哮喘相关死亡高危因素的患者，需要给予高度重视，这些患者应当尽早到医疗机构就诊。高危患者包括如下七点：①曾经有过气管插管和机械通气的濒于致死性哮喘的病史；②在过去一年中因为哮喘而住院或看急诊；③正在使用或最近刚刚停用口服激素；④目前未使用吸入激素；⑤过分依赖速效 β_2-受体激动剂，特别是每月使用沙丁胺醇（或等效药物）超过 1 支的患者；⑥有心理疾病或社会心理问题，包括使用镇静剂；⑦有对哮喘治疗计划不依从的历史。

轻度和部分中度急性发作可以在家庭中或社区中治疗。家庭或社区中的治疗措施主要为重复吸入速效 β_2-受体激动剂，在第 1 个小时每 20 分钟吸入 1~2 喷。随后根据治疗反应，轻度急性发作可调整为每 3~4 小时 1~2 喷。如果对吸入性 β_2-受体激动剂反应良好，呼吸困难显著缓解，PEF>预计值或个人最佳值 80%，且疗效维持 3~4 小时，通常不需要使用其他的药物。如果治疗反应不完全，尤其是在控制性治疗的基础上发生的急性发作，应尽早口服激素（泼尼松龙 0.5 mg/kg 或等效剂量的其他激素），必要时到医院就诊。

部分中度和所有重度急性发作均应到急诊室或医院治疗。除氧疗外，应重复使用速效 β_2-受体激动剂，可通过压力定量气雾剂的储雾器给药，也可通过射流雾化装置给药。推荐在初始治疗第 1 小时每 20 分钟雾化给药 1 次，随后根据需要间断给药（每 4 小时 1 次）。目前尚无证据支持常规静脉使用 β_2 受体激动剂。联合使用 β_2-受体激动剂和抗胆碱能制剂（如异丙托溴铵）能够取得更好的支气管舒张作用。茶碱的支气管舒张作用弱于 SABA，不良反应较大应谨慎使用。对规则服用茶碱缓释制剂的患者，静脉使用茶碱应尽可能监测茶碱血药浓度。中重度哮喘急性发作应尽早使用全身激素，特别是对速效 β_2-受体激动剂初始治疗反应不完全或疗效不能维持，以及在口服激素基础上仍然出现急性发作的患者，口服激素与静脉给药疗效相当，副作用小。推荐用法：泼尼松龙 30~50 mg 或等效的其他激素，每日单次给药。严重的急性发作或口服激素不能耐受时，可采用静脉注射或滴注，如甲泼尼龙 80~160 mg，或氢化可的松 400~1000 mg 分次给药，地塞米松因半衰期较长，对肾上腺皮质功能抑制作用较强，一般不推荐使用。静脉给药和口服给药的序贯疗法有可能减少激素用量和不良反应，如静脉使用激素 2~3 天，继之以口服激素 3~5 天。不推荐常规使用镁制剂，可用于重度急性发作（FEV_1 25%~30%）或对初始治疗反应不良者。

重度和危重度哮喘急性发作经过上述药物治疗，临床症状和肺功能无改善甚至继续恶化，应及时给予机械通气治疗，其指征主要包括意识改变、呼吸肌疲劳、$PaCO_2 \geqslant 45$ mmHg（1 mmHg = 0.133 kPa）等。哮喘急性发作机械通气需要较高的吸气压，可使用适当水平的呼气末正压（PEEP）治疗。如果需要过高的气道峰压和平台压才能维持正常通气容积，可试用允许性高碳酸血症通气策略以减少呼吸机相关肺损伤。

初始治疗症状显著改善，PEF 或 FEV_1 恢复到占预计值 60% 或个人最佳值的 60% 以上者可回家继续治疗。治疗前 PEF 或 FEV_1 < 25% 或治疗后 < 40% 者应入院治疗。在出院时或近期的随访时，应当为患者制订一个详细的行动计划，审核患者是否正确使用药物、吸入装置和峰流速仪，找到急性发作的诱因并制定避免接触的措施，调整控制性治疗方案。严重的哮喘急性发作意味着哮喘管理的失败，这些患者应当给予密切监护、长期随访，并进行长期哮喘知识教育。

大多数哮喘急性发作并非由细菌感染引起，应严格控制抗菌药物使用的指征，除非有细菌感染的证据，或属于重度或危重哮喘急性发作。

（四）慢性持续期的治疗

哮喘的治疗应以患者的病情严重程度为基础，根据其控制水平选择适当的治疗方案。哮喘药物的选择既要考虑药物的疗效及其安全性，也要考虑患者的实际状况，如经济收入和当地的医疗资源等。要为每个初诊患者制订哮喘治疗计划，定期随访、监测，改善患者的依从性，并根据患者病情变化及时修订治疗方案。

对以往未经规范治疗的初诊轻症哮喘患者可选择第二级治疗方案；如哮喘患者症状明显，应直接选择第三级治疗方案。从第二级到第五级的治疗方案中都有不同的哮喘控制药物可供选择。而在每一级中都应按需使用缓解药物，以迅速缓解哮喘症状。

如果使用该级治疗方案不能够使哮喘得到控制，治疗方案应该升级直至达到哮喘控制为止。当达到哮喘控制并维持至少 3 个月后，治疗方案可考虑降级。GINA 和我国哮喘防治指南的建议减量方案如下：①单独使用中至高剂量吸入激素的患者，将吸入激素剂量减少 50%；②单独使用低剂量激素的患者，可改为每日 1 次用药；③联合吸入激素和 LABA 的患者，将吸入激素剂量减少约 50%，仍继续使用 IABA 联合治疗。当达到低剂量联合治疗时，可选择改为每日 1 次联合用药或停用 LABA，单用吸入激素治疗。若患者使用最低剂量控制药物达到哮喘控制 1 年，并且哮喘症状不再发作，可考虑停用药物治疗。上述减量方案尚待进一步验证。

通常情况下，患者在初诊后 2~4 周回访，以后每 1~3 个月随访 1 次。出现哮喘发作时应及时就诊，哮喘发作后 2 周到 1 个月内进行回访。

贫困地区或低经济收入的哮喘患者，视其病情严重程度不同，长期控制哮喘的药物也可推荐使用，具体如下：①吸入低剂量激素；②口服缓释茶碱；③吸入激素联合口服缓释茶碱；④口服激素和缓释茶碱。这些治疗方案的疗效与安全性需要进一步临床研究，尤其要监测长期口服激素可能引起的全身不良反应。

第六节　其他气管支气管疾病

一、上气道梗阻

上气道梗阻（UAO）是一类由多种原因所致的上气道气流严重受阻的临床急症，其临床表现不具特异性，易与支气管哮喘及慢性阻塞性肺病等疾病相混淆。临床上，该症以儿童多见，成人则较为少见。引起上气道梗阻的原因较多，其中，以由外源性异物所致者最为常见，其余较常见者有喉运动障碍、感染、肿瘤、创伤及医源性等。对上气道梗阻的及时认识和治疗具有极为重要的临床意义，因为大多数患者既往身体健康，经有效治疗后可以完全康复。

（一）病因

临床上，上气道阻塞虽较为少见，但可由多种疾病引起，这类原因主要包括如下内容：①气道瘢痕狭窄，多为气管结核、外伤、气管插管或切开术等治疗所致；②气道壁病变，如咽喉部软组织炎、咽后壁脓肿、扁桃体肿大、声带麻痹、喉或气管肿瘤、气管软化及复发性多软骨炎等；③气道腔内病变，以气道内异物为多见，以及带蒂气管内息肉或肿瘤和炎性肉芽肿；④气道外部压迫，气道周围占位性病变，如甲状腺癌、食管癌、淋巴瘤、脓肿、血肿或气体的压迫；⑤气道内分泌物潴留，呼吸道出血或大量痰液未能咳出，胃内容物大量吸入等。

（二）临床表现

上气道阻塞的症状和体征与气道阻塞的程度和性质有关。上气道阻塞早期一般无任何表现，往往在阻塞较严重时开始出现症状。急性上气道阻塞起病急骤，病情严重，甚至导致窒息而死亡，常有明显的症状和体征。上气道阻塞的临床表现并无特异性，可表现为刺激性干咳、气喘和呼吸困难，患者往往因呼吸困难而就诊；其呼吸困难以吸气困难为主，活动可引起呼吸困难明显加重，且常因体位变化而出现阵发性发作。少数患者夜间出现打鼾，并可因呼吸困难加重而数次惊醒，表现为睡眠呼吸暂停综合征。吸入异物所致者，可有呛咳史，常有明显的呼吸窘迫，表情异常痛苦，并不时抓搔喉部。偶见慢性上气道阻塞引起肺水肿反复发生而出现肺水肿的表现。

临床上所见的大多数上气道阻塞为不完全性阻塞，主要体征为吸气性喘鸣，多在颈部明显，肺部亦可闻及但较弱，用力吸气可引起喘鸣明显加重。出现喘鸣提示气道阻塞较为严重，此时气道内径往往小于 5 mm。吸气性喘鸣多提示胸外上气道阻塞，多见于声带或声带以上部位；双相性喘鸣提示阻塞在声门下或气管内；屈颈时喘鸣音的强度发生变化多提示阻塞发生于胸廓入口处。儿童出现犬吠样咳嗽，特别是夜间出现，多提示为喉支气管炎，而流涎、吞咽困难、发热而无咳嗽则多见于严重的会厌炎。一些患者可出现声音的改变，其改变特点与病变的部位和性质有关，如单侧声带麻痹表现为声音嘶哑；双侧声带麻痹声音正常，但有喘鸣；声门以上部位病变常出现声音低沉，但无声音嘶哑；口腔脓肿出现含物状声音。

（三）特殊检查

1. 肺功能检查

气道阻塞时，流量-容积曲线出现明显的变化，具有一定的诊断价值。但肺功能检查对有急性窘迫的患者不能进行，且对上气道梗阻的敏感性并不高。因此，目前已逐渐为内镜检查所替代。

2. 影像学检查

（1）颈部平片

气道平片对上气道阻塞的诊断虽可提供重要信息，但其准确性较差，应与病史和体征相结合进行判断，目前已较少使用。

（2）CT 扫描

气道 CT 扫描可以了解阻塞处病变的大小和形态，气道狭窄的程度及其与气道壁的关系，以及病变周围组织的情况，是目前诊断上气道梗阻的主要检查手段之一。对疑为上气道梗阻的患者应进行颈部和胸部的 CT 扫描，必要时进行气道三维重建。增强 CT 扫描尚有助于明确病变的血供情况。

（3）MRI 检查

MRI 检查具有很好的分辨能力，可预计气道闭塞的程度和长度，对评价纵隔情况具有较好的价值。

3. 内镜检查

内镜如纤维喉镜或纤维支气管镜检查能直接观察上气道情况，观察声带、气管环的变化及呼吸过程中病变的动态特征，且可采集活体组织进行病理学检查，故对诊断具有决定性作用，其价值优于影像学检查。因此，对疑为上气道阻塞者，均应考虑进行内镜检查。但严重呼吸困难者不宜进行检查，且对血管性疾病严禁进行活组织检查。

（四）诊断

要对上气道梗阻做出及时而准确的诊断，关键在于要考虑到上气道梗阻的可能性。虽然呼吸困难为上气道梗阻的主要表现，但呼吸困难常见于其他疾病。因此，对临床上存在以下情况者，应及时进行 CT 扫描和内镜检查：①以气促、呼吸困难为主要表现，活动后明显加重，有时症状的加重与体位有关，经支气管扩张剂治疗无效者；②存在上气道炎症、损伤病史，特别是有气管插管和气管切开史者；③肺功能检查显示最大呼气流速、最大通气量进行性下降，肺活量不变，FEV_1 降低不明显，与最大通气量下降不成比例者。根据影像学检查和内镜检查，即可做出上气道梗阻的诊断。

（五）治疗对策

由于引起上气道梗阻的原因较多，治疗方法的选择须根据其病因和严重程度而定。对严重的上气道梗阻应采取紧急处理措施，解除呼吸道阻塞，挽救患者生命。对一些类型的上气道梗阻，改变体位可以使其症状得以减轻；对由感染性疾病所致者，如会厌炎、咽后壁脓肿等应及时给予敏感而有效的抗生素治疗。

急性上气道梗阻常发生在医院外，如不能及时获得诊断和处理，易导致患者死亡。由于上气道梗阻不可能允许进行临床治疗的对比研究，其治疗措施均基于有限的临床观察资料，且存在较大的争议。但有关内镜下治疗上气道梗阻，近年来获得长足的发展，取得了较为满意的疗效。

1. 上气道异物阻塞的救治

（1）吸入异物的急救手法

首先使用牙垫或开口器开启口腔，并清除口腔内异物；以压舌板或示指刺激咽部，同时以 Heimlich 手法使患者上腹部腹压急速增加，可排出一些气道内异物；对清醒可直立的患者，施救者可从患者后面抱住其上腹部，右手握拳，拇指指向剑突下方，左手紧压右拳，急速地向上向内重压数次；对于仰卧的患者，施救者可面向患者跪于其双腿两侧，上身前倾，右手握拳置于剑突下方，左手置于右手之上，急速向下向前内重压上腹部。

（2）支气管镜摘除异物

经上述手法不能取出的异物，或不适宜手法取出的异物如鱼刺，应尽快在喉镜或支气管镜的窥视下摘除异物。

2. 药物治疗

对于由喉或气管痉挛所致的上气道梗阻，以及由一些炎症性疾病引起的黏膜水肿所致上气道梗阻，药物治疗具有重要的价值。对这类上气道梗阻有效的药物主要为肾上腺素和糖皮质激素，常可挽救患者的生命；但应注意，这两类药物对会厌炎的治疗效果不佳，甚至导致不良反应而不宜使用。

（1）肾上腺素

可兴奋 α 肾上腺素受体，引起血管收缩，减轻黏膜水肿，对喉支气管炎具有良好的治疗作用，也可用于治疗喉水肿。使用时，多采用雾化吸入或气管内滴入，每次 1~2 mg，亦可选用皮下或肌内注射，每次 0.5~1 mg，起效迅速，但维持时间短暂，应多次用药。

（2）糖皮质激素

糖皮质激素具有消除水肿，减轻局部炎症的作用，可用于多种原因所致的上气道阻塞，如气管插管后水肿等。对于病毒性喉支气管炎，吸入激素具有良好的效果。

3. 气管插管或气管切开术

气管插管或切开术可建立有效的人工气道，为保持气道通畅和维持有效呼吸提供条件。尤其对需要转院治疗者，气管插管可明显降低患者的死亡率。对于喉水肿、喉痉挛、功能性声带功能失调、吸入性损伤、咽峡炎、会厌炎、喉和气管肿瘤等，可考虑进行气管插管或切开。但应注意，气管插管或切开本身亦可引起上气道阻塞，故对接受这类治疗的患者更应密切观察。

4. 手术治疗

对于由喉或气管肿瘤或狭窄所致的上气道阻塞，可采用喉气管切除和重建进行治疗，87%的患者可获得良好的治疗效果。对于扁桃体肥大的上气道阻塞，进行扁桃体摘除可使其症状明显改善。对于由口咽部狭窄所致者，进行咽部手术具有一定的治疗作用。对于内镜下无法摘除的异物，亦应行手术治疗。

5. 激光治疗

激光治疗可使肿瘤、肉芽肿等病变组织炭化、缩小，并可部分切除气管肿瘤，从而达到解除气管狭窄，缓解症状，具有一定的治疗作用。激光治疗可经纤维支气管镜使用。目前临床上使用的激光主要是以钇铝石榴石晶体为其激活物质的激光（Nd：YAG 激光），其穿透力较强。

6. 气管支架

气道支架置入即通过气管镜将支架安置于气道的狭窄部位，以达到缓解患者呼吸困难的目的。可用于由气管肉芽肿、瘢痕所致的良性狭窄或肿瘤所致的恶性狭窄。近年来，纤维支气管镜下支架置入在临床使用较多且疗效显著。诸多文献对其疗效及并发症等进行评价，大部分作者认为，支架置入的近期疗效显著，并发症较少，远期疗效尚待评估。目前广泛使用的镍钛记忆合金制备的气管支架，具有较好的临床效果，且长期置入后无变形及生锈变色等，对气道不产生严重的炎症反应和刺激。一般先将支架置于冰水中冷却并塑形为细管状，并装入置入器内，经纤维支气管镜检查将导引钢丝送入狭窄气道，让患者头部尽量后仰，将置入器沿导引钢丝置入气道狭窄部位，然后拔出导引钢丝。再次纤维支气管镜检查确定支架良好地置于狭窄部位。置入后，支架受肌体温度的影响，恢复其原有形状与气道紧密贴合，并逐渐将狭窄部位撑开扩张，达到解除狭窄的效果。

二、气管支气管异物

（一）病因

根据异物来源，可分为内源性异物和外源性异物两类。内源性异物是因呼吸道炎症等因素在气管支气管出现的坏死物、分泌物、血块等。外源性异物系经口吸入、医疗操作、创伤等因素所造成的外界各种物体进入气管支气管甚至肺组织里。一般情况下气管支气管异物均指属外源性，也是临床上最常见的类型。外源性气管支气管异物通常与以下因素有关：

一是进食时哭闹、嬉笑。这是造成儿童吸入异物最常见的因素，文献报道，可达 80%的小儿吸入异物与这方面的因素有关。

二是进食时玩耍、跌倒。

三是小儿、老年人由于喉反射、防御功能发育未完善或功能下降可导致食物容易进入下呼吸道。

四是医疗操作如气管插管、上呼吸道手术、下呼吸道操作等将牙齿、口腔内的食物或异物、医疗器械的部件带入或掉落在下呼吸道。

五是醉酒、使用镇静剂、精神病患者或有自杀念头者。

（二）异物的种类

异物可分为两类。

1. 有机物

有机类异物是最常见的气管支气管异物，植物类如豆类（花生、黄豆等）、果仁（西瓜子、葵花子等）、蔬菜等，动物类如猪骨、鱼骨等。

2. 无机类

包括义齿、大头针、医疗器械用品的部件、笔套等，一些特殊的物质如汽油等也可被吸入气道。

异物的种类名目繁多，理论上讲凡是小物品均可能被吸入为气道异物，特别是成人的气道异物，无奇不有，小儿的气道异物则以食品类占绝大部分。

（三）临床表现

由异物进入气管、支气管后引起的病理变化及对肌体的影响，与异物性质、异物停留时间和异物形状有关。光滑性异物如玻璃球、不锈钢珠、塑料玩具，因对气管黏膜刺激轻，所以炎症反应轻；矿物性异物反应也较轻；植物性异物如花生，因含有游离脂酸，对黏膜的刺激性很强，豆类异物在气管中浸泡后膨胀，可发生阻塞；化学类的强酸、强碱、辣椒等对气道的刺激性强，局部的炎症明显。

典型的吸入性异物可有以下四个阶段。一是吸入期：异物经声门入气管时，必出现剧烈呛咳，有的同时出现短暂憋气和面色青紫。如异物嵌顿于声门或异物较大，则可出现声嘶及呼吸困难，严重者发生窒息。如异物刺激性小或异物较小直接进入支气管，除有轻微咳嗽外可无其他症状。二是安静期：异物进入气管、支气管后，停留于某一部位，刺激性减小，此时患者可有轻微咳嗽而无其他症状，常被忽视。此期长短不定，如异物堵塞气管引起炎症，则此期很快结束而进入第三期。三是炎症期：异物的局部刺激和继发性炎症，加重了支气管的堵塞，可出现相应的症状发热、咳嗽、咳痰、喘息等表现。四是并发症期：随着炎症发展，可出现反复气道炎症、肺炎、肺脓肿或脓胸等。

临床表现与异物的类型、大小、所在的位置、时间的长短、患者的年龄和状态等因素有关，因此，临床上，异物的临床表现可为急性期、亚急性期和慢性期。

1. 急性期

吸入异物后立即发生剧烈呛咳、面红耳赤、憋气、呼吸困难或呼吸不畅、气喘、声嘶等症状，由于剧烈咳嗽可出现流泪、呕吐，有时可由于气管内异物随气流向上撞击声门出现气管拍击声。严重时可出现窒息、心搏骤停。

2. 亚急性期和慢性期

患者可出现咳嗽、咳痰、胸痛、呼吸困难、反复发热、痰中带血或咯血、喘息、发绀等表现。并可有由于各种特殊异物的刺激、继发的各种并发症如肺不张等情况而出现相应的临床表现。

（四）辅助检查

1. 影像学检查对气管支气管异物的诊断有重要意义

X 线检查如异物为不透光的金属则在正位及侧位照片可直接诊断。对透光的异物则可根据其阻塞程度不同而产生肺气肿或肺不张等间接证据而诊断。胸部透视可直接观察纵隔摆动情况，诊断的准确率较高。

CT 检查气管支气管异物，最有诊断价值的是异物本身与局限性支气管阻塞征象，也可显示由异物引起的间接征象。除采用常规的断层扫描外，也可采用矢状面扫描或冠状面扫描显示支气管走行，以增加诊断的准确性。CT 仿真支气管镜能较好地显示气管、支气管腔内情况及与腔外肺组织的关系，在成人可达 5 级支气管水平，>6 个月可显示 4 级支气管，<6 个月的儿童可显示 3 级支气管。CT 仿真支气管镜可直接显示异物的形态、位置及与相邻结构的情况，对气管支气管异物的诊断有很大的价值。

2. 支气管镜检查

支气管镜检查是诊断气管支气管异物的"金标准"，支气管镜检查可明确是否为异物，同时可了解是何种异物及形态、位置、周围的情况等资料，为制订治疗方案提供必需的信息，也可有助于鉴别其他疾病。对那些异物吸入史不明确、症状体征不典型、临床怀疑异物但影像学检查不明确，应行支气管镜检查。推荐采用可弯曲支气管镜，对儿童异物，宜选用直径较小（如 2.8 mm、3.5 mm、

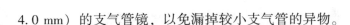

4.0 mm）的支气管镜，以免漏掉较小支气管的异物。

（五）诊断

根据病史、临床表现、影像学检查及支气管镜检查，绝大多数的气道异物可得到诊断。

应该注意的是，典型的异物三联征"咳嗽、喘息、窒息"只出现在少部分患者，部分患者可能没有上述典型表现或表现很轻，是偶然才发现的。特别是儿童，如吸入异物时没有其他人在场或表现不典型，吸入史可能被忽略，到亚急性期和慢性期时可能只表现为"哮喘"样症状而被误诊。

（六）治疗对策

气管支气管异物应及时诊断，尽早取除，解除气道阻塞，缓解或减少对气道的刺激及继发感染，保持呼吸道通畅，防止因呼吸困难、缺氧而致心功能衰竭。

1. 经支气管镜取出

近年来，随着呼吸支持、可弯曲支气管镜操作技术、摘取异物器具等方面的不断提高及完善，经可弯曲支气管镜摘取异物的成功率及安全性明显提高，已成为治疗的主要手段。硬质支气管镜在某些特殊情况下有一定的优势，但存在损伤较大、对异物位于较小支气管无效等不足之处。这里重点介绍经可弯曲支气管镜摘取异物。

（1）支气管镜

有可弯曲支气管镜和硬质支气管镜。可弯曲支气管镜，根据患者气道大小、异物所在的位置、拟采取的方法等因素可选择直径不同的支气管镜，目前可选择的支气管镜的外径有 5.9 mm（操作通道 2.8 mm）、4.9 mm（操作通道 2.0 mm）、4.0 mm（操作通道 2.0 mm）、3.5 mm（操作通道 1.2 mm）、2.8 mm（操作通道 1.2 mm）。有条件的单位应备好各种型号的支气管镜以根据术中的情况进行选择或交替使用。原则上，儿童患者选用直径较小的支气管镜，但常用的取异物器械不能通过其操作通道，因此，外径 4.0 mm 且操作通道 2.0 mm 的支气管镜特别适用于小儿、外周气道、伴有气道狭窄等情况。硬质支气管镜包括不同型号的支气管镜及相应异物钳取器具。

（2）异物摘除器具

有多种异物摘取器具，如包括组织钳、鳄鱼齿钳、"V"形钳、"W"形钳、橡皮头形异物钳、三爪钳、圈套器、网篮、球囊导管、冷冻电极等。

（3）方法

术前应行按经支气管镜介入手术的要求做好相关的检查及术前准备、术中监护及术后恢复等。

麻醉：①局部麻醉，一般成人或12岁以上的儿童，经可弯曲支气管镜且估计摘取难度及风险不高者可采用在局部麻醉下进行，建议在局部麻醉的基础上，予全身的镇痛药和镇静药，如咪达唑仑、哌替啶或芬太尼；②全身麻醉，儿童、估计摘取异物的难度及风险较高、经硬质支气管镜摘取等情况，应在全身麻醉下进行。

支气管镜进入的途径：可弯曲支气管镜可经口、经鼻、经面罩、经喉罩、经气管插管或气管导管插入。异物较小时，可经鼻插入，否则一般情况下经口插入支气管镜，以便钳住异物拔出时可顺利通过上呼吸道。喉罩是全身麻醉经支气管镜介入诊疗时很好的通道，其口径大，支气管镜插入时不影响机械通气，插入方便快捷，通气效果好，尤其适用于小儿、声门下的异物。

具体方法的选择：对普通异物，可先尝试鳄鱼齿钳，大多数可成功。对体积较大、普通型号的钳子难以抓住的异物，可采用"W"形钳或网篮。

小儿吸入花生、瓜子等质地不硬的食物时，首选小球囊，可快速、完整取出异物，特别是时间较长、钳子容易夹碎的异物。

对于某些异物钳难以钳住或钳夹时易碎的异物，如牙齿、较大且表面平坦的骨头、药丸、易碎物（如血块、坏死物等），冷冻方法可充分发挥优势。

反张异物钳可应用于笔帽等中空有孔的异物，既能从异物内部很好固定异物，又能最大限度地减少支气管镜及异物与声门接触面积，使异物容易取出。

如果异物表面被肉芽组织覆盖，先应用高频电刀、APC、激光等技术处理肉芽后，再根据异物的情况决定摘取方案。

对小气道的异物，可应用超细支气管镜明确异物的位置，再进行尝试；如果是不透光的异物，可在X线透视下引导钳取。

对较大的异物，可先用活检钳钳夹成小碎片，再分次取出。

异物大且锋利，可先插入气管插管，把异物拉到插管里再把支气管镜、异物、插管一起拉出，必要时可考虑气管切开。

并发症：异物在取出的过程中损伤气道而引起支气管瘘、纵隔气肿、气胸；损伤血管而引起大出血；操作引起的喉痉挛、支气管痉挛，以及异物卡住在声门

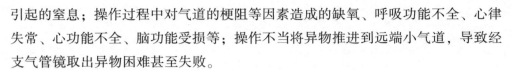

引起的窒息；操作过程中对气道的梗阻等因素造成的缺氧、呼吸功能不全、心律失常、心功能不全、脑功能受损等；操作不当将异物推进到远端小气道，导致经支气管镜取出异物困难甚至失败。

2. 外科手术治疗

经支气管镜取异物失败，则应考虑手术治疗。具体可行支气管切开取出异物、肺叶或肺段切除术等。

第七章　冠心病介入治疗技术

第一节　常用介入技术

一、血管通路

（一）动脉通路

1. 股动脉通路

（1）术前准备

①患者腿应外展，足外旋。

②腹股沟附近可触及股动脉搏动。

③股动脉穿刺点常规穿刺位置应该在股浅、股深动脉分叉以上，在腹股沟韧带以下。

④从放射影像学上来说，穿刺点位于股骨头水平，在腹股沟韧带下 0.5~3 cm。有些医师应用 X 线透视检查方法确定穿刺位置，而绝大多数医师是选择动脉搏动最强的部位进行穿刺。

（2）操作方法

①腹股沟部位备皮、消毒。

②局麻：给予 10 mL 1% 的利多卡因，注意不要穿刺到静脉或动脉。

③切开表皮层，并用钳子分离皮下组织。

④塞丁格法用于股动脉介入：穿刺时，针的斜面朝上，与皮肤表面呈 30~45°。穿刺至可见动脉血涌入导管。

⑤随后插入动脉鞘管，并在侧管中用肝素盐水冲洗以防止血栓形成。

⑥通常情况下，选用 6F 动脉鞘，4F、5F 动脉鞘用于诊断性动脉造影，7F、8F 动脉鞘用于复杂的介入。

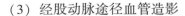

（3）经股动脉途径血管造影

绝大多数导管的形状是根据股动脉介入使用而设计的。

（4）拔鞘

①经股动脉导管入路后的止血是通过压迫的方法完成的。

②对于应用肝素的患者，拔出动脉鞘时活化凝血时间（ACT）应<200秒，或是3~4小时以后拔出鞘管，可根据当地的具体规定而定。

③动脉鞘拔出前须在穿刺点上方1 cm处用两个以上手指加压。

④动脉鞘拔出后持续加压10~15分钟（个别需要20~30分钟），直至止血。

⑤卧床休息24小时后方可活动（穿刺侧下肢绝对制动，保持伸展位置6~8小时，最好24小时）。

⑥除了手动压迫以外，还可选用血管封堵器、外部加压设备和促凝补片进行止血。

⑦动脉鞘拔出后，高血压患者应给予降压药（含服5~10 mg硝苯地平降压），有利于凝血。

（5）并发症

①25%以上患者出现局部血肿。

②穿刺或拔除动脉鞘时的迷走神经反射。

③股动脉撕裂或夹层：在正常血管或钙化血管中偶有发生。

④腹膜后出血，常见于高位穿刺，即穿刺点高于腹股沟韧带。

⑤股动脉假性动脉瘤。

⑥股动静脉瘘，常见于低位穿刺，即穿刺点位于腹股沟皮肤褶皱下。

⑦动脉鞘远端血栓脱落或栓塞形成。

2. 桡动脉介入

（1）术前准备

①患者取仰卧位（手掌向上），放松，手腕伸展。

②有些操作人员习惯用带子或者绑带缠绕手掌到手臂上，以保证手掌的姿势，有的时候在腕部和肘关节下还要用卷折的毛巾垫起。

③将示指、中指和环指自然地放在屈肌支持带上，可以发现桡动脉最强的搏动点。

④动脉穿刺点选在桡骨头近端1 cm附近（动脉搏动最强处）。

判断桡动脉走行方向后，选择桡骨茎突近心端1 cm处作为穿刺点，并应沿着血管的解剖走行方向进针。

（2）操作方法

Allen 试验不正常的患者不能通过桡动脉入路进行介入治疗。

①前臂需要备皮并用防腐剂涂擦，有些术者为以防通过困难也会准备右侧股动脉通路（尤其是急诊时）。

②静脉插管的放置应避免在同一手臂，并且要去除手镯、手表等金属物。

③局部麻醉：1% 利多卡因 1~2 mL 注射渗透至皮下，注意不要穿刺注入动脉内。

④在预定穿刺的部位用刀片切开皮肤表层，桡动脉导管插入术通过 Seldinger 技术和一个 20 号的空心针完成。

⑤插入鞘管时应动作轻柔（桡动脉鞘通常是用直径为 5F 或 6F 的，有的短一些，有的长一些，鞘表面一般都带有亲水涂层）。

⑥鞘管在充分到位之前通常会在血管内注入一种由抗痉挛和抗凝药物组成的混合物。药物的成分可以是多样的（如肝素 2500U、维拉帕米 2.5 mg/硝酸甘油 200~400 μg，肝素也可单独从静脉注入）。

（3）经桡动脉血管造影术

①指引导丝通过主动脉根部之前要通过肱动脉和锁骨下动脉。

②如果导丝总是进入降主动脉，在导丝经锁骨下动脉推进时可让患者深呼吸，这样有助于导丝到达升主动脉。

③虽然可以使用标准的导管，但是目前也有为桡动脉专门开发的特殊类型导管，如 Tiger™ 导管。

（4）拔鞘

①桡动脉鞘通常在操作完成后随即拔除。

②以往通常使用止血带压迫穿刺部位，但目前也有压迫止血装置可以使用。

（5）并发症

①桡动脉痉挛：通常推注维拉帕米和（或）硝酸酯类缓解。对于特殊的病例，通过给予镇静药物对患者镇静（如地西泮）也许会有所帮助。

②桡动脉搏动消失：这一并发症的发生率可达 5%，一般情况下无明显症状。

③使用桡动脉穿刺技术出血的并发症是罕见的。

（6）Allen 试验

这一床旁试验是用来检测尺动脉对手掌弓供血的完整性，因为在压迫桡动脉

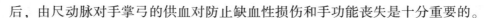

后，由尺动脉对手掌弓的供血对防止缺血性损伤和手功能丧失是十分重要的。

①术者用双手同时压迫患者尺动脉和桡动脉以阻断血流。

②嘱患者反复用力握拳和张开手指 5~7 次直至手掌变白。

③松开对尺动脉的压迫。

④如果手掌颜色 10 秒之内恢复正常，即 Allen 试验阳性，说明经桡动脉入路是安全可行的。

⑤也可通过使用脉搏血氧饱和度（体积描记法）来增加这个试验的敏感性：探头夹在指尖，尺动脉释放后可见脉波波形，表明试验阳性。

⑥需要注意的是，这个试验用阳性术语时，会导致混淆。更为安全的说法是"Allen 试验正常"。

3. 肱动脉血管入路

经肱动脉切开入路的方法，即所谓的"Sones"技术（以 Mason Sones 命名）随着人们对经桡动脉入路兴趣的逐渐增加，这一方法使用也越来越少。现在只有少数术者仍然在使用这一技术，因为相对于 Seldinger 技术来说经肱动脉入路需要血管切开的外科操作。当然也可用 Seldinger 技术。

（1）术前准备

①前壁伸直、旋后（手掌向上），轻度外展并自然地放在架板上。

②手通过皮带固定在架板上，用一个折叠的毛巾或其他支撑物垫在肘关节下。

③在肘窝的内侧可以触到肱动脉搏动最强的部位。

④穿刺点选在肘窝皮肤褶皱上方 1~2 cm 处。

（2）操作方法

①前臂备皮后进行消毒。

②与桡动脉的操作一样，静脉插管的放置应避免在同一手臂，并且要去除手镯、手表等金属物。

③局部麻醉：1% 利多卡因 3~5 mL 注射渗透至皮下及更深一点的组织层中，注意不要穿刺注入动脉内。

④用刀片在肱动脉上方做一个 2~4 cm 的横形皮肤切口。

⑤用钝性的分离钳进行皮下分离（一般需要两把），在肘窝处进行组织分离直至肱动脉可见。如果需要，可将肱二头肌腱向外牵拉。

⑥要细心通过搏动来准确判断肱动脉的位置。搏动位置可以通过肘正中静脉

或者通过正中神经（如果碰到正中神经，可以感到疼痛或者前臂出现不自主活动）来判断。

⑦确定血管位置后，切开血管的外膜并分离血管，通过血管带或血管夹将血管牵拉至皮肤表面。

⑧应用刀片垂直切开血管（1 cm 或更小的切口）。

⑨在直视下通过导丝送入动脉鞘管。

通常在行导管插入术后直接给予 2500~5000 U 的肝素。

另外，一些术者直接用 Seldinger 方法在肱动脉进行导管插入术，但此种操作不容易控制局部出血，同时存在对正中神经直接或者间接损伤的可能（如按压止血造成的神经损伤）。

（3）经肱动脉的血管造影术

①通常情况下，采用多功能或 Sones 导管定位于冠状动脉口。

②在用近乎直形的导管操作时需要技巧和训练，操作时注意不要撕裂冠状动脉口。

（4）拔鞘

①应缓慢拔除肱动脉鞘管，因为通过牵拉血管夹止血时肱动脉鞘管可以辅助止血。

②鞘管撤出的过程中应短暂地放松血管夹，这样可以去除血栓。

③在直视下进行血管缝合，可以采用连续或间断缝合的方法用以止血。

④然后逐层缝合皮下组织和皮肤。

（5）并发症

①局部血肿。

②正中神经损伤导致功能的丧失。

③腕部脉搏的消失：可能由血栓压迫导致末梢栓塞，或者在栓子取出时因医源性的损伤动脉（可通过严格正规的操作来避免）或是在血管缝合过程中医源性原因造成神经损伤。

④冠状动脉夹层：可能发生在操作导管的过程中。

（二）静脉入路

1. 股静脉穿刺

（1）解剖学

①股静脉通常位于腹股沟韧带中股动脉内侧。

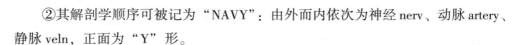

②其解剖学顺序可被记为"NAVY"：由外而内依次为神经 nerv、动脉 artery、静脉 veln，正面为"Y"形。

（2）穿刺方法

①腹股沟术区应备皮并以消毒液标记。

②局部麻醉：5~10 mL 1%利多卡因注射液。

③用左手手指沿动脉走向触摸并保护股动脉，右手持穿刺针。

④一般采用 Seldinger 穿刺法：针芯置于注射器中，用肝素盐水浸湿注射器，像动脉穿刺一样穿入静脉，以注射器活塞施予轻柔负压。

⑤当静脉血（黯红色）顺利流入注射器中，轻柔撤去注射器并将导丝送入血管。

⑥穿刺之前或之后，在穿刺口处皮肤要用刀片切一小口。

⑦静脉鞘（通常 5F 或 6F）插入后，在其旁道用肝素盐水冲洗以防止血栓形成。

（3）说明

①此通路最常用于常规左心和右心导管检查。

②也可用于置入临时起搏器电极，和为一些正在进行抗凝血治疗或凝血异常的患者行深静脉穿刺（并发症风险低）。

（4）并发症

①误穿动脉。

②局部血肿。

③感染（如果术后未拔管等）。

2. 颈内静脉穿刺

（1）解剖

①颈内静脉位于同处于颈动脉鞘内的颈动脉侧前方，较颈动脉表浅，走行于锁骨上方的胸锁乳突肌二头之间，后注入位于锁骨下方的锁骨下静脉内，在位于颈底部的斜角肌内侧。

②静脉血管超声有助于明确颈内静脉的位置，条件允许时可以使用。

（2）操作方法

①颈部区域进行消毒，一些操作者会对锁骨下静脉区域进行消毒铺巾以防止穿刺困难。

②共有 3 种路径来进行颈内静脉插管：高位、中位、低位/锁骨上部。低位

穿刺点因距胸膜尖较近而容易引发气胸,应由有经验者施行。

③局麻:用5~10 mL 1%利多卡因进行皮下浸润麻醉。

④用刀刃切一小切口有助于成功插管,用力试图穿透皮肤可能会引起解剖学位置的变形。

⑤针头应连接于含有肝素化盐水的注射器上,并且进针时须轻轻地回吸。

⑥当静脉穿刺成功后,置入导丝,用 Seldinger 法行静脉导管插入。

(3)高位穿刺法

①患者头偏向对侧。

②在甲状软骨水平,胸锁乳突肌二头之间用左手手指触到颈总动脉搏动。

③穿刺针以 45°在颈总动脉旁刺入皮肤直至穿入颈内静脉。

④进针时,男性以乳头同侧为目标,女性以髂前上棘为目标。

⑤如果穿刺失败,须在偏内侧再轻柔地行试穿。

(4)中位穿刺法

①患者目视前方,颈部充分扩展。

②操作者用左手中指末端在胸锁乳突肌与胸骨切迹间触摸到颈总动脉搏动。

③穿刺针在颈总动脉内侧刺入皮肤,进针时针头向下呈 45~60°直至穿入颈内静脉。

(5)适应证

①肺动脉导管插入术。

②心肌活检。

③凝血异常或使用抗凝剂者,以及气胸发生风险较高者(如肺气肿、呼吸衰竭)拟行中心静脉穿刺。

④上腔静脉血栓形成(或其他栓塞,比如胸腔原位过滤器置入)拟行肺动脉造影者。

(6)并发症

①误穿入动脉。

②局部血肿。

③感染。

④颈神经根创伤。

⑤低位穿刺时发生气胸、血胸,左侧入路时发生乳糜胸。

（7）颈内静脉/锁骨下静脉穿刺术建议

第一次未能成功穿入静脉时，缓慢后退穿刺针以防止刺穿血管，当静脉血回流入注射器时，可以置入导丝。

若回抽时根本未见回血，可考虑以下内容：

①冲洗穿刺针。

②针头向下倾斜 10~30°。

③静脉补液（尤其对于容量不足或使用大量利尿药者）。

3. 锁骨下静脉穿刺

（1）解剖

①锁骨下静脉起始于第 1 肋侧边缘，为腋静脉的延伸，长 3~4 cm，与同侧颈内静脉相连，颈内静脉与锁骨下静脉汇合成无名静脉（在胸锁关节后面）。

②锁骨下静脉后为前斜角肌，前斜角肌后为臂丛神经。锁骨下静脉深处为膈神经和胸廓内动脉（左边为胸导管）。

③静脉超声有助于锁骨下静脉定位。

（2）穿刺方法

①可将毛巾卷或 1L 输液袋置于患者两肩胛间，有助于打开胸部。

②颈部术区用消毒液标记。

③局部麻醉：5~10 mL 1% 利多卡因皮下注射。注射点为锁骨中内侧 1/3 处下方 2 cm 至紧贴锁骨处。

④用刀片在穿刺处切口。

⑤穿刺针连接于注射器上，注射器用肝素盐水浸湿，向前往锁骨处穿刺，然后下行至锁骨下方。

⑥此时穿刺针应旋转 30~45° 继续前行至胸骨上窝（可将手指放于胸骨上窝处以帮助定位）。

⑦注意穿刺针方向应与血管平行，以免穿破动脉或胸膜。静脉穿刺成功后，可用 Seldinger 穿刺法继续下一步操作。

（3）指征

①此通路最常见于永久起搏器置入或长期留置中心静脉导管。

②肺动脉导管术。

（4）并发症

①误穿动脉。

②气胸。

③血胸。

④感染。

（三）抗凝问题

很显然，当决定在有创检查前（包括血管穿刺）停止持续的抗凝血治疗，对于个体来说都要权衡抗凝相对于动脉穿刺潜在的出血风险。

1. 抗凝血治疗的心脏导管术

（1）在血管造影之前并非总有时间可以去做必要的安排（例如在紧急的情况下）。

（2）充分抗凝的患者可以通过经肱动脉或桡动脉入路，这样可以有效降低出血并发症。

（3）术者手术入路可能有所不同，如果凝血国际标准化比率<2.0，那么经股动脉进行心导管检查术一般要更加安全。

（4）如果在充分抗凝的患者中采用股动脉入路，可以采用压迫或封堵器来降低患者出血的风险。

2. 何时停用华法林

华法林可以在择期外科手术前 3~5 天停用，如有以下情况要在择期手术的早晨进行 INR 的检查：

（1）处于低风险的房颤患者（左心室功能正常，既往无卒中史）。

（2）左心室功能受损伴心尖部附壁血栓（避免将导管进入左心室）。

（3）复发性下肢深静脉血栓/肺栓塞。

（4）手臂的任一部位都不能建立动脉通路。

（5）如果没有出血并发症，可以在手术当晚再次使用。

3. 何时不能停用华法林

继续使用华法林，患者情况允许也可以转为静脉滴注普通肝素（普通肝素可以在术前即刻停用，术后又可以马上重新使用）的情况如下：

（1）中危或高危的房颤患者（左侧心力衰竭、卒中史、糖尿病）。

（2）心脏瓣膜修复者。

（3）风湿性二尖瓣疾病。

（4）已知活动性心内血栓。

二、血管穿刺术

（一）股静脉穿刺术

股静脉穿刺是电生理检查最常用的穿刺途径，可用于放置高位右房、希氏束和右心室导管，也可用于冠状窦导管的放置。一般建议用左侧股静脉放置诊断性电生理导管，以便右侧股静脉放置消融导管或者其他标测导管，更方便操作者进行操作。

1. 局部解剖关系

股静脉为下肢静脉干，其上段位于股三角内。

股三角的上界为腹股沟韧带，外侧界为缝匠肌的内侧缘，内侧界为长收肌的内侧缘，前壁为阔筋膜，后壁凹陷由髂腰肌、耻骨肌及其筋膜组成。在股三角内，由外向内分别是股神经、股动脉和股静脉，偶见变异是股静脉在股三角内位于股动脉的前方或外侧。掌握这些局部解剖关系对提高穿刺成功率，降低并发症发生率非常重要。

2. 操作步骤

（1）定位：患者取平卧位，充分暴露腹股沟以便进行解剖标志的定位。股静脉穿刺时，以股动脉搏动为标志，在腹股沟中、内 1/3 交接处扪及股动脉搏动最明显处，取其下方 2~3 cm、内侧 0.5~1.0 cm 处为穿刺点。

（2）局部麻醉后，在预定穿刺点做一小切口，用文氏钳钝性分离皮下组织。

（3）以另一只手触压股动脉搏动点帮助定位并保护股动脉免被误穿损伤，穿刺针与皮肤呈 30~40°角进行穿刺。

（4）注射器保持一定负压下缓慢进针，进入股静脉或触及髂骨膜，若触及骨膜则缓慢回撤穿刺针。一旦穿刺针位于股静脉，注射器内即可见流畅的回血。

（5）左手固定针头，右手卸去注射器，将导引钢丝柔软端插入穿刺针，顺股静脉送入钢丝约 10 cm。

（6）钢丝进入过程中不应遇到阻力，若遇阻力，可轻柔地旋转钢丝后再试。若持续遇到阻力，应拔出钢丝，重新接上注射器缓缓后撤穿刺针，直到再次看到流畅的回血。

（7）一旦钢丝顺利进入静脉，便可撤出穿刺针，然后将适当大小的血管鞘（包括外鞘管和扩张管）沿钢丝送入血管，注意导引钢丝必须有一段暴露在套管尾端外 5~10 cm。

（8）在鞘管全部送入血管后，从鞘管中将扩张管和钢丝一起拔出，最后抽吸并冲洗鞘管以备用。

3. 并发症和注意事项

一般来说，与颈内静脉和锁骨下静脉穿刺相比，股静脉穿刺很少有严重的并发症，主要是可以避免损伤胸腔内脏器和结构。对于已知或怀疑股静脉或下腔静脉血栓形成、活动性下肢血栓性静脉炎或静脉炎后综合征、腹股沟感染、双侧下肢截肢、极度肥胖及严重的外周血管病变导致的股动脉搏动不能触及的患者，应当避免使用股静脉穿刺。与股静脉穿刺相关的并发症主要包括以下方面：

（1）误穿股动脉。此为股静脉穿刺较常见的并发症，多见于股动脉搏动不明显者。若误穿股动脉，可拔出穿刺针，并局部压迫数分钟，随后再次行股静脉穿刺。

（2）假性动脉瘤。

（3）动静脉瘘。

（4）血肿。大多数血肿是自限性的，但是，若患者存在凝血功能障碍，血肿可能延伸至腹膜后。

（5）肠穿孔。很少见，可能发生于股疝患者，由穿刺导致的肠损伤多是自限性的，但是若引发血管污染，可能有严重的并发症。

（6）膀胱穿孔。可能发生于膨胀的膀胱。

（7）腰肌脓肿。

（8）股神经损伤致感觉异常。

（9）感染。

（10）由股静脉或髂静脉血栓形成。

（二）股动脉穿刺术

股动脉穿刺常被用于左侧旁路和左心室室性期前收缩（早搏）和室性心动过速的消融。

1. 局部解剖关系

股动脉是髂外动脉至腹股沟韧带以下的部分。位于股三角内，由外向内分别是股神经、股动脉和股静脉。在腹股沟中、内 1/3 交接处扪及股动脉搏动最明显处，对于肥胖患者，须稍加压才能触及明显的股动脉搏动。

2. 操作步骤

（1）定位：左手示指、中指和无名指在腹股沟韧带上或稍下方持续触及股动脉搏动最强处并定位其走向，将腹股沟韧带下方2~3 cm处作为穿刺点。

（2）局部麻醉后，在预定穿刺点做一小切口，用文氏钳钝性分离皮下组织。

（3）右手持穿刺针向预设穿刺点进针，穿刺针与皮肤呈30~40°，与正中线呈10~20°。

（4）当针头靠近股动脉时可以感到轻微的搏动感，一旦向下突破股动脉，穿刺针尾即可见搏动性喷出的动脉血流。如血液喷射不畅，可稍微前后调整穿刺针。

（5）确定针尖完全位于血管腔内，此时左手固定针头，右手迅速将导引钢丝柔软端插入穿刺针，并沿股动脉送入钢丝15~20 cm。

（6）随即撤出穿刺针，沿钢丝插入动脉鞘管，此时注意导引钢丝必须有一段暴露在套管尾端之外。

（7）用湿纱布清洁导引钢丝，在鞘管全部送入血管后，从鞘管中将扩张管和钢丝一起拔出，最后抽吸并冲洗鞘管以备用。

（8）注意进入左心系统必须使用肝素并须肝素化。一般给予3000~5000单位冲击量，继以每小时1000单位维持或根据需要加减，使活化全血凝固时间保持在250~300秒。

3. 并发症和注意事项

股动脉穿刺时，若向血管内送入导引钢丝须注意手感，避免用力过猛。若遇到阻力，应退出钢丝，观察穿刺针尾部是否有血流喷出，确定穿刺针是否仍在血管内。若血流消失或呈点滴状，须轻柔地调整穿刺针方向或角度，直至血流呈喷射状，随后再次推送导引钢丝。若血流很好，但钢丝推送不畅，可以在X线下观察钢丝走向，确定钢丝在动脉内。

股动脉穿刺时，选择穿刺部位不能过低或过高。过高，撤管后不易压迫止血，易造成后腹膜血肿；过低，易进入浅表股动脉，而不是股总动脉，术后易形成假性动脉瘤。与股动脉穿刺相关的并发症主要包括以下方面：

（1）股动脉穿刺过程中的并发症

①动脉夹层：在股动脉导管插入过程中，由于髂股动脉狭窄或走行迂曲致较粗硬的导丝或导管通过不畅，若强行插入，可使导丝或导管头端进入血管内膜下形成夹层。

②导引钢丝嵌顿：在股动脉穿刺过程中导丝可嵌顿于股动脉分支，出现导丝前进时有阻力而又不能回撤的局面，如强行拔出可导致导丝折断或撕裂股动脉壁。

③导引钢丝滑入股动脉内：导丝滑入股动脉是一种操作失误所致的并发症，为鞘管跟进过程中扩张器将短导引钢丝带入股动脉所致。

④鞘管进入血管周围间隙：导丝沿穿刺针跟进过程中，如碰到穿刺针易使之移位于股动脉鞘内，或者导丝直接穿出股动脉，导丝沿腰大肌前缘进入腹膜后间隙。

（2）股动脉穿刺后并发症

血肿：股动脉穿刺最常见的并发症。

血栓形成：股动脉穿刺部位血栓形成是常见的股动脉穿刺点并发症之一，其主要原因包括股动脉内膜损伤、鞘管内外壁血栓形成、股动脉穿刺部位存在粥样硬化的基础病变等。

假性动脉瘤：主要发生原因有六个方面。①穿刺部位偏低。股浅动脉因管径细、位置深及周围无股动脉鞘包裹，穿刺不易成功。如刺入股浅动脉，一则因血管口径细小致损伤相对较大；二则拔管后因血管周围均为软组织不易压迫止血。②动脉导管或鞘管的型号过大。③技术不熟练及压迫不当。④术中及术后使用抗凝药物。⑤术后过早活动。⑥老年、女性、肥胖亦是主要危险因素。预防假性动脉瘤的关键是准确的股动脉穿刺和拔除鞘管后的有效压迫止血和加压包扎。

血管迷走反射：因常在拔管时发生，故又称为"拔管综合征"。

第二节　冠心病的介入治疗

一、经皮冠状动脉介入治疗

（一）经皮冠状动脉介入治疗操作

1. 程序和设备

PCI 在心导管室操作，使用和诊断性冠状动脉造影同样的 X 线机器，动脉入路可以是股动脉、桡动脉或肱动脉。股动脉径路是最常用的，也是大部分培训中心教导最多的方法。桡动脉途径由于减少手术入路的出血并发症和减少 PCI 的合并症，因而近年来越来越受到欢迎。桡动脉径路的不利之处是学习曲线延长和可能桡动脉闭塞。尺动脉通畅、掌弓血循环完整是行桡动脉径路的先决条件，这样即使桡动脉闭塞也能保证患者没有症状。

介入治疗用指引导管比诊断用导管稍粗，以便容纳球囊、支架和介入器材通过。冠状动脉和靶病变通过冠状动脉造影显影后，导引导丝通过病变部位并且进入远端血管；在导丝引导下，球囊导管被送到病变部位，球囊扩张器用来扩张球囊，通过对斑块的挤压和斑块的破裂，扩张狭窄的病变。现在冠状动脉支架植入几乎是冠状动脉成形术不可缺少的一部分，未释放的支架被放置并压缩于球囊导管的球囊上，通过导丝将支架球囊放置到已预扩张的病变部位，球囊扩张使支架撑开并植入于血管壁上；支架植入后使用高压球囊后扩张使支架扩张更完全。随着器械的不断改进，不经球囊预扩张而直接支架植入的操作越来越多，并且支架球囊可以使支架完全扩张而不需要后扩。

PCI 手术结束，介入器材退出后，常常在 ACT 下降到目标范围内（通常高于正常值，但低于手术期间的抗凝目标值）可以手工压迫止血。近年来，在股动脉穿刺部位使用血管缝合器闭合动脉比较普遍，这种方法可以在手术后立即闭合股动脉穿刺部位，从而实现快速止血，并允许患者早期活动。

2. 辅助的药物治疗

所有拟行 PCI 的患者术前都必须服用阿司匹林和氯吡格雷，手术时要给予完全肝素化（抗凝）以防止手术器械内产生血栓。传统上，肝素作为抗凝剂在手术中使用，在急性冠状动脉综合征患者中，由于其围术期心肌梗死和缺血事件的发生率高，因而往往增加使用血小板Ⅱb/Ⅲα受体阻滞剂进一步对抗手术中的血栓形成。近年来，水蛭素成为另一种介入手术中抗凝选择，临床研究发现水蛭素和肝素加血小板Ⅱb/Ⅲα受体阻滞剂围术期缺血事件的发生率相似，但水蛭素有明显半衰期短的优势，手术的出血并发症减少。

血管内支架最主要的问题是内皮化不完全部位支架内血栓形成，药物洗脱支架明显抑制了支架内皮化过程，可能需要数月或更长时间支架才能完全被内皮覆盖。支架植入一年以后形成的晚期支架内血栓是现在使用药物支架主要担心的方面，基于这方面的考虑，药物支架植入后至少口服抗血小板药物阿司匹林和氯吡格雷一年以上，以减少支架内血栓的风险。由于药物支架存在晚期支架内血栓形成的风险，而长期双联抗血小板治疗又存在出血并发症的可能，因而近年来药物支架的使用率已明显下降。

3. 经皮冠状动脉介入治疗结果

随着冠状动脉介入治疗技术的改进、支架设计的改良、操作者经验的增加，PCI 治疗的结果已得到显著改善。选择合适的患者及适宜的操作时机，有经验的操作者手术成功率（定义为病变部位残余狭窄 <20%，前向血流正常）可达到 95% 以上。手术并发症，如引起血管急性闭塞的夹层或血管穿孔等在导管室已很少，虽然仍然存在争议，一些操作者已建议在 PCI 手术医院不一定需要外科保驾。

经皮冠状动脉介入治疗手术安全性与术者经验呈正相关，美国心脏学院（ACC）和心脏协会（AHA）指南中指出，冠状动脉介入治疗应该在手术量在 400 例以上的单位，操作者每年手术量 75 例以上的医师中开展。

在冠状动脉内支架常规应用之前，再狭窄成为冠状动脉介入治疗的主要障碍，球囊扩张对血管壁的损伤促进血管内膜增殖，导致术后 3~6 个月血管再狭窄。金属裸支架的使用使得再狭窄发生率显著降低，药物洗脱支架是在支架表面涂以免疫抑制或抗增生的药物（如西罗莫司、紫杉醇等）在支架植入后缓慢释放以防止血管内膜增殖，这种方法使再狭窄率进一步下降，晚期再次血运重建率从裸支架的 15%~20% 下降到药物洗脱支架的 5%~7%。由于药物洗脱支架植入后存在发生晚期支架内血栓形成的风险，并且需要长时间抗凝治疗，因而对于特定的人群需要权衡利弊，选择合适的支架，如对于直径较大的冠状动脉狭窄，不一定必须植入药物洗脱支架。

冠状动脉介入治疗的诸多进展，使得许多以前需要冠状动脉搭桥的患者现在可以在导管室进行有效的治疗；虽然 CABG 现在仍然是复杂冠状动脉病变的治疗手段，但其所占比例已明显降低。

4. 冠状动脉介入治疗手术操作并发症

PCI 最常见的并发症是和动脉穿刺点有关。穿刺部位出血和血肿的发生率在 3%~5%，大部分可以用保守治疗处理，只有少部分需要输血或外科处理。穿刺部位的假性动脉瘤发生率不到 1%，大部分可以在超声指导下压迫解决。后腹膜血肿发生率很低，如未能及时发现，可能威胁生命，有时需要外科处理，在 PCI 后继续进行抗凝治疗的患者必须非常警惕后腹膜血肿的存在。经桡动脉的介入治疗，可能会导致桡动脉闭塞，但大部分是无症状的，因为手部供血是双环的。

冠状动脉介入治疗的心脏并发症并不多，球囊扩张或支架植入可以导致粥样硬化斑块的栓塞和（或）在远端血管床的血栓形成，相应产生的心肌梗死常是小灶的和可以忍受的。水蛭素或肝素加Ⅱb/Ⅲα受体阻滞剂可以明显减少围术期心肌梗死的发生。心肌缺血诱导的心律失常，包括室性心动过速或心室颤动常常对药物治疗或心脏电复律反应较好。冠状动脉介入手术中的冠状动脉夹层撕裂和（或）血栓性闭塞导致Q波心肌梗死、急诊冠状动脉搭桥和手术相关的死亡，发生率相当低，有经验的操作者结合现代的PCI技术已经使这些并发症的发生率下降到1%以下。

5. 辅助器材

（1）高速斑块旋磨技术

高速斑块旋磨技术是利用高速旋转的表面带有金刚石颗粒的磨头研磨斑块至小的颗粒，这些颗粒再随血液至下游吸收。最初它主要用于高度钙化病变、开口病变和分叉病变。旋磨后往往要植入支架。

（2）远端保护装置

冠状动脉静脉桥血管病变往往存在易碎斑块和血栓性病变，并且在介入治疗时容易引起远端血管栓塞。有几种远端保护装置在临床应用，其中最常用的是冠状动脉过滤器。现在设计的过滤器是附着于冠状动脉导丝上，在释放前由鞘管束缚住。过滤器系统放置到静脉桥血管病变的远端，移去束缚的鞘管过滤器被释放并且自膨胀开堵塞病变远端。通过过滤器的导丝在滤器近端行球囊扩张和支架植入；在支架植入过程中粥样硬化斑块和血栓性碎片脱落并被滤器拦截，不致引起下游毛细血管床的栓塞（可能会引起心肌损伤）。在支架植入结束后，用回收鞘将滤器回收。

部分不适合使用远端保护装置的静脉桥病变可以使用近端保护装置，这两种保护装置都可以减少静脉桥血管介入治疗围术期心肌梗死的发生率。

（3）血栓去除装置

血栓常常出现在闭塞性冠状动脉病变中，特别是在ST段抬高型心肌梗死和其他急性冠状动脉综合征状态。血栓可能导致远端冠状动脉床的栓塞并且影响PCI的结果。常用去除血栓的方法是血栓抽吸装置，该装置有两个腔孔，尖端中心腔为导丝通过腔，侧面有较大的侧孔腔与导管末端相通为抽取血栓。该装置常用于血栓负荷重的ST段抬高型心肌梗死的治疗，已有临床试验证实血栓抽吸装置用于该状态可以改善冠状动脉介入治疗的结果。

此外，还有一种方法是通过血液流变血栓抽吸装置去除血栓。该装置在导管末端部分有外部管腔，通过该管腔向血管内高速注射生理盐水并折回至导管内，这种高速生理盐水喷射在其后产生一低压区（伯努利原理），通过导管末端周围的孔道将血栓抽吸入导管内。高速喷射的生理盐水可以打碎血栓至微颗粒并且推进它们至导管的近端腔。这种装置对于大量血栓负荷的病变特别有效。

（4）血管内超声

血管内超声（IVUS）是通过冠状动脉指引导丝将超声转换器送入冠状动脉内。IVUS 可以提供粥样硬化斑块的形状和血管壁的状况，并且能提供冠状动脉造影不能给予的冠状动脉病变信息。在 PCI 之前使用 IVUS 评估冠状动脉病变的严重性及血管大小帮助决定是否需要使用辅助性装置和支架的大小。PCI 之后的IVUS 常常用来评估支架是否被完全扩张和支架与血管壁的贴壁情况。在目前药物支架年代，理想的支架植入和完全支架贴壁对减少早期和晚期支架内血栓是非常重要的因素，出于这方面的考虑，IVUS 使用频率已明显增加。几项关于血管内超声的研究是关于药物治疗冠状动脉斑块容量进展或逆转的观察。

（5）切割球囊

切割球囊作为冠状动脉普通球囊的改进品，常用来处理复杂的冠状动脉病变，如支架内再狭窄病变、冠状动脉分叉病变和开口病变及小血管病变。最常用的切割球囊表面装有三片切割刀片，在球囊扩张时形成血管壁有控制的内膜切割，与标准的球囊相比，切割球囊会产生更好的管腔扩大。相似的切割装置有3~4 根螺旋形的镍钛合金钢丝附着于半顺应性的球囊表面，在球囊扩张时切割斑块，其结果更具有可预测性。

（6）冠状动脉压力导丝

冠状动脉压力导丝测量是用来评估临界病变的功能性严重度的一种重要工具。压力导丝的压力敏感器被安放在 PCI 导丝的末端，测量时压力导丝置于病变冠状动脉远端，通过冠状动脉病变远端压力和近端无病变部位压力的比值判断冠状动脉功能储备分数（FFR）值，该数值来自冠状动脉充分扩张后常用腺苷获得。FFR 值与非创伤性功能检查结果相似，对冠状动脉病变是否应该行 PCI 术的判断很有帮助。

（二）PCI 适应证

PCI 所进行的冠状动脉血运重建可以缓解狭窄性冠状动脉病变患者的心绞痛症状，在部分患者中可以改善存活率。AHA/ACC 关于冠状动脉造影和冠状动脉介入治疗指南中已经对 PCI 的适应证给予界定。要决定是否行 PCI 需要在冠状动脉搭桥、药物治疗和 PCI 手术成功率及远期收益之间平衡。手术操作的成功率和

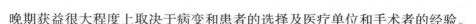

晚期获益很大程度上取决于病变和患者的选择及医疗单位和手术者的经验。

1. PCI 患者选择

对于无症状或仅有轻度心绞痛的冠状动脉狭窄患者及那些在无创负荷试验中无或仅有轻微心肌缺血者通常可以采用药物治疗；然而，即使是无症状的患者，他们在无创负荷试验中有明显的心肌缺血或在心导管检查中冠状动脉有严重狭窄，往往是心血管疾病发病的高危人群，应该考虑使用 PCI 或 CABG 进行血运重建。

和药物治疗相比较，稳定型心绞痛患者或冠状动脉存在 1~2 支血管明显狭窄的患者，一般来说，PCI 可以改善临床症状和改善生活质量；然而，对大部分稳定型心绞痛患者 PCI 并不改善患者的死亡率或再梗死的发生率。PCI 一般推荐为单支或双支病变且病变适合行介入治疗患者，作为优于 CABG 的选择。对于多支血管病变者，CABG 和 PCI 都是可以选择的，大部分比较 PCI 和 CABG 临床研究的结果提示两者的死亡率和心肌梗死的发生率相似，但 CABG 者需要再次血运重建率较低。对于 CABG 或 PCI 的选择取决于合并疾病的存在（它们可能会增加开胸手术的风险），以及病变的特征（它们可能会影响 PCI 的结果）、患者的倾向性；可能还需要在开胸手术的最初的风险及后续的合并症和 PCI 后多次血运重建之间平衡。糖尿病合并多支血管病变者 CABG 的存活率高于 PCI 者。

对于急性冠状动脉综合征的患者做急诊 PCI 手术效果特别好。对于不稳定型心绞痛和非 ST 段抬高型心肌梗死患者相对于单纯使用药物治疗，使用介入治疗（如 PCI）可以明显减少主要事件（死亡或心肌梗死）的发生率，因而对这类患者应尽早进行冠状动脉造影，并且根据冠状动脉解剖或合并存在疾病状况分配至 PCI，CABG 或药物治疗。

ST 段抬高型心肌梗死患者进行急诊介入治疗的效果特别好。对于急性 ST 段抬高型心肌梗死患者的急诊 PCI 疗效明显优于溶栓治疗，明显降低这类患者的死亡、再次心肌梗死及卒中的发生率。如果患者就诊在恰当的时间内，并且由有经验的医师手术，急诊 PCI 已成为这类患者首选的再灌注治疗手段。急诊 PCI 在抢救心源性休克或不能溶栓治疗的 AMI 患者有特别优势。对于 AMI 首诊在不能行 PCI 的医院，是就地进行溶栓治疗，还是转运到有条件行 PCI 的中心依然存在争议，因为转运确实存在治疗延迟的问题。近年来，全国范围内都在争取降低转运时间以使大部分 AMI 患者能进行急诊 PCI。如果急性心肌梗死患者最初接受溶栓治疗，但溶栓没有成功，患者仍有持续性胸痛和 ST 段抬高，这些患者应该进行补救性 PCI，这样仍能改善结果。在心肌梗死后的早期阶段或成功溶栓后几天内进行 PCI 可以减少再发心肌缺血的频率。

2. PCI 冠状动脉病变选择

冠状动脉病变的特征是决定患者进行 PCI、CABG 或药物治疗的重要因素。复杂的冠状动脉病变包括非常长的病变、极度扭曲或钙化病变、高度成角病变，某些分叉病变、开口病变、退变的静脉桥血管病变、小血管病变和慢性完全闭塞性病变，这些复杂病变的存在可以使 PCI 手术更困难并且影响手术后的长期疗效。如果冠状动脉病变复杂，并且可能 PCI 的疗效不理想，则药物治疗或 CABG 可能会是更好的选择。

冠状动脉搭桥后静脉桥血管病变已越来越受到关注。静脉桥血管病变常常是弥漫性病变，易碎的和血栓性斑块多，并且在 PCI 中容易发生远端血管栓塞。桥血管局灶性病变可以在远端保护装置应用下行支架植入。但对于多个静脉桥血管弥漫性退行性病变以再次冠状动脉搭桥为较好的选择。之前，对于左主干病变标准的治疗手段是 CABG，然而随着 PCI 技术的改进及药物洗脱支架的应用，使得左主干支架植入术成为可能，并且这种可能性还在进一步增加。

二、冠状动脉介入手术相关的药物应用

（一）技术特点

1. 应用指征

（1）慢性稳定型冠心病

PCI 是缓解慢性稳定型冠心病患者症状的有效方法之一。与药物治疗相比，总体上不能降低死亡率及 MI 发生率，但有证据表明，在有较大范围心肌缺血的患者中 PCI 仍比药物治疗具有优势。

（2）不稳定型

心绞痛和非 ST 段抬高 MI 在这些患者中，可采取早期保守策略和早期介入策略。循证医学证据表明，对危险度高的患者，早期介入治疗策略显示了明显优势。

（3）急性 STEMI

包括直接 PCI、转运 PCI、补救 PCI、易化 PCI。循证医学证据表明，PCI 能有效降低 STEMI 总体死亡率。但总体死亡率降低的获益仍取决于以下因素的影响：患者发病时间、梗死部位及心功能状况所构成的总体危险度、患者年龄及合并疾病情况、患者用药情况、医生经验及导管室人员熟练配合程度及进门球囊扩张时间。所以，合理、有效地使用 PCI 手段是 STEMI 再灌注治疗的关键。

2. 治疗方法

（1）单纯球囊扩张

心肌供血范围不大、血管内径小（<2.5 mm）的冠状动脉发生病变并引起临床症状时，经球囊扩张后达"支架样"管腔疗效，则行单纯球囊扩张术。分叉病变 PCI 时，如分支血管内径较小且仅起始部狭窄，通常主张仅对主支血管行支架术，而分支血管行球囊扩张术即可。有时，经"对吻"（Kissing）球囊扩张后疗效满意，也无须置入支架。

（2）BMS 扣 DES 支架置入

BMS 的安全性和疗效均优于单纯 PTCA，但术后由于内膜增生，支架内再狭窄，导致再次血管重建率高，在小血管长病变、冠状动脉慢性完全闭塞和分叉病变及糖尿病患者尤其明显；而 DES 可显著抑制内膜增生，从而大大降低支架术后再狭窄率和再次血管重建率（5%～10%）。支架的主要问题是支架内血栓形成。

（3）冠状动脉斑块旋磨术

冠状动脉斑块旋磨术是用高速旋转的金刚钻磨头（14 万～18 万转/分钟）将粥样斑块销蚀。

（4）定向性冠状动脉斑块旋切术

理论上，通过定向性冠状动脉斑块旋切术，切除阻塞性斑块（而非用球囊导管或支架挤压斑块），可获得足够大的血管腔。但研究显示，与普通球囊扩张术相比，定向性冠状动脉斑块旋切术早期并发症增多，临床作用不明显。定向性冠状动脉斑块旋切术是唯一可对阻塞性动脉粥样硬化斑块或再狭窄病变进行活组织检查的方法。

（5）支架内再狭窄放射疗法

尽管单纯球囊扩张术治疗支架内再狭窄安全，但复发率较高。以往某些 BMS 的随机、安慰剂对照试验指出，血管内放射疗法能降低自身冠状动脉或静脉桥支架内再狭窄。但是，近年来的研究证明冠状动脉内 DES 治疗再狭窄，较血管内放射疗法更安全、有效。

（6）切割球囊

切割球囊通常装有 3～4 把纵向排列的金属刀片，以便在低压球囊扩张时能对斑块做切开。

（7）远端保护装置

应用远端保护 Guard Wire 系统显著改善桥血管 PCI 时心肌灌注分级。

（8）血栓抽吸装置

在支架置入前用血栓抽吸装置能显著降低微循环阻塞和心肌功能障碍。

（二）用药方法

无论是否行 PCI，药物治疗都是冠心病治疗和二级预防的基石。PCI 可改善心肌缺血并减少由此引发的急性和慢性不良事件风险，但 PCI 术中对病变斑块的挤压、促凝组织的暴露及支架等器械置入等可促进血小板激活、血栓形成而导致 PCI 围术期不良心血管事件。PCI 术后由于基础疾病进展、PCI 局部病变处再狭窄或血栓形成等，发生不良心血管事件和再次入院治疗的风险仍较正常人群高。近年大量循证医学的证据表明，合理应用抗血小板、抗凝、他汀类、β 受体拮抗药及血管紧张素转化酶抑制药（ACEI）等药物能够明显降低 PCI 围术期及术后长期不良心血管事件风险，对达到 PCI 预期效果和改善患者预后具有重要意义。

1. 抗血小板药物的应用

（1）阿司匹林

环氧化酶阻断药阿司匹林是应用最广泛的血小板聚集的抑制药，它通过乙酰化环氧化酶 1（COX-1）中 529 位丝氨酸的羟基而不可逆地灭活该酶活性，而阻碍花生四烯酸与 385 位酪氨酸的活性位点结合，阻止 TXA 的形成。评价 PCI 术中应用阿司匹林的早期研究旨在确定阿司匹林是否具有预防再狭窄的作用。尽管阿司匹林对预防再狭窄无效，但这些研究表明阿司匹林是具有预防近期缺血性并发症的。

稳定冠心病患者，如患者术前没有长期服用阿司匹林，需要术前 3 小时负荷剂量给予口服 300 mg。术前规律服用阿司匹林（70～160 mg/d）的患者，在 PCI 术前口服阿司匹林 75～300 mg。术前未规律服用阿司匹林的患者，因阿司匹林的生物利用度及抗血小板作用可能延迟，PCI 术前至少 2 小时（最好 24 小时前）给予阿司匹林 300 mg。若应用小剂量阿司匹林（75～100 mg）至少应于术前 24 小时服药。

STEMI 患者一旦确诊必须立即口服阿司匹林 300 mg。

阿司匹林敏感的患者应用噻吩吡啶类衍生物替代，也可以在术前应用糖蛋白GPⅡb/Ⅲa拮抗药替代。阿司匹林绝对禁忌的患者，于PCI前6小时给予氯吡格雷负荷剂量300 mg，和（或）PCI时应用GPⅡb/Ⅲa拮抗药。

中国经皮冠状动脉介入治疗指南推荐如下：

①术前已经接受长期阿司匹林治疗的患者应在PC1前服用100~300 mg。

②以往未服用阿司匹林的患者应在PCI术前至少2小时，最好24小时前给予300 mg口服。

③PCI10术后，对于无阿司匹林过敏或高出血风险的患者，口服100~300 mg/d，置入BMS者至少服用1个月，置入雷帕霉素洗脱支架者服用3个月，置入紫杉醇洗脱支架者服用6个月，之后改为100 mg/d长期服用。

④对于担心出血风险者，可在支架术后的初始阶段给予75~100 mg/d的低剂量阿司匹林治疗。

（2）氯吡格雷

腺苷二磷酸（ADP）受体拮抗药主要通过与ADβ受体结合发生不可逆结合而竞争性抑制ADP（PAF）的血小板聚集，还可以抑制由血小板活化因子（PAF）GP引起的血小板聚集和释放，其最终作用是干扰血小板GPⅡb/Ⅲa受体与纤维蛋白原结合，从而抑制血小板的激活。氯吡格雷在体内的活性代谢产物可以选择性、不可逆地与血小板表面的ADβ受体结合（减少ADβ受体结合位点但是不影响受体的亲和力），阻断ADP对腺苷酸环化酶的抑制作用，抑制纤维蛋白原受体（GPⅡb/Ⅲa）活化进而抑制血小板的聚集。此外，氯吡格雷还能阻断ADP释放后引起的血小板活化扩增，从而抑制其他激动药诱导的血小板聚集。

用药选择：①稳定型冠心病患者，鉴于目前绝大多数PCIcI的患者最终可能均置入了支架，因此，所有计划行Pe75 m患者均应该尽早开始在阿司匹林基础上应用氯吡格雷75 mg/d；②NSTEMI患者，不论是否决定进行PCI治疗，均应立即给予300 mg或600 mg氯吡格雷负荷剂量，CURE、PCICURE和CREDO研究（300 mg负荷剂量+75 mg/d）均证实及早应用氯吡格雷可降低PCI术前和术后的缺血事件发生率，即使是对需要进行CABG手术的患者，可能获益超过风险；③STEMI患者，CLARITY（负荷剂量300 mg或600 mg）和COMMIT/CCS-2（无负荷剂量，75 mg，1/d）研究均显示阿司匹林加氯吡格雷比单用阿司匹林更加有效，如进行直接PCI或置入支架需要再次服用负荷剂量。PCI-CLARITY研究，证实即使急性STEMI患者溶栓后在PCI前应用氯吡格雷（负荷剂量300 mg）

可使死亡、心肌梗死复发或卒中减少 38%。PCI-CLARITY 研究，氯吡格雷负荷剂量预处理能显著降低 STEMI 患者 PCI 术前和术后的心血管死亡及缺血事件的发生，并且没有显著出血危险的增加。

给药时间：噻吩吡啶类药物的抗血小板抑制作用滞后，但给予负荷量后抗血小板作用迅速出现，应于 PCI 术前 6 小时以上预先给予氯吡格雷负荷量 600 mg 或 300 mg。PCI 术前给更高剂量的氯吡格雷（450~600 mg）较常规负荷量 300 mg 可以使其抗血小板作用更为迅速，从而使行紧急介入治疗术的患者获得更多的益处，6 小时内行 PCI 患者可加大负荷剂量致 600 mg，但是该剂量对于高危 PCI 能否与 GP Ⅱb/Ⅲa 拮抗药合用还不清楚。氯吡格雷最佳的负荷剂量和治疗时间，还需要进一步的研究来证实。

并发症防治：如果由于特殊病变（不适合 PCI）或 PCI 相关并发症而需要考虑急诊 CABG 术的患者，在考虑预先给予氯吡格雷治疗获益的同时，还需要权衡其增加出血的风险。一般情况下，CABG 术前应该停用 5~7 天，以减少出血并发症。

（3）GP Ⅱb/Ⅲa 拮抗药

血小板膜糖蛋白Ⅱb/Ⅲa 拮抗药抗血小板 GP Ⅱb/Ⅲa 单克隆抗体与血小板结合可以抑制血小板聚集，在 GP Ⅱb/Ⅲa 分子上存在纤维蛋白原的受体，它们与纤维蛋白原 A 链上的 RGD（精氨酸-甘氨酸-天冬氨酸）肽段连接，引起血小板聚集，抗血小板 GP Ⅱb/Ⅲa 单克隆抗体，则能阻断这种连接而抑制血小板聚集。

GP Ⅱb/Ⅲa 受体拮抗剂主要分为三类：①单克隆抗体类，如阿昔单抗、YM337；②非肽仿生物类，如替罗非班、拉米非班、洛希非班；③合成肽类，如依替巴肽、DMP-728。其中，阿昔单抗、替罗非班和依替巴肽已被批准用于临床，三者均为静脉制剂。与阿昔单抗相比，替罗非班和依替巴肽的特异性强、半衰期短，可反复使用且不易发生免疫反应。

阿昔单抗（e7E3）：阿昔单抗是一种人、鼠嵌合的 GP Ⅱb/Ⅲa 单克隆抗体 7E3 的 Fab 片段，相对分子质量为 47.6kD。它的抗血小板作用是阻断纤维蛋白原受体而抑制血小板聚集，阻碍经皮冠脉介入治疗（PCD）部位的血小板栓子形成，降低血管堵塞危险，减少组织因子诱发血小板所介导的凝血酶生成，延长活化的凝固时间，减少血栓的形成。此外，阿昔单抗有促进溶栓的作用，其可能的机制如下：①增加血块的多孔性，阻碍血块回缩；②降低凝血酶活化纤溶酶抑制物的形成；③减少血小板释放 Pal-1 和 Pal-2 纤溶酶抑制物；④减少凝血因子 M

介导的纤维蛋白交链。

替罗非班：它是一种含 RGD 肽的酪氨酸类似物，相对分子质量为 0.495kD，血浆中的半衰期为 1~2 小时，39%~69% 由肾排泄。它是非肽类 GPⅡb/Ⅲα 受体拮抗药，不具有抗原性，可以与 GPⅡb/Ⅲα 受体可逆性结合，选择性抑制 GPⅡb/Ⅲa，进一步阻断纤维蛋白原与 GPⅡb/Ⅲa 结合，抑制血小板聚集。

依替巴肽：依替巴肽是从蛇毒中提取的一种环状七肽，含有赖氨酸-甘氨酸-天冬氨酸序列，对 GPⅡb/Ⅲa 受体具有较高的结合亲和力，血浆半衰期为 2.5 h。在急性冠状动脉综合征患者中，依替巴肽能够有效抑制由纤维蛋白原或二磷酸腺苷激活的血小板聚集，其抑制作用始于用药后 5 min，效果持续整个用药期间，在停药 4~8 h 血小板功能才恢复正常。

埃替非巴肽：它是根据 barbourin 蛇毒的介离素的 KGD（赖氨酸-甘氨酸-门冬氨酸）结构所合成的一种环形七肽。相对分子质量为 0.823kD，血浆中半衰期为 2.5 小时，约 50% 由肾排泄。它是肽类 GPⅡb/Ⅲα 受体拮抗药，通过与血小板膜上糖蛋白Ⅱb/Ⅲα 受体结合，占据其结合位点，使血小板膜上糖蛋白Ⅱb/Ⅲα 受体与纤维蛋白原不能结合而抑制血小板的聚集。

GPⅡb/Ⅲa 拮抗药是目前最强的抗血小板药物，根据现有的证据 GPⅡb/Ⅲa 拮抗药适用于 UA/NSTEACS 患者或有其他临床高危因素的患者。GPⅡb/Ⅲa 拮抗药主要降低 PCI 的急性缺血事件，如存在残余夹层、血栓或干预效果欠佳时，常常在 PCI 术中或术后即刻使用阿昔单抗来进行补救，但这种做法并没有经过前瞻性研究验证。

开始用药的时间，在诊断性血管造影前开始还是 PCI 前开始应用还没有更多的证据，根据现有的证据，在血管造影前即患者已经诊断应用替罗非班和埃替非巴肽能明显获益。而阿昔单抗主要对 24 小时内计划行 PCI 的患者有益，对于非介入治疗的患者不建议应用阿昔单抗。

稳定型冠心病患者：ISAγ-REACT 和 ISAγ-REACT 研究在低危非 ACS 患者中没有发现阿昔单抗优于安慰剂，出于对费用和出血并发症的考虑，不常规推荐 GPⅡb/Ⅲa 拮抗药。对不同病例需要具体分析，如冠状动脉造影发现为复杂病变，或者有威胁生命的血管闭塞或可见血栓，或血流缓慢或无复流的患者，考虑 GPⅡb/Ⅲa 拮抗药。

NSTEACS 患者：具有急性血栓并发症高危的 NSTEACS 患者建议选择 GPⅡb/Ⅲa 拮抗药。如患者没有服用氯吡格雷，强烈建议术中应用 GPⅡb/Ⅲa

拮抗药。已经合用氯吡格雷的高危患者可选择应用。PCI 尤其是直接 PCI 者或顽固性心绞痛、其他高危患者，使用 GPⅡb/Ⅲa 拮抗药（阿昔单抗或埃替非巴肽）。

若伴有肌钙蛋白水平升高接受 PCI 的 NSTEMI/UA 患者，在介入干预前 24 小时内开始使用阿昔单抗；而不准备做介入治疗的患者，阿昔单抗没有益处。预期在短期内行 PCI（2.5 小时内）的患者，术前 GPⅡb/Ⅲa 拮抗药可以延缓，可以在导管室中开始，选择阿昔单抗或埃替非巴肽。

ISAy-REACT2 研究再次证实了 GPⅡb/Ⅲa 拮抗药对肌钙蛋白阳性的 ACS 高危患者明显获益。对有心绞痛发作并且伴肌钙蛋白升高或 ST 段压低超过 0.1 mV 或一过性 ST 段抬高超过 0.1 mV（20 分钟）或新出现束支传导阻滞，原位血管或静脉桥具有明显的病变可进行 PCI 的患者，至少术前 2 小时应用大剂量氯吡格雷 600 mg。结果阿昔单抗组主要终点事件 30 天内的死亡、MI、缺血导致目标血管紧急血运重建下降（8.9%vs11.9%）。住院期间的严重出血（均为 1.4%）和轻微出血事件均没有显著差异。

STEMI 患者：GPⅡb/Ⅲa 受体拮抗药在 STEMI 患者中的使用是有争议的。接受 PCI 的 STEMI 患者，应早期应用阿昔单抗，能降低 6 个月后的病死率和靶血管血运重建。而替罗非班或埃替非巴肽在 STEMI 患者的研究资料有限。

经皮冠状动脉介入治疗中国指南推荐如下：①不稳定型心绞痛/非 STEMI（UA/NSTEMI）行 PCI 的患者，如未服用氯吡格雷，应给予一种血小板糖蛋白Ⅱb/Ⅲa 受体拮抗药，在实施诊断性 CAG 前或 PCI 术前即刻给药均可；②UA/NSTEMI 行 PCI 的患者，如已服用氯吡格雷，可同时给予一种血小板糖蛋白Ⅱb/Ⅲα 受体拮抗药；③STEMI 行 PCI 的患者，可尽早应用血小板糖蛋白Ⅱb/Ⅲα 受体拮抗药；④接受择期 PCI 并置入支架的高危患者或高危病变（如 ACS、近期 MI、桥血管狭窄、冠状动脉慢性闭塞病变及 CAG 可见的血栓病变等），可应用血小板糖蛋白Ⅱb/Ⅲa 受体拮抗药，但应充分权衡出血与获益风险。

2. 他汀类药物的应用

经皮冠状动脉内介入术（PCI）已经成为冠状动脉疾病血运重建的最佳手段之一。但是，PCI 本身可能会引起血管壁的损伤和炎症反应，进而引起心肌损伤。近年来他汀类药物在 PCI 围术期的应用受到普遍重视，展现出美好的前景。

他汀类药物是羟甲基戊二酰辅酶 A（HMG-CoA）还原酶抑制药，此类药物通过竞争性抑制内源性胆固醇合成限速酶还原酶，阻断细胞内羟甲戊酸代谢途径，使细胞内胆固醇合成减少，从而反馈性刺激细胞膜表面（主要为肝细胞）低密度脂蛋白（LDL）受体数量和活性增加，使血清胆固醇清除增加、水平降低。

（1）他汀类药物的非降脂作用及机制

对内皮功能的影响：内皮功能失衡是动脉粥样硬化的启动机制之一。他汀类药物主要通过稳定内皮细胞一氧化氮合成酶（eNOS）的转录，阻止低氧导致的内皮细胞 eNOS 的下调，从而使内皮细胞的一氧化氮（NO）产生增加，同时减少内皮素（ET-1）合成而抑制其缩血管作用。此外，氧化低密度脂蛋白（oxLDL）可损伤血管内皮细胞，抑制 eNOS。他汀类药物可减少内皮细胞摄取 oxLDL，从而增强 eNOS 的活性，可在短时间内迅速改善内皮依赖的血管舒张功能。

他汀类药物的抗炎作用：炎症过程参与动脉粥样硬化斑块的形成，而动脉粥样硬化是冠心病的病理基础。他汀类药物可以抑制炎症反应而起到抗动脉粥样硬化作用，其抗炎机制包括以下内容：①抑制黏附分子表达；②抑制巨噬细胞生成细胞因子、降低巨噬细胞的活性，稳定动脉粥样硬化斑块；③降低 C 反应蛋白（CRP）。

稳定动脉粥样硬化斑块：他汀类药物可以通过三种机制稳定动脉粥样硬化斑块。①降低管腔内中膜厚度及钙斑形成；②控制斑块的易损性；③减少巨噬细胞分泌金属蛋白酶（MMPS）。他汀类药物可减少巨噬泡沫细胞的大小和脂纹面积，减少炎症细胞，抑制泡沫细胞和平滑肌细胞产生的 MMPS，从而减少胶原蛋白和弹力蛋白的降解，稳定粥样斑块，防止血栓形成，避免 ACS 的发生。

抗血小板聚集和血栓形成：当斑块破裂时暴露出内膜下胶原纤维，激活由组织因子介导的外源性凝血途径，导致急性血栓形成。他汀类药物可抑制人体巨噬细胞组织因子的表达，抑制外源性凝血过程。此外，他汀类药物还可增强组织型纤溶酶原激活物（t-PA）的表达，抑制纤溶酶原激活物抑制药（PAI）的表达。

（2）他汀类药物在 PCI 围术期应用的循证医学证据

ARMYDA-1（阿托伐他汀减少血管成形术中的心肌损伤）研究入选 153 名未接受过他汀类药物治疗的稳定型心绞痛患者，在择期 PCI 术前随机分为 2 组，即阿托伐他汀（40 mg/d）组和安慰剂组，7 天后发现，心肌梗死（MI）发生率在阿托伐他汀组及安慰剂组分别为 5% 及 18%（P = 0.025）。ARMYDA-1 研究直接提示阿托伐他汀在稳定型心绞痛患者中有明确的降脂外作用，而且抗炎、抗氧化、保护血管内皮作用发生很早，更充分地提示了阿托伐他汀早期获益作用。

ARMYDA-2（高负荷剂量的氯吡格雷减少 PCI 围术期心肌梗死）研究入选拟行 PCI 的患者 255 例并随机分成 2 组，分别在术前 4~8 小时给予氯吡格雷 600 mg（n=126）和氯吡格雷 300 mg（n=129）的负荷剂量。随后分别在基线、术后 8 小时、24 小时检测肌酸激酶 MB、肌钙蛋白 I 和肌红蛋白的水平，随访 30 天发现，高负荷剂量治疗方案可使发生 MI 的危险性降低 50%（OR=0.48，95%CI：0.15~0.97，P=0.044）。更有甚者，被随机分入 600 mg 氯吡格雷治疗组的患者中，服用他汀类药物可使 MI 危险降低 80%。

他汀类药物不仅能预防 PCI 术中 MI 的发生，而且能降低心外科术后心房颤动的发生率。MIaR-MYDA-3（阿托伐他汀预防心脏外科术后心房颤动）研究入选术前无心房颤动病史及他汀类药物治疗史、拟行选择性心脏手术的患者 200 例，分为阿托伐他汀组（101 例，40 mg/a）和安慰剂组（99 例），7 天后结果显示，与安慰剂相比较，阿托伐他汀组患者术后心房颤动发生率明显下降（35%vs57%，P=0.003）。阿托伐他汀治疗使发生心房颤动的风险降低 61%（95%CI：0.18~0.85，P=0.017）。阿托伐他汀联合 β 受体拮抗药治疗可使发生心房颤动的风险降低 90%（OR=0.01，95%CI：0.02~0.25，P<0.0001）。

3. 慢性肾功能不全患者的术前准备

随着老龄化社会的形成，慢性肾功能不全（CRI）的发病率越来越高，估计其发病率为 8%~8.9%。CRI 加速冠状动脉粥样硬化的发展，因此，CRI 患者冠状动脉病变一般较复杂，且多合并高血压、糖尿病。首先，CRI 患者的 PCI 术操作复杂，术后出血、无复流、再狭窄、支架内血栓等并发症发病率高。CRI 患者造影剂肾病的发生率高、后果严重。因此，如何安全地提高 CRI 患者复杂冠状动脉治疗的成功率及减少并发症已经成为介入医师迫切需要解决的问题。

（1）术前全面评估患者的肾功能

推荐使用 Ccm 来评价 CRI 患者的肾功能，Ccm<60 mL/min 是 PCI 术后预后不良的独立预测因子。

（2）预防造影剂肾病（CIN）的发生

在高危人群，CIN 的发生率可达 30%~70%，在药物性急性肾衰竭中 CIN 高居第二位，CIN 是医院获得性肾衰竭的第三大最常见原因，CIN 是 PCI 患者预后不良的独立预测因子。因此，如何有效预防 CIN 的发生是 CRI 患者 PCI 术成功与否的关键。根据我国、美国及欧洲 PCI 最新指南指出，术前停用肾毒性药物；术前水化，选用生理盐水；术前 3 小时开始静脉滴注生理盐水，术后持续滴注 10 小时或至充足尿量；可适当应用利尿药；选用非离子型造影剂；严重肾功能不全患者（血肌酐>176.8 gmol/L 的患者），必要时做好血液透析准备。合理选择造影剂，采用低渗或等渗透造影剂；严重肾功能不全患者可考虑术前术后预防性透析；严格控制造影剂用量等措施能够有效控制 CIN 的发生。

（3）手术策略的选择

CRI 患者多合并有心功能不全、糖尿病等合并症，要求 PCI 手术时间越短越好，造影剂用量越少越好。因此，其复杂病变不一定要求完全血运重建，3 支非闭塞病变时首先治疗最重血管，2 支闭塞时优选近期闭塞支治疗，分叉病变首选保证主干血管。

（4）调整用药

CRI 患者各种药物代谢受到影响，因此要注意抗凝药物剂量调整，以免严重出血并发症。

（5）对造影剂或多种药物过敏患者的术前准备

选用非离子型造影剂；术前进行抗过敏治疗；操作开始前静脉注射地塞米松。

4. 对比剂的应用

（1）类型

对比剂是冠状动脉造影（CAG）和 PCI 中血管显影的基本药物。目前用于心血管系统检查的对比剂均为有机碘对比剂。根据渗透压的高低可将对比剂分为等渗对比剂（300～330 mOsm）、相对低渗对比剂（640～900 mOsm）和高渗对比剂（1500～2300 mOsm）。高渗对比剂由于不良反应多，已被淘汰。目前常用的对比剂以低渗或等渗对比剂为主。低渗对比剂（非离子型单体有机碘对比剂）具有低渗透压特性，化学毒性较低，有高度的亲水性，不影响心率和节律，亦不减低心肌收缩力。其对凝血功能和纤维蛋白的溶解功能及补体活性无明显影响，且全身耐受性好，极少有过敏反应及恶心、呕吐等不良反应。等渗对比剂（非离子型二聚体有机碘对比剂）与血浆等渗，适用易于发生对比剂肾病的高危人群。理想的对比剂应具备成分含量高、显像效果佳、无生物活性、过敏反应少，体内、外稳定性好，且肾毒性低等特点。

（2）用量

对比剂的用量和毒副作用密切相关，因此，应尽量减少对比剂的用量。CAG

时，应根据病情需要，在保证造影质量和手术操作的前提下，尽量采取合适的投照体位和减少每次推注量，以减少总的对比剂用量，并应避免短时间内大量快速和连续推注对比剂。

①对慢性闭塞或复杂多支血管病变，PCI 程序应尽量简化。应控制对比剂推注次数，减少对比剂用量，其对比剂总量最好控制在 300~400 mL，并予充分的水化疗法。

②对心力衰竭、低血压、低血容量、心源性休克及急诊 PCI 等重症高危患者，在治疗原发病和控制疾病状态的同时，谨慎选择和应用合适的对比剂种类，严格控制对比剂剂量，并注意控制推注速度，延长推注间隔时间，以免造成严重的心、肾等不良事件。

③对肾功能障碍患者，CAG 和 PCI 时对比剂用量应更为严格，接受对比剂的总量不应超过其基础 GFR 毫升数的 2 倍。也可参考 Cigarroa 计算公式——[0.05 mL×体重（kg）/Cr（g/L）]。以等渗对比剂（非离子型二聚体有机碘对比剂）较好，有条件者可选用，同时应给予足量水化疗法。

对比剂的使用原则是在保证 CAG 和 PCI 操作的前提下，尽量减少对比剂的用量，同时还应考虑到患者重要脏器对对比剂推注的容积/速度的耐受性。

（3）不良反应

对比剂不良反应可分为特异质反应（变态反应）与物理-化学反应，前者与剂量、注射速度无关，而后者则与剂量、注射速度和注入方式有明确的关系。对比剂的特异质反应的发生率很低，但出现迅速，可引起一系列过敏样表现，严重者可出现休克甚至危及生命。引起对比剂过敏反应的高危患者为有对比剂过敏史或过敏体质者（如哮喘、荨麻疹、神经性皮炎、湿疹、食物及花粉过敏等）。物理-化学反应主要是肾毒性、心脏负荷过重和局部疼痛等，其高危患者有慢性肾病、心力衰竭、糖尿病、高龄、血管炎、甲状腺功能亢进或减退及同时应用其他肾毒性药物等。

过敏反应：①正确掌握 CAG 和 PCI 的适应证，对必须行 CAG 和 PCI 的过敏体质患者，应尽量选用本身不良反应性小的对比剂；②对有对比剂过敏史或过敏体质者造影前可预先使用抗组胺药和（或）糖皮质激素等以减少过敏反应的发生，术中应密切观察患者，以便及早发现过敏反应，并及时给予抗组胺药、地塞米松、肾上腺素等药物治疗并及时采取相应有效措施；③高危患者应选用非离子型等渗或低渗对比剂，并控制对比剂的单次剂量和总量。

对比剂肾病（CIN）：CIN 是指排除其他肾损害因素后使用对比剂后 24～72 小时发生的急性肾损害，现在新的命名为对比剂导致的急性肾损伤。通常以血清肌酐（SCr）水平较使用对比剂前升高 25% 以上或 SCr 绝对值增加 44.2μmoL/L（5 mg/L）以上作为诊断标准。临床多表现为非少尿型急性肾衰竭，故 CAG 后 2～5 天忽略检查尿及肾功能时易造成漏诊。多数患者。肾功能可于 7～10 天恢复。CIN 的主要危险因素为原有肾功能障碍、糖尿病和使用对比剂的剂量过多，其他可能危险因素有心力衰竭、高血压、并用肾毒性药物和高龄患者等。

（4）CIN 的防治

水化疗法：水化疗法是使用最早、目前被广泛接受的、可有效减少 CIN 发生的治疗方法。使用等渗晶体液（生理盐水或碳酸盐溶液）比低渗溶液可能更为有效。由于目前尚无充分证据表明重碳酸盐溶液比生理盐水更好，因此，目前提倡使用等渗盐水静脉水化疗法。方法：从造影前 6～12 小时至造影后 12 小时，应用生理盐水持续静脉滴注，保持尿量 75～125 mL/h。但对心功能障碍的患者要注意补液速度，以免加重心力衰竭。尚无充分证据表明口服补液的效果和静脉持续生理盐水输注相当。

药物治疗：目前研究较多的有 N 乙酰半胱氨酸（NAC）、抗氧化药（抗坏血酸）、他汀类药物、前列腺素、腺苷受体抑制药（茶碱）、多巴胺受体激动药、小剂量多巴胺、钙离子拮抗药等，但尚无证据表明上述药物的预防和治疗 CIN 的效果。应在术前至少 24 小时停用双胍类、非甾体类抗炎药等药物，尽量不用袢利尿药。

目前尚无一种理想的 CIN 预防药物，重视术前对患者肾功能的评价，选择适合的对比剂剂型，并严格限制对比剂剂量是预防 CIN 的有效手段。对已经发生的 CIN 也没有特效治疗药物，故足量有效的水化疗法仍是预防和治疗 CIN 的主要措施。

三、冠状动脉介入手术后再狭窄的防治用药

（一）发生机制

针对支架内再狭窄国内外做了大量的临床及实验研究，目前对再狭窄的发生机制仍未完全明了。但通常认为血管中层平滑肌细胞的迁移、过度增殖和大量合成细胞外基质是导致血管内膜增厚、慢性缩窄、管腔狭窄的最主要机制。

1. 发生原因

（1）血小板激活血栓形成

手术损伤深达中膜，血管内皮细胞被破坏，暴露出内皮下组织，启动细胞—配体间的黏附反应，血小板活化，黏附于血管损伤处，之后分泌并聚集，形成血栓。血小板活化可释放包括化学因子和丝裂原等物质，如血小板衍化生长因子（PDGF）、β型转化生长因子（TGF-β）和碱性成纤维细胞生长因子（bFGF），刺激中层平滑肌细胞的迁移和增殖，从而导致一系列血管损伤的修复反应，引起血管狭窄。血栓期发生于血管损伤后，并于数小时达到高峰。

（2）炎症影响

手术球囊作为外来物体必然引起肌体免疫应答，炎性细胞（如T淋巴细胞、中性粒细胞、单核-巨噬细胞）会浸润靶血管段。炎性细胞的浸润和血小板的聚集共同作用会释放出各种细胞因子和生长因子激活血管中层平滑肌细胞，使平滑肌细胞的一系列基因异常表达，迁移增生，分泌细胞外基质，最终导致内膜的增厚和血管的重塑。

（3）平滑肌增生

中层平滑肌细胞有收缩和合成两种表型，前者为成年人正常动脉壁平滑肌的主要类型，可维持血管壁的张力，控制血压。收缩表型的平滑肌细胞含有较多的肌丝，几乎没有粗面内质网和合成细胞器，细胞分裂和合成细胞外基质的能力较低，对生长因子几乎无反应。一旦血管损伤，平滑肌细胞能够从收缩表型转变为合成表型，表现为复制能力增加，几乎无收缩能力，合成功能随着粗面内质网增加而增强，细胞外基质的产生是收缩表型平滑肌细胞的五倍，参与血管损伤后组织修复。中层平滑肌细胞的增殖、迁移和表型改变是介入治疗后再狭窄的主要原因之一。中层平滑肌细胞的增殖在血管中膜平滑肌损伤后立即发生，48小时到达高峰，平均4天左右，增殖的中层平滑肌细胞通过内弹性膜的网状孔间隙迁移到内膜，进一步增殖肥大，并由收缩表型转变为合成表型。在损伤后2个月左右增殖、肥大的平滑肌大量合成，分泌细胞外基质，引起内膜进一步增厚。

（4）细胞外基质分泌

正常的细胞外基质在血管壁中呈同心圆分布。内膜由成线性排列的内皮细胞和少量富含蛋白多糖、透明质酸的细胞外基质构成。内膜和中膜由一层致密的弹性膜-内弹力板分隔。其中中膜由富含弹性成分、胶原和糖蛋白的细胞外基质及镶嵌于其内的中层平滑肌细胞构成。外弹力板分隔中膜和外膜，外膜主要由纤维性胶原、成纤维细胞和营养血管壁的脉管构成。PTCA术后内皮下基质和胶原纤维的暴露启动凝血系统，并且细胞外基质是新生内膜的主要成分。

2. 危险因素

许多研究观察了各种临床、造影和支架及操作因素均与支架内再狭窄有关，有些因素是可治的，有些因素是不可治的。

（1）年龄

年龄每增长10岁，所有血管和受损血管处发生再狭窄的相对危险性分别增加14%～19%。

（2）吸烟

吸烟可以加速动脉粥样硬化，在比较局灶型冠状动脉支架内再狭窄和弥散型冠状动脉支架内再狭窄时，吸烟者比率分别高达76%～85%。但最近一些国内外研究显示，吸烟与再狭窄关系不大，不过，大量吸烟肯定是不利的。

（3）饮酒

每周饮酒≥50 mL的患者相对每周饮酒<50 mL的患者，平均晚期丢失直径较少，支架放置节段术后再狭窄率低，且重复血管成形术的比率较低。

（4）糖尿病

胰岛素依赖型糖尿病是支架置入术后冠状动脉支架内再狭窄发生的独立危险因素，可能是胰岛素抵抗致内皮功能不全并加速血小板聚集，激活生长因子，促进平滑肌细胞的增殖，造成冠状动脉内膜增生，导致支架置入术后再狭窄的发生。

（5）病变血管因素

病变血管因素包括病变血管部位、病变长度、病变大小。冠脉支架内再狭窄发生率左前降支>左旋支>右冠状动脉。冠状动脉支架内再狭窄发生率与原血管病变长度、大小呈正相关。

（6）手术因素

支架及支架长度的选择，术者的熟练度及术者的经验，均是影响冠状动脉支架内再狭窄发生的因素。

（7）其他

遗传因素、不稳定型心绞痛也是再狭窄的危险因素。

（二）临床诊断

1. 临床表现

胸痛是最常见症状，一般在术后六个月内，出现阵发性胸痛，由劳力、饱餐、激动等因素诱发，休息或舌下含服硝酸酯类药物可以迅速缓解。临床上约 1/3 有症状者无再狭窄，而 15%无症状者实际存在再狭窄（无症状再狭窄），胸痛的预测价值远低于人们所期望的。

2. 辅助检查

（1）心电图

胸痛发作时罪犯血管供血区域相邻至少 2 个导联 ST 段抬高或压低 1 mm。心电图运动试验：运动中及运动后出现罪犯血管供血区域相邻至少 2 个导联 ST 段抬高或压低 1 mm，停止运动后持续超过 2 mm。心电图适用于无症状者的筛查及就诊时处于发作间歇期的患者。假阳性较多。

（2）CT 冠状动脉显像

经静脉注射造影剂后应用 64 排以上螺旋 CT 对冠状动脉进行快速成像，可以清晰显示冠状动脉走行及狭窄。最近出现的 CT 测定冠状动脉血流储备分数技术弥补了 CT 冠状动脉显像假阳性率高的缺陷。但由于金属支架对血管影像质量有影响，因此限制了该项检查对再狭窄的诊断价值。

（3）SPECT 负荷心肌灌注显像

常用双嘧达莫等药物作为负荷因素，缺血心肌部位呈现灌注不足或缺损，与 CT 冠状动脉显像结合可提高准确率。

（4）冠状动脉造影

经皮冠状动脉造影结合血管内超声或光学相干成像是诊断管腔再狭窄的金标准，不仅可以精确测量管腔狭窄程度，还可以对增生的内膜成分进行分析，对进一步治疗具有重要指导意义。

3. 诊断与鉴别诊断

有典型胸痛症状伴有一过性心电图缺血性 ST-T 改变可以临床诊断。症状不典型或无症状者可行 CT 冠状动脉显像或无创性负荷试验进行筛查。确诊有赖于经皮冠状动脉造影结合血管内超声或光学相干成像。

支架内再狭窄要注意与支架内血栓形成及靶血管以外的其他血管狭窄相鉴别。支架内血栓形成往往有抗栓药物不足史，起病突然，病情凶险，往往表现为急性心肌梗死或猝死。幸存者冠状动脉造影检查支架内无固定狭窄。靶血管以外的其他血管病变引起的心肌缺血反映在心电图上缺血部位与靶血管供血部位不同，影像学检查可以明确。

（三）治疗策略

一旦再狭窄已经形成，尚无有效药物使其逆转，主要依靠非药物治疗手段，因此，预防为主是药物治疗的主要策略。针对再狭窄的发病环节除应用相关药物以外也要注意控制各种危险因素。

1. 预防血栓形成的用药方法

（1）抗血小板药物

抑制花生四烯酸代谢的抗血小板药。①阿司匹林：对血小板环氧化酶有选择性的抑制作用，可阻断血栓素-2（TXA2）的生成，进而抑制血小板的聚集，这种抑制作用不可逆。对腺苷二磷酸或肾上腺素诱导的血小板二相聚集作用也有抑制作用，可抑制低浓度胶原、凝血酶、抗原-抗体复合物所致的血小板聚集和释放反应及自发性凝集。目前阿司匹林已成为支架术前、术后常规用药，常规量多在 75~325 mg/d。②其他：TXA。合成酶抑制药、一型多烯脂肪酸类（多烯康、鱼油）等。

增加血小板内环核苷酸的抗血小板药。①双嘧达莫：抑制磷酸二酯酶，阻止环腺苷酸的代谢，使血小板中的环腺苷酸升高，降低血小板黏附和聚集而发挥抗血栓作用。但该药有冠状动脉盗血作用，临床应用受到很大的限制，作为冠状动脉支架术前、术后的用药目前主要与阿司匹林或噻氯匹定联合使用。②西洛他唑：近年合成的一种新型抗血小板药。能抑制Ⅲ型磷酸二酯酶，阻止环腺苷酸降解，提高血小板内环腺苷酸浓度，阻止血小板聚集。某些动物实验显示，该药具有抑制损伤血管内皮细胞过度增生的作用，可能是一种非常有前途的预防再狭窄的药物。

血小板腺苷二磷酸拮抗药。噻氯匹定（抵克力得）及其衍生物氯吡格雷（波立维）：不可逆地抑制腺苷二磷酸诱导的血小板聚集；抑制胶原、凝血酶、肾上腺素诱导血小板聚集的花生四烯酸代谢，减少 TXA2 产生。临床研究表明，噻氯匹定 250 mg，每日 2 次，能够明显降低 ISR 的发生率和再狭窄的程度。目前临床上氯吡格雷有取代噻氯匹定的趋势。

血小板膜糖蛋白Ⅱb/Ⅲa 受体拮抗药：血小板表面具有 TXA2 受体、纤维蛋白原受体、血小板活化因子受体等多种，纤维蛋白原受体的表达是血小板聚集的终末共同途径。阻断这一途径可以有效地抑制血小板的聚集和血栓的形成。一种单克隆抗体阿昔单抗是一种血小板表面糖蛋白Ⅱb/Ⅲa 受体拮抗药，可以不可逆与血小板膜表面糖蛋白Ⅱb/Ⅲα 受体特异性结合，从而抗血栓形成。阿昔单抗对血管平滑肌细胞上的 β 受体也有交叉作用，使血小板及平滑肌细胞中的整合素不能正常发挥作用，在减少血栓形成的同时又抑制平滑肌细胞增生，这类药物可能是未来研究发展的方向。

（2）抗凝血药

肝素：肝素与血管内皮有较强的亲和力，能置换覆盖在血管内皮表面的硫酸乙酰肝素，增强内皮的抗凝和抗血栓作用；可以与血小板结合，抑制血小板的聚集和释放、抑制血小板表面凝血酶的形成；体外实验证明能抑制血管内皮损伤所导致的 VSMC 增殖，并抑制 VSMC 的迁移及改变 SMC 周围基质的组成。肝素还可促进内皮细胞的再生，且能与碱性成纤维细胞生长因子结合，使之失活。肝素已成为 PCI 术后防治亚急性血栓形成及 ISR 的常规用药，而肝素涂层支架的应用大大强化了其局部防治作用。

低分子肝素（LMWH）：常用的肝素给药不方便，易引起出血，低分子肝素抗凝作用较肝素弱，但作用时间长；对血小板功能影响小；毒性及个体差异小。这类药物包括 Dalteparin（法安明）、Fraxiparin（速避凝）、Enoxaparin（克塞）等，是目前临床最常用的 PCI 术后抗凝药物。低分子肝素虽缺乏抗血栓能力，但仍保留抗凝血因子 Xa 的活性及较显著的抑制内膜增生的能力，而且，低分子肝素的血浆半衰期较一般肝素长，临床上只须皮下注射一次，很少出现出血等不良反应，是一个可以长期使用、有效的防治内膜增生的药物。一般认为应在术后 24 小时内给药，并应持续至内膜增生的高峰期（1 个月）以后。

溶栓药：溶栓药为内源性或外源性纤溶酶原激活剂，直接或间接激活纤溶酶原，使其转化为纤溶酶，从而溶解血栓。这类药物有尿激酶、链激酶、组织型纤溶酶原激活剂（t-PA）等。溶栓药对支架置入术后急性或亚急性血栓性血管闭塞有良好的溶栓和再通效果。

华法林：华法林的作用机制是抑制维生素 K 环氧化物还原酶和维生素 K 还原酶，限制维生素 K 依赖性凝血因子 Ⅱ、Ⅲ、Ⅸ、Ⅹ 的合成，同时抑制 C 蛋白和 S 蛋白的羧化，限制其对凝血过程的调节，从而达到抗凝的作用。但现有的研究表明，华法林在预防再狭窄方面并不比阿司匹林更有效。

2. 预防血管弹性回缩和重构的用药方法

（1）肾素-血管紧张素醛固酮系统阻滞药

肾素-血管紧张素醛固酮系统（RAAS），尤其是器官局部的（RAAS）可通过影响细胞内皮功能及刺激细胞外基质增生等作用导致局部组织增生、血管重构，对 ISR 有促进作用。支架后再狭窄与血管平滑肌细胞增生和基质增殖相关，RAAS 参与了平滑肌细胞增生。血管紧张素转化酶抑制剂（ACEI）与血管紧张素Ⅱ受体指抗药（ARB）能通过抑制 RAS，显著减少内膜损伤反应的形成。血管紧张素Ⅱ主要通过 AT。受体促进内膜增生。在研究已证实血管紧张素转化酶抑制药和 AT。受体拮抗药分别可以阻止新生内膜的形成，其机制可能是阻止血管紧张素Ⅱ的产生和 AT1 受体的活性，从而抑制内膜增生。

（2）钙通道阻滞药

钙通道阻滞药能减轻血管弹性回缩，抑制内膜增生和血小板聚集。理论上可以用于预防再狭窄，但循证医学依据不足，尚未被常规使用。

3. 预防炎症反应和细胞增生的用药方法

（1）免疫抑制药和消炎

药可能对预防再狭窄有一定帮助，目前已进行过临床研究的免疫抑制药和消炎药主要包括糖皮质激素、秋水仙碱等，皮质类固醇因能影响循环和聚集的淋巴细胞、单核细胞的数量和质量；有效降低白细胞的黏附性，能防止白细胞在各种化学因子上的聚集，抑制前列腺素合成；还可以减少过氧化物的产生；抑制血小板激活因子的形成和 SMC 的增殖等生物学功效。但由于不良反应大，临床应用受到限制。

（2）抑制细胞增殖药物

应用生长因子抑制药的理论基础是它能抑制 VSMC 的调整、增生和迁移。生长抑素及其类似物如生长抑肽通过其特异的细胞膜受体进行调控，它们通过抑制局部血管壁损伤处血管平滑肌增生、迁移及加速内皮细胞再生、促进新生内皮细胞的代谢达到防治 ISR 的作用。针对不同生长因子如血小板衍生生长因子、表皮生长因子等受体的单克隆抗体和抑制药可在体外抑制 SMC 的增长，但这些尚未在人体及动物身上得到证实。

（3）他汀类药物

他汀类药物除具有降血脂作用外，还具有不依赖胆固醇降低的非调脂抗动脉粥样硬化机制，如降低炎症反应、抑制动脉损伤后内皮的增生、抑制血小板聚集、促进斑块稳定等作用。包括辛伐他汀、氟伐他汀、阿托伐他汀和西立伐他汀等。他汀类药物有一个重要的功能是清除氧化自由基并呈剂量依赖性。同时它们均能以剂量依赖的方式降低平滑肌细胞的增殖和移动。已有报道显示，辛伐他汀通过抑制平滑肌细胞的移动和增殖抑制大隐静脉内膜的形成。人的冠状动脉支架置入术后，他汀类药物治疗组 50% 的血管造影再狭窄率为 25.4%，明显低于非他汀类药物治疗组 38%，而且多变量分析显示他汀类药物治疗是以后支架再狭窄发生的独立的预报因子。

他汀类药物能够对抗支架狭窄形成的多个环节，而且已经从分子、细胞和组织的体内外试验初步证实了上述理论在实践上的正确性。所以他汀类药物可能是降低支架再狭窄发生的有希望的药物。但是，由于目前他汀类药物对支架再狭窄的效果仅在少数试验中得到证实，因此，还须大规模、多中心的实验来进一步进行验证。

第八章　心血管内科疾病处置基础

第一节　常见症状与体征

一、胸痛

（一）概述

胸痛是临床上常见的症状，其病因复杂多样，且危险性存在较大差异。胸痛的诊断首先要快速识别高危患者，包括急性冠状动脉综合征、主动脉夹层、肺动脉栓塞、张力性气胸等，须迅速采取有效的治疗措施，降低病死率和致残率；其次是排除低危患者，如肺炎合并胸膜炎，骨骼、肌肉源性胸痛，胃和食管疾病，心理和精神性疾病等，避免给患者增加心理负担。详细地询问病史、细致地查体，结合必要的辅助检查，绝大多数能得到正确的诊断和处理。常见胸痛原因如下：

1. 胸腔脏器疾病

（1）心血管系统疾病

血管病变，如心绞痛、急性心肌梗死、主动脉窦瘤破裂、主动脉夹层、肺动脉栓塞等；心肌、心包病变，如急性心肌心包炎、肥厚型心肌病等；心瓣膜病变，如二尖瓣膜病、主动脉瓣膜病等。

（2）呼吸系统疾病

胸膜病变，如胸膜炎、胸膜肿瘤、气胸；肺脏病变，如肺炎、肺结核、支气管肺癌等。

（3）胸腔其他脏器疾病

纵隔及食管疾病，纵隔病变，如纵隔炎、纵隔肿瘤等；食管病变，如食管炎、食管肿瘤、食管反流症等。

2. 非胸腔脏器疾病

（1）胸壁病变

皮肤及皮下组织病变，如急性皮炎、皮下蜂窝组织炎、带状疱疹、硬皮病等；神经系统病变，如肋间神经炎、肋间神经肿瘤、神经根痛、多发性硬化等；肌肉病变，如外伤、肌炎及皮肌炎等；骨骼及关节病变，如类风湿脊柱炎、结核性胸椎炎、非化脓性软骨炎、骨肿瘤、急性白血病等。

（2）胸部外疾病

①腹部疾病：如膈下脓肿、肝脓肿、肝癌、胆囊炎、胆石症等。

②全身性疾病：如自主神经功能紊乱。

（二）临床诊断

1. 临床表现

（1）发病年龄

青壮年胸痛多考虑结核性胸膜炎、自发性气胸、心肌炎、心肌病、风湿性心瓣膜病，40 岁以上者则须注意心绞痛、心肌梗死和支气管肺癌。

（2）部位

胸壁疾病所致的胸痛常固定在病变部位，且局部有压痛，若为胸壁皮肤的炎症性病变，局部有红、肿、热、痛表现；带状疱疹所致的胸痛，可见成簇的水疱沿一侧肋间神经分布伴剧烈疼痛，且疱疹不超过体表中线；肋软骨炎常在第 1、第 2 肋软骨处见单个或多个隆起，局部压痛；心绞痛或心肌梗死的疼痛多在胸骨后方和心前区或剑突下，向左肩和左臂内侧放射，也可向左颈或面颊部放射，误认为牙痛；主动脉夹层引起的疼痛多位于胸背部，向下放射至下腹、腰部与双侧腹股沟、下肢；胸膜炎引起的胸痛多在胸侧部；食管及纵隔病变所致胸痛多在胸骨后；肝胆疾病及膈下脓肿引起的胸痛多在右下胸，向右肩部放射；肺尖部肺癌疼痛多以肩部、腋下为主，向上肢内侧放射。

（3）性质

胸痛的性质可多种多样，程度可呈剧烈痛、轻微痛或隐痛。如带状疱疹呈刀割样或烧灼样剧痛；食管炎为烧灼痛；肋间神经痛为阵发性灼痛或刺痛；心绞痛呈压榨样痛并有窒息感，心肌梗死时疼痛更为剧烈并有恐惧、濒死感；气胸在发病初期有撕裂样疼痛；胸膜炎常呈隐痛、钝痛和刺痛，疼痛与呼吸有关；主动脉夹层为突然发生的胸、背部撕裂样剧痛或锥痛；肺动脉栓塞亦可突然发生胸部剧痛或绞痛，常伴呼吸困难、咯血与发绀。

（4）持续时间

心绞痛发作时间短暂，持续 1~15 分钟；心肌梗死疼痛则持续数小时；由平滑肌痉挛或血管狭窄缺血所致的疼痛为阵发性；而由炎症、肿瘤或梗死所致的疼痛多呈持续性。

（5）影响因素

主要为胸痛发生的诱因，以及加重与缓解的因素。心绞痛可在劳累或精神紧张时诱发，休息或含服硝酸酯类药物很快缓解，而心肌梗死所致的胸痛则用上述方法无效。食管疾病多在进食时发作或加重，服用抗酸剂和促动力药物可减轻或消失。胸膜炎或心包炎的胸痛因咳嗽和用力呼吸而加剧。

（6）伴随症状

胸痛伴有咳嗽、咳痰和（或）发热，常见于气管、支气管和肺部疾病；伴有咯血见于肺梗死、支气管肺癌；伴有面色苍白、大汗、血压下降或休克时，多见于心肌梗死、主动脉夹层、主动脉窦瘤破裂和大块肺梗死；伴吞咽困难多提示食管疾病，如反流性食管炎等；伴有呼吸困难提示病变累及范围大，如自发性气胸、大叶性肺炎、肺动脉栓塞等；当胸痛患者出现明显焦虑、抑郁、唉声叹气症状时，应想到心脏神经官能症等功能性胸痛可能。

2. 体格检查和辅助检查

首先注意患者生命体征，包括体温、呼吸、脉搏、血压。怀疑主动脉夹层时应测四肢血压。注意颈部有无血管异常搏动，主动脉弓部的夹层可以在胸骨上窝出现异常搏动；颈静脉充盈或怒张可见于心包填塞、肺动脉栓塞等引起的急性右心衰竭；气管有无偏移是一项简单有用的体征，用以判断是否有气胸、大量胸腔积液、肺不张等。注意胸廓有无单侧隆起，有无局部皮肤异常，有无触压痛；注意肺部呼吸音的改变，有无胸膜摩擦音。注意心界大小、心音强弱、杂音及心包摩擦音是心脏检查的内容。腹部应注意有无压痛，尤其是剑突下、胆囊区。对怀疑肺动脉栓塞的患者要检查下肢有无肿胀，是否有下肢深静脉血栓形成的迹象。

血常规检查可协助判断是否存在感染及血液系统疾病；心电图、肌钙蛋白是确诊心肌梗死的重要手段；D-二聚体对急性肺栓塞的筛查有较好价值；动脉血气分析和胸部 X 线检查有助于判断有无气胸、肺动脉栓塞等；腹部 B 超可以帮助判断肝脏、胆囊和膈下病变；心脏超声、主动脉螺旋 CT 对主动脉夹层有很高的检出率；冠状动脉造影是诊断冠心病的金标准。

（三）临床诊断思路

1. 评估和诊断

对急性胸痛就诊的患者，立即评估病情，识别引起胸痛的致命性疾病。

（1）如患者存在危及生命的症状和体征，包括突发晕厥或呼吸困难，血压<12.0/8.0 kPa（<90/60 mmHg），心率>100次/分钟，双肺可闻及啰音，立即建立静脉通路，吸氧，稳定生命体征。

（2）在5分钟内完成第一份心电图及体格检查。主要注意颈静脉有无充盈，双肺呼吸音是否一致，双肺有无啰音，双上肢血压是否一致，心音是否可听到，心脏瓣膜有无杂音，腹部有无压痛和肌紧张。

（3）完善血气分析、肌钙蛋白、生化标志物、肾功能状况、血常规、出凝血时间、床旁胸片和床旁超声心动图检查。

（4）进一步了解病史，包括此次胸痛发作的时间、既往胸痛病史、既往心脏病史、糖尿病和高血压病史、既往药物治疗史。

2. 进入绿色通道

经上述检查，根据最大可能性诊断，立即进入绿色通道。

（1）明确诊断心肌梗死

急性ST段抬高型心肌梗死（STEMI）治疗：一经诊断明确，立即予以阿司匹林300 mg嚼服，氯吡格雷片600 mg口服，同时通知心内科经皮冠状动脉介入治疗（PCI）组医护人员到位。目标是尽早、完全、持续开通"罪犯"血管，挽救生命，改善预后。对于STEMI的早期再灌注治疗建议：发病3小时内就诊，溶栓和急诊PCI都是可选择方案，如发病3小时后就诊，推荐首选急诊PCI治疗。

不稳定型心绞痛/非ST段抬高型心肌梗死（UA/NSTEMI）治疗：关键是早期诊断急性冠状动脉综合征（ACS），准确危险分层，早期识别高危患者。根据不同危险分层给予不同的治疗方案，同时立即收住冠心病监护病房（CCU）。

（2）初步诊断不能确诊ACS

对就诊时心电图和肌钙蛋白正常患者，须重复观察6小时后心电图或肌钙蛋白变化。如果患者持续胸痛，或须应用硝酸甘油缓解，提示高危，建议早期、连续复查心电图和肌钙蛋白。

如患者复查心电图ST-T动态变化或肌钙蛋白升高或血流动力学异常提示UA或NSTEMI，按照UA/NSTEMI流程处理。

如患者就诊后间隔6小时或胸痛后6~12小时心电图无ST-T改变或肌钙蛋

白没有升高，提示患者近期发生非致死性心肌梗死或死亡风险为低危或中危。危险分层请使用心肌梗死溶栓疗法（TIMI）危险评分或全球急性冠状动脉事件注册（GRACE）评分。①低危患者，如没有其他引起胸痛的明确病因，可出院后 72 小时内行负荷试验或冠状动脉 CT（冠状动脉 CTA）检查，并门诊随访。②中危患者，建议请心内科医师会诊，出院前行心脏负荷试验或冠状动脉 CTA 检查。

（3）排除 ACS 时，行胸痛三联 CT 检查

由于临床上致命性胸痛的主要病因是肺动脉栓塞、主动脉夹层和冠心病，所以对于 ACS 中、低危患者一次 CTA 检查完成三种疾病的筛查很有必要，此即胸痛三联 CTA 成像（TRIPLE-RULE-OUT CTA，TRO CTA）。

二、晕厥

（一）概述

晕厥是一过性全脑低灌注导致的短暂性意识丧失（T-LOC），以发作迅速、持续时间短和自行完全恢复为特征。近乎晕厥指一过性黑蒙，体张力丧失或降低，但不伴有意识丧失。为维持正常清醒状态，对每 100 g 脑组织，每分钟供氧不低于 3.5 mL。心脏供血暂停 3 秒以上，可发生近乎晕厥，5 秒以上可发生晕厥，超过 10 秒则发生抽搐（阿-斯综合征）。

（二）临床诊断

1. 分类

（1）反射性晕厥（神经介导性晕厥）

血管迷走性晕厥（VVS）：①由情绪介导，害怕、疼痛、器械操作、晕血症；②由直立位介导。

情境性晕厥常见的情况：①咳嗽、打喷嚏；②胃肠道刺激（吞咽、排便、内脏疼痛）；③排尿性晕厥；④运动后；⑤进食后；⑥其他，如大笑、吹奏铜管乐器、举重等。

颈动脉窦综合征：又称为颈动脉窦晕厥。

不典型晕厥：没有明确的触发因素和（或）不典型的表现。

（2）直立性低血压和直立性不耐受综合征

①原发性自主神经功能障碍：单纯性自主神经功能衰竭、多系统萎缩症、帕金森病伴自主神经衰竭。

②继发性自主神经功能障碍：糖尿病、淀粉样变性、尿毒症、脊髓损伤。

③药物所致的直立性低血压：由乙醇、血管扩张剂、利尿剂、抗抑郁药、吩噻嗪类所致。

④血容量不足：如由出血、腹泻、呕吐等引起。

（3）心源性晕厥

①心律失常性晕厥

缓慢性心律失常：如窦房结功能不全，包括心动过缓或心动过速综合征、房室传导系统疾病、置入装置功能障碍。

快速心律失常：室上性心律失常、室性（特发性、继发于器质性心脏病或离子通道病）心律失常。

由药物引起的缓慢或快速心律失常。

②器质性心脏病

心脏：心瓣膜病，急性心肌梗死或心肌缺血，肥厚型心肌病，心脏肿瘤（左房黏液瘤等），心包疾病或压塞、冠状动脉先天畸形、人工瓣功能障碍。

其他：肺动脉栓塞，急性主动脉夹层，肺动脉高压。

2. 诊断方法

（1）病史采集

注意晕厥的诱发因素，如体位改变、剧烈咳嗽、排尿、外伤出血、用力、疲劳、紧张或站力过久等。了解用药情况，尤其是降压药和降血糖药物的应用；晕厥发作的前驱症状；晕厥发作时情况；发作后伴发症状，如血管减压性晕厥、直立性低血压、吞咽性晕厥、咳嗽性晕厥、排尿性晕厥等反射性晕厥发作后迅速恢复，极少数有片刻软弱无力。

（2）体格检查

应注意以下内容：①有无脱水、贫血；②心脏、血管的体征；③直立性低血压：卧位站立时，在 3 分钟内收缩压下降 >2.67 kPa（20 mmHg），或舒张压下降 >1.33 kPa（10 mmHg）；④直立性心动过速，从卧位站立时，在 5 分钟内，心率的增加 >28 次/分钟。

（3）辅助检查

①颈动脉窦按摩（CSM）：按压颈动脉窦 10 秒，若出现心脏停搏且出现晕厥症状常提示颈动脉窦综合征。室性停搏 >3 秒和（或）收缩压降低 >6.67 kPa（50 mmHg），称为颈动脉窦超敏反应（CSH）；伴随自发晕厥时定义为颈动脉窦

综合征（CSS）。既往短暂性脑缺血发作（TIA）史、过去三个月内卒中史或颈动脉杂音属禁忌证。

②直立位激发试验：有两种方法。a. 主动站立（患者由卧位站起）；b. 直立倾斜试验。

直立倾斜试验是诊断血管迷走性晕厥的重要方法。试验前须排除器质性心脏病、心律失常、缺血性心脏病、未控制的高血压等。

操作方法：卧位休息时间>5 分钟。倾斜角度为 70°，应在 10~15 秒自平卧位转为倾斜位，倾斜时间 30~45 分钟。如阴性，可用药物激发：静脉异丙肾上腺素或舌下含硝酸甘油，药物维持 15~20 分钟。静脉异丙肾上腺素从小剂量逐渐增加，1~3 μg/min，直至平均心率增加超过基础心率的 20%~30%。

试验终点：诱发晕厥或倾斜阶段没有发作（包括药物诱发）。

阳性标准：出现晕厥或近似晕厥，同时伴三个条件。收缩压 ≤10.7 kPa（80 mmHg）和（或）舒张压≤6.67 kPa（50 mmHg），或平均压下降≥25%；窦性心率<50 次/分钟，结性心律；出现一过性Ⅱ度或Ⅱ度以上房室传导阻滞、窦性停搏≥3 秒。

阳性反应类型：1 型（混合型），晕厥时心率、血压均明显下降，心率下降，但不低于 40 次/分钟，或低于 40 次/分钟但持续时间<10 秒，同时伴血压下降；2 型（心脏抑制型），心率下降≥40 次/分钟持续超过 10 秒或心脏停搏>3 秒，在心率下降同时或之后血压降低；3 型（血管抑制型），晕厥发生时，血压下降而无心率减慢（心率减慢低于其峰值的 10%）。

③心电图（ECG）监测分为无创和有创：包括动态心电图（Holter）、住院期间的监测、事件记录仪、体外或植入式心电记录器，以及远程（家庭）监护系统。金标准为症状和记录的心律失常明确相关。

④电生理检查（EPS）：既往心肌梗死且 LVEF 正常者，诱发持续单形性室速高度提示为晕厥病因。然而诱发室颤，并不具有特异性。不能诱发室性心律失常，提示心律失常晕厥可能性较小。

⑤三磷酸腺苷（ATP）试验：ECG 监护下，快速（<2 秒）注射 20 mgATP或腺苷。诱发房室传导阻滞且室性停搏>6 秒，或诱发超过 10 秒的房室传导阻滞，有临床意义。但对该方法仍存在争议。

⑥心脏超声及其他影像学检查：心脏超声可识别器质性心脏病，如主动脉瓣狭窄、心房黏液瘤、心包填塞等，可给予 LVEF 进行危险分层。考虑特殊疾病，

如主动脉夹层、肺动脉栓塞、心脏肿块、心包和心肌疾病、冠状动脉的先天异常等，可使用经食管超声、CT 和磁共振成像（MRI）。

⑦运动激发试验：曾在运动中或运动后即刻发生晕厥的患者可行该试验。在试验过程中及恢复期均须对患者进行严格心电监护和血压监护。

⑧心导管检查：如冠状动脉造影，可对怀疑心肌缺血或心肌梗死的患者进行。

⑨精神疾病（状态）评价：晕厥与精神疾病相互影响。多种精神病药物可通过直立性低血压和延迟 QT 间期导致晕厥。

⑩神经系统评价：脑电图（EEG）在晕厥患者中正常，但正常 EEG 并不能除外癫痫。晕厥可能性较大时，并不推荐行 EEG 检查。CT 和 MRI，一般不主张使用。脑血管和颈动脉超声在典型晕厥诊断中的价值有限，不推荐使用。

3. 不同类型晕厥的临床特点

（1）反射性晕厥

最常见的反射性晕厥，占晕厥总数的 80% ~ 90%。主要是正常情况下有用的心血管反射对刺激因素出现的过度不适反应，引起血管扩张和（或）心动过缓，导致动脉血压降低及全脑灌注减少。

①血管迷走性晕厥：又称为血管减压性晕厥或单纯性晕厥，是临床最常见的晕厥类型。可由情绪或直立位介导，常伴自主神经激活的前驱症状（大汗、苍白、恶心、心悸）。部分患者在先兆期立即坐下或平卧，可避免发作。倾斜试验是诊断血管迷走性晕厥的一项特殊性检查方法。

②吞咽性晕厥：为吞咽神经痛所致的综合征，患者有吞咽神经痛，食管、咽、喉、纵隔疾患，严重房室传导阻滞。病态窦房结综合征的患者可因吞咽动作激惹迷走神经，引起反射性心率减慢而晕厥。吞咽性晕厥发作与体位无关，也无先兆。阿托品可制止发作；心脏起搏器可防止发作。治疗原发病非常重要。

③排尿性晕厥：好发于青壮年男性，常在夜间或午睡后起床排尿过程中或排尿结束时发病，偶于白天排尿时发病。发病前无任何先兆。发病时突然摔倒，意识丧失，持续 1~2 分钟后恢复，无任何后遗症。

机制：夜间迷走神经亢进，心率慢；体位改变，由卧位到立位时反射性周围血管扩张；膀胱收缩产生强烈迷走反射，导致心脏抑制和心律失常；膀胱排空，腹内压骤然降低，使静脉回心血量减少；睡眠时肌肉松弛、血管扩张等均使心搏出量减少，引起暂时性脑缺血、缺氧而导致晕厥。

④咳嗽性晕厥：见于慢性支气管炎、百日咳和支气管哮喘患者，在剧烈咳嗽后突然意识丧失，历时短暂，迅速恢复。偶有头晕眼花、出汗等前驱症状，无后遗症。

机制：剧烈咳嗽引起胸内压和腹内压增高，阻碍静脉回流，继发回心血量减少，心搏出量降低，引起脑供血不足而发生晕厥；咳嗽时，反射性引起颅内压急剧增高，减少脑灌流量，引起意识丧失。

⑤疼痛性晕厥：由于剧痛刺激，反射性引起血管舒缩中枢抑制，周围血管突然扩张，回心血量减少，血压骤降，脑血流减少，晕厥发生。类似情况也发生于过分悲伤或强烈恐怖刺激，这是由于强烈精神打击，反射性引起一过性血管舒缩功能障碍所致。

⑥颈动脉窦综合征：颈动脉窦晕厥，是由颈动脉窦过敏引起的晕厥。诱发原因常有突然转头、穿过硬的高领衣服或用手压迫颈部等。颈动脉窦附近的病变压迫和刺激颈动脉窦或颈动脉窦反射功能亢进均可引起晕厥。晕厥发作时心率减慢、血压下降，但无恶心、面色苍白等先兆症状。按发生形式又可分为以下类型：a. 血管迷走型，发作时反射性窦性心动过缓或房室传导阻滞，或两者同时存在，故心输出量减少，脑血流量下降，引起晕厥，此型多见，占颈动脉窦晕厥的70%，用阿托品类药物治疗有效；b. 减压型，发作时反射性血压骤降，心率无变化，也无房室传导阻滞，此型少见，可用升压药，如肾上腺素或麻黄碱治疗有效；c. 中枢型，发作时心率和血压均无改变，只有短暂晕厥，这是由一过性脑血管痉挛引起的，阿托品及升压药均无效，一般用镇静剂治疗，临床上做颈动脉窦按摩，可诱发晕厥。

（2）直立性低血压

此类晕厥主要包括以下四种类型：

①典型的直立性低血压：是指站立 3 分钟内收缩压下降 ≥2.67 kPa（20 mmHg）和（或）舒张压下降≥1.33 kPa（10 mmHg），见于单纯自主神经功能衰竭（ANF）、低血容量或其他类型的 ANF。

②初始直立性低血压：指站立即刻血压降低>5.33 kPa（40 mmHg），然后自发并快速恢复正常，低血压和症状持续时间较短（<30 秒）。

③延迟（进展性）直立性低血压：在老年人中多见，主要与年龄相关的代偿反射损害有关。特点是在直立时收缩压缓慢进行性降低，与反射性晕厥不同的是往往没有心动过缓，但延迟直立性低血压后也可出现心动过缓。

④体位性直立性心动过速综合征（POTS）：多见于年轻女性，主要表现为严重的直立性不能耐受，但没有晕厥，伴随心率明显增加（增加>30次/分钟或120次/分钟以上）及血压的不稳定，病理生理机制仍不清楚。

（3）心源性晕厥

①心律失常。它是最常见的心源性晕厥原因。心律失常引起血流动力学障碍，心输出量和脑血流量明显降低。

心动过缓与心脏停搏：由病态窦房结综合征引起严重窦性心动过缓或停搏；不完全性房室传导阻滞可突然转变为完全性房室传导阻滞，也可由心脏传导抑制药物如奎尼丁、普萘洛尔（心得安）等肾上腺素能 β 受体阻滞剂引起；由于麻醉诱导，手术过程，纵隔疾患，颈动脉窦综合征，胸膜、腹膜刺激，以及胃肠道内镜检查，妇科取宫内节育环手术等时反射性引起。心率缓慢、房室传导阻滞及停搏，导致脑灌注减少而意识丧失，晕厥发作。

心动过速、房颤及室颤：心率过速，心室得不到充分舒张和完全充盈，使心输出量减少，导致晕厥发生。阵发性心动过速和房颤引起的晕厥，发作前常突然出现不规则心跳、头晕、眼花和出汗等症状。心室纤颤是最严重的心律失常，可并发于急性心肌梗死、严重低血钾、洋地黄中毒、心脏手术、电击、窒息等。室颤在心功能上是无效的心脏跳动，无心搏出量，实际上与心脏停搏无区别，因此一旦发生，须立即心肺复苏。

特发性 QT 间期延长综合征：几乎发生于交感神经高度紧张之时。临床表现为眩晕、晕厥，甚至猝死。本综合征诊断根据：a. 主要条件，QTc>0.44s，精神创伤或体力劳累诱发晕厥，有家族史。b. 次要条件，先天性耳聋，发作性 T 波改变，心率缓慢，异常心室复极化。患者有两项主要条件，或一项主要条件加两项次要条件即可诊断为本综合征。

②器质性心脏病。晕厥常见于左室流出道梗阻性疾病，如常见的肥厚型梗阻性心肌病、主动脉瓣狭窄等。主要由于机械性梗阻致心输出量减少。

（三）诊断流程

1. 确诊前先判断是否为晕厥

（1）排除以下情况

伴有意识丧失或障碍，但没有全脑低灌注的疾病：①代谢性疾病，如伴低碳酸血症的过度换气综合征、低血糖、低氧血症。②椎-基底动脉短暂缺血发作。③中毒。④癫痫。

不伴有意识丧失的疾病：猝倒症；倾倒发作；跌倒、精神性"晕厥"，如癔症、躯体症状化疾病。

（2）询问病史

①是否为完全性意识丧失；②意识丧失是否为一过性，快速起病及持续短暂；③晕厥是否为自发性、完全恢复且不留后遗症；④患者是否丧失肌张力。

2. 晕厥的病因诊断

详细的病史询问，体检，结合辅助检查以明确晕厥病因。

3. 是否存在心血管事件或死亡的高危因素

需要即刻住院或强化评估的短期高危因素。

（1）严重的器质性心脏病或冠状动脉病变：心力衰竭、左室射血分数（LVEF）降低、以往有心肌梗死病史。

（2）临床或心电图特征提示有心律失常性晕厥：用力后或平卧位晕厥、晕厥时伴心悸、有家族心脏病猝死史、非持续性室速、双分支阻滞或室内阻滞、不适当的窦性心动过缓或窦房传导阻滞、预激综合征、长/短 QT 间期、右束支传导阻滞 RBBB 伴 ST 抬高（V_1~V_3）、右胸导联 T 波倒置和 Epsilon 波和晚电位。

（3）并存的其他疾病：严重贫血和电解质紊乱。

三、心悸

（一）概述

所谓心悸，即通常所说的心慌，是人们主观感觉上对心脏跳动的不适感觉，有时被描述为心跳、胸部蹦跳感等。心悸可以由于心脏活动的频率、节律或收缩强度的改变而导致，也可以在心脏活动完全正常的情况下发生，后者多因人们对自己心脏活动特别敏感而致。健康人一般仅在剧烈活动、精神高度紧张或高度兴奋时才会感觉到心悸，属正常情况。心悸常见原因如下：

一是心律失常：各种快速或缓慢心律失常。

二是精神因素：焦虑症、惊恐等。

三是药物：乙醇；咖啡因；某些处方药，如洋地黄、吩噻嗪、茶碱类、β受体激动剂；毒品，如可卡因；烟草。

四是非心律失常的心脏原因：心肌病、先天性心脏病、充血性心力衰竭、二尖瓣反流、起搏器介导的心动过速、心包炎、瓣膜病等。

五是心外因素：贫血；电解质紊乱；发热；甲状腺功能亢进症；低血糖症；低血容量；嗜铬细胞瘤；肺动脉疾病；血管迷走神经综合征。

（二）临床诊断

1. 临床伴随症状

（1）心悸伴心前区痛：可见于冠状动脉硬化性心脏病，如心绞痛、心肌梗死；心肌炎；心包炎，亦可见于心脏神经官能症。

（2）心悸伴发热：可见于急性传染病、风湿热、心肌炎、心包炎、感染性心内膜炎。

（3）心悸伴晕厥或抽搐：可见于高度房室传导阻滞、心室颤动或阵发性室性心动过速、病态窦房结综合征。

（4）心悸伴贫血：可见于由各种原因引起的急性失血，此时常有虚汗、脉搏微弱、血压下降或休克；慢性贫血则心悸多在劳累后较明显。

（5）心悸伴消瘦及出汗：可见于甲状腺功能亢进症。

2. 不同原因心悸的临床表现

（1）心律失常与心血管疾病

①期前收缩：是临床引起心悸最常见的原因。常规心电图有时不易发现，动态心电图检查有助于诊断。由器质性心脏疾病引起的期前收缩，多发生于运动后，且较多表现为频发期前收缩，如频发室性期前收缩形成二联律、三联律，或出现多源性及多形性期前收缩。期前收缩发生时患者常感突然心跳增强或心跳暂停，自己摸脉时感觉突然漏跳一次。听诊心律不规则，第一心音多增强，期前收缩后有一长间歇。

②阵发性心动过速：是一种阵发性规则而快速的异位心律，有突发突止的特点，发作时心率一般为 160～220 次/分钟，持续可数秒至数天；可由情绪激动、突然用力、疲劳或过饱所致，也可无明显诱因；发作时患者出现心悸、心前区不适、精神不安、恐惧感等，发作时心率过快、发作时间长，可因心输出量降低而有下降、头晕、恶心，严重时可发生心绞痛。室上性心动过速常见于无器质性心脏病者，而室性心动过速则多为器质性心脏病所致。

③心房颤动：多发生在器质性心脏病基础上。由于心房活动不协调，失去有效收缩力，加以快而不规则心室率使心室舒张期缩短，心室充盈不足，因而心输出量不足，常诱发心力衰竭。体征主要是心律严重不齐、心音强弱不等及脉搏短促。心电图无窦性 P 波，代之以一系列细小而形态不一和频率不规则的心房颤动

波，心室率绝对不规则。

④心动过缓：当心率过慢时可以出现心悸，如病态窦房结综合征和高度房室传导阻滞等，主要依靠心电图诊断。

⑤其他各类心脏血管疾病：在代偿或失代偿过程均可导致心悸，其中尤以高动力循环的心脏病，如主动脉关闭不全、各种动-静脉瘘、主动脉窦瘤破裂至右心系统等，可出现明显心悸及特征性杂音与周围血管征。

因此，心悸若因心血管疾病而引起，除有心悸症状外，可同时伴有呼吸困难、发绀、水肿、心前区疼痛等其他症状或体征，诊断不难。

（2）心血管以外疾病

①甲状腺功能亢进症：由于基础代谢率增高及同时并存的交感神经功能亢进，使心率加快，心搏增强，有时可发生过早搏动或心房颤动，患者常以心悸为主述就诊。体格检查可以发现患者有突眼征、甲状腺肿大、震颤和杂音，心脏搏动广泛而增强，第一心音亢进和心动过速和心房颤动等。进一步测定甲状腺功能和基础代谢率明确诊断。

②贫血：当红细胞在 $3 \times 10^{12}/L$ 以下、血红蛋白在 70 g/L 以下时，患者常于劳累后或平静时有心悸感。体格检查除贫血外，亦有心率快，心搏增强，心尖与肺动脉瓣区有中等响度收缩期杂音，脉搏充实、脉压增宽、水冲脉、毛细血管搏动等心输出量增多的表现。

③发热或感染：发热或感染时所见心悸是心搏增强、心率加快的结果，一般不作为主要症状出现。

低血糖症：70% 低血糖为功能性，多见于女性，常反复发作，每于精神受刺激或餐后 2~4 小时发作，每次 15~20 分钟，以肾上腺素分泌过多征群为主，多述心悸、饥饿感、软弱、出汗、焦虑等。体检发现脸色苍白、心动过速、血压偏低，多数能自行恢复或稍进食而消失。诊断低血糖症关键在于提高警惕，根据发作史、进食或注射葡萄糖后即恢复，辅以血糖测定，常可确诊。

④嗜铬细胞瘤：本病主要症状为阵发性或持续性高血压，临床表现取决于肿瘤分泌功能及去甲肾上腺素与肾上腺素的比例。发作时患者突然感觉头痛、心悸、恶心、出汗、四肢冰冷、兴奋、恐惧等。同时血压突然明显升高，常达 26.7~40.0 kPa（200~300 mmHg）。心动过速、心音亢进，有时可伴有期前收缩。为明确诊断可做血常规、24 小时尿儿茶酚胺等测定。必要时可进行肾上腺 CT 检查以协助诊断。

⑤药物引起的心悸：有明确服药史，停药后即可好转。

⑥特发性高动力循环综合征：是一种原因不明的高动力循环状态，认为与心脏交感神经过度兴奋或心肌肾上腺素能 β 受体反应性或感受性增强有关。多见于青年或中年男性，常述心悸、胸痛、劳累后气急等，且有心输出量增高体征，如脉搏频速、脉洪大有力、心尖搏动强烈、心底或胸骨左缘第 3~4 肋间常有响亮的收缩期喷射性杂音。血压波动大，收缩期血压升高及脉压增宽等，约半数患者心电图显示左室肥厚，而 X 线检查心影往往在正常范围内。少数患者以后可发生明显心力衰竭，应用受体阻滞剂可使症状明显改善，而对异丙肾上腺素反应过度。诊断时注意与甲状腺功能亢进症、贫血、体循环动-静脉瘘继发性高动力循环综合征鉴别。

本病表现与心脏神经官能症有相似之处，区别在于心脏神经官能症患者伴有神经衰弱的某些表现，如头昏、失眠、记忆力减退、焦虑状态、手掌多汗、两手颤动及暂时性体温升高等，而本病无上述表现；心脏神经官能症患者的主述较多且显著，而本病主要表现为心搏加强、收缩压升高和脉压增宽等高输出量或高动力循环；本病在多年后可能发生心力衰竭，而心脏神经官能症则不发生。

（3）心脏神经官能症

多见于青年女性，常有多种心脏方面的陈述，如心悸、心动过速、胸闷、憋气、呼吸紧迫感、心前区或心尖处隐痛及繁多的神经系统和全身性症状，如头晕目眩、失眠、耳鸣、记忆力减退、注意力不集中、焦虑、紧张、全身无力及四肢麻木等神经衰弱的表现。体检除心动过速外，还有呼吸加快、伸手震颤、手掌寒凉潮湿和腱反射亢进等。由于交感神经兴奋可有窦性心动过速及轻微的 ST-T 异常。

鉴别点是本病的呼吸困难多为主观感觉上的憋气，喜在大吸一口气后做叹息性呼吸；而心前区疼痛多为心尖或乳房下的针刺状隐痛，在长期随访中缺乏任何器质性心脏病的证据。做普萘洛尔试验有一定价值：静脉注射普萘洛尔 5 mg 后观察心电图改变，如在 5 分钟后随着心率减慢，ST 段改变消失，T 波倒置转为直立，则提示 ST-T 异常为功能性。也可在口服普萘洛尔 20 mg，服前及服后 2 小时做心电图检查。

（4）绝经期综合征

或称更年期综合征。女性卵巢因老化而萎缩，发生了生理性退化，从而引起闭经。在此前后产生了一系列内分泌与自主神经功能紊乱，而出现各种症状，如颜面、躯干部烧灼感，或四肢寒冷、心悸或心前区不适，常有头痛、头晕、失眠、易激动、情绪不安、抑郁、健忘等神经、精神症状；有时表现感觉异常，如指趾发麻、皮肤感觉异常或有阵发性颜面出汗等。本病发生于更年期前后的女性，测定其血中雌二醇、孕二醇的水平往往偏低，尿中卵泡刺激素偏高。阴道细胞涂片，雌激素水平减低。

（三）诊断思路

1. 病史采集

注意心悸发生的诱因，如发作是否与活动、精神状态及药物应用有关；心悸发作时伴随症状及发作时间的长短，如有无心脏活动过强、过快、过慢、不规则的感觉；发作时是否伴有意识状态改变，周围循环状态，如四肢发冷、面色苍白，以及发作持续时间，有无反复发作等；心悸发生是否在停经后。此外注意患者有无其他官能性述说或表现。

2. 体格检查

①心脏疾病的体征：如心脏杂音、心脏增大及心律改变；有无血压增高、脉压增宽、动脉枪击音、水冲脉等高动力循环表现，以及有无血管杂音等。②患者全身情况：如精神状态、体温、贫血、突眼、出汗、甲状腺肿大等检查。

3. 辅助检查

①心电图检查：为明确有无心律失常存在及其性质应做心电图检查，如平静心电图未发现心律失常，可根据情况适当运动如仰卧起坐等激发异常心律；还可以动态心电图检测。②其他实验室检查：如怀疑甲状腺功能亢进症、低血糖症或嗜铬细胞瘤时可进行甲状腺功能测定、血糖、尿儿茶酚胺、血常规等测定。

四、呼吸困难

（一）概述

呼吸困难是指患者主观感到呼吸费力，客观上有呼吸频率、深度和节律的改变，严重时鼻翼扇动，张口耸肩、端坐呼吸，辅助呼吸肌参与呼吸运动。呼吸困难的常见病因如下：

1. 肺源性呼吸困难

（1）上呼吸道疾病：如咽后壁脓肿、喉及气管内异物、喉水肿和肿物等。

（2）支气管及肺部疾病：如异物、支气管哮喘和肿瘤等。

（3）感染性：①肺实质及间质疾病，肺气肿、肺炎、肺结核、肺水肿、肺癌、肺泡蛋白沉着症（尘肺病）、肺含铁血黄素沉着症、肺尘埃沉着病、结节病、弥漫性肺间质纤维化及急性呼吸窘迫综合征（ARDS）等；②肺血管疾病，肺动脉栓塞、原发性肺动脉高压及肺动-静脉瘘等。

（4）胸膜疾病：自发性气胸、大量胸腔积液、肥厚粘连性胸膜炎、间皮瘤等。

（5）纵隔疾病：纵隔炎症、纵隔肿瘤、纵隔气肿、大量心包积液等。

（6）胸廓异常或运动障碍：胸廓畸形、脊柱弯曲、强直性脊柱炎、硬皮病、大量腹水、腹腔内巨大肿瘤、过度肥胖等。

2. 心源性呼吸困难

呼吸困难是心力衰竭的重要症状之一。由各种原因引起的心脏病，均可导致血流动力学的改变，进而可造成肺循环容量和压力的改变。

3. 血源性呼吸困难

重度贫血因红细胞减少，血氧不足而致气促，尤以活动后明显；大出血或休克时因缺血及血压下降，刺激呼吸中枢而引起呼吸困难。

4. 中毒性呼吸困难

由各种原因所致的酸中毒，均可使血中二氧化碳体积分数升高、pH 降低，刺激外周化学感受器或直接兴奋呼吸中枢，增加呼吸通气量，表现为深而大的呼吸困难等。

5. 神经精神性与肌病性呼吸困难因素

重症脑部疾病可直接累及呼吸中枢，出现异常的呼吸节律，导致呼吸困难；重症肌无力危象引起呼吸肌麻痹，导致严重呼吸困难；癔症也可有呼吸困难发作，其特点是呼吸显著频速、表浅，因呼吸性碱中毒常伴手足搐搦症。

（二）临床诊断

1. 临床表现

（1）病史

①既往有咳、痰、喘等类似发作史，与季节有关，考虑肺源性呼吸困难。

②既往有心脏病史，发作与活动有关，考虑心源性呼吸困难。

③有中枢神经系统病变者，考虑神经源性呼吸困难。

④既往有糖尿病史者，考虑中毒性呼吸困难。

⑤有明确服药史者，考虑中毒性呼吸困难。

⑥既往有血液系统疾病史者，考虑血源性呼吸困难。

（2）常见呼吸困难的症状与体征

①肺源性呼吸困难。

吸气性呼吸困难：由于异物、炎症、水肿或肿瘤造成喉、气管、大支气管狭窄或梗阻，表现为显著的吸气性呼吸困难，伴有高调的吸气性哮鸣音，可出现吸气时胸骨上窝、锁骨上窝、肋间隙明显下陷，称为"三凹"征。

呼气性呼吸困难：由肺组织弹性减弱或小气道痉挛所致，表现为呼气费力、呼气时间延长，常伴有哮鸣音。多见于支气管哮喘、慢性阻塞性肺疾病（COPD）急性发作等。

混合性呼吸困难：由于肺部疾病病变广泛，造成呼吸面积减少，换气功能降低所致，表现为呼吸频率增加，吸气和呼气均感到费力。常见于COPD急性发作、慢性呼吸衰竭等。

②心源性呼吸困难。

端坐呼吸：由于坐位可减少静脉回心血量，从而减少肺淤血的程度，并利于膈肌活动，表现为仰卧位呼吸困难加重，患者被迫采取端坐呼吸位。

夜间阵发性呼吸困难：常见于左心功能不全患者，由于迷走神经兴奋性增加，使冠状动脉收缩，心肌供血不足，同时平卧位使静脉回心血量增加所致，表现为睡眠中感到呼吸困难，被迫坐起。重症者可出现发绀、哮鸣音、双肺啰音、心率加快、咳粉红色泡沫痰，称为"心源性哮喘"。

③血源性呼吸困难。

由重度贫血、高铁血红蛋白血症等造成红细胞携氧量减少，血氧含量降低，表现为呼吸慢而深，心率加快。

④中毒性呼吸困难。

安眠药、吗啡等中毒时，呼吸中枢被抑制，表现为呼吸缓慢或潮式呼吸。酸中毒时，酸性代谢产物强烈刺激呼吸中枢，表现为呼吸深而规则，可伴有鼾声，称为酸中毒大呼吸。

⑤神经精神源性呼吸困难。

精神源性呼吸困难多由情绪激动或紧张造成换气过度，出现呼吸性碱中毒，表现为呼吸频速和表浅，常伴有手足搐搦。由脑外伤、脑血管病、脑炎等原因造成呼吸中枢受影响，表现为呼吸深慢，并出现呼吸节律改变。

（3）伴随症状及体征

①呼吸困难伴有鼻塞，应考虑鼻部阻塞性疾病。

②呼吸困难伴咽痛、吞咽痛，考虑咽部疾病，如小儿的咽后壁脓肿，起病急剧，往往出现化脓性感染等全身症状，体检时可发现咽后壁红肿。

③呼吸困难伴有声嘶，常提示喉部病变，感染性喉部水肿往往伴有发热；血管神经性喉部水肿，多伴有全身其他部位的过敏征象。

④呼吸困难伴有急性刺激性呛咳，应考虑异物吸入可能；小儿白喉；中老年喉癌患者，也可以出现喉阻塞，但起病略缓。

⑤呼吸困难伴咳嗽、咳痰、咯血等症状，常见于支气管及肺部疾病。如伴两肺弥漫性哮鸣音，提示支气管哮喘、心源性哮喘、急性细支气管炎、喘息性支气管炎急性发作等；如伴有局限性哮鸣音，可能为支气管肿瘤或支气管内膜结核所致。呼吸困难伴固定性湿啰音，如同时伴有大量脓痰或反复咯血病史，支气管扩张可能性较大；如果伴有局限性湿啰音，可考虑下呼吸道特异性或非特异性炎症；如果湿啰音比较广泛，应考虑各种原因导致的肺水肿，如急性左心衰竭、急性成人呼吸窘迫综合征、神经源性肺水肿、吸入有毒烟雾或气体所致的肺水肿等。

⑥中年后出现的进行性呼吸困难，运动后加重，胸廓变小，两侧中、下肺野可闻及细小湿啰音，应考虑弥漫性肺间质纤维化。

⑦呼吸困难，伴剧烈胸痛，应考虑自发性气胸、急性肺动脉栓塞、胸膜炎、原发或转移性胸膜肿瘤等。自发性气胸多以突发性胸痛及呼吸困难起病，患侧胸部叩诊呈鼓音。肺动脉栓塞患者多有深静脉血栓形成，也多以突发胸痛，呼吸困难起病，可出现咯血等症状。结核性胸膜炎或大叶性肺炎波及胸膜，可引起尖锐的刺痛或撕裂痛，并同时伴有发热等感染征象，如出现胸腔积液，胸痛可减轻或缓解，但呼吸困难呈加重趋势。胸膜间皮瘤或胸膜转移瘤，胸痛呈持续性，出现大量胸腔积液时胸痛仍较明显。

2. 辅助检查

（1）血气分析：是呼吸困难最常用的检查。以了解氧分压、二氧化碳分压的高低及 pH 情况，从而判断是否存在呼吸衰竭、呼吸衰竭的类型，以及是否有酸中毒、酸中毒的类型。

（2）胸片：了解肺部病变程度和范围，明确是否存在感染、占位、气胸等情况。

（3）心电图：初步了解心脏情况，排除心肌梗死和心律失常。

（4）实验室检查：血常规检查可了解是否存在感染、贫血及严重程度；尿常规检查可明确尿糖、尿酮体水平，排除糖尿病酮症酸中毒；肾功能检查可了解肾脏功能及是否存在酸中毒。

（5）肺功能、支气管镜：进一步明确肺源性呼吸困难的类型。

（6）肺放射性核素扫描、肺血管造影：确诊或排除肺动脉栓塞。

（7）心脏彩超：了解心脏结构和心功能情况。

（8）颅脑 CT：明确颅内是否存在病变、病变性质及程度。

（9）药物浓度检查：明确是否存在药物中毒、中毒药物种类和药物浓度。

第二节　影像检查与诊断

一、X 线检查

影像技术对于评估及治疗已知的或疑似的心脏病患者至关重要。近年来随着技术上的进步，诊断性成像技术日新月异，其中每一种技术方法都有其各自的优点及相应的临床应用范围。临床医师在治疗心血管疾病患者的过程中必须了解各种可用的影像技术、各自的临床适应证及其局限性，从而能充分、有效地利用这些技术获取必需的诊断及治疗信息。

（一）原理

1. 安全性因素

单次的 CXR 风险微乎其微。但是，即使是低剂量的、环境中的放射性暴露（如日光），因为能通过细胞凋亡而导致细胞死亡，也已经影响到了生态系统。电离辐射产生的这种有害的生物效应具有蓄积性，因此必须最大限度地减少放射性照射。医源性放射性照射的风险包括恶性肿瘤的发生和（或）基因突变。相对于一般人群，接受了 0.1 Gy［Gray，戈（瑞），吸收剂量的单位］X 线或者全身进行 γ-射线照射的人群，其一生中肿瘤的发生率估计将升高 0.5%～1.4%。

2. 胸部 X 线正常组织结构

CXR 是评估心脏及大血管结构有无异常的一种有用及简便的成像技术。因此必须熟悉正常的心脏及大血管结构。心血管的常规 CXR 检查包括后前位（靶片距离为 2 m)、左前斜位（向右旋转 60~65°）、右前斜位（向左旋转 45~55°）。

（1）正常的后前位

①右心缘上段：升主动脉和上腔静脉。②右心缘下段：右心房，右心膈角区有时可见下腔静脉影，心胸比率一般不大于 0.5。③左心缘上段：主动脉结（凸出的主动脉弓）。④左心缘中段：肺动脉段（心腰）。⑤左心缘下段：左心耳及左心室的侧壁。

（2）右前斜位（第一斜位）

①心前缘上段：升主动脉。②心前缘中段：肺动脉圆锥。③心前缘下段：右心室、心前间隙（胸骨后区）。④心后缘上段：左心房。⑤心后缘下段：右心房，心后间隙、食管正常压迹有主动脉结、左主支气管和左心房。

（3）左前斜位（第二斜位）

①心前缘上段：右心房。②心前缘下段：右心室，右心房上为主动脉，两者相交成钝角。③心后缘上段：左心房。④心后缘下段：左心室。透视下可见室间沟；后下缘心膈角内可见下腔静脉及心后三角；主动脉窗内可见气管分叉、主支气管和肺动脉。

需要注意的是，由于人体的不同生理因素，对于胸部 X 线检查结果会有一定的影响。如根据人体的体形分为（生理分型）：①横位心，矮胖体形，心纵轴与水平面夹角<45°，心胸比率>0.5；②斜位心，适中体形，夹角约45°，心胸比率约为 0.5；③垂位心，夹角>45°，心胸比率<0.5。

年龄对于胸部 X 线也有影响，如婴幼儿心影呈球形，老人呈横位。此外，呼吸和体位对于胸部 X 线亦有影响，如深吸气心影趋垂位，深呼气心影趋横位；立位心影伸长，仰卧位则横径加大。

（二）临床应用

正确解读 CXR，熟悉正常结构与各种异常病理改变，对于准确评估心血管疾病至关重要。

1. 心脏位置异常

（1）右位心

①右旋心：心脏的长轴指向躯体的右侧，内脏仍为正位。

②镜面右位心：心脏的长轴指向躯体的右侧，同时伴有内脏反位。

（2）左旋心（孤立性左位心）

心脏长轴指向躯体的左侧，同时伴有内脏反位。

（3）中位心

心脏长轴居中，此种患者罕见。

除镜面右位心外，心脏位置异常的患者往往合并不同的心内畸形，须进行进一步检查。

2. 形态异常

主要从心脏病理分型来分析其形态的异常。

（1）二尖瓣型心

代表右心室大、无肺动脉狭窄的一类心脏病，又称为梨形心。例如二尖瓣狭窄、房间隔缺损等。

（2）主动脉型心

代表左心室大的一类心脏病，例如高血压性心脏病。

（3）普大型心脏

代表多个房室大的一类心脏病或心包病，例如心肌病或心包炎。

（4）靴形

代表右心室大，有肺动脉狭窄一类心脏病，例如法洛四联症等。

3. 心脏各房室的增大

（1）左心室增大

后前位表现为左心缘延长，心尖向左下延伸、相反搏动点（左心室与肺动脉段的搏动方向相反，两者的交点称为相反搏动点）上移；左前斜位表现为左心室段向后下凸出，与脊柱重叠，心后三角消失。此种改变多见于高血压、二尖瓣关闭不全、动脉导管未闭等患者。

（2）右心室增大

后前位表现为心腰段平直或凸起、心尖上翘，相反搏动点下移；右前斜位表现为心前缘前凸，心前间隙变窄，肺动脉圆锥隆起；左前斜位表现为心前下缘向前膨隆，心膈面延长，室间沟后上移位。此种情况多见于二尖瓣狭窄、肺源性心脏病和肺动脉狭窄等患者。

（3）左心房增大

后前位表现为左心耳凸出，心底部双重密度；右前斜位表现为食管中段受压变形后移；左前斜位表现为左主支气管受压变形抬高。此种情况多见于二尖瓣狭窄、左心功能不全、动脉导管未闭等患者。

（4）右心房增大

后前位表现为下段心影向右膨隆并延长；左前斜位表现为心前缘上段膨隆延长，与主动脉间夹角变锐。此种情况多见于房间隔缺损、三尖瓣病变等患者。

（5）心脏普遍增大

后前位表现为心脏向两侧扩大，心横径明显加大；左、右前斜位表现为心前后间隙缩小，食管心后段因受压普遍后移和气管受压分叉角度增大。此种情况多见于心肌病、心包疾患和心功能失代偿期患者。

4. 主动脉形态和密度的改变

主动脉迂曲、延长，管腔内径扩张，管壁增粗、钙化。

5. 心脏大血管搏动异常

①心功能代偿期心脏的搏幅增大，心率不变，如早期高血压。

②心功能失代偿期心脏的搏幅减小，心率加快，常见于各种心力衰竭。

③大量心包积液心脏搏动消失。

④搏动增强心脏及主动脉搏动均增强见于甲状腺功能亢进、贫血和主动脉瓣关闭不全等患者；肺动脉搏动增强见于左向右分流的先天性心脏病、肺源性心脏病和肺动脉瓣狭窄等患者。

6. 心脏及大血管钙化

CXR 可有助于发现主动脉钙化、心包钙化、瓣膜钙化或者冠状动脉钙化等病变。

7. 心脏边缘异常

缩窄性心包炎的 CXR 表现为心缘变直。

8. 肺循环改变

（1）肺充血

肺动脉血流量增多，表现为两肺门影大，肺纹理增粗，边缘锐利，清晰；肺门舞蹈症可见于左向右分流先天性心脏病和甲状腺功能亢进等病变。

（2）肺血少

右心输出量减少，表现为肺门影小、肺野透亮、肺纹理稀少和稀疏。多见于肺动脉狭窄和三尖瓣狭窄等病变。

肺循环血流量多少的判断主要参照右下肺动脉干的直径：正常成年男性 10~15 mm、女性 9~14 mm，一般肺动脉与其伴行的支气管直径之比约为 1：1。其次可见外周部的肺野透亮度增高，肺纹理稀少，变细。

（3）肺动脉高压

肺动脉高压是指静息状态下、在海平面水平测得肺动脉的收缩压>30 mmHg和（或）肺动脉的平均压>20 mmHg。CXR表现为肺动脉段凸出，肺门截断征，中心肺动脉搏动增强，右心室扩大。

（4）肺静脉高压

肺静脉高压是指肺静脉压>10 mmHg。X线表现如下：①肺淤血，肺静脉压轻度增高时肺野透亮度下降，肺门大，模糊，以肺野上部明显，上、下肺门比例失调；②间质性肺水肿，肺静脉压力在25 mmHg左右时，可出现间隔线，A、B、C线中以B线多见；③肺泡性肺水肿，肺静脉压力进一步升高时出现，表现为双肺门区为主的、边缘模糊的大片实变病灶，典型者呈"蝶翼状"，可伴有胸腔积液。

（5）混合性肺动脉、静脉高压

可由早期静脉高压导致动脉高压，最终两者并存，多见于晚期风湿性二尖瓣病变；在小儿可由动脉高压导致静脉高压，多见于左向右分流先天性心脏病。

9. 心脏病的X线表现

心脏病患者可表现为各种CXR异常。无合并症的冠心病患者的CXR可以正常，这同时有助于排除胸痛患者主动脉疾患及肺部病变的可能。此外，由冠心病导致的结构异常通常在胸部X线透视时即可发现。当胸部透视时发现有单支或者多支冠状动脉有钙化病变，其往往与冠心病的严重程度相关。CXR仅能发现严重的冠心病，而电子束CT对于冠状动脉钙化的检出具有更高的敏感性。当冠心病合并心力衰竭或者室壁瘤时，CXR即有异常表现。

长期高血压导致的左心室肥厚表现为心影沿左侧横膈延长，心尖部饱满且下移，这种表现与高血压导致主动脉根部和左心房扩张相关。

CXR也有助于心脏瓣膜病诊断。如主动脉瓣狭窄时CXR显示主动脉瓣钙化、主动脉根部呈狭窄后扩张、左心室壁增厚等改变，病程长者可有左心室增大。二尖瓣狭窄时由于周围组织密度较高，CXR不易显示瓣膜钙化，增加CXR的透亮度将有助于发现二尖瓣钙化，但目前由于临床应用广泛的超声心动图检查瓣膜异常的敏感性更高，该方法现已很少使用。此外，二尖瓣狭窄时左心房增大，左心耳增大尤其明显，显著增大的左心房可达到心脏最右缘，与右心房及上腔静脉重叠。左右心房间被少量充气的肺实质分隔，呈一双密度影。合并肺动脉高压时，二尖瓣狭窄可导致肺动脉扩张。慢性二尖瓣反流CXR可见左心房增大，严重者伴有左心室增大。

侧位 CXR 是检查主动脉瓣及二尖瓣钙化的最佳体位，并有助于评价右心房室增大的程度。当左心室增大时其向后超出右心房，形成心影的下后边界，该体位也可用于评估左心室内径。

主动脉缩窄常可见由高血压所致的典型放射性征象，表现为第 3~9 肋间的"肋骨切迹"，常伴有同侧内乳动脉扩张。法洛四联症因右心室肥厚多表现为靴形心，其中 25% 患者伴有右位主动脉弓。

10. 局限性

X 射线对人类健康是一把双刃剑。X 线检查虽具有上述优势，但不宜过频。辐射对人体有害已是不争的事实，根据国际放射防护委员会制定的标准，辐射总危险度为 0.0165/Sv，而 X 线胸片拍摄不到半秒钟时间，曝光率约为 0.045 mSv/s（1Sv = 1000 mSv），对人群的健康危险非常有限。但是，人体中的性腺、眼晶体、乳腺和甲状腺对射线特别敏感，过于频繁的检查可导致一定程度的损伤，尤其是对于一些特殊人群，如婴幼儿、孕妇（尤其妊娠初期三个月内），应谨慎进行 X 线检查，如必须检查，则须提前做好必要的防护。

CXR 的局限性在于其只能探查心脏的外形，不能鉴别心肌、瓣膜和血池，在评价心肌及瓣膜功能上不具有优势。

二、心脏 CT

心脏 CT 扫描（CCT）是一种用于显示心脏结构和评估心脏功能的检查方法。近年来，由于心血管影像技术及其应用的进展和心血管病治疗方法的不断涌现，心血管成像的临床应用逐年增多。同时，随着新型对比剂、分子放射性核素显像、灌注超声心动图、冠状动脉及其钙化积分定量 CT 及心肌结构和心肌存活 MRI 领域的创新，医用无创诊断设备已广泛应用于临床。

冠状动脉 CT 血管造影（CCTA）是目前评估冠状动脉狭窄及其程度的最有效的无创性方法。它的应用能使很大一部分患者避免有创性冠状动脉造影的风险，同时降低了检查费用。其阴性预测值高，因此 CCTA 检查无异常者，基本可排除冠心病。但 CCTA 仍存在局限性，如果主动脉钙化、运动伪影等因素影响较大，尤其在冠状动脉管壁钙化时，CCTA 无法对相应部位冠状动脉管腔狭窄程度进行准确评价，其阳性预测值不理想，对于阳性患者，必要时仍须实施冠状动脉造影以明确诊断。此外，由于 CCTA 仍具有较大的辐射剂量，故不能在人群普查中实施。

（一）患者的选择和准备

现有的 CT 扫描设备时间分辨率较低，基本上无法在一个心动周期内完成覆盖全心的扫描，因此要获得良好的 CCTA 图像，理想的条件是患者心率慢、心律齐，能配合屏气，不能过分肥胖。

检查前大部分患者需要给予 β 受体阻滞剂以获得理想的心率和心律。舌下含服硝酸甘油可在成像时增加冠状动脉管径。屏气练习可增加患者依从性，减少焦虑并减少运动伪影。

（二）CCTA 图像重建

一次 CCTA 检查可产生 300～5000 帧横断面图像。回顾性心电门控间隔 5% RR 间期重建图像，选择质量好的图像重建 2D 和 3D 图像。

（三）心脏 CT 检查的临床应用

1. 冠心病诊断

准确性如下：①扫描失败率≤5%；②诊断阻塞性冠状动脉病变的敏感度为 98%，特异度为 88%；③在冠状动脉狭窄程度平均为 61% 的患者中，CCTA 的阴性预测值为 96%；阳性预测值为 93%。

因此，CCTA 适合于以下患者：①不典型胸痛或憋气症状的患者，心电图不确定或阴性，且患者不能做或不接受心电图负荷运动试验检查；②有胸痛症状，心电图负荷运动试验或核素心肌灌注不确定诊断或结果模棱两可；③评价低风险（指一项以下冠心病危险因素）胸痛患者的冠心病可能性或发现引起症状的其他原因；④无症状的中、高度风险人群（指具有两项以上冠心病危险因素，如性别、年龄、家族史、高血压病、糖尿病、高脂血症、正在吸烟等）的冠心病筛查；⑤临床疑诊冠心病，但患者不接受经导管冠状动脉造影检查；⑥对于已知冠心病或冠状动脉粥样硬化斑块临床干预后病变进展和演变的随访观察。

CCTA 的禁忌证：①既往有严重的对比剂变态反应史；②不能配合扫描和屏气的患者；③育龄女性需要明确没有怀孕；④临床生命体征不稳定（如急性心肌梗死、失代偿性心力衰竭、严重的低血压等）；⑤严重的肾功能不全。

2. 对冠状动脉狭窄和斑块成分的评价

按照 CCTA 表现将斑块划分为钙化、非钙化和混合斑块，在冠状动脉中有斑块就会有狭窄，根据冠状动脉的狭窄程度分为轻度（<50%）、中度（50%～

75%）及高度（≥75%），>99%以上为完全闭塞，且钙化积分数值越大，表示钙化含量越多，钙化积分由 CT 峰值记分系数与钙化面积的乘积得出，CT 峰值记分系数：1 =（130~199）HU，2 =（200~299）HU，3 =（300~399）HU，4≥400HU。钙化会产生伪影对测量及分析狭窄程度有一定影响。在判断狭窄程度要求从断面测量，即斑块的直径和邻近血管的直径的比值，软斑块及混合斑块在冠状动脉的严重程度较硬斑块高，尤其混合斑块形成的管腔狭窄较重，必须注意狭窄远端血管充盈程度。目前在影像诊断中75%时考虑有意义，需要冠状动脉支架治疗。

CCTA 对于病情稳定的疑诊冠心病患者的预后评估具有一定价值。研究显示，多支冠状动脉存在斑块、伴严重狭窄，或斑块位于左主干冠状动脉均为病死率的预测因素。

3. 在评价急性胸痛患者中的应用

胸痛三联检查是指通过一次注射对比剂实现冠状动脉、胸主动脉和肺动脉联合成像。适用于突发胸痛患者急性冠状动脉事件、急性主动脉夹层和急性肺动脉栓塞的鉴别诊断。多层螺旋 CT 检查的优点是快捷和高效，一次采集完成肺血管、冠状动脉、心脏，以及升主动脉和降主动脉的扫描，技术成功率在85%以上。但是，因扫描辐射剂量较高，临床应该选择好适应证和影像学方法的优选应用。

4. 左心室功能的评价

对于心率慢的患者，应用回顾性心电门控技术，以 10%R−R 间期重建，得到 10 期相的图像顺序循环播放，动态观察心脏的收缩舒张运动。输入患者的身高、体重等信息，软件自动计算出左心室射血分数、左心室收缩末期容积、左心室舒张末期容积、每搏输出量、心输出量等指标。此外，还能显示二尖瓣瓣膜钙化、二尖瓣狭窄合并主动脉瓣钙化，主动脉瓣脱垂，心包积液。但对于心率快的患者，由于时间分辨率不足，可能采集的舒张和收缩期图像不足，会影响测量准确性。

5. 非冠状动脉手术前评估冠状动脉的价值

对于瓣膜病、成人先心病，且冠心病低度风险的患者，外科术前行 CCTA 可以准确排除冠心病可能性，69%以上的患者可避免经导管冠状动脉造影检查。

6. 心脏移植术后对冠状动脉的检查

心脏移植术后行冠状动脉检查，对于评估患者的预后很重要。与冠状动脉造影相比，CCTA 诊断移植心脏冠状动脉病变的敏感性和特异性为70%和92%。

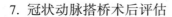

7. 冠状动脉搭桥术后评估

由于桥血管受心脏搏动影响较小，加之管径较粗，近端吻合口及桥血管的评价较为容易。在金属留置物及管壁钙化等因素的影响下，多层螺旋 CT 对桥血管远端吻合口及引流动脉的评价存在不足。

8. 冠状动脉支架术后评估

对于冠状动脉支架术后的 CT 成像具有挑战性，因为金属丝导致的硬线束伪影，或称为"晕状伪影"。该伪影导致管腔被遮盖，从而无法评估。对于 ≥3.0 mm 支架和低中度再狭窄风险的患者行 CCTA 是可行的；对于 <3.0 mm 支架的评估受限。

9. 冠状动脉和冠状动脉畸形的评价

双源 CT 可以很好地显示右冠状动脉起源异常和走行及在心动周期内的变化为阐明心肌缺血提供线索，先天性心脏病 MSCT 诊断准确率为 83%，先天性心脏病合并冠状动脉开口与走形异常的比例较高，常见的有冠状动脉-肺动脉瘘、冠状动脉-右室瘘等。冠状动脉解剖对先天性心脏病手术影响很大，无论是否存在冠状动脉开口与走行异常，手术前必须明确冠状动脉开口与走行情况。CT 在显示心脏大血管解剖的同时可显示冠状动脉，患者的冠状动脉开口与走行显示效果尚须进一步改善。

10. 电生理射频消融术前诊断

在双心室起搏器植入前明确心脏冠状静脉解剖；房颤射频消融之前用于明确患者的肺静脉解剖，测量左心房大小，与周围组织关系（如食管），以及除外左心房附壁血栓。

11. 心脏和血管解剖结构的诊断

明确超声心动图的异常发现，如心包病变、心脏肿块或肿瘤、心内膜炎（赘生物和脓肿）、左心室心尖部的血栓、冠状动脉瘘及肺动脉、肺静脉和主动脉弓部的异常等。瓣膜病不是 CT 观察的重点，但是对于主动脉瓣周围、窦管交界处病变及主动脉瓣术前、术后复杂病变的诊断，如大动脉炎累及主动脉瓣、瓣周瘘等，CT 有一定优势。

目前心脏 CTA、CCTA 在临床应用中得到了广泛的推广，并且为临床工作提供了良好的诊断依据。存在的问题如下：患者的辐射损害较大；少数患者因运动伪影导致血管无法评价；血管壁较大；较长的钙化斑块及置入的金属内支架均可影响管腔狭窄程度判断，甚至使管腔被屏蔽而无法显示，评价冠状粥样硬化斑块稳定性方面存在一定局限。

三、心脏MRI

（一）概述

磁共振成像（MRI）是利用射频电磁波对置于磁场中的含有自旋不为零的原子核的物质进行激发，发生核磁共振（NMR），用感应线圈采集磁共振信号，按一定数学方法进行处理而建立的一种数字图像。

目前MRI被越来越多地运用于心血管疾病的诊断，可对心血管系统解剖形态、组织学特性、功能、血流灌注、心肌活性、心脏功能、斑块负荷等进行综合评价，并为心脏手术或介入治疗效果提供无创的随访资料。

心血管MRI因具有下列优势特点，而在心血管疾病的诊断中具有重要意义：①MRI的组织对比良好，能准确区分心脏的正常结构、肿瘤、脂肪浸润、组织变性、囊肿及积液；②能够在任意方向进行容积资料采集并迅速获得三维图像；③无创，无放射性；④MRI区分心脏结构和血池时，不需要造影剂，所以避免了碘对比剂的过敏和毒性反应；⑤有较高的时间和空间分辨率；⑥能够准确、实时地显示心血管解剖形态、功能、血流灌注，并测定心肌活性，对心血管系统功能进行全面评价；⑦充分抑制搏动伪影，获得极高分辨率的清晰稳定图像；⑧快速成像序列可以在一次屏气过程中完成全部图像采集，有效消除了呼吸伪影的干扰。心脏MRI成像需要某种形式的生理性门控技术。目前在心脏MRI中使用的主要技术包括MRI门控、多层技术、电影MRI和快速梯度回波成像技术。

（二）心脏MRI的临床应用

心脏MRI在临床上应用主要用于显示病理解剖。近年来，多种心脏MRI技术的结合，能对心血管系统解剖形态、组织学特性、血流灌注、心肌活性、心脏功能等进行综合评价。准确显示解剖异常的心脏疾病，如复杂性先天性心脏病、心包疾病、胸主动脉病变。

1. 在缺血性心脏病中的临床应用

心脏MRI（CMR）的临床适应证：①静息时患者ECG异常，不能耐受运动平板试验；②介入治疗前明确冠状动脉的大血管及其分支情况；③介入治疗术前心脏室壁运动情况，评价其收缩功能。小剂量多巴酚丁胺负荷试验可用于测定左室室壁运动，检测隐匿性冠心病，CMR网格标记技术可提高负荷试验的准确性，

CMR 频谱技术可识别早期心肌缺血。

MRI 能够发现缺血区心肌的信号减低，延迟期成像无异常。梗死心肌室壁变薄，节段性室壁运动减弱、消失，心肌灌注首过成像显示灌注减低或缺损，延迟期成像显示梗死心肌呈明显高信号。急性梗死心肌信号强度增高，T_2WI 尤为明显。陈旧性梗死由于心肌纤维化，信号强度减弱，同样以 T_2WI 为著。

2. 在非缺血性心脏病中的临床应用

（1）扩张型心肌病

电影 MRI 显示节段性或者全心室运动异常，左心室或双心室的心肌收缩功能普遍下降，收缩期室壁增厚率降低，EF 值多在 50% 以下；心肌信号改变，在 T_1WI、T_2WI 表现为较均匀等信号。黑血序列、亮血序列及增强扫描可显示附壁血栓，在 T_2WI 多成高信号。

（2）肥厚型心肌病

MRI 的表现如下：①左室心肌不均匀增厚，常常 >15 mm，主要累及前室间隔及左室前壁中部和基底部，肥厚心肌/左室后壁厚度≥1.5；②病变常伴有左室心腔缩小、左室流出道狭窄、左室舒张功能减低、二尖瓣关闭不全等；③晚期左室扩张，收缩功能降低。

（3）限制性心肌病

MRI 诊断要点：①双心房扩大，上下腔静脉及门静脉扩张；②单室或双室舒张功能受限，表现为舒张早期的狭窄的喷射影，心室舒张期血流峰值/心房舒张期血流峰值 >2；③心室腔正常或略缩小，心室壁厚度正常，心室收缩功能正常或轻度减低。心房高度扩大和心室腔不大是原发性限制性心肌病的特点，心尖部闭塞伴心内膜条带状强化可能是心内膜下心肌纤维化的重要特征。目的除了显示心室舒张受限外，主要是鉴别限制型心肌病与缩窄性心包炎。缩窄性心包炎的心包厚度在横断面上测定 >4 mm。另外，由于异常舒张期室间隔运动是缩窄性心包炎常见的表现，所以应用电影 MRI 观察室间隔运动有助于两者的鉴别诊断，但 MRI 不能很好显示心包钙化。

（4）致心律失常型右室发育不良

MRI 诊断标准主要条件：①右心室局部室壁运动消失或运动障碍或收缩不同步；②右室舒张末期容量与体表面积比值 >10。

3. 在评价心功能方面的临床应用

CMR 时间及空间分辨率高，在充血性心力衰竭患者的评估中发挥重要的作用，心脏多层短轴成像排除了超声测量的几何学假设，获得准确的心肌及心脏容量定量数据，准确地评估左、右心室的大小、形状和功能，识别淀粉样变性和心肌致密化不全等的特异形态。用对比成像测定血流速度，可进行舒张功能的评估。

4. 在心脏瓣膜病中的临床应用

临床上，超声心动图在心脏瓣膜病的诊断上具有优势，然而在判断瓣膜反流的严重程度上的定量分析并不成功，只能大致评估，CMR 通过测定电影 MRI 的信号流空和测定两心室的每搏输出量的差异等方法，能定量分析瓣膜的反流程度。此外，能精确显示心脏瓣膜的厚度及其开放、关闭功能、受累瓣口的大小、瓣膜的狭窄及关闭不全、赘生物等，同时可通过血流速度的三维成像观察血流动力学变化，用于介入或外科手术的术前评估和术后随访研究。

5. 在心包疾病和心脏肿瘤方面的临床应用

MRI 能够准确显示心包的形态、厚度及心包腔积液，对缩窄性心包炎等心包病变具有很高的诊断价值。CMR 快速成像技术可从形态、功能、灌注等多方面观察心脏、心包，确定心脏肿瘤的位置、大小、心腔内外浸润范围、与周围组织的关系、周围大血管，以及肺、纵隔的情况，为心脏肿瘤的诊断提供了又一有效而直观的方法。CMR 对少数心脏肿瘤可做出定性诊断，如脂肪瘤、纤维瘤、黏液瘤等都具有特征性的信号改变，但是大多数心脏肿瘤的类型诊断难度较大，且肿瘤的良、恶性质在 MRI 信号上难以区分。

6. 在先天性心脏病中的临床应用

在下列情况，须实施 CMR 检查：

（1）超声心电图无法保证为临床提供足够清楚的诊断图像。

（2）由于心室体积和射血分数是临床很重要的参数，因此当超声提供的数值模棱两可或模糊不清时，应使用 CMR 证实或修改超声测量值后才能进行临床决策。

（3）下列情况 CMR 往往比超声心动图（UCG）更加有效，可以解决大部分 UCG 所不能解决的问题：①体、肺静脉，如肺静脉畸形引流或血管阻塞等；②右室容积和射血分数，如法洛四联症术后；③右室流出道疏通术、右室肺动脉外管道术后是否通畅，有无狭窄或瘤样形成等；④肺动脉瓣反流量；⑤通过测量主动脉和肺动脉干的血流，计算分流量；⑥主动脉瘤、夹层和主动脉缩窄；⑦体肺动脉侧支和动静脉畸形；⑧冠状动脉起源异常，通过对比剂延迟强化，定性和

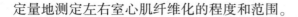

定量地测定左右室心肌纤维化的程度和范围。

四、MR 血管成像

MR 血管成像（MRA）是一种完全无损伤性血管造影新技术。随着计算机技术的发展，软件功能的不断完善。二维、三维"梯度回波脉冲序列"、快速自旋回波序列及"流动补偿"技术的相继投入使用，使得 MR 技术具备了显示血管形态和血流方向、测定血流速度和流量的能力。

（一）MRA 所具有的优势特点

MRA 相对于其他的心血管影像学检查具有一些潜在的优势，主要包括四个方面。①CMR 无须电离辐射或者放射性核素或者碘造影剂而可获得图像，其非侵入性的特点减少了血管内损伤。无碘对比剂及电离辐射避免了许多相关的并发症。②CMR 能在身体任何平面位置获得影像，没有体形及体位的限制。③CMR 是一种灵活的显像模式，能评估心血管解剖和功能的多种不同参数。CMR 能明确心血管解剖和结构及组织组成特点。根据室壁运动或血流速度测量心肌功能，明确冠状动脉的开口及走形。④CMR 具有很高的立体与瞬时清晰度，可以区分正常心血管结构及异常心血管结构，测量左室或右室心肌厚度、僵硬度，或者组织灌注及心肌梗死的面积，具有高度的可重复性和灵敏性。而其缺点在于扫描时间长；涡流可引起散相位，局部信号降低；层面内血流部分被饱和，信号降低和丢失，小血管分支显示不佳。

（二）MRA 的临床应用

1. 冠状动脉 MRA

冠状动脉管径细小，末梢部直径仅为 3~7 mm，选择性冠状动脉造影的分辨率为 0.3 mm，而冠状动脉的空间分辨率为 1.9 mm×1.9 mm，所以目前冠状动脉 MRA 尚不能替代冠状动脉血管造影。冠状动脉 MRA 的主要临床应用指征：①显示冠状动脉狭窄；②评价冠状动脉畸形；③评价闭塞的冠状动脉开放状态；④评价冠状动脉搭桥移植血管的开闭状态。

冠状动脉狭窄的表现为由冠状动脉狭窄引起的血管内涡流的形成，使该区域表现为低信号；同时，血管狭窄或闭塞后末梢血流的明显减弱，将表现为血流信号的明显狭窄或突然消失。国外研究表明，冠状动脉 MRA 确定冠状动脉主要分支明显狭窄具有高度的准确性，其敏感性和特异性优于放射性核素显像，当然也存在一定比例的假阴性和假阳性。

常规选择性冠状动脉造影对异常冠状动脉的显示有时并不理想，主肺动脉之间的异常冠状动脉的近侧部分往往难以显示。三维冠状动脉 MRA 能够对冠状动脉进行三维图像采集，并通过容积重建对血流和血管的解剖进行三维显示。发现 MRA 对异常冠状动脉近段的显示具有重要的意义。

2. 颈动脉 MRA

MRA 最常用于颈动脉分叉部病变的检查，因为颈部血管血流量大，没有呼吸等移动伪影的干扰，图像质量好，并可获得颈动脉起始部至虹吸段的造影图。立体旋转图像多角度观察可消除血管相互重叠的影响，使病灶显示更加清楚。MRA 还可用特殊的预饱和方法除去颈动脉的影响而仅显示颈静脉，从而可以了解肿瘤侵犯、压迫静脉的情况。

3. 颅内血管 MRA

适应证：怀疑蛛网膜下隙出血或自发性脑内血肿应行脑血管造影或核 MRA，顽固性癫痫及头痛也需要考虑有颅内动、静脉畸形，颅内动脉瘤的可能性而行脑血管造影或 MRA。

由于 MRA 在显示颅内动脉瘤的瘤体及载瘤动脉具有无创、安全、清晰、敏感性高的优点，目前认为 MRA 是颅内动脉瘤的首选诊断方法。但是 MRA 的不足之处在于依靠血流流空效应，对血液涡流的血管病变有夸大作用，慢血流及复杂血流显示不清，有时很难显示小动脉瘤。MRA 以无损伤性、适应证广泛而日益受到重视，开发 MRA 新技术成为当今热点。MRA 可准确做出巨大型动脉瘤的诊断和鉴别诊断。MRA 图像上表现为颅内动脉管腔局限性膨大，可呈囊状、梭形或浆果状。当瘤内有血栓形成时，可表现为动脉瘤内充盈缺损，结合原始图像及常规扫描不难诊断。三维重建可以多角度、多方位对动脉瘤及其载瘤动脉进行观察，与数字减影血管造影（DSA）二维图像相比，对动脉瘤细节的显示更有优势。对于有血栓性动脉瘤，MRA 结合原始图像及 MRI 在显示瘤腔的大小、形态、血栓情况明显优于 DSA。MRA 对动脉瘤漏诊主要原因有动脉瘤小（直径<3 mm）、不常见部位、血管重叠、载瘤动脉痉挛、动脉瘤破裂出血、瘤腔内完全充满血栓等。根据以上情况结合 MRI，可以提高 MRA 的术前确诊率。同时注意采用多薄块法减少饱和效应，薄切层和高矩阵提高分辨率，以增加小动脉瘤的检出。假阳性最常见部位是前交通动脉，其次为大脑中动脉、基底动脉和后交通动脉，采用靶区重建技术可以改善扭曲血管和重叠血管的显示，减少动脉瘤的漏诊

和误诊。

4. 胸部血管 MRA

胸部的呼吸运动及心脏搏动等移动伪影使常规 MRA 检查受到影响，普通肺血管 MRA 图像质量不高。使用心电门控 MRA 电影技术结合 MR 所固有的断层图像，可动态观察并测量心脏各房室的收缩功能，观察瓣膜开放情况，直接显示心脏内肿块大小，甚至可发现梗死后心肌信号的异常改变。但由于图像质量欠佳，临床应用受到一定限制。采用超短重复时间和回波时间技术缩短成像时间，可显示肺动脉第三级分支，在诊断肺动脉栓塞上具有优势。

5. 腹部血管 MRA

目前腹部血管 MRA 主要对肾动脉狭窄有重要的诊断意义。在肾动脉 MRA 的检查过程中发现能比较清楚地显示近段肾动脉狭窄，但对远段显示欠清，狭窄区伪影造成对狭窄病变的判断偏重，对需要做肾脏移植的肾衰竭患者，MRA 是唯一能较清楚显示肾血供的手段。通过"血团追踪"技术，可观察门脉血流方向、流速及脾肾静脉搭桥术后血流是否通畅。在下腔静脉及髂静脉血栓性病变的诊断上，MRA 也有一定意义。多层面和矢状面血管断层图可显示管腔内病变。

6. 四肢血管 MRA

以往 MRA 对四肢动脉系统的研究较少，一般认为膝、肘以上 MRA 尚有诊断意义，而膝、肘以下由于血管腔细小，分支多，血流慢，血管成像质量低，限制了 MRA 在这一区域的应用。

第九章　心血管内科疾病

第一节　原发性高血压

一、概述

　　原发性高血压（EH）是一种以体循环动脉压升高为主要临床表现而病因未明的独立性疾病，占所有高血压90%以上。2005年美国高血压协会（ASH）将高血压定义为：高血压是由多种复杂和相关因素引起的处于不断进展状态的心血管综合征，在血压持续升高以前即有早期标志物出现，其发展过程与心血管功能和结构的异常密切相关，最终导致心脏、肾脏、大脑、血管和其他器官的损害。近年来有关高血压临床研究为高血压的治疗积累了大量循证医学证据。因此，用循证医学结果指导临床科学控制血压，早期干预各种危险因素，改善糖、脂代谢紊乱，预防和逆转靶器官的不良重塑已成为防治高血压的重要途径。

二、病因和发病机制

（一）病因

　　高血压是一种多因素多基因联合作用而导致的疾病，其具体发病原因并不十分清楚。研究发现，父母均患高血压，其子女的高血压发生率可达46%；父母中一人患高血压，子女高血压发生率为28%，显示高血压与遗传因素有关。不良生活方式如膳食过多的钠盐、脂肪，以及缺少体力活动、长期精神紧张、吸烟、过量饮酒均可引发高血压。资料表明，每天摄入食盐增加2g，则收缩压和舒张压分别升高2.0mmHg及1.2mmHg。男性持续饮酒者比不饮酒者4年内高血压发生危险增加40%。年龄、性别及肥胖也与高血压密切相关。另外，糖尿病和胰岛素抵抗也是高血压的重要危险因素，据WHO资料显示，糖尿病患者中高血压的

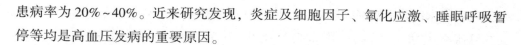

患病率为 20%~40%。近来研究发现，炎症及细胞因子、氧化应激、睡眠呼吸暂停等均是高血压发病的重要原因。

（二）发病机制

高血压的发病机制较为复杂。心输出量升高、交感神经过度兴奋、肾素分泌过多、血管内皮细胞分泌过多内皮素等是高血压的传统发病机制，其中 RAS 的过度激活起着至关重要的作用。这些因素通过中枢神经和交感神经系统功能亢进、肾脏水钠潴留、离子转运异常、血管内皮细胞功能异常、胰岛素抵抗等环节促使动脉内皮反复痉挛缺氧，不能承受血管内压力而被分开，血浆蛋白渗入，中膜平滑肌细胞肥大和增生，中膜内胶原、弹性纤维及蛋白多糖增加，最后导致血管的结构和功能发生改变，即血管重塑。因此，外周血管重塑、顺应性下降、血管阻力增加是高血压的主要病理生理表现。随着病情的进一步发展，血压不断升高，最终导致心脏、大脑、肾脏及眼底等靶器官循环障碍，功能受损。

三、诊断

（一）血压水平

《中国高血压防治指南》（2010 修订版）（以下简称我国指南）将血压分为正常、正常高值及高血压 3 类。高血压诊断标准采用国际公认标准，即在未用抗高血压药情况下，收缩压≥140 mmHg 和（或）舒张压≥90 mmHg。由于血压水平与心血管发病危险之间的关系呈连续性特点，各国在血压水平定义上也不完全一样。我国指南将血压 120~139/80~89 mmHg 定为正常高值，该人群 10 年中心血管发病危险较<110/75 mmHg 水平者增加约 1 倍以上。而美国高血压预防、检测、评估和治疗联合委员会第七份报告（简称 JNC-7）则将血压 120~139/80~89 mmHg 定为高血压前期，目的是对高血压进行提前干预，而将收缩压≥160 mmHg 或舒张压≥100 mmHg 定为 2 级高血压，不设 3 级高血压。

（二）危险分层

根据高血压危险因素、靶器官的损害程度及血压水平对患者进行危险分层及风险评估。2007ESC/ESH 欧洲高血压指南（以下简称 2007 欧洲指南）强调"高血压诊断分类中要综合考虑总体心血管危险的重要性"。认为高血压的治疗与预后不单纯取决于血压升高水平，同时取决于总体心血管危险，并提出临床上应更加关注亚临床靶器官损害。包括颈动脉增厚（IMT>0.9 mm）或斑块形成、颈股动脉脉搏波速率>12 m/s、踝臂血压指数<0.9、轻度血肌酐升高（男 1.3～1.5 mg/dl，女 1.2～1.4 mg/dl）、肾小球滤过率或肌酐清除率降低、微量白蛋白尿（30～300 mg/24h）等。虽然亚临床靶器官损害常常无明显临床表现，但与预后密切相关，研究表明纠正上述亚临床损害可降低患者的心血管病发病率与死亡率。

四、治疗

降压治疗的最终目的是降低患者心血管总体危险水平，减少靶器官的损害，进而最大限度地改善患者的预后。

降压目标：我国指南建议，普通高血压患者血压降至<140/90 mmHg；老年人收缩压降至<150 mmHg，如能耐受，还可进一步降低；年轻人或糖尿病及肾病患者降至<130/80 mmHg；糖尿病患者尿蛋白排泄量如达到 1 g/24h，血压控制则应低于 125/75 mmHg。将血压降低到目标水平可以显著降低心脑血管并发症的风险。但在达到上述治疗目标后，进一步降低血压是否仍能获益，尚不确定。有研究显示，将老年糖尿病患者或冠心病患者的舒张压降低到 60 mmHg 以下时，可能会增加心血管事件的风险。

（一）非药物治疗

主要是进行生活方式的干预。资料显示，进行生活方式干预可有效预防和控制高血压，降低心血管风险，并且可提高降压药的效果。我国指南认为，血压在正常高值时，就应进行早期干预；JNC7 设定"高血压前期"，也是强调早期血压控制及进行健康生活方式干预的重要性；2007 欧洲指南更是强调高血压的防治要考虑"总的心血管危险因素"，说明非药物治疗的重要性及必要性。非药物治疗措施包括减轻体重，减少钠盐及脂肪摄入，多吃水果和蔬菜，限制饮酒、戒烟，减轻精神压力，适当有氧运动等。低脂饮食不仅可使血脂水平降低，还可以延缓动脉粥样硬化的进程。WHO 建议每人每日食盐量不超过 6 g，建议高血压患者饮酒越少越好。目前非药物治疗已成为高血压防治必不可少的有效手段。

（二）药物治疗

大量的临床试验研究证实，降压治疗的主要收益来自降压本身，而且血压降低的幅度与心血管事件的发生率直接相关。因此，进行非药物治疗的同时，还要进行药物降压治疗。其用药原则：早期、长期、联合、用药个体化。目前常用于降压的药物主要有五类，即利尿剂、β受体阻滞剂、血管紧张素转换酶抑制剂（ACEI）、血管紧张素Ⅱ受体阻滞剂（ARB）、钙通道阻滞剂（CCB）。

1. 利尿剂

利尿剂用于高血压的治疗已有半个世纪了。多年来的临床经验证明，无论单用或联合使用都能有效降压并减少心血管事件危险，是抗高血压的常用一线药物之一。传统复方降压制剂如复方降压片、北京降压0号及海捷亚等均含有利尿剂。但随着ACEI、ARB及长效CCB等新药的开发，加之长期使用利尿剂所带来的糖脂代谢异常副作用，使利尿剂在高血压中的地位也经受过考验。2002年发表的迄今为止规模最大的降压试验ALLHAT显示，利尿剂氯噻酮在减少主要终点事件（致死性冠心病和非致死性心肌梗死发生率）上与CCB氨氯地平或ACEI赖诺普利无差别，但在减少两个次要终点（脑卒中和联合的心血管事件）上利尿剂优于赖诺普利，而且氯噻酮组心衰发生率较氨氯地平组低38%，较ACEI组低19%，中风发生率减少15%。利尿剂减少心衰及卒中发生率的作用在CONVINCE及HYVET试验中也得到证实。HYVET研究显示，在收缩压160 mmHg以上的高龄老年人（80岁）高血压患者中进行降压治疗，采用缓释吲达帕胺1.5 mg/d可减少脑卒中及死亡危险。但ALLHAT试验发现氯噻酮组的新发糖尿病的发生率为11.6%，明显高于赖诺普利组或氨氯地平组。后来的ASCOT-BPLA的研究也证实，利尿剂与β受体阻滞剂搭配使用全因死亡率比CCB和ACEI高出11%，新发生的糖尿病的比率大于30%，提示利尿剂与β受体阻滞剂合用时有更大的副作用。

但是另外一些大规模临床试验（SHEP、STOP和MRC）证实，利尿剂与其他降压药一样不仅具有良好的降压效果，而且小剂量对糖、脂肪、电解质代谢无不良影响，其相关不良反应呈剂量依赖性。美国的一项近24万人的42个临床试验分析表明，小剂量利尿剂在预防心血管病方面比其他抗高血压药更为有效。基于大量的临床试验证据，JNC7将噻嗪类利尿剂作为降压的首选药物，并提出大多数患者须首选利尿剂或以其作为联合用药的基础。我国指南及2007欧洲指南也将利尿剂作为一线和基础用药。适用于轻中度高血压患者、老年人单纯收缩期高血压、肥胖及高血压合并心力衰竭的患者。慎用于有糖耐量降低或糖尿病、高血脂、高尿酸、痛风及代谢综合征的患者，特别注意不要与β受体阻滞剂联合使用。常用量：氢氯噻片12.5~25 mg/d。

2. ACEI

ACEI 用于治疗高血压始于 20 世纪 80 年代。通过抑制 RAS、减少 AngⅡ的生成及醛固酮分泌、增加缓激肽及前列腺素释放等机制降低血压。ACEI 在高血压的治疗中疗效明确，作用肯定。CAPPP 和 ALLHAT 试验发现，ACEI、利尿剂或 CCB 长期治疗能同等程度地降低主要终点事件和死亡率。BPLTTC 的汇总分析表明，使用 ACEI 治疗使高血压患者的脑卒中发生率降低 28%、冠心病事件减少 20%、心力衰竭减少 18%、主要心血管病事件减少 22%、心血管病死亡率降低 20%、总死亡率降低 18%。大量循证医学证据也证实，ACEI 具有很好的靶器官保护作用，如 SOLVD、CONSENSUS 及 V-HeFTⅡ试验证实 ACEI 能显著降低心力衰竭的总死亡率。SAVE、AIRE 及 TRACE 均证实，ACEI 不仅使心肌梗死患者的死亡率显著降低且能防止心梗复发。HOPE、ANBP2 发现，ACEI 对冠心病高危人群预防干预中具有重要作用。ALLHAT 试验中 ACEI 显著减少新发糖尿病风险。PROGRESS 证实，脑卒中后无论患者血压是否升高，ACEI 与利尿剂合用有益于预防脑卒中复发。BENEDICT 研究结果显示，ACEI 单独应用也能够预防和减少 2 型糖尿病时微量白蛋白尿的发生。AIPRI 及新近 ESBARI 研究均证明贝那普利对肾功能的很好保护作用。基于大量的循证医学证据，在 JNC7 中，ACEI 拥有心力衰竭、心肌梗死后、冠心病高危因素、糖尿病、慢性肾病、预防中风复发六个强适应证。研究发现，ACEI 可以与多种降压药组合使用，与利尿剂搭配可增加降压疗效，降低副作用。ADVANCE 研究结果显示，在糖尿病患者中采用低剂量培哚普利（2~4 mg）/吲达帕胺（0.625~1.25 mg）复方制剂进行降压治疗，可降低大血管和微血管联合终点事件 9%。ASCOT-BPLA、INVEST 显示，ACEI 和 CCB 组合使总死亡率、心血管病死亡率、脑卒中及新发生糖尿病均显著降低，被誉为最合理组合。我国指南也将其作为一线和基础降压用药。其用法注意从小剂量开始，逐渐加量以防首剂低血压。

3. ARB

近年来，ARB 在心血管药物治疗领域得到迅速发展。它能阻断 RAS 的 AT_1 受体，降低外周血管阻力，抑制反射性交感激活及增强水钠排泄，改善胰岛素抵抗和减少尿蛋白，其降压平稳而持久，长期应用耐受性好。在 LIFE 研究中，ARB 氯沙坦与 β 受体阻滞剂阿替洛尔降压效果相似，但前者可使高血压伴左室肥厚的患者心血管事件发生率显著降低 13%，卒中发生率降低 25%，新发糖尿病的危险进一步下降 25%。老年高血压患者使用 ARB 坎地沙坦的降压效果优于对照组，同时该药显著减少非致死性卒中的发生。MOSES 证实高血压合并脑血管病史的患者，ARB 依普沙坦较尼群地平更能显著减少心血管事件和再发卒中的发生。

4. CCB

CCB 用于治疗高血压已有多年的历史。常用的抗高血压药代表药为硝苯地平，现已发展到第三代氨氯地平。大量研究证实，CCB 的降压幅度与利尿剂、ACEI、β 受体阻滞剂及 ARB 相似。与赖诺普利组相比，氨氯地平组致死性与非致死性脑卒中发生率显著下降23%，我国研究证实，CCB 与利尿剂联用可进一步降低脑卒中事件。氨氯地平在平均降低收缩压 5 mmHg 的情况下，可使心肌梗死危险下降31%，在预防卒中及冠心病、心肌梗死方面均显著优于 ARB。初始用小剂量氨氯地平与替米沙坦或复方阿米洛利联合治疗，可明显降低高血压患者的血压水平，高血压的控制率可达80%左右，提示以钙通道阻断剂为基础的联合治疗方案是我国高血压患者的优化降压方案之一。

5. β 受体阻滞剂

β 受体阻滞剂通过对抗交感神经系统的过度激活、减轻儿茶酚胺的心脏毒性、减慢心率、抑制 RAS 的激活等发挥降压、抗心肌重构、预防猝死的作用。多年来一直作为一线降压药物使用。随着有关 β 受体阻滞剂临床试验的开展，其临床地位也备受争议。

（三）调脂治疗

我国高血压患者中有 30%～50% 伴有高脂血症。血清总胆固醇水平升高，对高血压病患者的冠心病危险起协同增加作用。虽然在 ALLHAT 中加用普伐他汀治疗没有显现出较大优势，但 ASCOT 研究表明，CCB（氨氯地平）治疗组加用阿托伐他汀使冠心病事件降低了53%，而在 β 受体阻滞剂（阿替洛尔）治疗组中，则只减少了16%。表明氨氯地平与阿托伐他汀联用在预防冠心病事件上存在明显的协同作用，提示对伴有高血脂的高血压患者，配合调脂治疗获益更大。有人认为，以 CCB 为基础加上他汀的治疗方案是最好的联合治疗方案，称为"ASCOT方案"。强化降脂可以实现动脉粥样斑块的逆转。他汀类药物除降脂外，还与其降脂作用如抗炎、抗氧化、内皮修复等有关，它能直接抑制血管壁和肝脏中的胆固醇生成，稳定或逆转动脉粥样硬化斑块，并最终降低临床心血管事件的发生率。

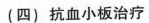

（四）抗血小板治疗

阿司匹林抑制血小板聚集抗血栓的特性使其在心血管疾病预防中具有重要地位。目前已常规用于冠心病二级预防。以前由抑制血小板聚集导致脑出血的危险性增加，多年来人们一直谨慎用于高血压患者。近年来的大量临床试验证实，对于既往有心脏事件史或心血管高危患者，抗血小板治疗可降低脑卒中和心肌梗死的危险。在 HOT 试验中，小剂量阿司匹林的应用使主要的心血管事件减少 15%，心肌梗死发生危险降低 36%，且对脑卒中和致死性出血的发生率无影响。对于心血管事件高危患者（一级预防）和心血管疾病患者（二级预防），单纯阿司匹林组疗效和氯吡格雷加阿司匹林组相比主要疗效终点（心肌梗死、卒中和心血管性死亡）无显著性差异，但氯吡格雷组出血并发症发生率显著高于阿司匹林组，进一步确定阿司匹林在心血管事件一级、二级预防中长期应用的基石地位。血压控制良好的高血压患者应该考虑使用阿司匹林。我国指南指出，小剂量阿司匹林对 50 岁以上、血清肌酐中度升高或 10 年总心血管危险 ≥20% 的高血压患者有益，建议对高血压伴缺血性血管病或心血管高危因素者血压控制后可给予小剂量阿司匹林。推荐 100 mg/d（75～150 mg）阿司匹林为长期使用的最佳剂量。

（五）基因治疗

高血压是一种多基因遗传性疾病，是某些基因结构及表达异常的结果，具有家族聚集倾向且药物控制并不十分满意，所以研究者们试图从基因水平探索新的防治方法。与降压药物相比，基因治疗特异性强、降压效果稳定、持续时间长、毒副作用小，有望从根本上控制具有家族遗传倾向的高血压。

高血压基因治疗包括正义（基因转移）和反义（基因抑制）2 种方式。正义基因治疗高血压是指以脂质体、腺病毒或逆转录病毒为载体，通过静脉注射或靶组织局部注射将目的基因转染到体内，使之表达相应蛋白以达到治疗高血压的目的。常用的有肾上腺髓质素基因、心房利尿肽基因、一氧化氮合酶基因、血红素加氧酶基因等。反义基因治疗是根据靶基因结构特点设计反义寡核苷酸（ASODN）分子，导入靶细胞或肌体后与双链 DNA 结合形成三聚体（triplex）或与 mRNA 分子结合形成 DNARNA 和 RNARNA 杂合体，从而封闭或抑制特定基因的复制或表达。目前 ASODN 在恶性肿瘤、病毒感染性疾病（肝炎、流感等）、某些遗传性疾病等试验治疗中已取得一定效果。反义基因主要包括 I 型 Ang II 受体基因、酪氨酸羟基酶基因、血管紧张素原基因。随着心血管分子生物学的快速

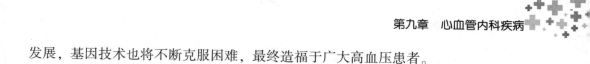

发展，基因技术也将不断克服困难，最终造福于广大高血压患者。

第二节　继发性高血压

一、概述

（一）继发性高血压的病因和特点

高血压按发病机制不同分为原发性与继发性两种。继发性高血压亦称为症状性高血压，是指由某些确定的疾病或原因引起的血压升高，此种高血压存在明确的病因。因为易误诊、漏诊等，继发性高血压的发病率尚无很准确的统计。继发性高血压常是临床综合征的表现之一，与原发性高血压相似，当原发病的其他症状不多或不典型时，非常容易被误诊为原发性高血压。由于许多继发性高血压可以通过去除诱因或手术治疗而阻止病情的发展，避免对靶器官造成更加严重的损害。因此，在临床工作中对继发性高血压早期正确的诊断十分重要。

继发性高血压通常具有以下五个共同特点。①年轻患者血压中、重度升高。②老年患者原来血压正常，突然出现了高血压。③症状、体征或实验室检查具有继发性高血压的线索，如肌无力、周期性四肢麻痹；明显怕热、多汗、消瘦；阵发性高血压伴头痛、心悸、多汗；肢体脉搏不对称或腹部闻及粗糙的血管杂音；血尿、蛋白尿；严重低血钾；等等。④规律地联合应用常规降压药物疗效较差。⑤急进性和恶性高血压，病程进展迅速，靶器官损害严重。

继发性高血压的原因很多，主要有以下六类：①肾脏的实质性病变，如各类型肾炎、慢性萎缩性肾盂肾炎、多囊肾、巨大肾积水、肾脏肿瘤、肾结石、肾结核等；②肾血管性疾病，如大动脉炎、肾动脉纤维性结构不良、肾动脉粥样硬化、外伤导致的肾动脉血栓等；③全身性疾病，如系统性红斑狼疮、硬皮病等风湿病，糖尿病、痛风等代谢性疾病；④内分泌疾病，如肾上腺疾病，常见为库欣综合征、嗜铬细胞瘤及原发性醛固酮增多症，甲亢、肾素分泌瘤等；⑤心血管疾病，如主动脉瓣关闭不全、主动脉缩窄；⑥神经系统疾病，如颅压增高、间脑综合征等。

（二）继发性高血压的筛查思路

继发性高血压的病因和机制非常复杂，涉及多个器官、多个系统甚至多个学科，要求专业技术人员具有非常广泛和深入的医学知识。同时高血压患者又是一个庞大的患病群体，如果盲目地对所有高血压患者进行全方位的继发性高血压的排查，势必对患者个人和社会带来沉重的医疗负担。为此，对继发性高血压的排查，建议由浅入深，分初步筛查和专科精细检查两步进行。

继发性高血压的初步筛查思路：对所有就诊的高血压患者都应想到继发性高血压的可能性，首先详细询问病史和仔细进行体格检查，并有选择性地通过血压、尿常规、血糖、血脂、血浆离子、肾功、心电图、双肾B超、颈动脉B超、眼底甚至血醛固酮/肾素比值（ARR）等检查，在进行心血管危险因素评估的同时，对常见继发性高血压进行初步的排查。例如若出现血尿、蛋白尿、肾功能异常和（或）双肾结构异常，初步诊断为肾实质性高血压；若以舒张压升高为主（>110 mmHg），腹部有血管杂音、双肾不等大伴有高血浆醛固酮、高肾素，可初步诊断为肾血管性高血压；若有向心性肥胖、皮肤紫纹、低血钾、高尿钾、高ARR或阵发性血压升高伴头痛、心悸、多汗，可初步诊断为内分泌性疾病所致的继发性高血压；若四肢脉搏不对称，下肢血压低于上肢，主动脉闻及血管杂音，可初步诊断为主动脉缩窄；等等，从而更进一步地进行专科深入检查，以明确诊断。若专科精细检查不能证实初步诊断时，应重新考虑和审视自己的诊断思路。

二、肾实质性高血压

（一）病因

引起高血压的常见肾实质性病因为急性和慢性肾小球肾炎、慢性肾盂肾炎、妊娠高血压综合征、先天性肾脏病变（多囊肾、马蹄肾、肾发育不全）、肾结核、肾结石、肾肿瘤、继发性肾脏病变（各种结缔组织疾病、糖尿病性肾病变、肾淀粉样变、放射性肾炎、创伤和泌尿道阻塞所致的肾脏病变）等。

肾实质性高血压的发生主要是由于肾小球玻璃样变性、间质组织和结缔组织增生、肾小管萎缩、肾细小动脉狭窄等导致肾单位大量丢失。肾脏既有实质性损害也有血液供应不足，后者为由肾内血管病变引起。造成肾缺血、缺氧的情况下，肾脏可以分泌多种升高血压的因子，主要是肾小球旁细胞分泌大量肾素。过多的血管紧张素Ⅱ通过直接缩血管作用、刺激醛固酮分泌导致水钠潴留和兴奋交感神经系统使血压升高。高血压反过来又可引起肾细小动脉病变，进一步升高肾小球内囊压力，加重肾脏缺血。这样互相影响，遂使血压持续增高，形成恶性循环，加重肾脏病变。近年研究结果显示，一些抗高血压因子的缺乏可能也参与肾性高血压的发病。与同等水平的原发性高血压比较，肾实质性高血压的药物疗效较差，眼底病变更重，心血管并发症多而严重，更易进展成恶性高血压。值得强调的是肾实质性高血压又将反过来危害肾脏，明显加速肾实质损害的进程，形成恶性循环。

（二）诊断

首先，详细地询问病史可以获得许多重要资料，有利于病因诊断。发病前有链球菌等细菌或病毒的感染史，伴有发热、水肿、血尿，有助于急性肾小球肾炎的诊断；如患者过去有肾小球肾炎的病史，或有反复水肿史，有利于慢性肾小球肾炎的诊断；有反复尿路感染的病史，有发热、腰酸痛、尿频、尿痛、血尿等，则提示慢性肾盂肾炎的可能。

其次，尿常规、肾功能对肾实质性高血压诊断具有重要价值。急性肾小球肾炎患者可有蛋白尿、红细胞和管型尿；血中尿素氮、肌酐水平可略增高。若再有较明显贫血、血浆白蛋白降低和氮质血症而视网膜病变不明显，蛋白尿出现在高血压之前、蛋白尿持续而血压增高不显著，都提示为慢性肾小球肾炎。慢性肾盂肾炎患者急性期和慢性活动期尿中白细胞增多，也可同时有蛋白、红细胞和颗粒管型，尿细菌培养多为阳性（菌落数>1000/mL）。后期尿浓缩功能差，为低比重尿（可在 1.012 以下）。单侧慢性肾盂肾炎患侧肾萎缩或排尿功能明显受损，膀胱中的尿主要为健侧肾所排时，则常规尿检查时可能呈阴性。

特殊检查项目如静脉肾盂造影有助于鉴别诊断。急性肾小球肾炎患者静脉肾盂造影常因肾小球滤过率明显降低而不显影。静脉肾盂造影如显示造影剂排泄延迟，双侧肾影缩小等情况，有利于慢性肾小球肾炎的诊断。慢性肾盂肾炎患者静脉肾盂造影可显示肾盂与肾脏的瘢痕和萎缩性变化。需要注意的是，慢性肾小球肾炎的症状可能比较隐蔽，与高血压病肾损害的鉴别有时不易，当晚期发生肾衰竭及双侧肾影缩小时，就更不易与高血压病相鉴别。

高血压病肾损害系原发性高血压引起的良性小动脉肾硬化（又称为高血压肾小动脉硬化）和恶性小动脉肾硬化，并伴有相应临床表现的疾病。发病年龄多在40 岁以上，高血压病史在 5 年以上。早期仅有夜尿增多，继之出现蛋白尿，个别病例可因毛细血管破裂而发生短暂性肉眼血尿，但不伴明显腰痛。常合并动脉硬化性视网膜病变、左心室肥厚、冠心病、心力衰竭、脑动脉硬化和（或）脑血管意外史。病程进展缓慢，少部分渐发展成肾衰竭，多数肾功能轻度损害和尿常规异常。鉴别诊断困难者在早期应做肾活检。

三、原发性醛固酮增多症

（一）病因

原发性醛固酮增多症（PA）是 1954 年首次报道的，以血压升高、低血钾、高血浆醛固酮（Ald）、低血浆肾素活性（PRA）为特征的继发性高血压的常见病因之一，又称为 Conn 综合征。PA 是肾上腺皮质肿瘤或增生，分泌过多的醛固酮所致，但以腺瘤为多见，故经手术切除肾上腺腺瘤后，PA 可得到治愈，但是如不能早期诊断和及时治疗，则长期高血压可导致严重的心、脑、肾及血管损害。

PA 患者因其肾素分泌被抑制，与正常及高血浆肾素活性的高血压患者相比，曾被认为是伴有较低的血管并发症的一种相对良性的高血压。近年来研究报道，在 PA 患者中，心血管并发症的发生率可高达 14%～35%，认为高醛固酮血症是心脏损害的危险因素之一。

醛固酮分泌的自主性增多可导致体内钠和水潴留，进而导致有效血容量增加和肾素释放受抑。高血压的产生部分与血容量增加有关，外周血管阻力的增高在高血压的维持中也起到重要作用。低血钾是醛固酮对肾小管作用的直接结果。

（二）诊断

1. 低血钾

近年研究认为 PA 已成为继发性高血压中最常见的形式。本症多见于成年女性，其发病年龄高峰为 30～50 岁，临床上以长期的血压增高和顽固的低血钾为特征，表现为肌无力、周期性四肢麻痹或抽搐、烦渴、多尿等。实验室检查有低血钾、高血钠、代谢性碱中毒、尿比重低而呈中性或碱性、尿中醛固酮排泄增多、血浆肾素活性低且对缺钠的反应迟钝、尿 17-酮皮质类固醇和 17-羟皮质类固醇正常等发现。高血压患者伴有低血钾时要考虑到本病的可能。PA 的诊断线索主要依据如下：①自发性低血钾（血清 K+<3.5 mmol/L）；②中度或严重低血钾（血清 K+<3.0 mmol/L）；③服用常规剂量的噻嗪类利尿剂而诱发严重低血钾，并且补充大量钾盐仍难以纠正；④停用利尿剂 4 周内血清钾仍不能恢复正常；⑤除外由其他继发性原因所致的难治性高血压。但也要注意排除失钾性肾

炎、长时间应用利尿剂引起尿排钾过多和由各种原因所致的继发性醛固酮增多症。

传统观点认为，只有在高血压患者出现自发性低钾血症和与之不相称的尿钾增多时才考虑 PA 的诊断。新近多项研究显示，大部分 PA 患者，特别是早期患者并无低钾血症。血钾正常并不能排除 PA，特别是在患者饮食中限制钠盐摄入或摄钾增多的情况下。在不控制饮食的情况下所测的 PRA 和血浆或尿中醛固酮水平对 PA 的诊断没有帮助。仅以低血钾作为筛查线索常常导致漏诊，这也可能为既往 PA 发病率低的原因之一。因此，有作者建议将 PA 的筛查范围扩大到整个高血压人群。

2. 醛固酮抑制试验

醛固酮抑制试验是给予患者高盐饮食 3 天，收集其 24 小时尿，检测其醛固酮、钠离子、钾离子和皮质醇水平，24 小时尿钠分泌超过 200 mEq 显示钠负荷充分，PA 患者尿醛固酮水平不被高钠负荷抑制，24 小时尿醛固酮超过 12 μg，尿钾离子分泌超过 40 mEq。对于 ARR 检测筛查阳性者，醛固酮抑制试验具有明确诊断的价值。

3. 螺内酯（安体舒通）试验

螺内酯拮抗醛固酮受体从而对抗醛固酮在远端肾小管的潴钠排钾，可以有效控制 PA 患者的钾丢失。平衡饮食 7 天条件下测定血尿钠、钾，血 CO_2-CP 及尿 pH。之后仍在平衡饮食下每日服用螺内酯 320～400 mg 分 4 次，总共 5～7 天，最后 2 日再次测定上述指标做比较。PA 患者尿钾减少，血钾升高，血钠降低，碱中毒可纠正，部分患者血压下降。

4. 定位和分型诊断

PA 常见的亚型为醛固酮瘤（APA）和特发性醛固酮增多症（IHA），少见亚型主要为一侧肾上腺球状带增生所致单侧增生。目前所知的家族性 PA 主要有以下两种类型：Ⅰ型，即糖皮质激素可治性醛固酮增多症（GRA），为常染色体显性遗传，而家族性 APA 和 IHA 则归为Ⅱ型。引起 PA 的肾上腺的原发性疾病不同，其治疗方法各异，如 APA 可通过手术治疗，IHA 除手术治疗外，另须配合其他方法治疗。因此，对 APA 与 IHA 的鉴别诊断很重要。

（1）体位激发试验（PST）

患者于清晨 8 时卧位抽血测血 Ald 及 PRA，然后肌注呋塞米 0.17 mg/kg（通常 40 mg）并站立 2 小时再次抽血测定血 Ald 及 PRA。

　　体位激发试验是目前较常使用的 PA 患者分型诊断的方法之一。一般认为 APA 患者醛固酮分泌有一定的自主性，不受肾素-血管紧张素的影响，取站立位后血醛固酮不上升；而 IHA 患者醛固酮分泌呈非自主性，且对肾素-血管紧张素的反应增强，在站立位时，血肾素的轻微升高即可使血醛固酮增多。韩志坚等的研究中 192 例 APA 患者中 86 例体位试验血浆醛固酮水平无显著性变化，而 39 例 IHA 患者中 15 例血浆醛固酮明显升高。因此，体位激发试验结合 B 超、CT 和 MRI 等影像学检查，可以对 APA 与 IHA 进行鉴别诊断。

　　（2）赛庚啶试验

　　当临床与生化检查支持原醛诊断，而肾上腺 CT 定位不典型时须进行增生与腺瘤的鉴别，可做赛庚啶试验。

　　正常饮食下清晨 8 时取卧位测定血浆 Ald 作为对照，再口服赛庚啶 8 mg，于服药后 2 小时内每 30 分钟抽血，测定血浆 Ald。腺瘤患者血 Ald 较基础值下降 <30% 或下降 <4ng/dl；而增生型则血清素被赛庚啶抑制，使血清素兴奋 Ald 分泌的作用减少，因此血 Ald 明显下降。

　　（3）影像学检查

　　超声检查对于直径 >1.3 cm 的醛固酮瘤可以显示出来，然而难以将直径较小的腺瘤和特发性肾上腺增生鉴别。肾上腺 CT 和磁共振可检出直径小至 5 mm 的肿瘤，当其显示一侧肾上腺单个小肿块对于诊断 APA 有重要的价值，然而双侧肾上腺增生可以表现为非对称性多个结节，肾上腺 CT 和磁共振显像难以鉴别出 APA 或 IHA。Lingam 等发现 IHA 患者的肾上腺较 APA 患者显著增大，如果将肾上腺的宽度 >3 mm 作为 IHA 的诊断标准，则其敏感性为 100%，而如果将 >5 mm 作为诊断标准，则其特异性为 100%。

　　（4）肾上腺静脉抽血（AVS）

　　肾上腺插管抽血检查，肾上腺的影像学检查在 PA 的诊断及分型诊断中有着非常重要的价值，是目前 PA 患者术前鉴别诊断的主要手段。但对于直径 <1 cm 的肿瘤，与增生难以区别。AVS 是 PA 分型诊断的重要方法之一，被认为是确定 PA 病因的金标准，由于操作难度大，在国内尚未广泛开展，新疆高血压诊断治疗研究中心和上海瑞金医院开展了此项工作。该技术在 DSA 引导下，将导管直接插入两侧肾上腺静脉取血，测醛固酮及皮质醇。能较精确地反映患者两侧肾上腺分泌醛固酮的量。患侧醛固酮增高不到健侧两倍者则提示为双侧增生，超过三倍者提示为腺瘤，可判断肾上腺的功能状态，作为影像学检查的补充。

总之，应在高血压人群中采用 ARR 来更加广泛地筛查 PA 患者，确定为 PA 者须行体位试验或影像学检查，必要时做 AVS 激素检测以明确其类型，指导治疗。对于影像学检查未能发现明显占位性病变或病灶<1 cm 的患者，AVS 是首选的检查。

第三节　心力衰竭

一、慢性心力衰竭

（一）概述

心力衰竭是指在有适量静脉血回流的情况下，由于心脏收缩和舒张功能障碍、心输出量不足维持组织代谢需要的一种病理状态。临床上以心输出量不足、组织的血液灌注不足，以及肺循环和体循环淤血为特征。慢性心力衰竭是由于器质性心脏病经过长期慢性心肌肥厚和扩张、心室重构所致。慢性心力衰竭是各种心脏疾病的严重阶段，其发病率高，五年生存率与恶性肿瘤相仿。

（二）诊断

1. 症状

主要为左心衰竭，表现为肺部淤血和肺水肿、胸闷或呼吸困难、不能平卧、端坐呼吸，这时两肺满布干湿性啰音，咳白色或粉红色泡沫样痰。同时表现心、脑、肾等器官缺血和（或）淤血的表现，如头晕或意识淡漠、极度疲乏、肾功能不全、少尿等。若在慢性左心衰竭的基础上发生右心衰竭，即为全心衰竭，则表现静脉系统淤血和全身体液潴留的表现，如颈静脉怒张、肝大、腹水、胸腔积液、全身低垂部位水肿。

2. 体征

（1）患者常有活动后呼吸困难，重症有发绀、收缩压下降、脉快、四肢发冷、多汗等。

（2）通常在双侧肺底部可听到湿啰音，有时可闻及哮鸣音及干啰音。

（3）右心衰竭时可出现颈静脉怒张或肝静脉反流阳性，淤血性肝脏肿大与压痛。胸腔积液通常为双侧，如为单侧，多累及右侧。合并有心源性肝硬化者，则可见腹腔积液，见于慢性右心衰竭或全心衰竭的晚期患者。

（4）对称性、凹陷性水肿，常见于身体下垂部位；可走动的患者，其心源性水肿最初常在傍晚时分出现于脚或踝部，经一夜休息后消失；卧床患者发生在骶部，晚期水肿加重并影响全身，可累及上肢、胸壁和腹壁，尤其是外阴部位。

（5）除基本心脏病的体征外，常发现心脏增大、奔马律、交替脉、相对性二尖瓣关闭不全的收缩期杂音。

3. 检查

（1）实验室检查

①肝功能：淤血性肝病时，可有血清球蛋白、转氨酶升高。

②血电解质测定：长期利尿治疗容易发生电解质紊乱，可见有低血钾、低血钠，这常是难治性心力衰竭的诱因。

（2）特殊检查

二维超声及多普勒超声检查：可用于四方面。①诊断心包、心肌或心脏瓣膜疾病。②定量或定性房室内径，心脏几何图、室壁厚度、室壁运动、心包、瓣膜狭窄定量、关闭不全程度等，可测量左心室射血分数（LVEF）、左心室舒张末期容积（LVEDV）和收缩末期容积（LVESV）。③区别舒张功能不全和收缩功能不全，LVEF<40%为左心室收缩功能不全；LVEF 还能鉴别收缩功能不全或其他原因引起的心力衰竭。④LVEF 及 LVESV 是判断收缩功能和预后的最有价值的指标，左心室收缩末期容积指数（LVESVI＝LVESV/表面面积）达 45 mL/m^2 的冠心病患者，其病死率增加 3 倍。⑤为评价治疗效果提供客观指标。

放射性核素与磁共振显像（MRI）检查：核素心血管造影可测定左、右心室收缩末期、舒张末期容积和射血分数。通过记录放射活性、时间曲线，可计算出左心室的最大充盈速率和充盈分数以评估左心室舒张功能。核素心肌扫描可观察室壁运动有无异常和心肌灌注缺损，有助于病因诊断。由于 MRI 是一种三维成像技术，受心室几何形状的影响较小，因而能更精确地计算收缩末期、舒张末期容积、心搏量和射血分数。MRI 三维直观成像可清晰分辨心肌心内膜边缘，故可定量测定左心室重量。MRI 对右心室心肌的分辨率亦很高，可提供右心室的上述参数，此外还可比较右心室和左心室的心脏搏击量，以测定左房室瓣（二尖瓣）和主动脉瓣的反流量，有助于判断基础疾病的严重程度。

X 线胸片：心脏的外形和各房室的大小有助于原发心脏病的诊断。心胸比例可作为追踪观察心脏大小的指标。肺淤血的程度可判断左心衰竭的严重程度。肺间质水肿时在两肺野下部肋膈角处可见到密集而短的水平线（kerleyB 线）。当有

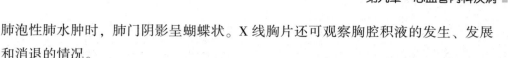

肺泡性肺水肿时，肺门阴影呈蝴蝶状。X 线胸片还可观察胸腔积液的发生、发展和消退的情况。

心电图：可有左心室肥厚劳损、右心室增大、V1 导联 P 波终末负电势（ptfV1）增大（每秒≥0.04 mm）等。

运动耐量和运动峰耗氧量（VO₂max）测定：前者（最大持续时间，最大做功负荷）能在一定程度内反映心脏储备功能，后者是指心输出量能随肌体代谢需要而增加的能力。但运动耐量更多地取决于外周循环的变化而非中心血流动力学变化，这是由于心力衰竭时外周血管收缩，因而心输出量的增加不一定伴有运动耐量的增加；运动耗氧量是动静脉血氧差和心输出量的乘积。在血红蛋白正常，无器质性肺部疾患时，动静脉血氧差恒定，因而运动峰耗氧量可反映运动时最大心输出量，是目前较好地能反映心脏储备功能的无创性指标，且可定量分级。VO₂max 分级标准：A 级，每分钟>20 mL/kg；B 级，每分钟 10～20 mL/kg；C 级，每分钟 10～15 mL/kg；D 级，<每分钟 10 mL/kg。

创伤性血流动力学检查：应用漂浮导管和温度稀释法可测定肺毛细血管楔压（PCWP）和心输出量（CO）、心排血指数（CI）。在无二尖瓣狭窄，无肺血管病变时，PCWP 可反映左心室舒张末期压力。

4. 诊断要点

（1）根据临床表现、呼吸困难和心源性水肿的特点，以及无创和（或）有创辅助检查及心功能的测定，一般不难做出诊断。临床诊断应包括心脏病的病因（基本病因和诱因）、病理解剖、生理、心律及心功能分级等诊断。

（2）NYHA 心功能分级：Ⅰ级，日常活动无心力衰竭症状；Ⅱ级，日常活动出现心力衰竭症状（呼吸困难、乏力）；Ⅲ级，低于日常活动出现心力衰竭症状；Ⅳ级，在休息时出现心力衰竭症状。

5. 鉴别诊断

（1）左心衰竭的鉴别诊断

左心衰竭时以呼吸困难为主要表现，应与肺部疾病引起的呼吸困难相鉴别。虽然大多数呼吸困难的患者都有明显的心脏疾病或肺部疾病的临床证据，但部分患者心源性和肺源性呼吸困难的鉴别较为困难，慢性阻塞性肺病也会在夜间发生呼吸困难而憋醒，但常伴有咳痰，痰咳出后呼吸困难缓解，而左心衰竭者坐位时可减缓呼吸困难；有重度咳嗽和咳痰病史的呼吸困难常是肺源性呼吸困难。急性心源性哮喘与支气管哮喘发作有时鉴别较为困难，前者常见于有明显心脏病临床证据的患者，且发作时咳粉红色泡沫痰，或者肺底部有水泡音则进一步支持本病与支气管哮喘的鉴别；呼吸系统疾病和心血管疾病两者并存时，有慢性支气管炎或哮喘病史者发生左心衰竭常发生严重的支气管痉挛，并出现哮鸣音，对支气管扩张剂有效者支持肺源性呼吸困难的诊断，而对强心、利尿及扩张血管药有效，则支持心力衰竭是呼吸困难的主要原因。当呼吸困难的病因难以确定时，肺功能测定对诊断有帮助。此外，代谢性酸中毒、过度换气及心脏神经官能症等，有时也可引起呼吸困难，应注意鉴别。

（2）右心衰竭的鉴别诊断

右心衰竭和（或）全心衰竭引起的肝大、水肿、腹水及胸腔积液等应与缩窄性心包炎、肾源性水肿、门脉性肝硬化引起者相鉴别；仔细询问病史，结合相关体征及辅助检查以资鉴别。

（三）治疗

1. 治疗原则

心力衰竭机制的研究成果及循证医学证据使药物治疗策略发生了极大的变化。20 世纪 50 年代治疗模式是以增加心肌收缩力、改善症状为主；目前的治疗模式是以抑制心脏重构、阻断恶性循环，防止心力衰竭症状和心肌功能的恶化，从而降低心力衰竭的死亡率和住院率为主，即从改善短期血流动力学措施转为长期的、改善心肌的生物学功能的修复性策略。除药物治疗外，非药物治疗也有了飞跃式的发展。

心力衰竭的治疗原则如下：①去除基本病因，早发现、早诊断、早治疗；②消除心力衰竭的诱因如控制感染、治疗心律失常特别是快速心室率的心房颤动，纠正贫血、电解质紊乱等；③改善生活方式，戒烟、戒酒，低盐、低脂饮食，肥胖患者应减轻体重，重度心力衰竭患者应限制入水量并每日称体重以早期发现体液潴留；④定期随访，积极防治猝死；⑤避免应用某些药物（如 I 类抗心律失常药物及大多数的钙通道阻滞剂等）。

2. 药物治疗

（1）利尿剂

尽管利尿剂治疗心衰对死亡率的影响没有大规模的临床试验验证，但利尿剂是治疗心力衰竭的基础药物，控制体液潴留最有效。所有伴体液潴留的心力衰竭患者，均应给予利尿剂直至肺部啰音消失、水肿消退、体重稳定，然后用最小剂量长期维持，并据体液潴留情况随时调整剂量，一般须长期使用，可防止再次出

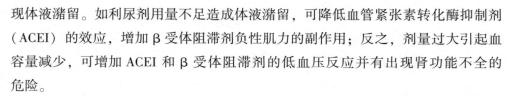

现体液潴留。如利尿剂用量不足造成体液潴留，可降低血管紧张素转化酶抑制剂（ACEI）的效应，增加 β 受体阻滞剂负性肌力的副作用；反之，剂量过大引起血容量减少，可增加 ACEI 和 β 受体阻滞剂的低血压反应并有出现肾功能不全的危险。

目前观点认为，合理使用利尿剂是有效治疗心力衰竭的基石。利尿剂应当早期与 ACEI 和 β 受体阻滞剂联合并维持应用，除非患者不能耐受。2007 年中国《慢性心力衰竭诊断治疗指南》强调，利尿剂必须最早应用，以袢利尿剂（呋塞米、托拉塞米等）为首选，噻嗪类（氢氯噻嗪等）仅适用于轻度体液潴留、伴高血压和肾功能正常者。

（2）ACEI

1987 年发表的北欧依那普利生存率研究（CONSENSUS）第一次证明了 ACEI 能降低心力衰竭患者死亡率，紧接着 FAMIS、CONSENSUS II 等大型临床研究也证实，急性心肌梗死（AMI）早期应用 ACEI 能减少梗死面积的延展和心室重塑，有利于左心功能的恢复。SAVE 及 SOLVD-T 等研究显示，AMI 后伴有左心衰竭的患者使用 ACEI 可明显降低死亡率和再梗死率。HEART 研究更进一步显示 AMI 早期（24 小时）较延迟用药组（2 周后）的左室射血分数（LVEF）改善明显；并且足量用药组效果优于低剂量组，降低死亡率也更显著。迄今为止已有多项临床试验评价了 ACEI 对心力衰竭的作用，这些试验证实 ACEI 使不同程度心力衰竭的患者及伴有或不伴有冠心病的患者死亡危险性均降低，奠定了 ACEI 作为心力衰竭治疗基石的地位。

基于上述大量临床试验证实，所有心力衰竭患者，无论有无症状，包括 NYHAI 级，均须应用 ACEI，除非有禁忌证或不能耐受，且须早期、足量、长期使用，以改善症状、功能、生存和因心力衰竭住院率，减少急性心肌梗死后再梗。迄今为止还没有观察 ACEI 治疗 AHF 疗效的临床试验，但早期不稳定的 AHF 患者不主张使用 ACEI（ESC 指南 II b 类，证据 C 级）。ACEI 应该从小剂量开始应用，逐渐加量，且尽可能加量至大型临床研究证明的有效剂量，而不是单独基于症状改善。

（3）地高辛

地高辛主要用于改善心力衰竭患者的症状，或用于伴有快速心室率的心房颤动患者。在心力衰竭早期应用并不必要，不用于 NYHAI 级患者。收缩性心力衰竭患者应先使用能减少死亡和住院危险的药物如 ACEI 和 β 受体阻滞剂，如果体征和症状仍未缓解，才加用地高辛。长期应用地高辛，剂量在一般认可的治疗范围内，是否会产生不良的心血管作用，目前还不清楚。地高辛中毒的诊断主要是根据临床和心电图表现，而不能单独依赖血药浓度。

（4）钙通道阻滞剂（CCB）

氨氯地平与安慰剂相比，主要致死性或非致死性事件发生率无明显差异，氨氯地平有降低死亡率的趋势，并且对非缺血性心力衰竭疗效较好。其他如 V-HeFTⅢ（非洛地平缓释片）、DEFIANT-Ⅱ（长效尼索地平）等研究中，使用 CCB 的心力衰竭患者并未明显获益。由于缺乏循证医学证据支持 CCB 的有效性和安全性，FDA 未批准 CCB 用于心力衰竭。鉴于安全性的考虑，即使用于治疗有心力衰竭的高血压或心绞痛患者，大多数 CCB 也应避免使用。到目前为止，临床试验仅提供了氨氯地平和非洛地平长期应用安全性的资料，因此，它们可以用于伴有高血压和心绞痛的心力衰竭患者。地尔硫卓和维拉帕米禁用于收缩性心力衰竭，更不宜与 β 受体阻滞剂合用。

（5）胺碘酮的应用

无症状、非持续性室性和室上性心律失常时，除应用 β 受体阻滞剂，通常不建议其他抗心律失常药物用于心力衰竭患者。持续性室性心动过速、室颤、曾经猝死复生、房颤或室上性心动过速伴快速室率或血流动力学不稳定者应予治疗，治疗原则与非心力衰竭者相同，但应避免应用Ⅰ类抗心律失常药物。胺碘酮延长动作电位时间，具有钾通道阻滞作用，对室上性和室性心律失常有效，并可恢复与维持房颤患者的窦性节律或提高电复律的成功率，且不增加心力衰竭患者的死亡危险性，是临床上唯一的无明显负性肌力作用的抗心律失常药。新近大规模安慰剂对照试验结果表明，甲亢或甲减、肝炎、肺纤维化及神经病变的副反应发生率相对低，小剂量（100~200 mg/d）可减少副反应，是心力衰竭伴心律失常时药物治疗中较好的选择。

几项安慰剂对照的心力衰竭试验中，只有 CESICA 研究表明胺碘酮可改善生存率。因胺碘酮对预防心力衰竭猝死或延长生存尚无确切有效的证据，且有一定的毒性，故不推荐心力衰竭患者常规预防性应用胺碘酮。

（6）他汀类药物

基础研究表明，HMG-CoA 还原酶抑制剂（他汀类药物）可以通过抗炎、抗氧化、抗自由基损伤、刺激血管及心肌组织中 NO 的合成、抑制心肌局部 ACE 的活性、降低局部 AngⅡ水平、抑制基质金属蛋白酶的产生达到抑制心肌纤维化及

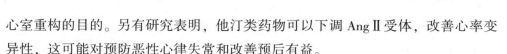

心室重构的目的。另有研究表明，他汀类药物可以下调 Ang Ⅱ 受体，改善心率变异性，这可能对预防恶性心律失常和改善预后有益。

3. 非药物治疗

（1）心脏再同步化治疗 CRT

既往研究显示，心力衰竭时 CRT 可使左右心室同步收缩，抑制左室重塑，有效缓解心力衰竭症状，并提高运动耐力，改善心力衰竭患者的生活质量。MUSTIC、MIRACLE、CARE-HF 研究均证实，早期的 CRT 可以改善左室收缩不同步引起的中重度心力衰竭患者的症状，减少再住院率、降低全因死亡率或主要心血管原因住院的复合终点，改善生活质量。

（2）心脏复律除颤器 ICD

心力衰竭患者约半数死于心脏猝死，ICD 则可以预防心血管事件的发生。评估 ICD 二级预防效果的临床试验 AVID、CASH、CIDS 显示对于高危严重心力衰竭患者（如心搏骤停、室颤、血流动力学不稳定室速患者），心内置入 ICD 可以降低总死亡率和心律失常所致死亡。评价 ICD 一级预防效果的 MADIT 和心力衰竭心脏性猝死试验 SCD-HeFT 结果显示，中度心力衰竭患者（NYHA Ⅱ～Ⅲ级），LVEF≤30%，接受常规治疗加 ICD 治疗的病死率明显低于未置入 ICD 而仅使用胺碘酮者。

（3）干细胞移植

干细胞移植包括骨骼肌干细胞、骨髓单核细胞、内皮祖细胞、骨髓间充质干细胞和外周血干细胞等，可以明显改善急性心肌梗死及梗死后心力衰竭患者的心脏功能。目前干细胞治疗心肌梗死是一种很有前景的治疗手段，但其机制尚不十分清楚。如何选择合适患者、合适干细胞类型，以及植入最佳时机和植入途径等问题，尚需要解决。

二、急性心力衰竭

（一）概述

急性心力衰竭又称为急性心功能不全，是由心脏做功不正常引起血流动力学改变而导致的肾脏和神经内分泌系统的异常反应的临床综合征。机械性循环障碍引起的心力衰竭称为机械性心力衰竭。心脏泵血功能障碍引起的心力衰竭，统称泵衰竭。由各种原因引起的发病急骤、心输出量在短时间内急剧下降，甚至丧失排血功能引起的周围系统灌注不足称为急性心力衰竭。

(二) 诊断

1. 症状

根据心脏排血功能减退程度、速度和持续时间的不同，以及代偿功能的差别，分下列四类表现：昏厥型、心源性休克型、急性肺水肿型、心脏骤停型。

(1) 昏厥型

突发的短暂的意识丧失，称为心源性昏厥。发作时间短暂，发作后意识立即恢复，伴随面色苍白、冷汗等自主神经功能障碍的症状。

(2) 心源性休克型

早期见神志清醒、面色苍白、躁动、冷汗、稍有气促；中期见神志淡漠、恍惚、皮肤湿冷、口唇四肢发绀；晚期见昏迷、发绀加重、四肢厥冷过肘膝、尿少，同时见颈静脉怒张等体循环淤血症状。

(3) 急性肺水肿型

突发严重气急、呼吸困难伴窒息感，咳嗽，咳粉红色泡沫痰，严重者由鼻、口涌出。

(4) 心脏骤停型

意识突然丧失（可伴全身抽搐）和大动脉搏动消失，并伴呼吸微弱或停止。

2. 体征

(1) 昏厥型

意识丧失，数秒后可见四肢抽搐、呼吸暂停、发绀，称为阿-斯综合征。伴自主神经功能障碍症状，如冷汗、面色苍白。心脏听诊可发现心律失常、心脏杂音等体征。

(2) 心源性休克型

早期脉细尚有力，血压不稳定，有下降趋势，脉压<2.7 kPa（20 mmHg）；中期神志恍惚、淡漠，皮肤呈花斑纹样，厥冷，轻度发绀，呼吸深快，脉细弱，心音低钝，血压低，脉压小，尿量减少；晚期昏迷状态，发绀明显，四肢厥冷过肘、膝，脉搏细或不能触及，呼吸急促表浅，心音低钝，呈钟摆律、奔马律。严重持久不纠正时，合并消化道出血，甚至 DIC。

(3) 急性肺水肿型

端坐呼吸，呼吸频率快，30~40 次/分钟，严重发绀，大汗，早期肺底少量湿啰音，晚期两肺布满湿啰音，心脏杂音常被肺内啰音掩盖而不易听出，心尖部可闻及奔马律和哮鸣音。

（4）心脏骤停型

为严重心功能不全的表现，昏迷伴全身抽搐，大动脉搏动消失，心音听不到，呼吸微弱或停止，全身发绀，瞳孔散大。

3. 检查

（1）X线检查

胸部X线检查对左心衰竭的诊断有一定帮助。除原有心脏病的心脏形态改变之外，主要为肺部改变。

间质性肺水肿：产生于肺泡性肺水肿之前。部分病例未出现明显临床症状时，已先出现下述一种或多种X线征象：①肺间质淤血，肺透光度下降，可呈支雾状阴影；②由于肺底间质水肿较重，肺底微血管受压而将血流较多地分布至肺尖，产生肺血流重新分配，使肺尖血管管径等于甚至大于肺底血管管径，肺尖纹理增多、变粗，尤显模糊不清；③上部肺野内静脉淤血可致肺门阴影模糊、增大；④肺叶间隙水肿可在两肺下野周围形成水平位的Kerley-B线；⑤上部肺野小叶间隙水肿形成直而无分支的细线，常指向肺门，即Kerley-A线。

肺泡性肺水肿：两侧肺门可见向肺野呈放射状分布的蝶状大片雾状阴影；小片状、粟粒状、大小不一结节状的边缘模糊阴影，可广泛分布两肺，可局限一侧或某些部位，如肺底、外周或肺门处；重度肺水肿可见大片绒毛状阴影，常涉及肺野面积的50%以上；亦有表现为全肺野均匀模糊阴影者。

（2）动脉血气分析

由左心衰竭可引起不同程度的呼吸功能障碍，病情越重，动脉血氧分压（PaO_2）越低。动脉血氧饱和度低于85%时可出现发绀。多数患者二氧化碳分压（$PaCO_2$）中度降低，系PaO_2降低后引起的过度换气所致。老年、衰弱或神志模糊患者，$PaCO_2$可能升高，引起呼吸性酸中毒。酸中毒致心肌收缩力下降，且心电活动不稳定易诱发心律失常，加重左心衰竭。如肺水肿引起二氧化碳明显降低，可出现代谢性酸中毒。动脉血气分析对早期肺水肿诊断帮助不大，但据所得结论观察疗效则有一定意义。

（3）血流动力学监护

在左心衰竭的早期即行诊治，多可挽回患者生命。加强监护，尤其血流动力学监护，对早期发现和指导治疗至关重要。

应用Swan-Ganz导管在床边即可监测肺动脉压（PAP）、PCWP和CO等，并推算出 CI、肺总血管阻力（TPR）和外周血管阻力（SVR）。其中间接反映 LAP 和 LVEDP 的 PCWP 是监测左心功能的一个重要指标。在血浆胶体渗透压正常时，心源性肺充血和肺水肿是否出现取决于 PCWP 水平。当 PCWP 高于 2.40~2.67 kPa（18~20 mmHg），出现肺充血，PCWP 高于 2.80~3.33 kPa（21~25 mmHg），出现轻度~中度肺充血；PCWP 高于 4.0 kPa（30 mmHg），出现肺水肿。

肺循环中血浆胶体渗透压为是否发生肺水肿的另一重要指标，若与 PCWP 同时监测则价值更大。即使 PCWP 在正常范围内，若其与血浆胶体渗透压之差<0.533 kPa（4 mmHg），亦可出现肺水肿。

若 PCWP 与血浆胶体渗透压均正常，出现肺水肿则应考虑肺毛细管通透性增加。

左心衰竭患者的血流动力学变化先于临床和 X 线改变，PCWP 升高先于肺充血。根据血流动力学改变，参照 PCWP 和 CI 两项指标，可将左心室功能分为四种类型。

Ⅰ型：PCWP 和 CI 均正常。无肺充血和末梢灌注不足。予以镇静剂治疗。

Ⅱ型：PCWP>2.40 kPa（18 mmHg），CI 正常，仅有肺淤血。予以血管扩张剂加利尿剂治疗。

Ⅲ型：PCWP 正常，CI 每分钟<2.2L/m²。仅有末梢灌注不足。予以输液治疗。

Ⅳ型：PCWP>2.40 kPa（18 mmHg），CI 每分钟<2.2L/m²。兼有肺淤血和末梢灌注不足。予以血管扩张剂加强心药（如儿茶酚胺）治疗。

（4）心电监护及心电图检查

可以发现心脏左、右房室肥大及各种心律失常改变，有助于诊断。严重致命的心律失常如室性心动过速、紊乱的室性心律、室颤、室性自律心律，甚至心室暂停、严重窦缓、Ⅲ度房室传导阻滞等。

（5）血压及压力测量

①动脉血压下降。心源性休克时动脉血压下降时特点，收缩压<10.6 kPa（80 mmHg），一般均在 9.2 kPa（70 mmHg），脉压<2.7 kPa（20 mmHg），高血压者血压较基础血压下降 20% 以上或降低 4 kPa（30 mmHg）。

②静脉压增高，常超过 1.4 kPa（14 cmH₂O）。

③左心室充盈压测定，左心室梗死时达 3.3~4 kPa（25~30 mmHg），心源性

休克时达 5.3~6 kPa（40~5 mmHg）。

④左心室舒张末期压力，以肺楔压代表，一般均超过 2.77 kPa（20 mmHg）。

⑤冠状动脉灌注压平均<8 kPa（60 mmHg）。

4. 诊断要点

（1）病因诊断

急性心力衰竭无论以哪种表现为主，均存在原发或继发原因，足以使心输出量在短时间内急剧下降，甚至丧失排血功能。

（2）临床诊断

①胸部 X 线片见左心室阴影增大。

②无二尖瓣关闭不全的成人，于左心室区听到第三心音或舒张期奔马律。

③主动脉瓣及二尖瓣无异常而左心室造影见左心室增大，心排血指数低于 2.7L/（min·m²）。

④虽无主动脉瓣及二尖瓣膜病变，亦无左心室高度肥大，但仍有如下情况：a. 左心室舒张末期压为 1.3 kPa（10 mmHg）以上，右心房压力或肺微血管压力在 1.6 kPa（12 mmHg）以上，心输出量低于 2.7L/（min·m²）。b. 肌体耗氧量每增加 100 mL，心输出量增加不超过 800 mL，每搏输出量不增加。c. 左心室容量扩大同时可见肺淤血及肺水肿。

⑤有主动脉狭窄或闭锁不全时，胸部 X 线检查左心室阴影迅速增大，使用洋地黄后可改善。

⑥二尖瓣狭窄或闭锁不全，出现左心室舒张末期压升高，左心房压力或肺微血管压力增高，体循环量减少，有助于诊断由瓣膜疾病导致的心力衰竭。

5. 鉴别诊断

急性心力衰竭应与由其他原因引起的昏厥、休克和肺水肿相鉴别。

（1）心源性昏厥与其他类型昏厥的鉴别

昏厥的当时，心律、心率无严重过缓、过速、不齐或暂停，又不存在心脏病基础的可排除心源性昏厥。可与以下常见昏厥鉴别：

血管抑制性昏厥：本病发病有五个特点。①多发于体弱年轻女性。②昏厥发作多有明显诱因，如疼痛、情绪紧张、恐惧、手术、出血、疲劳、空腹、失眠、妊娠、天气闷热等，晕厥前有短时的前驱症状。③常在直立位、坐位时发生晕厥。④晕厥时血压下降，心率减慢，面色苍白且持续至晕厥后期。⑤症状消失较快，1~2 日康复，无明显后遗症。

直立性低血压性昏厥：特点是血压急剧下降，心率变化不大，昏厥持续时间较短，无明显前驱症状。常患其他疾病，如生理性障碍、降压药物使用及交感神经截除术后、全身性疾病如脊髓炎、多发性神经炎、血紫质病、高位脊髓损害、脊髓麻醉、糖尿病性神经病变、脑动脉粥样硬化、急性传染病恢复期、慢性营养不良。往往是中枢神经系统原发病的临床症状之一。故要做相应检查，以鉴别诊断。

颈动脉窦综合征有四个特点。①患者有昏厥或伴抽搐发作史。②中年以上发病多见，各种压迫颈动脉窦的动作，如颈部突然转动、衣领过紧均是诱因。③发作时脑电波出现高波幅慢波。④临床上用普鲁卡因封闭颈动脉窦后发作减轻或消失可支持本病诊断。

（2）心源性休克与其他类型休克鉴别诊断

此症患者有心脏器质性病变基础上或原有慢性心力衰竭基础上的急性心力衰竭，而出现心源性休克。在休克时，静脉压和心室舒张末压升高，与其他休克不同。其他类型休克多有明确的病因，如出血、过敏、外科创伤及休克前的严重感染等方面可与心源性休克鉴别。另外，即刻心电图及心电监护有致命性心律失常，可有助于诊断。

（3）急性心力衰竭肺水肿与其他原因所致肺水肿鉴别

刺激性气体吸入中毒可引起急性肺水肿，其特点如下：①有刺激性气体吸入史；②均有上呼吸道刺激症状，重者引起喉头水肿、肺炎、肺水肿，引起明显呼吸困难，突发肺水肿；③除呼吸道症状外，由于吸入毒物种类不同，并发心、脑、肾、肝等器官损害。

中枢神经系统疾病所致肺水肿，有中枢神经系统原发病因存在，如颅脑创伤、脑炎、脑肿瘤、脑血管意外所致意外肺水肿。

高原性肺水肿是指一向生活在海拔 1000 m 以下，进入高原前未经适应锻炼的人，进入高原后，短则即刻发病，长则可在两年后发病，大多在一个月之内发病。多在冬季大风雪气候发病，与劳累有关。前驱症状有头痛、头晕，继之出现气喘、咳嗽、胸痛、咳粉红色泡沫样痰、双肺湿啰音、发绀等急性肺水肿情况。依其特定的发病条件诊断不难。

（三）治疗

1. 吸氧和辅助通气

应保证 AHF 患者气道通畅，SaO_2 维持在正常范围（95%~98%）（Ⅰ类，证据 C 级），如果增加吸氧浓度无效，可行气管内插管（Ⅱa 类，证据 C 级）。低氧血症的 AHF 患者应增加吸氧浓度（Ⅱa 类，证据 C 级），但无低氧血症的患者，增加吸氧浓度可能有害。研究证明，氧过高会减少冠脉血流、降低心输出量、升高血压和增加全身血管阻力。

有创性机械通气不用于可通过氧疗、CPAP（气道正压）或 NIPPV（无创性正压通气）能有效逆转的低氧血症患者。使用气管内插管机械通气最常见的原因是，呼吸频率减少、高碳酸血症和意识障碍提示呼吸肌疲劳，以下情况也需要气管内插管机械通气：①缓解呼吸困难（减少呼吸肌做功）；②避免胃内容物反流进入气管；③改善肺内气体交换，纠正高碳酸血症和低氧血症，或用于因长时间心肺复苏或应用麻醉药物所致意识不清患者；④保证气管灌洗，预防气管阻塞和肺不张。

2. 血管扩张剂

如果血压正常但伴有低灌注状态、淤血体征、尿量减少，血管扩张剂应作为一线用药，用于扩张外周循环并降低前负荷。

（1）硝普钠

适用于严重心力衰竭患者和后负荷增加的患者，如高血压心力衰竭或二尖瓣反流患者，推荐从 0.3 μg/（kg·min）起始（ESC 指南 Ⅰ 类，证据 C 级）。由于 ACS 引起的 AHF 患者应用硝酸甘油优于硝普钠，因为硝普钠能引起"冠状动脉窃血综合征"。

（2）硝酸酯类药物

小剂量硝酸酯类药物仅扩张静脉，随剂量增加也可扩张动脉，包括冠状动脉。合适剂量的硝酸酯类药物可以使静脉扩张和动脉扩张保持平衡，从而只减少左室的前负荷和后负荷而不减少组织灌注。

在急性心力衰竭患者中进行的两项随机试验显示，应用血流动力学允许的最大剂量的硝酸酯类药物与小剂量利尿剂配合，其效果优于单纯应用大剂量利尿剂（ESC 指南 Ⅰ 类，证据 B 级）。

3. 利尿剂

有体液潴留症状的急性或急性失代偿性心力衰竭患者应给予强力和速效的袢利尿剂（呋塞米、托拉塞米），并推荐静脉使用。托拉塞米是具有醛固酮受体阻滞作用的袢利尿剂，半衰期较长，生物利用度为 76%~96%；吸收不受药物影响；利钠利尿活性是呋塞米的 8 倍，而排钾作用弱于呋塞米（因其抗醛固酮作用）；心功能改善作用优于呋塞米；可抑制 Ang Ⅱ 引起的血管收缩。首先静脉给予负荷量，随后持续静脉滴注比单剂"弹丸"注射更有效。噻嗪类和螺内酯可与袢利尿剂合用，这种联合治疗比使用单药大剂量利尿剂更有效且副作用小。袢利尿剂与多巴酚丁胺、多巴胺或硝酸酯联合应用比单独使用利尿剂更有效和副作用更小（ESC 指南 Ⅱ b 类，证据 C 级）。

利尿剂抵抗指在足量应用利尿剂的条件下利尿剂作用减弱或消失，水肿持续存在的状态，约 1/3 的心衰患者发生。利尿剂抵抗治疗包括限制钠及水摄入、保持电解质平衡、低血容量时补充血容量、增加利尿剂剂量和（或）给药次数、静脉大剂量给药（比口服更有效）、静脉滴注给药（比静脉大剂量给药更有效）、几种利尿剂联合治疗、利尿剂与多巴胺或多巴酚丁胺联合应用、减少 ACEI 剂量，若上述治疗措施无效可考虑超滤或透析。

利尿剂副作用包括神经内分泌激活（特别是 RAAS 和交感神经系统）、低钾、低镁和低氯性碱中毒，后者可能导致严重心律失常，利尿剂也可发生肾毒性和加重肾衰竭。过度利尿会降低静脉压、肺毛细血管楔压和心脏舒张期充盈。

4. 血管加压素受体阻滞剂

精氨酸血管加压素具有强烈的血管收缩、水潴留、增强 NE、Ang Ⅱ 及致心室重塑等作用，是心衰恶化的因素之一。精氨酸血管加压素受体阻滞剂托伐普坦（tolvaptan）可选择性地阻断肾小管上的精氨酸血管加压素受体，并具有排水不排钠的特点，此类药物又称为利水药。短期应用托伐普坦可使气促和水肿症状明显减轻，改善低钠血症。但长期治疗不能减少主要心血管事件，也不能降低死亡率。

第四节　先天性心血管病

一、房间隔缺损

房间隔缺损是先天性心脏病中最常见的一种。根据缺损部位的不同，一般分为以下六型：

Ⅰ 型：第 2 孔（继发孔）缺损，最常见（占 72%）。

Ⅱ 型：第 1 孔（原发孔）缺损（占 20%~25%）。

Ⅲ 型：卵圆孔未闭。

Ⅳ型：高位缺损（占5%）。

Ⅴ型：后下部缺损（占3%）。

Ⅵ型：心房间隔阙如。

（一）病理生理

左心房压力略高于右心房，左心房血液经房间隔缺损流入右心房，肺血量增多。房间隔缺损可造成继发性肺动脉高压，卵圆孔未闭者一般无分流，因此并无很大的临床重要性，但在肺动脉及右心室高压时可使右心房压超过左心房压而出现右到左的分流。房间隔阙如者同时有右至左分流。

房间隔缺损常合并其他先天性畸形，较常见的有肺静脉畸形引流入右心房、肺动脉瓣狭窄、二尖瓣狭窄、三尖瓣关闭不全、畸形的左上腔静脉、室间隔缺损、动脉导管未闭等。此外，心房间隔可能有一个以上的先天性缺损存在，还可伴有二尖瓣脱垂。房间隔缺损常出现在有发绀的先天性心脏血管病中，如三尖瓣闭锁、大血管错位等。

（二）诊断要点

1. 临床表现

（1）症状：轻者无症状，一般可出现心悸、气急、咳嗽、咯血，易患呼吸道感染。可发生阵发性心动过速、心房颤动等，可并发栓塞，在晚期发生肺动脉高压与心力衰竭。

（2）体征：胸骨左缘第2肋间有2~4/6级收缩期杂音；肺动脉瓣区第2心音亢进并有固定性分裂，可出现收缩期咔喇音；三尖瓣区可出现三尖瓣相对狭窄的短促低调舒张期杂音。

2. 特殊检查

（1）超声心动图：房间隔缺损较大者可探查到房间隔回声中断，可显示右心室心径增大。超声造影可进一步证实缺损。彩色多普勒血流显像可显示分流的部位，对判断高位、多发或小型缺损尤其有价值。

（2）X线：胸部X线特征是肺血增多，肺门血管影粗大而搏动增强，肺动脉搏段凸出，主动脉结小，右房、右室增大。

（3）磁共振计算机断层显像（MRI）：横面磁共振计算机断层显像可在不同水平显示心房间隔，有助于辨别高位型缺损、第2孔未闭型缺损和第1孔未闭型缺损。

（4）心电图：可呈不完全或完全性右束支传导阻滞，右室肥大，电轴右偏。

（5）心导管检查：右心导管检查可发现右心房血氧含量较上腔静脉高出1.9%vol 以上，说明心房间有左至右分流。导管通过缺损可进入左心房。根据各部位心脏压力及血氧含量可计算出左向右分流量及肺循环阻力等血流动力学参数。

综上所述，根据典型的体征、X 线、心电图、超声心动图和磁共振显像所见，结合心导管检查，诊断本病并不困难。

（三）鉴别诊断

1. 室间隔缺损

如左至右分流量较大，其 X 线、心电图表现与房间隔缺损相似，肺动脉瓣区第 2 心音可以亢进或分裂，因此可能造成与房间隔缺损鉴别上的困难。以下各点可用于鉴别：

（1）本病杂音为收缩期反流型，最响处的位置较低，常在第 3、第 4 肋间，多伴有震颤。

（2）除右心室增大外，左心室亦常有增大，可用于鉴别。

（3）超声心动图显示心室间隔有回声中断。

（4）右心导管检查发现分流部位在心室，则对诊断本病更有帮助。

（5）在房间隔缺损的患者做右心导管检查时，由于血液在右心房中混合不均匀，可以出现层流现象，因而在右心房中未能抽出含氧量高的血液标本。但血流在右心室得到充分的混合，右心室的血液标本含量高于右心房，可以造成室间隔缺损的错误诊断，因此在分析心导管检查材料时，必须全面考虑才能避免错误。

（6）一种特殊类型的室间隔缺损即左心室-右心房沟通困难的患者，其类似高位室间隔缺损，而右心导管检查结果则类似房间隔缺损，也要注意鉴别。

2. 瓣膜型单纯肺动脉口狭窄

可在胸骨左缘第 2 肋间听到响亮的收缩期杂音，X 线片上可见右心室肥大，肺总动脉凸出，心电图有右心室肥大及不完全性右束支传导阻滞等变化，因此，与房间隔缺损有相似之处。本病诊断特点如下：

（1）肺动脉口狭窄的杂音较响，传导较广，常伴有震颤，而肺动脉瓣第 2 心音则减轻或听不到。

（2）X 线片上可见肺纹理稀少、肺野清晰等可资鉴别。

（3）超声心动图可见肺动脉瓣病变。

（4）右心导管检查可见右心室与肺动脉间有较显著的收缩期压力差而无分流，则对诊断肺动脉口狭窄更为有利。

3. 部分性肺静脉畸形引流

引流入右心房或右心房附近的肺静脉，可以产生在右心房部位的左至右分流，其所引起的血流动力学改变与房间隔缺损极为相似，因此，临床表现亦颇类同，鉴别诊断有时几乎不可能。以下表现可做诊断参考：

（1）临床常见的是右侧肺静脉畸形引流入右心房与房间隔缺损的合并存在，超声心动图和胸部 X 线断层摄片可见畸形的肺静脉。

（2）右心导管检查时心导管可以从右心房不经左心房而直接进入肺静脉，这有助于确诊。

（3）右室或肺动脉造影可见肺静脉显影，继而右心房显影。

4. 原发性肺动脉高压

原发性肺动脉高压的体征和心电图表现与房间隔缺损颇相似。X 线检查亦可发现肺动脉总干凸出，肺门血管影增粗，右心室和右心房增大，但肺野不充血或反而清晰；右心导管检查发现肺动脉压明显增高而无左至右分流的证据可资鉴别。

并发显著肺动脉高压的房间隔缺损患者，原来的体征往往消失，胸骨左缘可出现由肺动脉瓣关闭不全引起的舒张期杂音，患者有发绀。这类患者须与室间隔缺损或动脉导管未闭并发显著肺动脉高压者相鉴别，除超声心动图、右心导管检查、选择性指示剂稀释曲线测定或选择性心血管造影有助于鉴别诊断外，有关患者过去杂音性质的记录也很有诊断参考价值。

此外，本病患者特别是在儿童期体征常不明显，须与正常生理情况相鉴别。如仅在胸骨左缘第 2 肋间闻及 Ⅱ 级吹风样收缩期杂音，伴有第 Ⅱ 心音分裂或亢进，则在正常儿童中亦常见到，此时如进行 X 线、心电图和超声心动图检查，发现有本病的征象，才可考虑进一步做右心导管检查等。

（四）并发症

本病的发展过程中可能并发心房颤动、栓塞，在晚期可发生肺动脉高压与心力衰竭，但并发亚急性感染性心内膜炎者极少。

此外，本病常与其他先天性心脏血管畸形合并存在，常见的为部分性肺静脉畸形引流入右心房。此畸形的合并存在，可加重房间隔缺损的血流动力学改变。

房间隔缺损合并肺动脉瓣狭窄有一定的临床特征，可导致右至左分流，称为法洛三联症。房间隔缺损二尖瓣狭窄综合征（Lutem bacher 综合征）时，心尖部有舒张期杂音，血流动力学改变亦较单纯的房间隔缺损明显，右心增大更为显著。

此外，还可合并室间隔缺损、动脉导管未闭等。

（五）治疗

1. 外科手术治疗

本病的主要治疗方法是施行手术修补。总的说来效果良好，危险性不大。但40 岁以上的患者手术死亡率可高达 5%，且术后并发症也多。儿童或少年期手术的死亡率则非常低，加以本病病情是进行性的，因此认为凡 X 线片与心电图上肯定变化，超声心动图和右心导管检查证实在心房部有左至右分流，而分流量达肺循环的 4% 以上，或临床上有明显症状者，均宜施行手术治疗。手术宜在 5~6 岁间施行，以学龄前儿童期进行更为合适，近年更有主张在 2 岁时即行手术，手术越早越能避免本病对右心室功能的不良影响。

考虑手术时应注意以下五点：

（1）各种类型的房间隔缺损中，第 2 孔未闭型缺损的修补较易，手术危险性很小，手术死亡率低。

（2）第 1 孔未闭型缺损的修补较难，易导致房室束的损伤，且常须同时修补二尖瓣，手术死亡率较高。

（3）有过心力衰竭、肺动脉高压者手术危险性较大。

（4）有显著肺动脉高压者，其肺动脉压等于或高于周围动脉压或已有右至左分流者，不宜手术治疗。

（5）还可考虑经心导管置入补片闭合缺损。

2. 内科治疗

不施行手术治疗的患者，可予以内科对症治疗，主要是治疗心力衰竭、心律失常、感染性心内膜炎等并发症。平时则注意休息及预防感染。

二、室间隔缺损

室间隔缺损可为单独畸形，亦可为法洛四联症或艾森门格综合征的一部分而存在，还常见于主动脉干永存、大血管错位、肺动脉闭锁等。一般所称室间隔缺

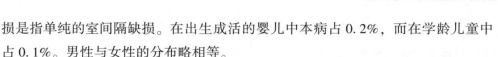

损是指单纯的室间隔缺损。在出生成活的婴儿中本病占 0.2%，而在学龄儿童中占 0.1%。男性与女性的分布略相等。

（一）病理生理

根据解剖部位，可将室间隔缺损分为五类。

一是球间隔缺损，位于室上嵴之上之前，此类缺损位置最高，较少见，约占 8%。

二是膜部缺损，位于室上嵴之下之后，此类缺损常见，约占 75%。

三是房室共通道型缺损，较少见，约占 4%。

四是低位室间隔缺损（Roger 病），位于间隔肌肉部的单个缺损，较少见。

五是位于间隔肌肉部的多个缺损，有时使室间隔肌肉部呈筛状。后两类约占 15%。

缺损的直径为 0.2～3.0 cm，在膜部的缺损较大，而在肌肉部则缺损较小。心脏本身的增大多数不明显，缺损小者以左心室增大为主，缺损大者则左心室的肥厚与扩大较右心室显著。有肺动脉高压时右心室显著肥厚与扩大，高位而大的室间隔缺损则肺总动脉扩大。

室间隔缺损可与肺动脉瓣狭窄、右心室异常肌束、房间隔缺损、动脉导管未闭、大血管错位、主动脉瓣关闭不全、主动脉口狭窄、主动脉缩窄等合并存在。

由于左心室压力经常高于右心室，因此室间隔缺损所造成的分流是从左到右，故一般无发绀。轻度的患者，左至右的分流量小，肺循环血流量仅较体循环血流量略为增高。重度患者，左至右分流量大，肺循环血流量可为体循环血流量的 3～5 倍。大量血流冲击肺血管，肺循环的高阻力状态持续至出生后，此种高压在婴幼儿期可出现。当肺动脉高压明显等于或高于体循环血压时，即在心室部出现双向或右至左的分流，引起发绀，后者即形成艾森门格综合征。此外，左至右的分流量大而尚无肺动脉阻力增高时，肺动脉压力亦可增高，称为高动力性肺动脉高压。部分左至右分流量大而有肺动脉高压的患者可逐渐发生右心室漏斗部狭窄，而使肺动脉压有所下降。

（二）诊断要点

1. 临床表现

（1）症状

其症状同房间隔缺损。缺损小、分流量小的患者（Roger 病），一般无症状，预后良好：缺损大而分流量大者，可有发育障碍。肺动脉高压而有右至左分流的，可出现发绀。有些患者则仅在心力衰竭、肺部感染或体力活动时出现发绀。

（2）体征

①本病的典型体征是在胸骨左缘第 3、第 4 肋间有响亮而粗糙的全收缩期反流性杂音，常达 6 级以上，并在心前区广泛传播，有时亦传向颈部。

②几乎所有患者均伴有收缩期震颤。

③缺损大、左至右分流量的患者，心尖附近可能有第 3 心音及由二尖瓣相对性狭窄引起的舒张期"隆隆"样杂音。

④肺动脉瓣区第 2 心音多亢进与分裂，此种分裂在深吸气时可加强。

⑤当肺动脉显著高压时，典型的收缩期杂音可能消失，心尖部的杂音亦消失，肺动脉瓣区可能有由相对性肺动脉瓣关闭不全引起的舒张期吹风样杂音，患者往往出现发绀。

⑥缺损大的患者一般发育差，身体瘦小。

⑦由右至左分流的患者，有发绀杵状指（趾）。

⑧有心力衰竭（心衰）时则有相应的心衰体征。

2. 特殊检查

①超声心动图：可见心室间隔回声的连续性中断，同时左心室内径增大，二尖瓣前叶 EF 段下降，斜率增高。多普勒超声心动图在右心室可见收缩期湍流。

②X 线：肺血增多。肺门血管影搏动明显，肺动脉凸出，主动脉影正常或较小，左右心室增大，缺损小的变化可不明显或正常。

③磁共振计算机断层显像：横面磁共振显像可从肌肉部到膜部显示缺损的所在和大小。

④心电图：室间隔缺损者，心电图可表现为左心室负荷增加，这可能导致左心室肥厚的征象。在某些情况下，如果缺损较大，还可能观察到电轴左偏，这反映了左心室肥厚对心脏电活动的影响。此外，由于室间隔缺损导致的血液从左心室流向右心室，可能会引起右心室容量负荷增加，从而在心电图上表现为不完全性或完全性右束支传导阻滞。

在缺损较大的情况下，心电图还可能显示心房肥厚或心房扩大的征象，这可能是由于右心室压力负荷增加导致的右心房肥厚或扩大。此外，如果室间隔缺损伴随有肺动脉高压，心电图上可能会出现肺型 P 波，这是由于右心房压力升高导致的。

对于室间隔缺损的患者，心电图的连续监测是非常重要的，因为它可以提供关于病情进展和治疗效果的重要信息。在治疗过程中，心电图的变化可以帮助医生评估手术修复的效果，以及监测患者是否有发生心律失常或其他并发症的风险。

总之，心电图是评估室间隔缺损患者心脏功能的重要工具，它不仅可以帮助诊断缺损的存在和严重程度，还可以在治疗过程中提供关键的心脏功能信息。

⑤心导管检查：右心导管检查主要变化是在右心室部有左至右分流，凡右心室血氧含量高于右心房达 0.9%vol 以上，即可认为在心室水平有左至右分流存在。本病伴有肺动脉高压颇多，右心导管检查时，常发现肺动脉与右心室压力增高。部分患者肺楔嵌压增高，反映左心房压和左心室舒张末期压增高。选择性左心室造影见左心室显影时右心室也显影。

根据临床表现、X 线、心电图、超声心动图和磁共振显像，结合心导管检查，多可确诊本病。

（三）鉴别诊断

1. 肺动脉口狭窄

室间隔缺损与肺动脉口狭窄患者均可在胸骨左缘听到响亮的收缩期杂音，但其最响处的位置前者在第 4 肋间，且为反流性全收缩期型；而肺动脉瓣狭窄者在第 2 肋间，且为吹风样喷射型。两者均伴有震颤，前者肺动脉瓣区第 2 心音亢进，而后者则第 2 心音减轻。但肺动脉漏斗部狭窄时，杂音的最响处位置亦较低，多在第 3、第 4 肋间甚至第 5 肋间，此时鉴别较困难。以下三点可资鉴别：

①室间隔缺损多有左心室增大，如其左至右的分流量大，则肺动脉总干凸出，肺血增多，肺门血管影搏动明显。

②肺动脉口狭窄者右心室增大，肺血少；如系瓣膜型，则肺门血管影正常，肺动脉段明显凸出，心影呈葫芦形，而漏斗形其肺动脉段不凸出，偶有凹下。

③当存在室间隔缺损时，通过右心导管检查可以观察到血液从左心室向有压力梯度的右心室流动，表现为心室水平的分流。但也要注意室间隔缺损和肺动脉口狭窄，尤其是漏斗部狭窄合并存在。

2. 室间隔缺损伴有主动脉瓣关闭不全

主要通过 X 线和超声心动图检查及心导管检查和选择性心血管造影的发现来鉴别。如做逆行性主动脉造影，可证实主动脉瓣关闭不全的存在。

3. 梗阻型心肌病

梗阻型心肌病有左室流出道梗阻者，可在胸骨左下缘听到收缩期杂音，X 线片示肺无主动性充血，心电图呈左室肥大和劳损的同时，有异常深的 Q 波，超声心动图见心室间隔明显增厚、二尖瓣前瓣叶收缩期前移，右心导管检查未发现心室水平由左至右分流，但左心导管检查及选择性左心室造影显示左心室与流出道间有收缩期压力阶差、心室腔小、肥厚的心室间隔中阴影凸入心腔等，都与室间隔缺损不同。

（四）并发症

并发症以亚急性感染性心内膜炎为常见，少数患者因主动脉瓣脱垂入左心室而产生主动脉瓣关闭不全，个别患者可有先天性的心脏传导阻滞，病程后期多有心力衰竭。

（五）治疗

1. 外科手术治疗

本病的治疗方法是施行手术修补缺损，手术疗效肯定，但手术死亡率较房间隔缺损修补术略高。手术死亡主要发生在缺损大、肺动脉高压患者。

如缺损较大，左至右分流量大，症状、心电图及 X 线变化明显，或肺动脉压有轻度至中度增高者，均应及早手术治疗；缺损小，其面积$<0.5 \ cm^2/m^2$体表面积，肺动脉压正常，左至右分流量甚小以至心导管检查时血氧分析未能发现者（Roger 病），多数无须手术；缺损甚大，其面积等于或大于主动脉瓣口的面积或大于 $1.0 \ cm^2/m^2$体表面积者，如以左至右分流为主的，尚可考虑手术治疗，如以右至左分流为主的则属手术禁忌。手术宜在 2~14 岁进行。

2. 内科治疗

主要是预防与治疗感染性心内膜炎及治疗心力衰竭。

三、完全性大血管转位

完全性大血管转位是指主动脉起源于右心室而位于肺动脉之前，肺动脉起源于左心室而位于主动脉之后，是引起婴儿死亡的常见发绀型先天性心脏病。如主动脉与肺动脉错位并有其中一血管骑跨于左右心室之间，称为不完全性大血管转位。

（一）病因

在胎儿第二个月，动脉球与动脉干的分段缺陷及转位异常，引起主动脉与肺动脉错位。

（二）病理

主动脉与肺动脉倒位，主动脉自右心室发出，而肺动脉自左心室发出，主动脉位于肺动脉的右前方，合并室间隔缺损、房间隔缺损、动脉导管未闭等畸形。肺静脉仍与左心房相通，而冠状动脉仍起源于主动脉，常有冠脉先天性畸形。由于体循环血流为非氧合血，肺循环血液为氧合血，体肺循环间必须有异常通路沟通患者才能生存。通常以支气管动脉、未闭动脉导管和室间隔缺孔作为体肺循环通路，让主动脉或右心室血流流向肺循环，而房间隔缺孔则作为肺体循环通路，让部分肺静脉血流经左房而注入右房，维持动脉血氧含量于生存水平。

（三）诊断要点

1. 临床表现

症状：出生后出现发绀、吸乳困难、气喘、咳嗽。严重者数月内发生心力衰竭而死亡。

体征：严重发绀，生长发育慢，心脏明显扩大，胸骨左缘 2~4 肋间常可闻及粗糙的收缩期杂音（为室间隔缺损所致）及奔马律。伴有动脉导管未闭者，下半身发绀比上半身轻，有杵状指、趾。

2. 特殊检查

①心电图：常有右心室及右心房肥大，或有左心室肥大。

②X 线检查：左右心室和右心房增大，在正位片上心脏影像呈斜置蛋形，其尖端位于左下方。主动脉影变小，肺动脉段平直或凹陷，侧位见升主动脉向前移位，肺血管纹理增多。

③超声心动图：主动脉位于肺动脉右前方，主动脉起自右心室，肺动脉起自左心室，常有房间隔缺损、室间隔缺损、动脉导管未闭等。多普勒超声检查可探明血流异常流向与流量等。

④心导管检查：右心导管检查可经右房、右室而进入升主动脉，发现右房压升高，右室压明显升高，其收缩压为主动脉收缩压。导管易于经房间隔缺孔而入左心房，经室间隔缺孔而入左心室及肺动脉。血气分析表明，右侧心腔及主动脉血氧含量明显低于左侧心腔和肺动脉血氧含量。选择性右室造影（左侧位）可

见右室和主动脉同时显影，右心室肥厚，主动脉位于前方，肺动脉延迟显影于后方。

根据出生后显著发绀、气促心力衰竭表现，X线检查显示心脏扩大呈斜置蛋形、肺血管纹理增多、超声心动图典型改变等，即可确诊。

（四）鉴别诊断

本病须与法洛四联症、右室双出口伴肺动脉口狭窄、永存动脉干鉴别。

1. 右室双出口伴肺动脉口狭窄

临床表现难以鉴别，特殊检查有助于鉴别。

①心电图常有完全性右束支传导阻滞及一度房室传导阻滞。

②超声心动图示右心室肥厚、主动脉和肺动脉起自右心室、室间隔缺损、肺动脉口狭窄等。

③右心室造影可确立诊断。

2. 永存动脉干

①发绀于出生后出现，但相对较轻。

②胸片示单一粗大的动脉干，双侧心室肥大，而非呈斜置蛋形。

③超声心动图可见扩张的动脉干骑跨于左右心室之间。心室造影可确立诊断。

（五）治疗

1. 手术治疗

一旦确诊，主张早期进行外科根治术，须根据患儿年龄和畸形情况决定手术方式，如大动脉复位术、心房内改道术等。

2. 介入治疗

发绀严重的新生儿，可在X线透视下行经皮房间隔穿刺与球囊导管房间隔造孔术，使球囊扩张至14~18 mm，心房间压差<0.27 kPa（2 mmHg），动脉血氧饱和度达到70%以上。这样使根治术可推迟半年左右时间。

第十章 消化系统疾病

第一节 食管疾病

一、反流性食管炎

反流性食管炎（RE）是指胃和（或）十二指肠内容物（特别是胃液中的胃酸）反流至食管，并引起食管黏膜炎症的一种病理状态，可经内镜发现和黏膜活检证实。自内镜在临床上的广泛应用，很多医疗单位又开展了食管 24 小时 pH 监测和食管测压，证实该病在国内并不少见。国内各家报道，内镜检出率为 1.33% ~6%。RE 的发病率随年龄增长而增高，据报道，60 岁以上的老年人，胃镜检出率为 2.38%，而 60 岁以下的非老年人检出率只有 0.83%，两者相比有显著性差异。单纯的胃食管反流（GER）较 RE 更为常见，为 RE 的 5~10 倍。

（一）病因和发病机制

病因：主要由于食管下端括约肌功能降低及一过性食管括约肌松弛，引起抗反流的屏障功能减弱，对胃反流物廓清能力障碍，对黏膜屏障功能的损害；小肠细菌过度生长及心理社会因素也是胃食管反流的原因。

该病的发病机制主要如下：①食管抗反流机制减弱，使食管下括约肌（LES）的压力降低［正常人静息压为 2~4 kPa（15~30 mmHg）］，食管对反流物的清除障碍；②胃内膨胀和胃的排空延迟使胃内压力增高；③反流物，尤其 H^+ 对食管黏膜的损伤；④食管黏膜屏障作用的减弱。

（二）临床表现

具有一定诊断价值的临床症状为 GER 症状，其中最典型者为上腹部或胸骨后区有烧灼感，可上达咽部，经常在餐后发生，在弯腰动作时也易出现，其他还有反胃、反酸、嗳气等。如有吞咽食物疼痛，特别是吞咽热流质时更甚，提示食管黏膜已受损；吞咽困难常因食管黏膜有活动性炎症或消化性狭窄；如有出血，大便隐血可间歇阳性，久之发生贫血，常为食管溃疡所致，合并急性大出血少见。

有时以 RE 并发症的症状为主诉者，其中以呼吸道并发症最为常见，据报道，高达 40% 左右，又称为"胃肺反流"综合征。可发生声音嘶哑、夜咳、哮喘（成人哮喘 80% 以上可能是 GER 所致），更甚者可发生吸入性肺炎、肺不张、肺脓疡和肺间质纤维化等。因此，临床上对难以解释的慢性咳嗽、发热、反复肺炎者，应排除 GER 或 RE。

（三）治疗

1. 一般治疗

不论 RE 轻重，均应先调整生活方式。肥胖者，减轻数千克体重，对轻症患者，能使症状好转。避免过劳或弯腰，尤其在饱餐后；夜间临睡前不要进食；睡觉时把头侧床脚抬高 20 cm；戒烟酒、浓咖啡等。经一般治疗无效，可用药物治疗。

2. 药物治疗

胃食管反流物中以 H^+ 对食管黏膜的损害最为强烈，因此制酸治疗十分重要。

（1）制酸剂

①H_2 受体阻滞剂，可竞争地抑制 H_2 受体，从而抑制胃酸分泌，经临床试验，有一定疗效。常用的药物有泰胃美 0.4 g，每日 2 次，或雷尼替丁 150 mg，每日 2 次，必要时剂量还可加大。据报道，尼扎替丁（爱希）150 mg，每日 2 次，其疗效优于前两者，值得临床进一步观察。

②质子泵抑制剂有奥美拉唑和兰索拉唑，能有效抑制反流症状，通过抑制与质子分泌有关的酶（H^+-K^+-ATP 酶），从而减少胃酸分泌，这些药物作用可维持 24 小时以上，因此每日服药 1 次即可。目前公认质子泵抑制剂为治疗活动性 RE 的首选药物。最近有学者提出，服用质子泵抑制剂做试验性治疗，以诊断 GER 者。

③止酸剂，可中和胃酸，能缓解反流症状，只对轻症有效。

（2）促胃肠动力药

作用机制为抗反流，通过增强食管下括约肌的紧张性和促进胃的排空而减轻反流，在临床上单独应用该药治疗的疗效，逊于抑制胃酸分泌的药物，但对胆汁反流的 RE，其疗效似乎优于制酸剂，常用的药物有吗丁啉 10 mg，每日 3 次，或

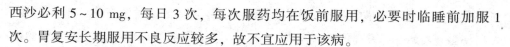

西沙必利 5~10 mg，每日 3 次，每次服药均在饭前服用，必要时临睡前加服 1 次。胃复安长期服用不良反应较多，故不宜应用于该病。

（3）胃肠黏膜保护剂

硫糖铝是一种有效的抗消化性溃疡药，其作用机制是在酸性环境下解离出硫酸蔗糖复合离子，这些离子聚合成不溶性的带负电荷的胶体，能与溃疡面带正电荷的蛋白质渗出物相结合，形成一层保护膜覆盖于溃疡面，从而促进溃疡愈合。此外，硫糖铝还具有吸附胃蛋白酶和胆汁酸的作用，减轻幽门螺杆菌对胃粘膜的损害，是治疗胃、十二指肠溃疡的有效药物。硫糖铝混悬液和硫糖铝口服混悬液均可用于治疗十二指肠溃疡和胃溃疡，且均为非处方药，患者可以根据自身情况在药店购买使用。建议的用法用量为每次 1 g（10 mL），一日 2~4 次，疗程通常为 4~6 周。

对 RE 的药物治疗，应根据病情选用药物。治疗剂量应个体化，必要时制酸剂与促胃肠动力药联合应用。当联合药物治疗无效时，特别是年轻患者，可考虑外科手术治疗，大都主张做胃底折叠术。澳大利亚学者报道，390 例经腹腔镜做胃底折叠术，经 3~56 个月（平均 19 个月）的随访，其中 9.2% 须再做开腹手术。腹腔镜下手术，创伤小，更适于老年人不能耐受开腹手术者，但其疗效还须进一步提高。对因食管裂孔疝合并 RE，药物治疗无效者，做裂孔疝修补术后，可望治愈。

二、Barrett 食管

Barrett 食管（Barrett's esophagus，BE）是指食管远端正常的复层鳞状上皮被单层柱状上皮所替代的病理现象。Barrett 溃疡系 Barrett 食管发生类似胃的消化性溃疡称为食管消化性溃疡。

（一）病因及发病机制

Barrett 食管的柱状上皮形成可分为先天性和后天获得性两种。前者系由于来源于前肠的胚胎食管柱状上皮未被鳞状上皮全部取代而形成，鳞状化不全可发生于食管的任何部位，以食管中下段常见；后者则主要与胃食管反流（GER）有关，多见于食管下段。

目前认为，凡能引起胃食管反流病的原因都可以成为 BE 的病因，包括胃酸、胃蛋白酶、十二指肠液、胆汁反流和食管下端括约肌（LES）压力降低等。

研究表明，上述反流液的各种成分均可造成食管下段黏膜发生炎症或形成溃疡，在损伤修复过程中，多能干细胞发生分化，以适应局部的环境变化，由耐酸的柱状上皮取代了鳞状上皮，从而形成 BE。然而并非所有胃食管反流患者均发生BE，一般认为，反流发生得越早，持续时间越长或合并其他并发症（包括食管炎、狭窄、溃疡）者越易发生 BE。

此外，其他一些引起反流的因素，如硬皮病、失弛缓症、胃切除术后、吸烟、饮酒等亦与 BE 的发生有关。近来有学者认为食管幽门螺杆菌（HP）感染与 BE 的发生也有关系，BE 患者 HP 感染率可达 51%，而单纯反流组仅 8.3%。但也有研究发现在 BE 部位未能检出 HP，而且还认为 HP 感染可保护肌体不发生BE。因此 BE 与 HP 感染的关系尚待进一步研究。

（二）病理

BE 的主要病理特点是柱状上皮从胃向上延伸到食管下段 1/3~1/2 处，多限于食管下段 6 cm 以内，而黏膜下层及肌层结构正常，其柱状上皮有 3 种组织学类型。

1. 胃底腺型（完全胃化生）

类似胃底胃体上皮，含有小凹和黏液腺，具有主细胞及壁细胞，能够分泌胃酸和胃蛋白酶原，但与正常黏膜相比，这些腺体稀少且短小。

2. 胃贲门交界型（不完全胃化生）

以贲门黏液腺为特征，表面有小凹和绒毛，小凹及腺体表面由分泌黏液的细胞所覆盖，其中缺乏主细胞和壁细胞。

3. 特殊型柱状上皮（不完全肠化生）

类似于小肠上皮，表面有绒毛及陷窝，由柱状细胞和杯状细胞组成。柱状细胞与正常小肠吸收细胞不同，无明确的刷状缘，胞浆顶端含有糖蛋白分泌颗粒，不具备脂肪吸收功能，此型最常见。

Barrett 食管可形成溃疡，称为 Barrett 溃疡，被认为是食管腺癌的癌前病变。BE 溃疡较深陷，故容易穿孔。如溃疡穿透食管壁，可并发胸膜和纵隔化脓感染或纵隔组织纤维化和周围淋巴结炎。

（三）临床表现

Barrett 食管本身无症状，当呈现 Barrett 食管炎、溃疡、狭窄、癌变等时，才出现相应的临床症状。主要症状为非心源性胸骨后疼痛、吞咽困难、反酸、胃灼热、嗳气、呕吐，反流物误入呼吸道发生夜间阵发性呛咳、窒息及肺部感染等，当出现食管狭窄时，突出的症状为咽下困难，可并发上消化道出血、穿孔，特殊型 Barrett 上皮易发生癌变。癌变率为 2.5%～41%，平均 10%。癌变与化生上皮本身处于不稳定状态，如细胞动力学表现上皮增殖周期加快，Barrett 上皮与肿瘤组织的酶学特征相同如鸟氨酸脱羧酶活性处于高水平，上皮细胞黏液组织学的改变，超微结构中其上皮核结构的异型性变化等有关。

（四）诊断

本病的诊断主要根据内镜和食管黏膜活检。

1. 内镜检查

内镜检查系诊断本病的可靠手段。内镜下较易确认 Barrett 黏膜，正常食管黏膜为粉红带灰白，而柱状上皮似胃黏膜为橘红色，两者有显著差异。内镜下 BE 可分为三型。

（1）全周型

红色黏膜向食管延伸累及全周，与胃黏膜无明显界限，其游离缘距食管下括约肌 3 cm 以上。

（2）岛型

齿状线 1 cm 处以上出现斑片状红色黏膜。

（3）舌型

与齿状线相连，伸向食管呈半岛状。在 Barrett 上皮可以出现充血、水肿、糜烂或溃疡，反复不愈的溃疡可引起食管狭窄。

2. 组织学检查

BE 的确诊要依赖组织学活检，因此内镜检查时取材的部位和深度非常重要，在食管下端括约肌上方根据 BE 黏膜的特殊色泽取材。对于长段 BE，每隔 2 cm 取材 1 次，短段 BE 则沿周径局部取材几次。近年来随着多种辅助手段的应用，使组织取材更为准确和方便，BE 诊断的准确率明显提高。使用普鲁士蓝、复方卢戈液、靛卡红、紫罗兰晶体局部黏膜喷洒，可确定特异性柱状上皮及异型增生，敏感性为 70%～95%，而且价廉、方便。

3. 其他检查

采用高分辨率的腔内超声扫描（HRES）检测食管黏膜变化，超声下 BE 表现为黏膜第二低回声层比第一高回声层厚，且与病理诊断相关性好。此外，放大内镜、荧光分光镜及弹性散射分光镜等也都利于 BE 诊断。

（五）治疗

BE 治疗的目的是缓解和消除症状，逆转食管柱状上皮为鳞状上皮，预防和治疗并发症，降低食管腺癌的发病率。

1. 一般治疗

宜进食易于消化的食物，避免诱发症状的体位和食用有刺激性食物，超重者应减肥。

2. 药物治疗

（1）质子泵抑制剂（PPI）

为内科治疗首选药物，剂量宜较大，如洛赛克 20～40 mg，每日 2 次口服，症状控制后以小剂量维持治疗，疗程半年以上。有证据表明，PPI 长期治疗后可缩短 Barrett 黏膜长度，部分病例 BE 黏膜上有鳞状上皮覆盖，提示 PPI 能使 BE 部分逆转，但很难达到完全逆转。PPI 治疗还可使 BE 中肠化生及异型增生消退，表明 PPI 可阻止 BE 病情发展，增加鳞状上皮逆转的机会，减少恶性变的危险。

（2）促动力药（多潘立酮、西沙必利等）

此类药物能减少胃食管反流，控制症状，但疗程较长。如多潘立酮 10～20 mg，每日 3～4 次，常与 PPI 同时应用，以增加疗效。

（3）其他

如硫糖铝、蒙脱石散等黏膜保护剂亦有一定疗效，可改善症状，与 PPI 合用效果更佳。

3. 内镜治疗

随着内镜治疗技术的发展，近年来内镜下消融治疗（Endoscopic Ablation Therapies，EATs）已应用于临床。

EATs 可分为热消融、化学消融和机械消融三大类。其中热消融又包括多极电凝术（MPEC）、氩光凝固法（APC）和激光（KTP、YAG 等）；化学消融主要指光动力学治疗（PDT），其基本原理为先将光敏剂如血紫质等静脉注射使其定位于食管的化生或异型增生或腺癌上皮，通过非热力的光化学反应而致局部组织坏死。本方法的缺点是可引起皮肤光变态反应。最近有报道应用特异性强的无皮肤光敏的 5-氨基乙酰丙酸（ALA）治疗伴有异型增生或黏膜内癌的病例，可使不典型增生 100% 消失，黏膜内癌治愈率为 72%，平均随访 9 个月。机械消融则在内镜下运用萃吸、切除等方法。

EATs 加 RPI 抑酸是目前治疗 BE 及 BE 伴异型增生的有效方法，使 BE 上皮

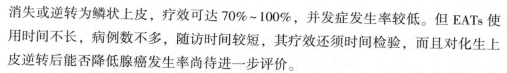

消失或逆转为鳞状上皮，疗效可达70%～100%，并发症发生率较低。但 EATs 使用时间不长，病例数不多，随访时间较短，其疗效还须时间检验，而且对化生上皮逆转后能否降低腺癌发生率尚待进一步评价。

有明显食管狭窄者可进行食管探条或球囊扩张术，但其疗效较短暂，可能需要多次扩张。

4. 外科治疗

手术适应证为：①BE 伴严重的症状性反流，内科治疗无效；②食管狭窄经扩张治疗无效；③难治性溃疡；④重度异型增生或癌变。

手术方式有多种，一般选择 Nissen 胃底折叠术，对重度异型增生或癌变者宜做食管切除术。对于抗反流手术的治疗效果目前尚存在争议。一些学者认为，虽然抗反流手术能够缓解反流症状，使溃疡愈合和改善狭窄，但不能逆转 BE 上皮，更不能逆转异型增生进展为腺癌。但另有学者报道，经腹或腹腔镜下抗反流手术不仅可缓解症状，而且可稳定柱状上皮覆盖范围，控制异型增生的发展，甚至可使异型柱状上皮逆转为鳞状上皮，降低 BE 癌变的危险。看来抗反流手术的疗效还有待大量临床研究进一步评价。

三、食管裂孔疝

食管裂孔疝是指胃底部通过增宽的膈食管裂孔进入胸腔，有某些患者腹腔内的其他脏器也可以随同疝入胸腔。食管裂孔疝的发病率因为所应用的诊断技术和诊断标准不同而有所差别。

（一）病因

食管裂孔疝可分为先天性（少见）和后天性（多见）。其中，先天性者因膈食管裂孔发育不全，比正常人的宽大松弛所致。后天性者可有以下三种原因：①随年龄增长而出现食管裂孔周围支持组织松弛和长期慢性疾病削弱了膈肌张力而使食管裂孔扩大；②腹内压增高（如肥胖、腹水、妊娠、便秘等）；③可继发于长期反流性食管炎，是由食管纤维化而缩短及炎症引起继发性食管痉挛导致部分胃囊拉向胸腔而引起。

（二）分类

食管裂孔疝又可分为滑动型（齿状线上移，此型最常见）、食管旁疝和混合型（均少见）3 种。

1. 滑动型食管裂孔疝

此型又称为可回复性裂孔疝，最常见，占食管裂孔疝的90%以上。此型食管裂孔疝表现为食管胃连接部和一部分胃经增宽了的食管裂孔向上移位至纵隔，裂孔较大时部分结肠、大网膜亦可凸入胸腔，多在平卧时出现，立位时消失。因系沿食管纵轴方向向上滑动，也称为轴性食管裂孔疝。由于食管胃连接部移位入胸腔，故使得下食管一胃的夹角（His角）由正常的锐角变为钝角，且食管下括约肌（LES）的功能也受到影响，食管正常的抗反流机制遭到破坏，可出现病理性胃食管反流。

2. 食管旁疝

此型食管裂孔疝是食管胃连接部仍固定在腹膜后原来的位置上，一部分胃从增宽的食管裂孔经食管旁进入胸腔，有完整的腹膜作为疝囊。此型少见，有时可伴有结肠、大网膜的疝入。因为食管胃连接部仍然位于膈下并保持锐角，所以很少发生胃食管反流。此型可以发生胃腔阻塞，疝囊内食物和胃酸因排空障碍而淤滞，由此导致血流障碍、黏膜淤血，可以发生溃疡、出血、嵌顿、绞窄和穿孔等并发症。

3. 混合型食管裂孔疝

少见，是指滑动型疝和食管旁疝同时存在。食管胃连接部和一部分胃都疝入胸腔，常出现胃扭转，脾、结肠脾曲和小肠也可随同疝入胸腔。此型食管裂孔疝常为膈食管裂孔过大的结果，通常由食管旁疝发展而来。

（三）临床表现

食管裂孔疝的临床症状轻重与食管裂孔增宽程度不一定平行，食管裂孔疝易并发反流性食管炎。

致使食管裂孔疝容易出现症状的诱因有过量进食、便秘、肥胖、平卧、弯腰、皮带过紧、妊娠、剧咳、猛抬重物、吸烟及饮酒等。

食管裂孔疝的临床症状有以下四方面：

1. 不同部位不同性质的腹痛

多由胃底疝入膈上裂孔及反流性食管炎所致，主要为隐痛、胀痛、顶痛或牵拉痛，多在餐后0.5小时发生。

2. 烧灼感及反流症状

系因裂孔疝破坏了正常食管抗反流机制，贲门口松弛，食管下括约肌功能障碍引起。

3. 梗阻感和吞咽困难

多由饱餐后胃内压力增高，胃底疝入裂孔后引起梗阻感。吞咽困难是由食管疝太大而压迫食管或者食管炎晚期引起食管狭窄所致。

4. 其他

咽部异物感、胸闷、心悸、气短等。

（四）治疗原则

1. 内科治疗

目的在于减少和防止胃食管反流、尽量避免胃底疝入胸腔，治疗主要靠生活调理。医生应向患者介绍有关裂孔疝的科普知识，让患者在生活中主动避开一些诱因。

（1）一般治疗

其包括：①慢进食；②不饱食；③少吃太油、太黏、太辣、太甜、太稀及较难消化的食物；④不吸烟、不饮酒；⑤午饭后不宜上床平卧；⑥夜间若仍有症状出现时，可将床头抬高；⑦保持大便通畅，每日 1 次；⑧不用力猛抬重物；⑨腹部避免挤压。

（2）药物治疗

可用抗酸药（硫糖铝 1 g，每日 3 次）、抑酸药（西咪替丁 80 mg，每日 1 次；法莫替丁 20 mg，每日 2 次）以及促胃肠动力药（多潘立酮 10 mg，每日 3 次）。

2. 外科治疗

手术治疗没有绝对的适应证，如反流症状明显，并经消化内科正规治疗一年，疗效不明显或停药后短期复发者，应考虑手术治疗，特别是微创内镜手术治疗。

第二节　功能性消化道疾病

一、功能性消化不良

（一）概述

功能性消化不良（Functional Dyspepsia，FD）为一组持续或反复发作的上腹部疼痛或不适的消化不良症状，包括上腹胀痛、餐后饱胀、嗳气、早饱、腹痛、厌食、恶心呕吐等，经生化、内镜和影像检查排除了器质性疾病的临床综合征，是临床上最常见的一种功能性胃肠病，几乎每个人一生中都有过消化不良症状，只是持续时间长短和对生活质量影响的程度不同而已。国内有资料表明，采用罗马Ⅲ诊断标准对消化专科门诊连续就诊消化不良的患者进行问卷调查，发现符合罗马Ⅲ诊断标准者占就诊患者的28.52%，占接受胃镜检查患者的7.2%。FD的病因及发病机制尚未完全阐明，可能是多种因素综合作用的结果。目前认为其发病机制与胃肠运动功能障碍、内脏高敏感性、胃酸分泌、幽门螺杆菌感染、精神心理因素等有关，而内脏运动及感觉异常可能起主导作用，是FD的主要病理生理学基础。

(二) 诊断

1. 临床表现

FD的临床症状无特异性，主要有上消化道症状，包括上腹痛、腹胀、早饱、嗳气、恶心、呕吐、反酸、烧心、厌食等，以上症状多因人而异，常以其中某一种或一组症状为主，在病程中这些症状及其严重程度多发生改变。起病缓慢，病程长短不一，症状常呈持续或反复发作，也可相当一段时间无任何症状，可因精神因素和应激等诱发，多数无明显诱因。腹胀为FD最常见的症状，多数患者发生于餐后或进餐加重腹胀程度，早饱、嗳气也较常见。上腹痛也是FD的常见症状，上腹痛无规律性，可表现为弥漫或烧灼样疼痛。少数可伴烧心反酸症状，但经内镜及24小时食管pH检测，不能诊断为胃食管反流病。恶心呕吐不常见，一般见于胃排空明显延迟的患者，呕吐多为干呕或呕出当餐胃内食物。有的还可伴有腹泻等下消化道症状。还有不少患者同时合并精神症状如焦虑、抑郁、失眠、注意力不集中等。

2. 诊断标准

依据FD罗马Ⅲ诊断标准，FD患者临床表现个体差异大，罗马Ⅲ标准根据患者的主要症状特点及其与症状相关的病理生理学机制及症状的模式将FD分为两个亚型，即餐后不适综合征（PDS）和上腹痛综合征（EPS），临床上两个亚型常有重叠，有时难以区分，但通过分型对不同亚型的病理生理机制的理解对选择治疗将有一定的帮助，在FD诊断中，还要注意FD与胃食管反流病和肠易激综合征等其他功能性胃肠病的重叠。

FD的罗马Ⅲ诊断标准必须包括两点。①以下一项或多项：餐后饱胀；早饱感；上腹痛；上腹烧灼感。②无可以解释上述症状的结构性疾病的证据（包括胃镜检查），诊断前症状出现至少六个月，且近三个月符合以上诊断标准。

PDS 诊断标准必须符合以下一项或两项：①正常进食后出现餐后饱胀不适，每周至少发生数次。②早饱阻碍正常进食，每周至少发生数次。诊断前症状出现至少六个月，近三个月症状符合以上标准。支持诊断标准是可能存在上腹胀气或餐后恶心或过度嗳气。可能同时存在 EPS。

EPS 诊断标准必须符合以下所有条件：①至少中等程度的上腹部疼痛或烧灼感，每周至少发生一次；②疼痛呈间断性；③疼痛非全腹性，不位于腹部其他部位或胸部；④排便或排气不能缓解症状；⑤不符合胆囊或 Oddi 括约肌功能障碍的诊断标准。诊断前症状出现至少六个月，近三个月症状符合以上标准，支持诊断标准是疼痛可以烧灼样，但无胸骨后痛。疼痛可由进餐诱发或缓解，但可能发生于禁食期间。可能同时存在 PDS。

（三）治疗

1. 药物治疗

（1）抗酸药

抗酸剂如氢氧化铝、铝碳酸镁等可减轻症状，但疗效不及抑酸药，铝碳酸镁除抗酸外，还能吸附胆汁，伴有胆汁反流患者可选用。

（2）抑酸药

目前广泛应用于 FD 的治疗，适用于非进餐相关的消化不良中以上腹痛、烧灼感为主要症状者。常用抑酸药包括 H_2 受体拮抗药（H_2RA）和质子泵抑制药（PPI）两大类。H_2RA 常用药物有西咪替丁 400 mg，$1 \sim 3$ 次/天；雷尼替丁 150 mg，2 次/天；法莫替丁 20 mg，2 次/天，早、晚餐后服，或 40 mg 每晚睡前服；罗沙替丁 75 mg，2 次/天，尼扎替丁 300 mg 睡前服。不同的 H_2 受体拮抗药抑制胃酸的强度各不相同，西咪替丁最弱，雷尼替丁和罗沙替丁比西咪替丁强 $5 \sim 10$ 倍，法莫替丁较雷尼替丁强 7.5 倍。这类药主要经肝脏代谢，肾脏排出，因此肝肾功能损害者应减量，75 岁以上老人服用药物剂量应减少。PPI 常用药物有奥美拉唑 20 mg，2 次/天，兰索拉唑 30 mg，1 次/天，雷贝拉唑 10 mg，1 次/天；泮托拉唑 40 mg，1 次/天；埃索美拉唑 20 mg，1 次/天。

（3）促动力药

促动力药可明显改善与进餐相关的上腹症状，如上腹饱胀、早饱等。常用的促动力剂包括多巴胺受体拮抗药、5-HT_4 受体激动药及多离子通道调节剂等。多巴胺受体拮抗药常用药物有甲氧氯普胺 5~10 mg，3 次/天，饭前半小时服；多潘立酮 10 mg，3 次/天，饭前半小时服；伊托必利 50 mg，3 次/天口服。甲氧氯普胺可阻断延髓催吐化学敏感区的多巴胺受体而具有强大的中枢镇吐作用，还以增加胃肠道平滑肌对乙酰胆碱的敏感性，从而促进胃运动功能，提高静止状态时胃肠道括约肌的张力，增加食管下端括约肌张力，防止胃内容物反流，增强胃和食管的蠕动，促进胃排空及幽门和十二指肠的扩张，加速食物通过。主要的不良反应见于中枢神经系统，如头晕、嗜睡、倦怠、泌乳等，用量过大时，会出现锥体外系反应，表现为肌肉震颤、斜颈、发音困难、共济失调等。多潘立酮为选择性外周多巴胺 D_2 受体拮抗药，可增加食管下端括约肌的张力，增加胃运动，促进胃排空、止吐。不良反应轻，不引起锥体外系症状，偶有流涎、惊厥、平衡失调、泌乳现象。伊托必利通过拮抗多巴胺 D_2 受体和抑制乙酰胆碱酯酶活性起作用，增加胃的内源性乙酰胆碱，促进胃排空，5-HT$_4$ 受体激动药常用药物为莫沙必利 5 mg，3 次/天口服。莫沙必利选择性作用于上消化道，促进胃排空，目前未见心脏严重不良反应的报道，但对 5-HT$_4$ 受体激动药的心血管不良反应仍应引起重视。多离子通道调节剂药物为马来酸曲美布汀，常用量 100~200 mg，3 次/天口服。该药对消化道运动的兴奋和抑制具有双向调节作用，不良反应轻微。红霉素具有胃动素作用，静脉给药可促进胃排空，主要用于胃轻瘫的治疗，不推荐作为 FD 治疗的首选药物。

（4）助消化药

消化酶和微生态制剂可作为治疗消化不良的辅助用药。复方消化酶、益生菌制剂可改善与进餐相关的腹胀、食欲缺乏等症状。

（5）黏膜保护药

FD 发病原因中可能涉及胃黏膜防御功能减弱，作为辅助治疗，常用的胃黏膜保护药有硫糖铝、胶体果胶铋、前列腺素 E、复方谷氨酰胺等，联合抑酸药可提高疗效。硫糖铝餐前 1 小时和睡前各服 1.0 g，肾功不全者不宜久服。胶体次枸橼酸铋一次剂量 5 mL 加水至 20 mL，或胶囊 120 mg，4 次/天，于每餐前半小时和睡前 1 次口服，不宜久服，最长 8 周，老年人及肾功能障碍者慎用。已用于临床的人工合成的前列腺素为米索前列醇（喜克溃），常用剂量 200 mg，4 次/天，主要不良反应为腹泻和子宫收缩，孕妇忌服。复方谷氨酰胺，常用量 0.67 g，3 次/天，剂量可随年龄与症状适当增减。

2. 精神心理治疗

抗焦虑、抑郁药对 FD 有一定的疗效，对抑酸和促动力药治疗无效，且伴有明显精神心理障碍的患者，可选用三环类抗抑郁药或 $5-HT_4$ 再摄取抑制药；除药物治疗外，行为治疗、认知疗法及心理干预等可能对这类患者也有益。精神心理治疗不但可以缓解症状还可提高患者的生活质量。

3. 外科手术

经过长期内科治疗无效的严重患者，可考虑外科手术。一般采用胃大部切除术、幽门成形术和胃空肠吻合术。

二、神经性厌食症

神经性厌食症是一种满足于正常最低体重为显著特征的心因性疾病。由于过度追求纤瘦的体形，从而自我减轻体重，长期减少摄食，导致严重营养不良、极度消瘦，有可能发展为死亡。

（一）病因

神经性厌食症病因至今未明，但主要与社会文化、心理、生物等综合因素有关。目前整个社会中充斥着"以瘦为美"的观念，并将苗条与成功、快乐联系在一起，这是厌食症发病的社会文化危险因素；遗传可能也是厌食症发病的危险因素。研究发现，单卵孪生比双卵孪生更常见。研究还发现厌食症在一代直系亲属中的发病率比普通人群高，但至于哪些基因与厌食症有直接关系，至今未明。另外，神经性厌食症常出现各种神经内分泌紊乱，但要区分是由于神经化学、代谢和激素变化导致厌食症还是由厌食症继发引起上述表现是非常困难的。观察发现，当患者体重恢复后很多异常现象常消失，这使得上述紊乱现象是神经性厌食症危险因素的观点难以成立。

（二）临床表现

1. 症状与体征

神经性厌食症患者常主诉怕冷。胃肠道功能紊乱，出现便秘。某些女性初潮后发生厌食症者常诉在体重明显减轻前已停经。患者可有心率过快、低血压、低体温等生命体征。可见毛发变细变软、秃顶等。出现与暴食、呕吐相关性唾液腺增大和与消瘦相反的脸庞丰满，也常见手足发绀。由于低蛋白血症，常见有外周性水肿，尤其在患者体重重新增加时。某些患者在进食大量富含维生素 A 的蔬菜后出现皮肤泛黄的症状（高胡萝卜素血症），尤其是在手掌区。

2. 实验室异常

多见有轻度正细胞正色素性贫血，轻到中度白细胞减少和不成比例的中性粒细胞减少。脱水时出现轻度血清尿素氮和肌酐升高，尤其在早期进食时血清肌酐升高明显。血清总蛋白常表现正常，血糖偏低而血胆固醇水平中度升高。低钾性碱中毒提示有自我诱导性呕吐或使用利尿剂。低钠血症常见，与水分摄入过多和加压素分泌紊乱有关。

3. 内分泌异常

内分泌功能异常可以有各种表现。最大的改变为生殖系统。由于促性腺激素释放激素（GnRH）生成消失，患者出现闭经。血清皮质醇和 24 小时尿皮质醇通常上升，不伴有皮质醇过多的临床表现。甲状腺素、游离甲状腺素（FT_1）和三碘甲状腺原氨酸（T_3）水平常较低，而反 T_3（rT_3）升高，促甲状腺素（TSH）升高或部分减低。生长激素上升，胰岛素样生长因子-1（IGF-1）在肝内合成下降，骨密度消失常见，反映多种营养素缺乏和性腺功能低下，以及皮质醇上升。骨密度减少的程度与病变程度相关，患者有骨折危险。青春期发生神经性厌食症可导致骨性发育不良，从而影响身高。

4. 心脏异常

心功能对营养不良、低儿茶酚胺水平的适应性反应表现为心输出量、耗氧量、左心室壁厚度、心室容积减少和血压降低。充血性心力衰竭可在快速再摄食过程中发生。心电图常见窦性心动过缓、QRS 波幅减低、非特异性 ST 段改变和出现 U 波，也可由于长 Q-T 间期引起严重心律失常，也有猝死的报道。

（三）诊断

1. 诊断标准

（1）拒绝维持正常体重或根据年龄、身高计算的正常体重的最低水平（如体重低于正常水平的 85% 以下）。

（2）体重严重低下仍极度害怕体重增加或肥胖。

（3）面临着自身体形或体重的困扰，并做出不恰当的自我评价或否认当前体重过低的严重性。

（4）女性初潮后连续三个生理周期闭经，使用激素（如雌激素）后才有月经，被认为闭经。

2. 特殊类型

（1）限制型神经性厌食期患者本人不常有暴食行为或清除行为，即自我诱导性呕吐或使用导泻剂、利尿剂或催吐剂的不当行为。

（2）暴食清理型神经性厌食期患者本人常有暴食行为或清除行为，即存在自我诱导性呕吐或使用导泻剂、利尿剂或催吐剂。

（四）治疗

1. 精神心理治疗

本治疗包括患者在体重增加时期的情感支持、帮助患者建立良好的自信心、确立适度合理的学习生活目标。对于较年幼的患者，家庭的主动参与是非常必要的。研究表明精神类药物对神经性厌食的治疗无价值。

2. 临床治疗

临床治疗首先需要纠正患者水和电解质平衡，内稳态稳定后开始饮食治疗。

3. 营养治疗

需要有严格的能量和营养素摄入及体重增加的计划，一般采用口服进食的方法，很少需要胃肠外营养治疗。食物采用少量多餐或液体补充剂的形式提供，并确认患者每一餐都能完成任务。能量提供可从半量开始，逐渐增加到全量，能量的增加应视患者的耐受性而定，计划体重每周增加 1～2kg 为宜。治疗期间患者会出现一过性体液潴留，偶尔导致外周水肿。当快速喂养时，有可能发生充血性心力衰竭和急性胃扩张，偶尔会发生一过性轻度转氨酶升高。注意及时补充镁、磷和多种维生素，尤其是补充适量维生素 D 和钙，以减少骨质丢失。

三、慢性假性肠梗阻

慢性假性肠梗阻（CTPO）是一种以肠道不能推动肠内容物通过未阻塞的肠腔为特征的胃肠动力疾患，常发生于小肠、结肠，可累及整个消化道和所有受自主神经调节的脏器和平滑肌，是一组具有肠梗阻症状和体征，但无肠道机械性梗阻证据的临床综合征。本病常反复发作，虽不是常见病，但如被忽视，患者可能遭受手术，甚至使病情的诊治更加复杂化，其发病机制是因肠道肌电活动功能紊乱造成的肠道动力障碍。

（一）病因

慢性假性肠梗阻（CIPO）的病因可分为原发性和继发性两类。

原发性是由肠平滑肌异常或肠神经系统异常造成，30%CIPO 具有家族聚集性，遗传方式主要是常染色体显性遗传，少数为常染色体隐性遗传。

继发性 CIPO 有五种病因：①结缔组织病，如系统性红斑狼疮、硬皮病、肌萎缩、淀粉样变性等；②神经系统疾病，如帕金森病、南美锥虫病、内脏神经病、肠道神经节瘤病等；③内分泌疾病，如糖尿病、甲状腺功能亢进或甲状旁腺功能低下等；④药物，如酚噻嗪类、三环类抗抑郁药、抗帕金森病药、神经节阻断药、可乐定、吗啡、哌替啶、白细胞介素-2、长春新碱等；⑤其他，如低钾、低钠、高钙、手术后、副癌综合征、巨细胞病毒或 EB 病毒感染等。

（二）临床表现

CIPO 的主要症状有腹胀、腹痛、恶心、呕吐、腹泻、便秘；主要的体征有营养不良、体重下降、腹部膨隆、有压痛而无肌紧张、肠鸣音通常不活跃或很少出现，有胃扩张者可发现振水音。

CIPO 的临床表现与梗阻的部位和范围有关，如梗阻主要在小肠，则以呕吐和脂肪泻为主要表现，同时易继发营养不良、叶酸和维生素 B_{12}，缺乏及低蛋白血症；如梗阻主要在结肠，则以腹胀和便秘为主要表现，常伴有严重的粪便嵌塞。

（三）诊断和鉴别诊断

诊断应结合病史、体征（如营养不良表现、腹部振水音与膀胱增大）、实验室检查、X 线表现与食管及小肠测压等。约 1/3 患者有家族史。部分患者剖腹手术，见不到梗阻征象。继发性患者可查出系统性疾病的症状与体征，以及神经系统与自主神经系统功能异常。如患者有神经系统表现，应进一步做检查（包括 MRI），以排除脑干肿瘤。肌电图与神经系统检查可检出系统性肌肉病或周围神经病。

（四）治疗

目前有关假性肠梗阻的病因尚无法根除，故治疗 CIPO 的目标是缓解临床症状，保持营养与维持电解质平衡，减少并发症，改善和恢复肠动力。

1. 一般治疗

CIPO 的急性发作期，应禁食、禁水，行胃肠减压肛门排气，静脉输液及营养支持，保持水、电解质平衡和消除诱发因素。

因为禁食或吸收障碍 CIPO 常导致营养不良。适当的饮食包括低纤维、低乳

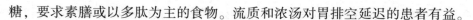

糖，要求素膳或以多肽为主的食物。流质和浓汤对胃排空延迟的患者有益。

由于摄入少且吸收不良，患者需要肌注维生素 B_{12} 或口服叶酸、维生素 A、维生素 D、维生素 E、维生素 K、钙和铁。

完全肠道外营养（TPN）可提供足够的营养，一般适用于家族性 CIPO 和严重肌病型的儿童。长期 TPN 费用昂贵并引起包括感染、血栓、胰腺炎和淤胆性肝损害甚至肝衰，故应在 TPN 前尝试胃造口或空肠造口营养。

2. 药物治疗

CIPO 缺乏有效的药物治疗。

（1）促动力药

甲氧氯普胺和红霉素可能对一些患者临时有效，但有不良反应。由于快速耐药反应，红霉素在 CIPO 的治疗中作用有限。

新斯的明是胆碱酯酶抑制药，由于其胆碱能不良反应和潜在致心律失常的危险，用于 CIPO 的治疗是不恰当的。

多潘立酮、西沙必利也在 CIPO 中使用，西沙必利能改善 MMC 正常且无迷走神经功能紊乱的患者的症状。

5-HT 受体部分激动药如替加色罗可能对 CIPO 有效，替加色罗是与西沙必利类似的促动力药，且没有心脏毒性。替加色罗能加速蠕动和增加消化道动力，并能加速正常男性的胃排空和促进 IBS 患者小肠和盲肠的转运。

（2）奥曲肽

奥曲肽为长效生长抑素的类似物，国外学者用奥曲肽治疗继发于硬皮病的 CIPO 取得了良好效果，对治疗 CIPO 和继发的小肠细菌过度生长也有效。

奥曲肽主要通过抑制肠内源性神经肽如 VIP、胰岛素、胰高血糖素、肠源胰高血糖素释放起作用。因为奥曲肽能降低胃动力，在治疗 CIPO 时有时与红霉素联合使用。

（3）抗生素

适应证为继发于细菌过度生长的腹泻。由于 CIPO 肠道转运的延迟标准氢呼吸试验对诊断 CIPO 患者细菌过度生长缺乏敏感性，应采用小肠吸出物行微生物分析（培养）。可适当应用广谱抗生素治疗，如环丙沙星、甲硝唑、多西环素、四环素、克菌等。

3. 电起搏

胃和肠电起搏理论上是可行的，并可能成为难控制的 CIPO 患者的治疗手段之一。目前 CIPO 电起搏研究的焦点是改善胃轻瘫，已获得初步成功。小肠和结肠电起搏仍不能用于临床且难以发展。

4. 手术治疗

本病手术治疗效果不确切，故原则上不行手术治疗。但对于腹部 X 线检查提示病变肠管直径超过 9 cm 者，若不积极处理，将导致肠穿孔、肠破裂。对病变范围局限的假性肠梗阻，如巨十二指肠和巨结肠，采用节段性切除术，可收到较好效果。但病变较为广泛者，手术治疗效果并不理想。

（1）肠切除术

切除无功能肠段或做上、下肠段旁路移植。巨结肠和严重腹泻患者行全结肠切除术与空肠-直肠吻合术。严重的小肠梗阻与大量的小肠分泌导致体液损失严重的患者，可行小肠切除。

（2）松解术

孤立巨大十二指肠，可行十二指肠空肠侧-侧吻合术，以减轻十二指肠压力，亦可行十二指肠成形术。

（3）肠移植术

近几年报道的小肠移植术为手术治疗增加了新的选择。由于目前该手术病例数不多，因此临床经验不足。但对严重小肠受累，须依赖全胃肠外营养的患者，值得尝试使用。

第三节　胃疾病

一、急性胃炎

急性胃炎是由多种不同的病因引起的急性胃黏膜炎症，包括急性单纯性胃炎、急性糜烂出血性胃炎和吞服腐蚀物引起的急性腐蚀性胃炎与胃壁细菌感染所致的急性化脓性胃炎。其中，临床意义最大和发病率最高的是以胃黏膜糜烂、出血为主要表现的急性糜烂出血性胃炎。

（一）病因

急性胃炎的病因众多，大致有外源因素和内源因素两大类，包括急性应激、化学性损伤（如药物、乙醇、胆汁、胰液）和急性细菌感染等。

1. 外源因素

（1）药物

各种非甾体类抗炎药（NSAIDs），包括阿司匹林、吲哚美辛、吡罗昔康和多种含有该类成分复方药物。另外，常见的有糖皮质激素和某些抗生素及氯化钾等均可导致胃黏膜损伤。

（2）乙醇

主要是大量酗酒可致急性胃黏膜胃糜烂甚或出血。

（3）生物性因素

沙门菌、嗜盐菌和葡萄球菌等细菌或其毒素可使胃黏膜充血水肿和糜烂。HP 感染可引起急、慢性胃炎，发病机制类似，将在慢性胃炎节中叙述。

（4）其他

某些机械性损伤（包括胃内异物或胃柿石等）可损伤胃黏膜。放射疗法可致胃黏膜受损。偶可见因吞服腐蚀性化学物质（强酸或强碱或来苏水及氯化汞、砷、磷等）引起的腐蚀性胃炎。

2. 内源因素

（1）应激因素

多种严重疾病如严重创伤、烧伤或大手术及颅脑病变和重要脏器功能衰竭等可导致胃黏膜缺血缺氧而损伤。通常称为应激性胃炎，如果系脑血管病变、头颅部外伤和脑手术后引起的胃、十二指肠急性溃疡谓之 Cushing 溃疡，而大面积烧灼伤所致溃疡称为 Curling 溃疡。

（2）局部血供缺乏

局部血供缺乏主要是腹腔动脉栓塞治疗后或少数因动脉硬化致胃动脉的血栓形成或栓塞引起供血不足。另外，还可见于肝硬化门静脉高压并发上消化道出血者。

（3）急性蜂窝织炎或化脓性胃炎

此二者甚少见。

（二）病理生理学和病理组织学

1. 病理生理学

胃黏膜防御机制包括黏膜屏障、黏液屏障、黏膜上皮修复、黏膜和黏膜下层丰富的血流、前列腺素和肽类物质（表皮生长因子等）和自由基清除系统。上述结果破坏或保护因素减少，使胃腔中的 H^+ 逆弥散至胃壁，肥大细胞释放组胺，则血管充血甚或出血、黏膜水肿及间质液渗出，同时可刺激壁细胞分泌盐酸、主细胞分泌胃蛋白酶原。若致病因子损及腺颈部细胞，则胃黏膜修复延迟、更新受阻而出现糜烂。

严重创伤、大手术、大面积烧伤、脑血管意外和严重脏器功能衰竭及其休克或者败血症等所致的急性应激的发生机制为：急性应激→皮质→垂体前叶→肾上腺皮质轴活动亢进、交感→副交感神经系统失衡→肌体的代偿功能不足→不能维持胃黏膜微循环的正常运行→黏膜缺血、缺氧→黏液和碳酸氢盐分泌减少及内源性前列腺素合成不足→黏膜屏障破坏和氢离子反弥散→降低黏膜内 pH 值→进一步损伤血管与黏膜→糜烂和出血。

NSAID 所引起者则为抑制环氧合酶（COX）致使前列腺素产生减少，黏膜缺血缺氧。氯化钾和某些抗生素或抗肿瘤药等则可直接刺激胃黏膜引起浅表损伤。

乙醇可致上皮细胞损伤和破坏，黏膜水肿、糜烂和出血。另外，幽门关闭不全、胃切除（主要是 Billroth Ⅱ 式）术后可引起十二指肠-胃反流，则此时由胆汁和胰液等组成的碱性肠液中的胆盐、溶血磷脂酰胆碱、磷脂酶 A 和其他胰酶可破坏胃黏膜屏障，引起急性炎症。

门静脉高压可致胃黏膜毛细血管和小静脉扩张及黏膜水肿，组织学表现为只有轻度或无炎症细胞浸润，可有显性或非显性出血。

2. 病理学改变

急性胃炎主要病理和组织学表现以胃黏膜充血水肿，表面有片状渗出物或黏液覆盖为主。黏膜皱襞上可见局限性或弥漫性陈旧性或新鲜出血与糜烂，糜烂加深可累及胃腺体。

显微镜下则可见黏膜固有层多少不等的中性粒细胞、淋巴细胞、浆细胞和少量嗜酸性粒细胞浸润，可有水肿。表面的单层柱状上皮细胞和固有腺体细胞出现变性与坏死。重者黏膜下层亦有水肿和充血。

对于腐蚀性胃炎若接触了高浓度的腐蚀物质且时间长，则胃黏膜出现凝固性坏死、糜烂和溃疡，重者穿孔或出血甚至有腹膜炎。

另外，少见的化脓性胃炎可表现为整个胃壁（主要是黏膜下层）炎性增厚，大量中性粒细胞浸润，黏膜坏死。可有胃壁脓性蜂窝织炎或胃壁脓肿。

（三）临床表现

1. 症状

部分患者可有上腹痛、腹胀、恶心、呕吐和嗳气及食欲缺乏等。如伴胃黏膜糜烂出血，则有呕血和（或）黑粪，大量出血可引起出血性休克。有时上腹胀气明显。细菌感染致者可出现腹泻等，并有疼痛、吞咽困难和呼吸困难（由于喉头水肿）。腐蚀性胃炎可吐出血性黏液，严重者可发生食管或胃穿孔，引起胸膜炎或弥漫性腹膜炎。化脓性胃炎起病常较急，有上腹剧痛、恶心和呕吐、寒战和高热，血压可下降，出现中毒性休克。

2. 体征

上腹部压痛是常见体征，尤其多见于严重疾病引起的急性胃炎出血者。腐蚀性胃炎因口腔黏膜、食管黏膜和胃黏膜都有损害，口腔、咽喉黏膜充血、水肿和糜烂。化脓性胃炎有时体征酷似急腹症。

（四）诊断和鉴别诊断

主要由病史和症状做出拟诊，而经胃镜检查得以确诊。但吞服腐蚀物质者禁忌胃镜检查。有长期服 NSAID、酗酒及临床重危患者，均应想到急性胃炎可能。对于鉴别诊断，腹痛为主者，应通过反复询问病史而与急性胰腺炎、胆囊炎和急性阑尾炎等急腹症甚至急性心肌梗死相鉴别。

（五）治疗

1. 基础治疗

基础治疗包括给予镇静、禁食、补液、解痉、止吐等对症支持治疗。此后给予流质或半流质饮食。

2. 针对病因治疗

针对病因治疗包括根除 HP、去除 NSAID 或乙醇等诱因。

3. 对症处理

表现为反酸、上腹隐痛、烧灼感和嘈杂者，给予 H_2 受体拮抗药或质子泵抑制药。以恶心、呕吐或上腹胀闷为主者可选用甲氧氯普胺、多潘立酮或莫沙必利等促动力药。以痉挛性疼痛为主者，可给予莨菪碱等药物进行对症处理。

有胃黏膜糜烂、出血者，除可用抑制胃酸分泌的 H_2 受体拮抗药或质子泵抑制药外，还可同时应用胃黏膜保护药如硫糖铝或铝碳酸镁等。

对于较大量的出血则应采取综合措施进行抢救。当并发大量出血时，可以冰水洗胃或在冰水中加去甲肾上腺素（每 200 mL 冰水中加 8 mL），或同管内滴注碳酸氢钠，浓度为 1000 mmol/L，24 小时滴 1 L，使胃内 pH 值保持在 5 以上。凝血酶是有效的局部止血药，并有促进创面愈合作用，大剂量时止血作用显著。常规的止血药，如卡巴克络、抗血纤溶芳酸和酚磺乙胺等可静脉应用，但效果一般，内镜下止血往往可收到较好效果。

二、慢性胃炎

（一）病因

1. 慢性非萎缩性胃炎的常见病因

（1）HP 感染

HP 感染是慢性非萎缩性胃炎最主要的病因，二者的关系符合 Koch 提出的确定病原体为感染性疾病病因的四项基本要求：该病原体存在于该病的患者中；病原体的分布与体内病变分布一致；清除病原体后疾病可好转；在动物模型中该病原体可诱发与人相似的疾病。

研究表明，80%～95%的慢性活动性胃炎患者胃黏膜中有 HP 感染，5%～20%的 HP 阴性率反映了慢性胃炎病因的多样性；HP 相关胃炎者，HP 胃内分布与炎症分布一致；根除 HP 可使胃黏膜炎症消退，一般中性粒细胞消退较快，但淋巴细胞、浆细胞消退需要较长时间，志愿者和动物模型中已证实 HP 感染可引起胃炎。

HP 感染引起的慢性非萎缩性胃炎中胃窦为主全胃炎患者胃酸分泌可增加，十二指肠溃疡发生的危险度较高；而胃体为主全胃炎患者胃溃疡和胃癌发生的危险性增加。

（2）胆汁和其他碱性肠液反流

幽门括约肌功能不全时含胆汁和胰液的十二指肠液反流入胃，可削弱胃黏膜屏障功能，使胃黏膜遭到消化液作用，产生炎症、糜烂、出血和上皮化生等病变。

（3）其他外源因素

酗酒、服用 NSAID 等药物、某些刺激性食物等均可反复损伤胃黏膜，这类因素均可各自或与 HP 感染协同作用而引起或加重胃黏膜慢性炎症。

2. 慢性萎缩性胃炎的主要病因

1973 年将慢性萎缩性胃炎分为 A、B 两型，A 型是胃体弥漫萎缩，导致胃酸分泌下降，影响维生素 B_2 及内因子的吸收，因此常合并恶性贫血，与自身免疫有关；B 型在胃窦部，少数人可发展成胃癌，与幽门螺杆菌、化学损伤（胆汁反流、非皮质激素消炎药、吸烟、酗酒等）有关，我国80%以上的属于第二类。

胃内攻击因子与防御修复因子失衡是慢性萎缩性胃炎发生的根本原因，具体病因与慢性非萎缩性胃炎相似。包括 HP 感染；长期饮浓茶、烈酒、咖啡、过热、过冷、过于粗糙的食物，可导致胃黏膜的反复损伤；长期大量服用非甾体类消炎药如阿司匹林、吲哚美辛等可抑制胃黏膜前列腺素的合成，破坏黏膜屏障；烟草中的尼古丁不仅影响胃黏膜的血液循环，还可导致幽门括约肌功能紊乱，造成胆汁反流；各种原因的胆汁反流均可破坏黏膜屏障造成胃黏膜慢性炎症改变。比较特殊的是壁细胞抗原和抗体结合形成免疫复合体在补体参与下，破坏壁细胞；胃黏膜营养因子（如胃泌素、表皮生长因子等）缺乏；心力衰竭、动脉硬化、肝硬化合并门脉高压、糖尿病、甲状腺病、慢性肾上腺皮质功能减退、尿毒症、干燥综合征、胃血流量不足及精神因素等均可导致胃黏膜萎缩。

（二）病理生理学

1. HP 感染

HP 感染途径为粪-口或口-口途径，其外壁靠黏附素而紧贴胃上皮细胞。HP 感染的持续存在，致使腺体破坏，最终发展成为萎缩性胃炎。而感染 HP 后胃炎的严重程度则除了与细菌本身有关外，还决定于患者肌体情况和外界环境。如带有空泡毒素（VacA）和细胞毒相关基因（CagA）者，胃黏膜损伤明显较重。患者的免疫应答反应强弱、其胃酸的分泌情况、血型、民族和年龄差异等也影响胃黏膜炎症程度。此外，患者饮食情况也有一定作用。

2. 自身免疫机制

研究早已证明，以胃体萎缩为主的 A 型萎缩性胃炎患者血清中，存在壁细胞抗体（PCA）和内因子抗体（IFA）。前者的抗原是壁细胞分泌小管微绒毛膜上的质子泵 H^+–K^+–ATP 酶，它破坏壁细胞而使胃酸分泌减少。而 IFA 则对抗内因子（壁细胞分泌的一种糖蛋白），使食物中的维生素 B_{12} 无法与后者结合被末端回肠吸收，最后引起维生素 B_{12} 吸收不良，甚至导致恶性贫血。IFA 具有特异性，几乎仅见于胃萎缩伴恶性贫血者。

造成胃酸和内因子分泌减少或丧失，恶性贫血是 A 型萎缩性胃炎的终末阶段，是自身免疫性胃炎最严重的标志。当泌酸腺完全萎缩时称为胃萎缩。

另外，近些年发现 HP 感染者中也存在自身免疫反应，其血清抗体能与宿主胃黏膜上皮及黏液起交叉反应，如菌体 LewisX 和 LewisY 抗原。

3. 外源损伤因素破坏胃黏膜屏障

碱性十二指肠液反流等，可减弱胃黏膜屏障功能。致使胃腔内 H^+ 通过损害的屏障，弥散入胃黏膜内，使炎症不易消散。长期慢性炎症，又加重屏障功能的减退，如此恶性循环使慢性胃炎久治不愈。

4. 生理因素和胃黏膜营养因子缺乏

萎缩性变化和肠化生等皆与衰老相关，而炎症细胞浸润程度与年龄关系不大。这主要是老龄者的退行性变——胃黏膜小血管扭曲，小动脉壁玻璃样变性，管腔狭窄导致黏膜营养不良、分泌功能下降。

有研究证明，某些胃黏膜营养因子（胃泌素、表皮生长因子等）缺乏或胃黏膜感觉神经对这些因子不敏感可引起胃黏膜萎缩。如手术后残胃炎原因之一是 G 细胞数量减少，而引起胃泌素营养作用减弱。

5. 遗传因素

萎缩性胃炎、低酸或无酸，维生素 B_1 吸收不良的患病率和 PCA、IFA 的性率很离，提示可能有遗传因素的影响。

（三）临床表现

流行病学研究表明，多数慢性非萎缩性胃炎患者无任何症状。少数患者可有上腹痛或不适、上腹胀、早饱、嗳气、恶心等非特异性消化不良症状。某些慢性萎缩性胃炎患者可有上腹部灼痛、胀痛、钝痛或胀闷且餐后为明显，食欲缺乏、恶心、嗳气、便秘或腹泻等症状。内镜检查和胃黏膜组织学检查结果与慢性胃炎患者症状的相关分析表明，患者的症状缺乏特异性，且症状之有无及严重程度与内镜所见及组织学分级并无肯定的相关性。

伴有胃黏膜糜烂者，可有少量或大量上消化道出血，长期少量出血可引起缺铁性贫血。胃体萎缩性胃炎可出现恶性贫血，常有全身衰弱、疲软、神情淡漠、隐性黄疸，消化道症状一般较少。

体征多不明显，有时上腹轻压痛，胃体胃炎严重时可有舌炎和贫血。

慢性萎缩性胃炎的临床表现不仅缺乏特异性，而且与病变程度并不完全一致。

（四）诊断和鉴别诊断

1. 诊断

鉴于多数慢性胃炎患者无任何症状，或即使有症状也缺乏特异性，且缺乏特异性体征，因此根据症状和体征，难以做出慢性胃炎的正确诊断。慢性胃炎的确诊主要依赖内镜检查和胃黏膜活检组织学检查，尤其是后者的诊断价值更大。

按照悉尼胃炎标准要求，完整的诊断应包括病因、部位和形态学三方面。例如诊断为"胃窦为主慢性活动性 HP 胃炎""NSAIDs 相关性胃炎"。当胃窦和胃体炎症程度相差两级以上时，加上"为主"修饰词，如"慢性（活动性）胃炎，胃窦显著"。当然这些诊断结论最好是在病理报告后给出，实际的临床工作中，胃镜医生可根据胃镜下表现给予初步诊断。

对于自身免疫性胃炎诊断，要予以足够的重视。因为胃体活检者甚少，或者很少开展 PCA 和 IFA 的检测，诊断该病者很少。为此，如果遇到以全身衰弱和贫血为主要表现，而上消化道症状往往不明显者，应做血清胃泌素测定和（或）胃液分析，异常者进一步做维生素 B_{12} 吸收试验，血清维生素 B_2 浓度测定可获确诊。注意不能仅仅凭活检组织学诊断本病，特别是标本数少时，这是因为 HP 感染性胃炎后期，胃窦肠化，HP 上移，胃体炎症变得显著，可与自身免疫性胃炎表现相重叠，但后者胃窦黏膜的变化很轻微。另外，淋巴细胞性胃炎也可出现类似情况，而其并无泌酸腺萎缩。

2. 鉴别诊断

（1）功能性消化不良

2006 年《看国慢性胃炎共识意见》将消化不良症状与慢性胃炎做了对比，一方面，慢性胃炎患者可有消化不良的各种症状；另一方面，一部分有消化不良症状者如果胃镜和病理检查无明显阳性发现，可能仅仅为功能性消化不良。当然，少数功能性消化不良患者可同时伴有慢性胃炎。这样在慢性胃炎与消化不良症状功能性消化不良之间形成较为错综复杂的关系。但一般来说，消化不良症状的有无和严重程度与慢性胃炎的内镜所见或组织学分级并无明显相关性。

（2）早期胃癌和胃溃疡

几种疾病的症状有重叠或类似，但胃镜及病理检查可鉴别。重要的是，如遇到黏膜糜烂，尤其是隆起性糜烂，要多取活检和及时复查，以排除早期胃癌。这是因为即使是病理组织学诊断，也有一定局限性。原因主要如下：①胃黏膜组织学变化易受胃镜检查前夜的食物（如某些刺激性食物加重黏膜充血）性质、被检查者近日是否吸烟、胃镜操作手法的熟练程度、患者恶心反应等诸种因素影响；②活检是点的调查，而慢性胃炎病变程度在整个黏膜面上并非一致，要多点活检才能做出全面估计，判断治疗效果时，尽量在黏膜病变较重的区域或部位活检，如治疗前后比较，则应在相同或相近部位活检；③病理诊断易受病理医师主观经验的影响。

（3）慢性胆囊炎与胆石症

其与慢性胃炎症状十分相似，同时并存者亦较多。对于中年女性诊断慢性胃炎时，要仔细询问病史，必要时行胆囊 B 超检查，以了解胆囊情况。

（4）其他

慢性肝炎和慢性胰腺疾病等，也可出现与慢性胃炎类似症状，在详询病史后，行必要的影像学检查和特异的实验室检查。

（五）治疗

慢性非萎缩性胃炎的治疗目的是缓解消化不良症状和改善胃黏膜炎症。治疗应尽可能针对病因，遵循个体化原则。消化不良症状的处理与功能性消化不良相同。无症状、HP 阴性的非萎缩性胃炎无须特殊治疗。

1. 一般治疗

慢性萎缩性胃炎患者，不论其病因如何，均应戒烟、忌酒，避免使用损害胃黏膜的药物如 NSAID 等，以及避免对胃黏膜有刺激性的食物和饮品，如过于酸、甜、咸、辛辣和过热、过冷食物，浓茶、咖啡等，饮食宜规律，少吃油炸、烟熏、腌制食物，不食腐烂变质的食物，多吃新鲜蔬菜和水果，所食食品要新鲜并富于营养，保证有足够的蛋白质、维生素（如维生 C 和叶酸等）及铁质摄入，精神上乐观，生活要有规律。

2. 针对病因或发病机制的治疗

（1）根除 HP

慢性非萎缩性胃炎的主要症状为消化不良，其症状应归属于功能性消化不良范畴。目前国内外均推荐对 HP 阳性的功能性消化不良行根除治疗。因此，消化不良症状的 HP 阳性慢性非萎缩性胃炎患者均应根除 HP。另外，如果伴有胃黏膜糜烂，也应该根除 HP。大量研究结果表明，根除 HP 可使胃黏膜组织学得到改善，对预防消化性溃疡和胃癌等具有重要意义，对改善或消除消化不良症状具有费用-疗效比优势。

（2）保护胃黏膜

关于胃黏膜屏障功能的研究由来已久。1996 年全面阐述胃黏膜屏障，根据解剖和功能将胃黏膜的防御修复分为 5 个层次：黏液-HCO_3 屏障、单层柱状上皮屏障、胃黏膜血流量、免疫细胞-炎症反应和修复重建因子作用等。至关重要的上皮屏障主要包括胃上皮细胞顶膜能抵御高浓度酸、胃上皮细胞之间紧密连接、胃上皮抗原递呈，免疫探及并限制潜在有害物质，并且它们大约每72小时完全更新一次。这说明它起着关键作用。

近年来，有关前列腺素和胃黏膜血流量等成为胃黏膜保护领域的研究热点。这与NSAID药物的广泛应用带来的不良反应日益引起学者的重视有关。前列腺素保护胃黏膜抵抗致溃疡及致坏死因素损害的机制不仅是抑制胃酸分泌。当然，表皮生长因子（EGF）、成纤维生长因子（bFCF）和血管内皮生长因子（VEGF）及热休克蛋白等都是重要的黏膜保护因子，在抵御黏膜损害中起重要作用。

然而，当肌体遇到有害因素强烈攻击时，仅依靠自身的防御修复能力是不够的，强化黏膜防卫能力，促进黏膜的修复是治疗胃黏膜损伤的重要环节之一。具有保护和增强胃黏膜防御功能或者防止胃黏膜屏障受到损害的一类药物统称为胃黏膜保护药。包括铝碳酸镁、硫糖铝、胶体铋剂、地诺前列酮（喜克溃）、替普瑞酮（又名施维舒）、吉法酯（又名惠加强-G）、谷氨酰胺类（麦滋林-S）、瑞巴派特（膜固思达）等药物。另外，合欢香叶酯能增加胃黏膜更新，提高细胞再生能力，增强胃黏膜对胃酸的抵抗能力，达到保护胃黏膜作用。

（3）抑制胆汁反流

促动力药如多潘立酮，可防止或减少胆汁反流。胃黏膜保护药，特别是有结合胆酸作用的铝碳酸镁制剂，可增强胃黏膜屏障，结合胆酸，从而减轻或消除胆汁反流所致的胃黏膜损害。考来烯胺可络合反流至胃内的胆盐，防止胆汁酸破坏胃黏膜屏障，方法为每次3~4 g，1天3~4次。

3. 对症处理

消化不良症状的治疗由于临床症状与慢性非萎缩性胃炎之间并不存在明确关系，因此症状治疗事实上属于功能性消化不良的经验性治疗。慢性胃炎伴胆汁反流者可应用促动力药（如多潘立酮）和（或）有结合胆酸作用的胃黏膜保护药（如铝碳酸镁制剂）。

（1）有胃黏膜糜烂和（或）以反酸、上腹痛等症状为主者，可根据病情或症状严重程度选用抗酸药、H$_2$受体拮抗药或质子泵抑制药（PPI）。

（2）促动力药如多潘立酮、马来酸曲美布汀，莫沙必利、盐酸伊托必利，主要用于上腹饱胀、恶心或呕吐等为主要症状者。

（3）胃黏膜保护药如硫糖铝、瑞巴派特、替普瑞酮、吉法酯、依释倍特，适用于有胆汁反流、胃黏膜损害和（或）症状明显者。

（4）抗抑郁药或抗焦虑治疗可用于有明显精神因素的慢性胃炎伴消化不良症状患者，同时应予耐心解释或心理治疗。

（5）助消化治疗对于伴有腹胀、食欲缺乏等消化不良症而无明显上述胃灼热、反酸、上腹饥饿痛症状者，可选用含有胃酶、胰酶和肠酶等复合酶制剂治疗。

（6）其他对症治疗包括解痉止痛、止吐、改善贫血等。

（7）对于贫血，若为缺铁，应补充铁剂。大细胞贫血者根据维生素 B_{12} 或叶酸缺乏分别给予补充。

三、胃黏膜巨肥症

胃黏膜巨肥症有两个综合征，即 Menetrier 病和肥厚性高酸分泌性胃病。Menetrier 病的特点是胃黏膜皱襞粗大和增厚仅限于胃底及胃体的黏膜层，可曲折迂回呈脑回状，有的呈结节状或息肉样隆起，大弯侧较显著，皱襞嵴上可见糜烂或溃疡，但黏膜下及肌层往往正常。组织学显示黏膜层增厚，胃小凹增生延长，伴有明显囊状扩张，胃底腺主细胞和壁细胞相对减少，代之以黏液细胞化生，导致胃泌酸功能降低，但炎症细胞浸润不明显。

胃黏膜巨肥症的病因不明，表现一定的家族易感性，有报道与巨细胞病毒感染有关，转化生长因子-α（TGF-α）也可能在其发病中起重要作用，TGF-α 可促进胃黏膜细胞更新、抑制胃酸分泌。临床表现亦无特异性，男性比女性多见，发病多在 50 岁以后，也可见于儿童，有 2.5 岁儿童患本病的报道，推测与巨细胞病毒感染有关。主要症状为上腹痛、水肿、体重减轻及腹泻。由于血浆蛋白经增生的胃黏膜漏入胃腔，造成低蛋白血症与水肿。有时患者可无自觉症状，仅以全身水肿为表现。少数患者出现反复上消化道大出血或梗阻表现。内镜检查可见巨大皱襞，充气后不消失，表面颜色可为苍白、灰色或红色。皱襞表面不规则，嵴上可见糜烂或溃疡，皱襞间有深的裂隙。儿童患者症状和内镜下表现轻于成人。病理活检有助于诊断。

本症轻者无须特殊治疗。上腹痛明显者给予抗酸或解痉治疗多数有效。低蛋白血症者可静脉注射清蛋白及高蛋白、高热量饮食。目前已证实激素对本病无效。对反复上消化道出血及蛋白丧失严重者应考虑手术治疗。因 8%～10% 的本症可发生癌变，故应对患者密切随访观察。少数患者亦可自行缓解。

肥厚性高胃酸分泌性胃病是胃体黏膜全层肥厚增大，包括胃腺体在内，壁细

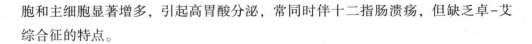

胞和主细胞显著增多，引起高胃酸分泌，常同时伴十二指肠溃疡，但缺乏卓-艾综合征的特点。

四、胃内异物

（一）外源性异物

外源性异物是指不能被消化的异物经过有意或无意吞服，并滞留在消化道内的异物。

1. 病因

（1）无意吞服

无意吞服常见于儿童将各种玩具、硬币等放于口中无意吞服，成人义齿也可能无意吞入胃内。进餐时也可能将鱼刺、鸡鸭骨等无意中吞入消化道，此类异物因为多为不规则尖锐异物，常嵌顿在食管第一狭窄处。

（2）有意吞服

有意吞服常见于罪犯、吸毒者为逃避法律制裁而故意将异物吞服，此类异物多为尖锐异物，如玻璃、刀片、金属等。

（3）医源性因素

如外科小器械、手术后吻合钉、缝合线等。

2. 分类

依据异物的形状和性质，可将外源性异物分为以下四类：①圆形异物，如金属硬币、戒指、瓶盖、棋子等；②长条状异物，如筷子、钥匙、电视天线、牙刷、笔套等；③不规则异物，如义齿、鱼骨、鸡鸭骨等；④尖锐异物，如铁丝、缝针、刀片、鱼刺、玻璃等。光滑异物较容易吞服进入胃内，尖锐异物常常滞留或嵌顿在消化道狭窄处，并可能引起消化道出血或穿孔。

3. 临床表现

消化道异物的临床表现可因异物的性质、形状、大小及在消化道滞留部位的不同而不同。直径小于 1 cm，表面光滑的异物，多可以通过消化道自然排出而无特殊不适。如果异物较大，不能通过幽门，异物滞留在胃内可以引起腹胀，甚至幽门梗阻。尖锐的异物常在食管狭窄处，尤其是食管第一狭窄处嵌顿，可以引起咽喉部和胸骨后疼痛，在吞咽时加重，以致患者常常不敢吞咽。婴儿常常哭闹不止、拒食。尖锐的异物还易引起消化道黏膜损伤，表现为消化道出血，严重者甚至出现消化道穿孔。手术后残留的丝线和手术钉长期滞留可以引起吻合口炎症，表现为吻合口充血、糜烂、溃疡。

4. 诊断

病史对诊断消化道异物具有重要的作用，大部分患者具有明确的意外或有意吞服异物的病史。对怀疑有消化道异物者，如果为金属类不能透过 X 线者，可以行 X 线透视明确，也可以口服少量稀钡透视观察，以确定异物滞留的部位、异物大小和形状。对怀疑有鱼刺、动物骨嵌顿在食管者，可以吞服稀钡后，X 线透视观察食管有无钡剂滞留帮助判断。对不能透过 X 线者，尤其是可能引起消化道穿孔和出血者，需要胃镜取出时，可以通过胃镜检查来确定有无异物，并在胃镜下行异物取出术。

5. 治疗

较小的、表面光滑的消化道异物常常可以自行排出，口服润肠剂（如液状石蜡、蓖麻油等）有助于保护胃肠黏膜。对于直径超过 2 cm、可能引起胃肠穿孔的尖锐异物及含有对身体有毒的异物应该及时取出。吻合口残留的丝线和吻合钉常常引起吻合口炎，不管是否有症状也应该择期取出。消化道异物取出术首选内镜直视下用异物钳等内镜器械取出。内镜直视下可以根据异物的形状选择异物钳、鳄口钳、三爪钳、网篮等器械将异物钳住后置于内镜前端与内镜一起缓慢退出，退出时在经过贲门、食管狭窄处要注意不能强力通过，必要时要调整方向以利异物通过。对针、刀片等可能引起消化道黏膜损伤的锐利异物，可以在胃镜前端安置专用橡胶套，将异物尖锐端置于保护套内，以免划伤消化道黏膜。对于嵌顿在食管壁的异物，应特别注意不能强行取出，以免加重损伤。有时异物可能已经刺穿消化道壁，强力取出后可能引起纵隔气肿和纵隔炎，如果刺入大血管内，强行取出异物可能导致大出血。对已经刺入食管内的嵌顿异物，如果位于大血管旁要特别注意，必要时需要手术取出。90% 以上的异物可以在胃镜直视下，通过各种专用器械取出，一般无严重并发症。但对于尖锐异物、较大的不规则异物、异物嵌顿在取出过程中可能造成消化道黏膜损伤，严重者甚至可能导致穿孔和大出血死亡，因此对此类异物除需要熟练的内镜技巧外，还应选择合适的器械，试行不同的方向。对确实胃镜下取出困难的异物，应谨慎权衡，必要时应采用外科手术取出。

对异物在消化道引起黏膜损伤，尤其是伴有消化道出血时应使用抑制胃酸分泌药物和黏膜保护药物。一般无须抗生素治疗，但对消化道有穿孔、伴有纵隔炎者应及时使用抗生素治疗。

（二）内源性异物

内源性异物是指主要在体内逐渐形成的不能通过消化道自身排除的异物，也称为胃石。依据胃石的核心成分可以将胃石分为植物性胃石、毛发性胃石和混合性胃石。

1. 病因

植物性胃石最常见的原因是进食柿子，故也称为胃柿石。柿子中含有大量的鞣酸，尤其是未成熟的柿子中鞣酸的含量可以达25%。鞣酸具有很强的收敛性，在胃酸的作用下，能与蛋白结合成不易溶解的鞣酸蛋白沉淀，以此为核心和柿皮、柿纤维、食物残渣等混合形成胃柿石。除进食柿子外，进食枣、山楂等含鞣酸的植物果物也可以引起胃石。毛发结石多见于女性和儿童。常有异食癖病史，吞食的毛发在胃内黏附于胃壁不易排除，相互缠绕形成发球，以发球为核心和食物残渣、胃液沉积物等混合形成毛发结石。

2. 临床表现

大部分患者有腹胀、食欲缺乏、上腹部隐痛、恶心、呕吐。严重者出现幽门梗阻、胃潴留、上消化道出血、肠梗阻等表现。出血是因为胃石长期刺激胃黏膜引起胃黏膜糜烂和溃疡，如果不取出胃石，溃疡则很难愈合。也有患者平时无明显症状，而以出血和梗阻为首发症状，体检时可以在上腹部触及包块。

3. 实验室检查

内镜和X线检查是诊断本病的主要方法，尤其是内镜，不仅可以确诊，还可以进行治疗，是本病首选的诊断方法。X线检查时胃石不能透过X线，腹部平片在上腹部可以发现密度增高的胃石影。钡餐造影时可以见到胃内活动性圆形或椭圆形的充盈缺损。内镜下可以观察到黑褐色可以移动的胃石，毛发胃石还可以看到胃石上的残留毛发，一般胃石位于胃体黏液湖内，这是因为该处位置最低。有时较小的胃石由于胃内浑浊的黏液覆盖，可能漏诊，需要将胃黏液抽吸干净后更易观察到胃石。

4. 治疗

一旦确定为胃石，应该通过药物、内镜或手术等将胃石取出，否则胃石在胃内会逐渐增大，而出现梗阻、出血、溃疡等并发症。直径在1.5 cm以下的胃石一般通过内镜，用取石篮或圈套器可以顺利取出。超过2 cm的胃石取出时，通过贲门时可能会困难，如果强行通过可能造成贲门损伤，可以用异物钳或网篮将大的胃石绞成小的胃石再取出。对于有些质地坚硬的胃石，机械分割困难时，可用激光气化等方法将胃石分成小的胃石取出。一般 1 cm 以下的胃石可以通过自然排出，加用促动力药物和润肠剂有利于胃石排除。由于大部分胃石的表面黏附着大量的黏液沉积物，用大量 5% 碳酸氢钠溶液洗胃可使胃石表面的沉积物溶解，使胃石体积缩小，有利于排除或内镜取出。植物性胃石常常含有大量的鞣酸和果胶，有人使用果胶酶治疗柿石取得了较好的效果，果胶酶可以使柿石大部分溶解排出。对于体积太大的胃石或内镜取石失败的患者需要通过外科手术取石。

参考文献

[1]李春媚．临床疾病内科处置精要[M]．北京:中国纺织出版社,2020.

[2]马洪波．临床内科疾病综合诊疗[M]．长春:吉林科学技术出版社,2020.

[3]矫丽丽．临床内科疾病综合诊疗[M]．青岛:中国海洋大学出版社,2020.

[4]高顺翠．临床内科常见疾病诊治[M]．长春:吉林科学技术出版社,2020.

[5]李振作．临床内科疾病诊断与治疗[M]．南昌:江西科学技术出版社,2020.

[6]唐亮,姜萍,牛玉芹．临床内科常见疾病治疗与护理[M]．广州:世界图书出版
    公司,2020.

[7]孙久银．临床大内科常见疾病诊治[M]．沈阳:沈阳出版社,2020.

[8]杨晓东．临床呼吸内科疾病诊疗新进展[M]．开封:河南大学出版社,2020.

[9]冯晓明．临床肾内科疾病诊疗精要[M]．南昌:江西科学技术出版社,2020.

[10]方千峰．常见内科疾病临床诊治与进展[M]．北京:中国纺织出版社,2020.

[11]张平．临床内科疾病诊治技术[M]．南昌:江西科学技术出版社,2021.

[12]王为光．现代内科疾病临床诊疗[M]．北京:中国纺织出版社,2021.

[13]付劭静．临床神经内科疾病诊治[M]．南昌:江西科学技术出版社,2021.

[14]曹伟波．临床肾内科疾病诊治与血液净化[M]．哈尔滨:黑龙江科学技术出
    版社,2021.

[15]崔振双．临床常见心血管内科疾病救治精要[M]．开封:河南大学出版
    社,2021.

[16]文洁．临床内科疾病诊断及监护研究[M]．长春:吉林科学技术出版
    社,2021.

[17]林银花,胡银宝,韩克华．临床内科疾病诊疗与监护[M]．长春:吉林科学技
    术出版社,2021.

[18]孙辉,庞如意,来丽萍．临床内科疾病诊断思维[M]．北京:科学技术文献出
    版社,2021.

[19]李志宏．临床内科疾病诊断与治疗［M］．汕头：汕头大学出版社,2021.

[20]隋艳裴．临床内科疾病诊疗实践［M］．北京：科学技术文献出版社,2021.

[21]刘雪艳,刘娜,沙俊莹．内科常见疾病临床诊断与治疗［M］．哈尔滨：黑龙江科学技术出版社,2021.

[22]刘丹,吕鸥,张兰．临床常见内科疾病与用药规范［M］．北京：中国纺织出版社,2021.

[23]刘江波,徐琦,王秀英．临床内科疾病诊疗与药物应用［M］．汕头：汕头大学出版社,2021.

[24]厉梦华．常见内科疾病临床诊疗与进展［M］．哈尔滨：黑龙江科学技术出版社,2021.

[25]韩慧茹．临床内科疾病诊治与处理［M］．长春：吉林科学技术出版社,2022.

[26]刘秀红,任贺堂,苏红．临床中医内科疾病诊疗［M］．北京：世界图书出版有限公司,2022.

[27]马冉．消化内科疾病临床基础与技巧［M］．武汉：湖北科学技术出版社,2022.

[28]刘伟霞,孙晓梅,贾安海．内科疾病临床治疗［M］．哈尔滨：黑龙江科学技术出版社,2022.

[29]王秀萍．临床内科疾病诊治与护理［M］．西安：西安交通大学出版社,2022.

[30]王晨,许明昭,杨涛．内科疾病临床诊疗实践［M］．哈尔滨：黑龙江科学技术出版社,2022.

[31]刘晓明,郝园园,魏玉成．临床中西医结合治疗内科疾病［M］．哈尔滨：黑龙江科学技术出版社,2022.

[32]耿海林,刘玉苓,赵春玲．临床内科疾病诊疗思维与实践［M］．哈尔滨：黑龙江科学技术出版社,2022.

[33]宋敏,黄彩娜,刘雪芳．临床常见内科疾病诊疗新进展［M］．上海：上海科学普及出版社,2022.

[34]王丽云．实用内科疾病诊治与护理［M］．长春：吉林科学技术出版社,2022.

[35]郭大伟．内科疾病诊疗基础与康复［M］．长春：吉林科学技术出版社,2022.

[36]杨柳,何显森,谢登海．临床心血管内科疾病诊疗学［M］．上海：上海科学技术文献出版社,2023.

[37]刘天君．临床肾脏内科疾病理论与实践［M］．上海：上海交通大学出版

社,2023.

[38]陈丽,马瑞,董玉娟.临床肾内科疾病诊断与治疗[M].青岛:中国海洋大学
出版社,2023.

[39]刘静.神经内科疾病临床诊治与康复[M].青岛:中国海洋大学出版
社,2023.

[40]江科.临床内科疾病诊治与传染病防治[M].上海:上海交通大学出版
社,2023.

[41]毛真真,贺广爱,丁明红.内科疾病诊疗思维精解[M].青岛:中国海洋大学
出版社,2023.

[42]支继新.心内科诊疗技术与疾病处置[M].北京:中国纺织出版社,2023.

[43]孙轸,薛文婷,林梵.常见消化内科疾病诊疗方法[M].武汉:湖北科学技术
出版社;长江出版传媒,2023.

[44]宋荣刚,于军霞,王春燕.内科常见病诊治思维与实践[M].青岛:中国海洋
大学出版社,2023.

[45]张阳阳,张树堂.内科常见病诊疗精要[M].汕头:汕头大学出版社,2023.